国家卫生健康委员会"十四五"规划教材
全 国 高 等 学 校 教 材
供基础、临床、预防、口腔医学类专业用

 新形态教材

核医学

Nuclear Medicine

第 **10** 版

主　　审	王荣福　安　锐
主　　编	田　梅　石洪成
副 主 编	李亚明　李小东　兰晓莉
数 字 主 编	田　梅　石洪成
数字副主编	兰晓莉　田　蓉　余　飞

人民卫生出版社
·北京·

图书在版编目（CIP）数据

核医学 / 田梅，石洪成主编 . -- 10 版 . -- 北京 ：人民卫生出版社，2024. 9. --（全国高等学校五年制本科临床医学专业第十轮规划教材）. -- ISBN 978-7-117-36849-0

I. R81

中国国家版本馆 CIP 数据核字第 2024P5K692 号

人卫智网	www.ipmph.com	医学教育、学术、考试、健康，购书智慧智能综合服务平台
人卫官网	www.pmph.com	人卫官方资讯发布平台

核　医　学

Heyixue

第 10 版

主　　编：田　梅　石洪成
出版发行：人民卫生出版社（中继线 010-59780011）
地　　址：北京市朝阳区潘家园南里 19 号
邮　　编：100021
E - mail：pmph @ pmph.com
购书热线：010-59787592　010-59787584　010-65264830
印　　刷：三河市宏达印刷有限公司
经　　销：新华书店
开　　本：850×1168　1/16　　印张：22
字　　数：651 千字
版　　次：1979 年 5 月第 1 版　　2024 年 9 月第 10 版
印　　次：2024 年 10 月第 1 次印刷
标准书号：ISBN 978-7-117-36849-0
定　　价：89.00 元

打击盗版举报电话：**010-59787491**　　**E-mail：WQ @ pmph.com**
质量问题联系电话：**010-59787234**　　**E-mail：zhiliang @ pmph.com**
数字融合服务电话：**4001118166**　　**E-mail：zengzhi @ pmph.com**

编委名单

编　委 (以姓氏笔画为序)

新形态教材使用说明

　　新形态教材是充分利用多种形式的数字资源及现代信息技术,通过二维码将纸书内容与数字资源进行深度融合的教材。本套教材全部以新形态教材形式出版,每本教材均配有特色的数字资源和电子教材,读者阅读纸书时可以扫描二维码,获取数字资源、电子教材。

　　电子教材是纸质教材的电子阅读版本,其内容及排版与纸质教材保持一致,支持手机、平板及电脑等多终端浏览,具有目录导航、全文检索功能,方便与纸质教材配合使用,进行随时随地阅读。

获取数字资源与电子教材的步骤

❶ 扫描封底红标二维码,获取图书"使用说明"。

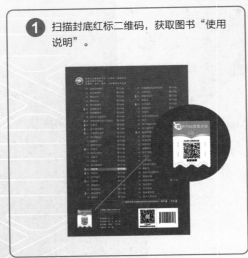

❷ 揭开红标,扫描绿标激活码,注册/登录人卫账号获取数字资源与电子教材。

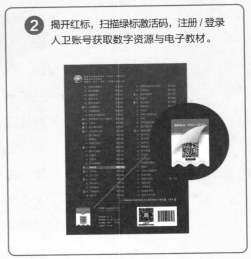

❸ 扫描书内二维码或封底绿标激活码,随时查看数字资源和电子教材。

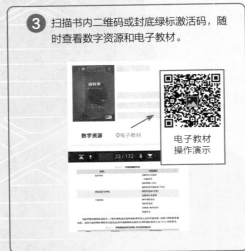

❹ 登录 zengzhi.ipmph.com 或下载应用体验更多功能和服务。

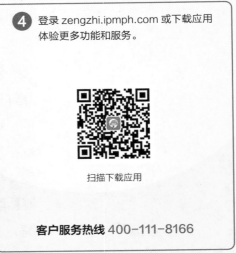

扫描下载应用

客户服务热线 400-111-8166

读者信息反馈方式

人卫e教
medu.pmph.com

　　欢迎登录"人卫 e 教"平台官网"medu.pmph.com",在首页注册登录后,即可通过输入书名、书号或主编姓名等关键字,查询我社已出版教材,并可对该教材进行读者反馈、图书纠错、撰写书评以及分享资源等。

序言

百年大计，教育为本。教育立德树人，教材培根铸魂。

过去几年，面对突如其来的新冠疫情，以习近平同志为核心的党中央坚持人民至上、生命至上，团结带领全党全国各族人民同心抗疫，取得疫情防控重大决定性胜利。在这场抗疫战中，我国广大医务工作者为最大限度保护人民生命安全和身体健康发挥了至关重要的作用。事实证明，我国的医学教育培养出了一代代优秀的医务工作者，我国的医学教材体系发挥了重要的支撑作用。

党的二十大报告提出到2035年建成教育强国、健康中国的奋斗目标。我们必须深刻领会党的二十大精神，深刻理解新时代、新征程赋予医学教育的重大使命，立足基本国情，尊重医学教育规律，不断改革创新，加快建设更高质量的医学教育体系，全面提高医学人才培养质量。

尺寸教材，国家事权，国之大者。面对新时代对医学教育改革和医学人才培养的新要求，第十轮教材的修订工作落实习近平总书记的重要指示精神，用心打造培根铸魂、启智增慧、适应时代需求的精品教材，主要体现了以下特点。

1. 进一步落实立德树人根本任务。遵循《习近平新时代中国特色社会主义思想进课程教材指南》要求，努力发掘专业课程蕴含的思想政治教育资源，将课程思政贯穿于医学人才培养过程之中。注重加强医学人文精神培养，在医学院校普遍开设医学伦理学、卫生法以及医患沟通课程基础上，新增蕴含医学温度的《医学人文导论》，培养情系人民、服务人民、医德高尚、医术精湛的仁心医者。

2. 落实"大健康"理念。将保障人民全生命周期健康体现在医学教材中，聚焦人民健康服务需求，努力实现"以治病为中心"转向"以健康为中心"，推动医学教育创新发展。为弥合临床与预防的裂痕作出积极探索，梳理临床医学教材体系中公共卫生与预防医学相关课程，建立更为系统的预防医学知识结构。进一步优化重组《流行病学》《预防医学》等教材内容，撤销内容重复的《卫生学》，推进医防协同、医防融合。

3. 守正创新。传承我国几代医学教育家探索形成的具有中国特色的高等医学教育教材体系和人才培养模式，准确反映学科新进展，把握跟进医学教育改革新趋势新要求，推进医科与理科、工科、文科等学科交叉融合，有机衔接毕业后教育和继续教育，着力提升医学生实践能力和创新能力。

4. 坚持新形态教材的纸数一体化设计。数字内容建设与教材知识内容契合,有效服务于教学应用,拓展教学内容和学习过程;充分体现"人工智能 +"在我国医学教育数字化转型升级、融合发展中的促进和引领作用。打造融合新技术、新形式和优质资源的新形态教材,推动重塑医学教育教学新生态。

5. 积极适应社会发展,增设一批新教材。包括:聚焦老年医疗、健康服务需求,新增《老年医学》,维护老年健康和生命尊严,与原有的《妇产科学》《儿科学》等形成较为完整的重点人群医学教材体系;重视营养的基础与一线治疗作用,新增《临床营养学》,更新营养治疗理念,规范营养治疗路径,提升营养治疗技能和全民营养素养;以满足重大疾病临床需求为导向,新增《重症医学》,强化重症医学人才的规范化培养,推进实现重症管理关口前移,提升应对突发重大公共卫生事件的能力。

我相信,第十轮教材的修订,能够传承老一辈医学教育家、医学科学家胸怀祖国、服务人民的爱国精神,勇攀高峰、敢为人先的创新精神,追求真理、严谨治学的求实精神,淡泊名利、潜心研究的奉献精神,集智攻关、团结协作的协同精神。在人民卫生出版社与全体编者的共同努力下,新修订教材将全面体现教材的思想性、科学性、先进性、启发性和适用性,以全套新形态教材的崭新面貌,以数字赋能医学教育现代化、培养医学领域时代新人的强劲动力,为推动健康中国建设作出积极贡献。

教育部医学教育专家委员会主任委员

教育部原副部长

林蕙青

2024 年 5 月

全国高等学校五年制本科临床医学专业
第十轮 规划教材修订说明

全国高等学校五年制本科临床医学专业国家卫生健康委员会规划教材自 1978 年第一轮出版至今已有 46 年的历史。近半个世纪以来，在教育部、国家卫生健康委员会的领导和支持下，以吴阶平、裘法祖、吴孟超、陈灏珠等院士为代表的几代德高望重、有丰富的临床和教学经验、有高度责任感和敬业精神的国内外著名院士、专家、医学家、教育家参与了本套教材的创建和每一轮教材的修订工作，使我国的五年制本科临床医学教材从无到有、从少到多、从多到精，不断丰富、完善与创新，形成了课程门类齐全、学科系统优化、内容衔接合理、结构体系科学的由纸质教材与数字教材、在线课程、专业题库、虚拟仿真和人工智能等深度融合的立体化教材格局。这套教材为我国千百万医学生的培养和成才提供了根本保障，为我国培养了一代又一代高水平、高素质的合格医学人才，为推动我国医疗卫生事业的改革和发展作出了历史性巨大贡献，并通过教材的创新建设和高质量发展，推动了我国高等医学本科教育的改革和发展，促进了我国医药学相关学科或领域的教材建设和教育发展，走出了一条适合中国医药学教育和卫生事业发展实际的具有中国特色医药学教材建设和发展的道路，创建了中国特色医药学教育教材建设模式。老一辈医学教育家和科学家们亲切地称这套教材是中国医学教育的"干细胞"教材。

本套第十轮教材修订启动之时，正是全党上下深入学习贯彻党的二十大精神之际。党的二十大报告首次提出要"加强教材建设和管理"，表明了教材建设是国家事权的重要属性，体现了以习近平同志为核心的党中央对教材工作的高度重视和对"尺寸课本、国之大者"的殷切期望。第十轮教材的修订始终坚持将贯彻落实习近平新时代中国特色社会主义思想和党的二十大精神进教材作为首要任务。同时以高度的政治责任感、使命感和紧迫感，与全体教材编者共同把打造精品落实到每一本教材、每一幅插图、每一个知识点，与全国院校共同将教材审核把关贯穿到编、审、出、修、选、用的每一个环节。

本轮教材修订全面贯彻党的教育方针，全面贯彻落实全国高校思想政治工作会议精神、全国医学教育改革发展工作会议精神、首届全国教材工作会议精神，以及《国务院办公厅关于深化医教协同进一步推进医学教育改革与发展的意见》（国办发〔2017〕63 号）与《国务院办公厅关于加快医学教育创新发展的指导意见》（国办发〔2020〕34 号）对深化医学教育机制体制改革的要求。认真贯彻执行《普通高等学校教材管理办法》，加强教材建设和管理，推进教育数字化，通过第十轮规划教材的全面修订，打造新一轮高质量新形态教材，不断拓展新领域、建设新赛道、激发新动能、形成新优势。

其修订和编写特点如下：

1. 坚持教材立德树人课程思政　认真贯彻落实教育部《高等学校课程思政建设指导纲要》，以教材思政明确培养什么人、怎样培养人、为谁培养人的根本问题，落实立德树人的根本任务，积极推进习近平新时代中国特色社会主义思想进教材进课堂进头脑，坚持不懈用习近平新时代中国特色社会主义思想铸魂育人。在医学教材中注重加强医德医风教育，着力培养学生"敬佑生命、救死扶伤、甘于奉献、大爱无疆"的医者精神，注重加强医者仁心教育，在培养精湛医术的同时，教育引导学生始终把人民群众生命安全和身体健康放在首位，提升综合素养和人文修养，做党和人民信赖的好医生。

2. 坚持教材守正创新提质增效　为了更好地适应新时代卫生健康改革及人才培养需求，进一步优化、完善教材品种。新增《重症医学》《老年医学》《临床营养学》《医学人文导论》，以顺应人民健康迫切需求，提高医学生积极应对突发重大公共卫生事件及人口老龄化的能力，提升医学生营养治疗技能，培养医学生传承中华优秀传统文化、厚植大医精诚医者仁心的人文素养。同时，不再修订第9版《卫生学》，将其内容有机融入《预防医学》《医学统计学》等教材，减轻学生课程负担。教材品种的调整，凸显了教材建设顺应新时代自我革新精神的要求。

3. 坚持教材精品质量铸就经典　教材编写修订工作是在教育部、国家卫生健康委员会的领导和支持下，由全国高等医药教材建设学组规划，临床医学专业教材评审委员会审定，院士专家把关，全国各医学院校知名专家教授编写，人民卫生出版社高质量出版。在首届全国教材建设奖评选过程中，五年制本科临床医学专业第九轮规划教材共有13种教材获奖，其中一等奖5种、二等奖8种，先进个人7人，并助力人卫社荣获先进集体。在全国医学教材中获奖数量与比例之高，独树一帜，足以证明本套教材的精品质量，再造了本套教材经典传承的又一重要里程碑。

4. 坚持教材"三基""五性"编写原则　教材编写立足临床医学专业五年制本科教育，牢牢坚持教材"三基"（基础理论、基本知识、基本技能）和"五性"（思想性、科学性、先进性、启发性、适用性）编写原则。严格控制纸质教材编写字数，主动响应广大师生坚决反对教材"越编越厚"的强烈呼声；提升全套教材印刷质量，在双色印制基础上，全彩教材调整纸张类型，便于书写、不反光。努力为院校提供最优质的内容、最准确的知识、最生动的载体、最满意的体验。

5. 坚持教材数字赋能开辟新赛道　为了进一步满足教育数字化需求，实现教材系统化、立体化建设，同步建设了与纸质教材配套的电子教材、数字资源及在线课程。数字资源在延续第九轮教材的教学课件、案例、视频、动画、英文索引词读音、AR互动等内容基础上，创新提供基于虚拟现实和人工智能等技术打造的数字人案例和三维模型，并在教材中融入思维导图、目标测试、思考题解题思路，拓展数字切片、DICOM等图像内容。力争以教材的数字化开发与使用，全方位服务院校教学，持续推动教育数字化转型。

第十轮教材共有56种，均为国家卫生健康委员会"十四五"规划教材。全套教材将于2024年秋季出版发行，数字内容和电子教材也将同步上线。希望全国广大院校在使用过程中能够多提供宝贵意见，反馈使用信息，以逐步修改和完善教材内容，提高教材质量，为第十一轮教材的修订工作建言献策。

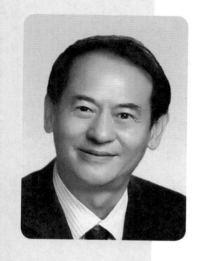

王荣福

男,1955 年 9 月生于福建省南平市。医学和药学博士,二级教授、主任医师,博士研究生导师,教育部"核技术应用"重点学科学术带头人。现任北京大学国际医院核医学中心主任。兼任国家核安全专家委员会委员、中国核学会第十届全国理事、中国医学装备协会核医学装备与技术专业委员会副主任委员、中国中医药信息学会海峡两岸中医药交流合作分会副理事长、北京整合医学学会医学影像分会副主任委员、北京核学会核医学与分子影像学专业委员会主任委员、北京市住院医师规范化培训核医学专业委员会主任委员及其他多个学术团体常委和国内外多种学术期刊副主编、编委与审稿专家。

从事教学工作 42 年。承担临床医学本科、长学制、研究生、继续教育等教学,培养了一大批专业学术骨干和优秀人才。承担多项国家部委级课题项目,主编教材 20 部和专著 3 部。发表论文 600 余篇(最高 IF 40.82),获 8 项中国发明专利和教育部自然科学奖二等奖、北京市科学技术进步奖二等奖、北京市高等教育教学成果奖二等奖、中国核学会先进个人、北京大学医学部优秀人才计划奖励、北京市住院医师规范化培训优秀指导医师、全国住院医师规范化培训优秀专业基地主任和中华医学会核医学分会卓越贡献奖。

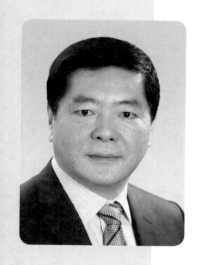

安 锐

男,1959 年 7 月生于黑龙江省哈尔滨市。华中科技大学同济医学院附属协和医院二级教授、主任医师、博士研究生导师,享受国务院政府特殊津贴专家。曾任华中科技大学同济医学院副院长、华中科技大学同济医学院附属协和医院副院长。主要学术任职包括:中国医师协会核医学医师分会会长(第四届)、中华医学会核医学分会副主任委员(第八、九、十届)、中国医学影像技术研究会副会长(第七、八届)、中德医学协会副会长(第六届)、湖北省医学会核医学分会主任委员(第六、七届)、《中华核医学与分子影像杂志》副总编辑(第十届)等。

从事核医学临床、教学、科研、管理等工作 40 年。主要研究方向包括:核素报告基因显像监测转基因 BMSC 治疗脑梗死、肿瘤干细胞治疗的可视化研究及多靶点 RIT 等。先后承担国家自然科学基金项目 6 项和省部级科研项目 6 项,在国内外专业学术期刊上发表学术论文 100 余篇,获得湖北省科技进步奖一等奖 2 项、三等奖 2 项,教育部科学技术进步奖二等奖 1 项,中华医学科技奖二等奖 1 项等。参加 20 余部教材和大型专业参考书的编写工作,其中包括担任全国高等学校八年制及"5+3"一体化临床医学专业规划教材《核医学》(第 3 版、第 4 版)主编和五年制本科临床医学专业规划教材《核医学》(第 9 版)主编。

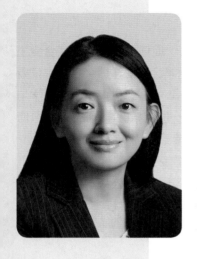

田　梅

　　女,1972 年 7 月生于山西省太原市。复旦大学特聘教授、博士研究生导师,人类表型组研究院执行院长、复旦大学附属华山医院核医学/PET 中心学科带头人。曾任浙江大学医学院附属第二医院核医学科教授、美国 MD 安德森癌症中心影像诊断部助理教授。担任世界分子影像学会(WMIS)主席、中国认知科学学会副理事长。国家级特聘专家、教育部"长江学者"特聘教授、国家杰出青年科学基金获得者。

　　从事核医学分子影像的教学、临床和科研工作 26 年,针对人类重大疾病的临床诊治难题,传承并创新了基于核医学的基础研究、临床实践和理论体系,建立了一系列基于核医学的精准诊断与治疗的新技术、新方法和新应用。目前主持国家自然科学基金委员会重大项目(重大疾病的核医学精准诊疗)、中日韩前瞻计划项目等,发表 SCI 英文论文 200 余篇,主持制定了 4 部 PET 分子影像诊断国际专家共识,主编全国规划教材 2 部、副主编 2 部,主编英文专著 2 部。担任美国核医学与分子影像学会旗舰刊 *Journal of Nuclear Medicine* 国际副主编,欧洲核医学协会旗舰刊 *European Journal of Nuclear Medicine & Molecular Imaging* 副主编,中国科学技术协会会刊 *Research* 副主编。曾获中国青年五四奖章、中国青年科技奖、中国青年女科学家奖、教育部科学技术进步奖一等奖。

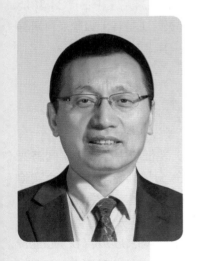

石洪成

　　男,1964 年 5 月生于辽宁省抚顺市。博士,主任医师,教授,博士研究生导师。复旦大学附属中山医院核医学科主任,复旦大学核医学研究所所长,上海市影像医学研究所副所长,美国核医学研究院荣誉院士。兼任美国核医学与分子影像学会委员,中华医学会核医学分会候任主任委员,中国医学影像技术研究会副主任委员、核医学分会候任主任委员,上海市医学会核医学专科分会委员会主任委员等职。

　　从事教学工作 30 余年,培养硕士、博士研究生 40 余名。以第一(通信)作者发表论文 240 余篇(其中 SCI 收录 130 余篇)。主编《PET/CT 影像循证解析与操作规范》《SPECT/诊断 CT 操作规范与临床应用》和《全身 PET/CT 临床应用探索》等多部专著,主译《人类行为的脑影像学 SPECT 图谱》。担任多部国家卫生健康委员会规划教材《核医学》副主编。创立了核医学影像循证解析体系,在国际上首先建立了超长轴向视野 PET 肿瘤显像专家共识。承担科技部国家重点研发计划、国家自然科学基金等各类课题多项。荣获上海市质量金奖、上海市"十佳医生"、复旦大学"钟扬式"好党员和美国核医学与分子影像学会主席卓越贡献奖等多项荣誉称号。

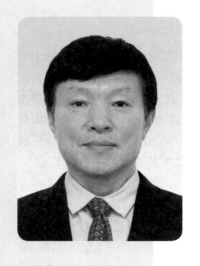

李亚明

男,1960 年 10 月生于辽宁省沈阳市。现任东亚核医学联合会主席,中国核学会核医学分会理事长,中华医学会核医学分会名誉主任委员,《中华核医学与分子影像杂志》总编辑,中国医科大学影像医学与核医学学科带头人,中国医科大学附属第一医院核医学科二级教授、博士研究生导师,享受国务院政府特殊津贴专家。

从事教学工作 41 年,担任教育部国家级一流本科(核医学)线下课程负责人,教育部"十一五""十二五"普通高等教育本科国家级规划教材《核医学教程》主编;荣获辽宁省普通高等学校本科教学名师,中国医师协会核医学医师分会中国核医学医师奖。

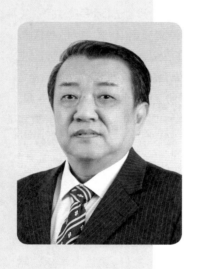

李小东

男,1964 年生于天津市。北京大学医学部核医学系成员,北京大学国际医院(第八临床医学院)核医学科主任医师,硕士研究生导师。中华医学会核医学分会委员(第八、九、十届),《中华核医学与分子影像杂志》编委,中国医师协会核医学医师分会委员(第一、二届)。全国高等学校医学影像技术专业第二轮规划教材《核医学影像技术学》副主编/数字主编。

从事教学工作 37 年。临床主要以 SPECT/CT、PET/CT 功能代谢影像诊断和放射性核素靶向治疗为专长。主持省部级重点科研基金项目等 3 项,主持获省部级科学技术成果奖 3 项。

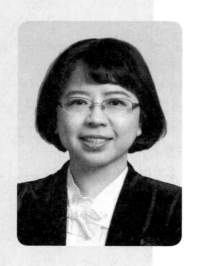

兰晓莉

女,1973 年 7 月生于辽宁省沈阳市。现任华中科技大学同济医学院附属协和医院核医学科及教研室主任、分子影像湖北省重点实验室主任。国家"万人计划"科技创新领军人才、国家卫生健康突出贡献中青年专家。社会任职包括中华医学会核医学分会常务委员兼秘书长、中国核学会核医学分会副理事长,*European Journal of Nuclear Medicine & Molecular Imaging* 及《中华核医学与分子影像杂志》副主编等。

从事教学工作 20 余年,致力于多模态分子成像及新型核医学分子影像探针开发与转化。主持国家自然科学基金项目 6 项(含重点项目 2 项),发表学术论文 200 余篇,以第一完成人获得湖北省科技进步奖一等奖。

前言

全国高等学校五年制本科临床医学专业规划教材从 20 世纪 70 年代第一轮出版至今，经过九轮修订，已发展成为我国整体质量最高、影响最广、培养人才最多的临床医学专业"干细胞"教材，为推动我国医药卫生事业改革和发展作出了巨大贡献。

为全面贯彻落实全国高校思想政治工作会议精神、全国医学教育改革发展工作会议精神、首届全国教材工作会议精神及《国家教材委员会关于印发〈习近平新时代中国特色社会主义思想进课程教材指南〉的通知》《国务院办公厅关于深化医教协同进一步推进医学教育改革与发展的意见》的精神，人民卫生出版社精心策划、组织并全面启动了全国高等学校五年制本科临床医学专业第十轮规划教材修订工作，遴选长期从事核医学医教科一线骨干教师联合编写《核医学》教材，本教材充分体现了权威性、实用性和科学性。

本版教材编写的主要指导思想是紧跟时代步伐，反映现代医学的发展和教学改革成果，按照以"5+3"（5 年本科教育、3 年临床规培实践）为主体、以"3+2"为补充的我国临床医学人才培养模式，深化医教协同和以岗位胜任力为导向的临床医学五年制本科人才培养改革。同时全面夯实教育教学"新基建"，以《普通高等教育学科专业设置调整优化改革方案》为蓝本，加强新医科建设，瞄准医学科技发展前沿，大力推进医科与理科、工科、文科等学科深度交叉融合，培育"医学+X""X+医学"等新兴学科专业。

在本次教材修订中，遵循"科学整合课程，实现整体优化；淡化学科意识，注重系统科学"的编写原则，在坚持"三基"（基础理论、基本知识、基本技能）、"五性"（思想性、科学性、先进性、启发性、适用性）和"三特定"（特定对象、特定要求、特定限制）基础上，响应"健康中国"行动，普及核医学在精准诊治方面的临床知识，发挥核医学与现代医学、电子技术、计算机技术、化学、物理和生物学多学科交叉融合的优势，着力培养兼备基础研究和临床实践能力、拥有国际化视野的新时代医学生。本版教材传承了上一版的知识体系，细化并更新了部分内容，力求更加全面精练、概念准确、层次清晰、重点突出。为充分展现核医学在临床医学中的重要作用，本版教材在布局上由第 9 版的两大版块二十四章调整为三大版块二十五章，并对部分章节内容及位置进行了调整。增加了近年来在临床上已经应用的最新仪器设备和计算机辅助技术、临床转化新药物以及分子核医学新技术；删除了目前临床上基本不用或陈旧的诊治方法；突出了核素示踪技术在疾病靶向诊治的临床应用价值及其与各学科交叉融合的综合运用。为了更好地应用网络与多媒体教育手段，本教材以新形态教材形式出版。数字内容作为教材的一部分，通过书内二维码以章为单位呈现，包括 PPT、案例、图片、视频和英文索引词读音等。阅读纸书时即可学习数字资源，实现纸数内容融合一体化服务，力争使本版教材更加全面地反映当前核医学的基本状况、最新的教学思想和先进的教学手段。

全书除绪论以外，分为三大版块，包括基础篇、临床诊断篇和临床治疗篇，共二十五章。

第一章至第七章为基础篇,主要涉及核物理、仪器、药物、核素示踪与核医学显像技术、体外分析技术、计算机技术在核医学中的应用及辐射防护。其中,在第二章新增"微流控技术"、第三章第四节"新型放射性药物临床转化"中新增了"治疗性放射性药物"的内容,兼顾研究方面的基础知识更新,体现科研成果的临床转化。第八章至第十九章为临床诊断篇,包括功能测定、放射性核素显像在各系统疾病的临床诊断应用,重点阐述显像原理和临床应用;在第八章"核医学分子影像"中新增"基于分子影像的相关多模态精准诊断技术"一节,突出核医学分子影像在无创、在体可视化疾病精准诊断方面的价值。将上一版的"核医学在儿科疾病的应用"拆分为第十九章"儿科核医学"和第二十五章"儿科疾病的核素治疗",分别介绍放射性药物在儿科诊断和治疗中的应用。本版将第二十章至第二十五章单独归为临床治疗篇,重点强调临床核医学的诊断和治疗两大功能,同时具备既诊又疗的独特优势。

本书精选图 200 余幅,其中新增图片超过半数,图文并茂、深入浅出、内容全面,可供五年制本科临床医学专业学生、三年临床规培实践以及硕士研究生学习使用,也可作为核医学工作人员的参考书。编写过程中得到有关高等医学院校领导的鼎力支持和各位编写者的通力合作,本书编写秘书吴爽副主任医师、张一秋副主任医师在统稿过程中做了大量工作,在此一并致谢。由于编写时间仓促,编写水平有限,难免存在错误和不妥之处,真诚地希望广大读者批评指正。

田 梅

2024 年 3 月 18 日

目录

第二篇　临床诊断篇　　　　　　　　　　　　　　　　　71

绪　论

教学目的与要求

【掌握】核医学的定义、内容和特点。

【熟悉】现代核医学与分子影像的新技术应用及其进展。

【了解】核医学的发展历史、现状和未来发展方向。

核医学（nuclear medicine）是现代医学的重要组成部分，属于临床医学范畴的二级学科。核医学也是一门典型的多领域交叉学科，涉及的学科领域包括现代物理学、放射化学与药物学、光电子学、计算机科学、生物医学工程等。多学科交叉融合是核医学立身的根本、创新的源泉、发展的支撑。随着医学的发展、科技的进步、设备的更新迭代，核医学在基础和临床医学领域，以及相关交叉领域发挥着越来越重要的作用。

一、核医学定义、内容

核医学是研究如何将核科学技术应用于临床疾病诊治、生命奥秘探索以及生物医药研发的一门新兴交叉学科。

本教材针对临床医学生的教学需求，将核医学的内容分为三部分：核医学基础、临床诊断和临床治疗。

核医学基础的内容包括：核医学物理基础、核医学仪器、放射性药物、放射性核素示踪与核医学显像技术、体外分析、计算机技术在核医学中的应用、辐射安全与防护等。

核医学临床诊断包括体外（in vitro）放射分析、脏器功能测定和放射性核素显像。体外放射分析（in vitro radiometric analysis）是以放射免疫分析（radioimmunoassay，RIA）为代表的体内微量生物活性物质定量分析技术，其将核医学的相关核技术应用于医学检验领域，也是现代医学检验学的重要组成部分。脏器功能测定是利用核素示踪技术获得特定脏器的血流、生理或生化等功能参数的检测方法，通常以时间-放射性曲线（time activity curve，TAC）的形式显示甲状腺、心脏、肾脏等脏器功能的时空动态变化。放射性核素显像是利用特定放射性核素或核素标记药物在体内特有的代谢分布规律，通过显像仪器获得体内组织器官的功能、代谢等信息的一种核医学影像检查技术。

核医学治疗是利用特定细胞或病变组织具有主动摄取某种放射性药物的特点，或是利用载体、介入措施将放射性药物运送到靶向病变组织和细胞，使聚集在病变组织和细胞的放射性药物发挥治疗作用。

随着核医学的基础研究与临床实践不断发展，核医学与多学科的交叉融合也越来越深入，未来核医学的定义和内容，也将不断更新和拓展。

二、核医学特点

核医学的特点如下所示。

1. 交叉性　核医学从诞生之初就以一门新兴的、独立的交叉学科而出现，所涉及的学科不仅包括基础医学和临床医学下的各个二级学科，还包括现代物理学、放射化学与药物学、光电子学等。因此,多学科交叉是核医学的立身之本。

2. 成长性 核医学技术从出现到当前,一直处于成长和发展的过程。从最初开始使用放射性核素治疗疾病,逐步发展到新型放射性核素及药物示踪诊断疾病,再进一步发展到精准医学时代的诊疗一体化。随着放射性核素的种类不断增多、适应证范围不断扩大,核医学技术方法也不断成熟和完善,在临床诊疗实践中也将发挥更大的作用。

3. 拓展性 核医学研究从成长到发展,离不开知识边界的不断拓展。从现代物理放射性元素的新发现奠定了核医学的示踪和治疗基础,到光电子和计算机辅助成像新技术提升了核医学的疾病诊断水平,再到分子生物学的新机制、新靶点发现,激发了核医学在药物研发方面的创新活力。因此,核医学的未来也必将走向与更多学科的交叉、融合、迭代升级,展现出更大的潜力。

三、核医学发展与现状

核医学的发展是伴随着现代物理的出现,历经了放射性的发现、人工生产放射性核素、放射性药物研发、核医学显像仪器的研制、临床核医学与分子核医学、人工智能与影像组学应用研究等过程。

1. 放射性的发现 1895 年伦琴发现了 X 射线。1896 年 Becquerel 发现铀[^{238}U]的天然放射性,打开了核物理学的大门。为表彰 Becquerel 的巨大贡献,国际制放射性活度单位就是以贝可(Becquerel, Bq)命名的。人类从认识放射现象至今已有一百多年的历史,然而将放射性核素真正用到临床疾病的诊断和治疗仅有几十年。

2. 人工生产放射性核素 1898 年居里夫妇成功提炼出放射性核素钋[^{218}Po],又发现了镭[^{226}Ra]并将其应用于治疗癌症,从此揭开了核医学治疗的序幕。为了纪念居里夫人,国际放射性活度单位也曾以居里命名(Ci),1 居里(Ci)=3.7×10^{10} 贝可(Bq)。1923 年 G. de Hevesy 应用天然的放射性同位素铅[^{212}Pb]研究蚕豆不同部位对铅的吸收和转运,提出了"示踪原理"(the tracer principle),后来又应用磷[^{32}P]研究鼠体内磷的代谢途径等。1930 年 Lawrence 发明了回旋加速器(cyclotron),为科研院所和医疗机构自行研制新型放射性核素药物,奠定了设备基础。1934 年约里奥·居里夫妇应用人工核反应堆生产出放射性核素。1939 年 Hamilton、Solley 与 Lawrence 合作,首次用碘[^{131}I]诊断甲状腺疾病,为核科学技术在临床医学疾病的诊断和治疗开创了先河。1942 年 Fermi 等人建立了第一座核反应堆,使得人工放射性核素的大批量生产和供给成为可能。20 世纪 70 年代,钼[^{99}Mo]-锝[^{99m}Tc]发生器(generator)的研制成功和广泛应用,为进一步推动核医学在临床应用打下了坚实的基础,也对今后核医学分子功能显像的普及和提高起到了至关重要作用。

3. 放射性药物研发 随着核反应堆、医用加速器、裂变产物提取和放射性核素发生器等不同途径生产各种放射性核素,诸如 ^{99m}Tc、镓[^{67}Ga]、铊[^{201}Tl]、铟[^{111}In]、^{123}I、碳[^{11}C]、氮[^{13}N]、氧[^{15}O]、氟[^{18}F];随着核化学(nuclear chemistry)与放射化学(radiochemistry)不断合成产出新的前体(precursor)和标记化合物(labeled compound)以及放射性药学(radiopharmacology)的标记方法和制药工艺改进,尤其医用回旋加速器制备超短半衰期正电子放射性核素,如[^{11}C]、[^{13}N]、[^{15}O]和[^{18}F],配套全自动放射性药物合成仪,建立快速标记法,研制一系列新型血流、代谢、受体、基因显像剂。这大大拓展了核医学在临床疾病诊断与治疗应用范畴,为核医学可持续稳定发展保驾护航。近年来世界范围内(包括我国各大地区)建立了放射性药房(radioactive pharmacy),有利于基层推广和普及核医学临床应用。

4. 核医学显像仪器的研制 1951 年 Cassen 研制出第一台逐点打印获得脏器放射性分布图像的扫描机(scanner),20 世纪 70 年代初我国自主研制出长城扫描机,推动了当时核医学放射性核素扫描的发展。1952 年和 1959 年 David Kuhl 先后设计了扫描机光点打印法和研制了双探头的扫描机进行断层扫描,并首先提出了发射重建断层的技术,从而为日后 SPECT 和 PET 的研制奠定了基础。1957 年 Anger 研制出第一台 γ 相机(γ camera),20 世纪 60 年代广泛应用于临床,使核医学显像由单纯的静态扫描图进入动态影像,核医学又迈进了新的时代。20 世纪 80 年代,单光子发射计算机断层扫描

（single photon emission computed tomography，SPECT）广泛应用于临床，90 年代正电子发射断层扫描（positron emission tomography，PET）应用于临床，直到 21 世纪 SPECT/CT、PET/CT、PET/MR 广泛应用于临床，核医学显像仪器的发展已从静态影像进入动态，由平面显像进入断层，从单纯的功能影像发展成为当今的功能与解剖形态融合的多功能、多模态影像，核医学的显像已经逐步趋向成熟和完善。

我国十分重视研发具有自主知识产权国产化核医学显像设备，早在 2002 年 10 月科技部在浙江杭州举办第 194 次香山科学会议，重要议题就是分子影像技术，其中核医学 SPECT、PET、PET/CT 显像为重点讨论内容。2006 年中国科学技术协会举办医学分子影像装备自主创新与国产化论坛，进一步推动我国研发分子影像设备发展进程。十余年来，国产品牌核医学影像设备的研发也取得了突破性的进展。目前已有 5~6 家国产品牌企业投入 PET/CT 和 PET/MR 的产品研发中，并有多款设备获批应用于临床，仪器主要性能指标达到国际先进水平。尤其是国产的全球首款 Total-body PET/CT，实现了极低剂量扫描和快速全身动态成像，被《物理世界》评为 2018 年世界十大科技突破，这是中国经济快速发展和科技水平迅速提高的体现。

5. 临床核医学与分子核医学

（1）放射性核素显像和功能测定：放射性核素显像涉及全身骨骼、泌尿生殖、内分泌、呼吸和血液淋巴各个系统，主要在肿瘤、心血管疾病和神经精神系统疾病的应用最为广泛。SPECT 全身和局部显像、SPECT/CT 断层显像在常规临床应用已占据重要作用。近年来 ^{18}F-FDG PET/CT、PET/MR 肿瘤代谢显像在肿瘤良恶性鉴别、分级和分期、治疗后复发和坏死的鉴别、不明原因发热探测和寻找原发灶、疗效和预后判断及辅助放射治疗生物靶区勾画等方面具有独特优势，并得到临床认可。多模态生物成像（multiple model biological imaging）PET/CT 技术已成为临床肿瘤诊治的一把利剑。

随着 PET/CT、PET/MR 及正电子放射性药物（positron radiopharmaceutical）的广泛应用，放射性核素显像已进入分子水平，以肿瘤代谢、乏氧、受体等为对象的肿瘤分子功能显像展示了美好的前景。代谢显像中除葡萄糖代谢显像外，核苷酸和氨基酸代谢显像等临床应用研究已彰显出重要临床价值。放射免疫显像（radioimmunoimaging，RII）临床应用至今，检查患者超过数万例，肿瘤类型涉及结肠癌、卵巢癌、乳腺癌、胃癌、甲状腺癌、肺癌、膀胱癌、黑色素瘤、淋巴瘤和前列腺癌等多种恶性肿瘤。近年来，镓［^{68}Ga］/镥［^{177}Lu］/氟［^{18}F］标记的前列腺特异性膜抗原（prostate specific membrane antigen，PMSA）为前列腺癌诊治及早期检测淋巴结转移提供了一种新的手段。近期，抗程序性死亡受体 1（programmed death-1，PD-1）/PD-1 配体（PD-1 ligand，PD-L1）单抗作为抗肿瘤新型药物备受人们关注和期望，其在晚期肿瘤的治疗中纷纷取得了突破性进展，尽管需要大宗临床应用印证其效果，但不少基础实验研究和临床前应用研究结果展示了 PD-1 和/或 PD-L1 的应用前景，可以预测利用放射性核素标记 PD-1 和/或 PD-L1 的放射免疫治疗（radioimmunotherapy，RIT）技术即将到来，为攻克晚期肿瘤治疗提供又一个新疗法。

核素示踪在脏器功能测定方面为临床疾病诊治提供了客观、有用和可靠的信息。甲状腺摄碘率（rate of thyroid iodine taken）和有效半衰期（effective half life，T_e）测定结果是放射性核素 ^{131}I 治疗甲亢给予治疗剂量的重要依据；肾动态显像肾小球滤过率（glomerular filtration rate，GFR）、肾有效血浆流量（effective renal plasma flow，ERPF）和获取肾图相关参数是判断肾功能受损的重要指标；平衡法心室显像（equilibrium ventricular imaging）测定心室功能获得心室收缩和舒张功能参数是判断心脏功能受损的重要指标和诊断依据。随着核素示踪技术的不断发展和优化，新的功能测定手段会越来越受到大家的关注和重视。

（2）放射性核素治疗：放射性核素治疗安全、经济且疗效肯定，已成为治疗疾病的一种有效手段。放射性核素治疗始于 20 世纪 40 年代中后期，当时主要用于内分泌、血液系统疾病的治疗。几十年后的今天，^{131}I 治疗甲状腺功能亢进症和分化型甲状腺癌术后残留、局部淋巴结转移或肺转移灶，利用 3D 打印技术开展 ^{125}I 粒子植入近距离治疗难治性恶性肿瘤的临床价值已得到肯定，^{131}I-MIBG 治疗嗜铬细胞瘤等仍然是临床治疗的有效手段。迄今已有核医学 ^{131}I 治疗甲状腺疾病的规范、临床路径和专家共识。

近年来，锶（如 $^{89}SrCl_2$）、镭（如 $^{223}RaCl_2$）、钐（如 ^{153}Sm-EDTMP）、镥（如 ^{177}Lu-EDTMP）、铼（如 ^{186}Re-HEDP、^{188}Re-HEDP）等用于治疗恶性肿瘤骨转移癌引起的骨痛取得了较为满意的效果。

我国研制的 ^{99}Tc-MDP（亚甲基二膦酸盐）对类风湿关节炎、骨转移癌骨痛治疗的效果逐渐得到肯定。

国家一类新药 ^{131}I-美妥昔单抗注射液治疗原发性肝癌和 ^{131}I-chTNT 抗肿瘤坏死单克隆抗体药物治疗肺癌、宫颈癌、脑胶质瘤的临床应用在深入开展。肿瘤的核素导向治疗包括放射免疫治疗、受体导向治疗，已经或正在进入临床应用研究阶段，具有广阔前景。基因治疗和反义治疗的研究在血液病及干细胞治疗等领域已取得了多项成果。

（3）体外放射分析：1959 年美国科学家 Berson 和 Yalow 建立了放射免疫分析法，首先将此法用于测定血浆胰岛素浓度，而 Yalow 在 1977 年也因该项技术获得诺贝尔生理学或医学奖。后来人们将其逐步发展到能测定人体各种激素或微量物质，阐明了人体各种激素的分泌、调节及其规律。由于体外放射分析技术存在一定局限性，20 世纪 90 年代开始，在放射免疫分析技术基础上建立起来的化学发光、时间分辨荧光等非放射标记免疫分析技术广泛应用于临床，大大推动了免疫学和检验学的发展。

（4）分子核医学：核素示踪技术与分子生物学、分子药理学等交叉融合，形成核医学的一个新的研究方向，称为分子核医学（molecular nuclear medicine）。分子核医学属于分子医学领域的一个分支学科，与传统核医学概念相比，其内涵包括基于核素标记技术的分子影像、分子治疗以及诊疗一体化。

分子核医学是利用核素标记技术研究机体内正常或病变状态下，特定分子的生物化学变化过程，并从分子水平认识疾病、诊断和治疗疾病的一门新兴交叉学科，其理论基础是特异性分子识别与靶向结合。通过核素标记技术识别体内特定分子，不仅能够在体外显示病变组织的生化代谢、受体功能、基因表达等分子特性（分子影像），还可利用具备特异性识别的分子载体将治疗性核素递送至病变组织，对病变组织细胞产生杀伤作用，进而治疗或缓解疾病（分子治疗）。

分子影像通过无创性的成像手段，在细胞和分子水平上检测活体生物化学过程的主要事件，了解体内特异性基因或蛋白质表达位点、数量、分布及持续状态，进行实时、动态、无创、定性或定量的可视化评估，是目前精准医学的主要支撑技术。基于核素标记技术的核医学分子影像（nuclear medicine molecular imaging）是目前临床上唯一常规使用的分子影像技术，也是分子影像领域最重要的学科方向。

6. 人工智能与影像组学　人工智能（artificial intelligence，AI）是能够通过机器或者软件描绘、模仿人脑功能的一种技术。通过计算机程序来实现各种任务，它是研究、开发用于模拟、延伸和扩展人的智能的理论、方法、技术及应用系统的一门新的科学技术。人工智能是计算机科学的一个分支，该领域的研究包括机器人、语言识别、图像识别、自然语言处理和专家系统等。影像组学（radiomics）是利用大数据挖掘等信息方法进行疾病量化评估，将 PET、CT 或 MRI 的数据作为输入影像数据，从海量数据中提取出具有代表性的特征，然后用机器学习或统计模型等方法进行疾病的量化分析和预测，目前逐渐发展为融合影像、基因、临床等多源信息进行诊断、疗效评估和预后判断的新技术，已经应用于肺癌、脑胶质瘤、结直肠癌等多种临床研究中。当前基于 PET/CT 多模态成像的影像组学及人工智能研究是热点研究领域之一，在优化疾病的检测、分类及分期，预测肿瘤组织学亚型、治疗反应、预后、复发和转移方面均展现了临床应用潜力。同时整合多学科信息，将影像组学与临床特征、基因组学、蛋白质组学、免疫组学等相结合也将会成为未来研究的热点。

7. 学科发展与人才培养　核医学科（department of nuclear medicine）是利用核科学技术和手段对疾病进行诊治和进行生物医学研究的临床科室之一。国家卫生健康委员会临床重点专科及住院医师规范化培训基地"核医学"专业基地标准相关文件明确规定核医学科室为独立科室，具备放射性核素显像、功能测定、体外分析和放射性核素治疗职能，因此切实做好核医学学科建设和人才培养极为重要。目前我国核医学科处于可持续性稳定发展状态，尤其有关高校涌现出一批核医学学科的优秀人才,教育部"放射性药物重点实验室",国家、省部级核医学与分子影像临床转化重点实验室及其优秀团队;制定和撰写了国家和地方疾病预防和诊治标准、规范、指南和专家共识;组建了核医学质量控制和改进中心;编写了研究生、长学制、本科、住院医师规范化培训和专科培训等教材及核医学与分子影像的专著;建立了核医学专业博士后流动站、博士点和硕士点,培养了一批优秀核医学专业青年学者。国内多所高校及附属医院与相关核医学分子影像设备生产厂家或企业合作,共同建设"分子影像中心"。通过高水平基础学科研究与临床应用研究、技术转化和工业化生产的有机结合,促进医学教育、研究、开发和产业化的高效链接,推动"产、学、研、用"相结合的技术创新体系建设,形成一个分子功能影像研究、开发、应用一体化的分子影像中心,推动我国心脑血管病、肿瘤等重大疾病的精准医疗和个性化医疗的发展,彰显核医学在医学应用的重要地位和独特优势。

8. 我国核医学状况 我国核医学经历从无到有、从小到大的发展过程,在老、中、青三代核医学工作者几十年的不懈共同努力、奋斗下,我国核医学事业从规模到水平都得到了可持续性稳定发展,在某些领域已达到或接近国际先进水平。核医学已发生了翻天覆地的变化,取得了令人瞩目的成就。

中国核医学之父王世真先生于1956年在西安第四军医大学(现为空军军医大学)创办生物医学同位素应用训练班,标志着我国核医学的诞生。1958年在北京开办的第一个同位素临床应用学习班,培养了我国第一批从事核医学研究的专业人员,从此推动核医学技术进入临床应用。20世纪60年代我国放射性药物研发和放射性探测仪器研制成功,我国各省、自治区、直辖市先后开展了常规临床核医学应用研究工作。20世纪70—80年代,随着科学技术的进步,计算机技术推广应用使得核医学显像由定性分析迈入定量分析,传统的平面显像进入断层显像阶段;SPECT和PET问世并广泛应用于临床、^{99m}Tc为代表的短半衰期和具有优良的物理性能放射性核素标记药物的研发和体外放射免疫分析技术的推广应用等大大促使我国核医学的基础和临床应用在全国范围内得到比较明显提高。1977年核医学作为一门独立专业学科纳入第一批高等医药院校本科生必修课,早于放射学或医学影像学专业课开设。1980年成立了中华医学会核医学分会及各省市医学会核医学分会,迄今相继成立了中国核学会核医学分会、中国医学装备协会核医学装备与技术专业委员会、中国医学影像技术研究会核医学分会、中国医师协会核医学医师分会、中国抗癌协会肿瘤核医学专业委员会等。2016年,依托中国绵阳研究堆(CMRR),中国工程物理研究院成功自主开发了年生产能力达5 000Ci的规模化干法制备碘[^{131}I]化钠工艺,实现了多年来我国唯一自主规模化堆照同位素供给。2021年6月30日,浙江省医疗保障局将肿瘤全身断层^{18}F-FDG显像纳入大病保险支付范围。2023年11月,中国工程物理研究院建成了目前国内唯一的裂变^{99}Mo的生产平台,并首次顺利完成铀靶辐照及数居里的裂变^{99}Mo原料提取的试生产工作,^{99}Mo原料液产品质量满足药品原料液要求。

综上所述,核医学作为一个快速发展中的新型交叉学科,它不仅是临床疾病诊断和治疗的重要手段,同时也为人类探索生命现象的本质提供了十分有效的工具。学好核医学除了需要专业知识,还需掌握、了解更多跨学科的知识,包括核物理学、放射化学、计算机科学以及基础医学等,这样才能拥有更扎实的理论基础和更宽阔的视野,努力成为一名优秀的临床医师和复合型人才。

(田 梅)

? 思考题

1. 核医学的定义是什么?
2. 简述核医学的特点。
3. 人工智能与影像组学及影像基因组学的未来应用前景如何?
4. 通过绪论的学习,谈谈你对今后的核医学发展的方向及趋势的看法,核医学将面临哪些重要的挑战与机遇。

本章目标测试

第一篇
基础篇

第一章 | 核医学物理基础

教学目的与要求

【掌握】核医学物理的基本概念。

【熟悉】核放射性衰变主要方式。

【了解】带电放射性粒子与物质相互作用方式。

为了使核技术在医学中安全有效地应用,需要掌握与核医学密切相关的核物理基础知识。放射性核素是核医学的基本工具,核素、同位素、同质异能素等描述其不同种类,核衰变、半衰期等描述其物理变化方式、规律和生成核射线的种类,放射性活度是其放射性强度的度量单位;电离和激发、光电效应等射线与物质的相互作用方式是核射线探测、核医学显像和核素治疗最主要的物理基础。

第一节 | 同位素、核素、同质异能素

一、原子与原子结构

原子(atom)是一种元素能保持其化学性质的最小单位。原子由原子核和核外电子构成。原子核(nucleus)分为质子(proton)和中子(neutron)两部分,原子核结构表示为 $^{A}_{Z}X_{N}$,X 为元素符号,A 为质量数,Z 为质子数,N 为中子数,通常可以省略为 ^{A}X,如 $^{125}_{53}I_{72}$ 可省略为 ^{125}I。核外电子按最低能量原理在核外分层排布,形成不同能级轨道,绕核做高速运动。

二、同位素、核素、同质异能素

核素(nuclide)是指质子数、中子数均相同,并且原子核处于相同能级状态的原子。凡具有相同质子数,但中子数不同的核素互称同位素(isotope),如 ^{125}I、^{131}I、^{123}I 在元素周期表中处于同一位置,它们互为碘元素的同位素。同位素具有相同的化学性质。

原子核可以处于不同的能量状态,能量较高的状态称为激发态(excited state),激发态的原子核可表示为 ^{Am}X,如 ^{99m}Tc。核内质子数和中子数都相同但能量状态不同的核素称为同质异能素(isomer),激发态的核素和基态的核素互为同质异能素,如 ^{99}Tc 处于基态,^{99m}Tc 处于激发态,两者互为同质异能素。

三、稳定核素、放射性核素

核素根据原子核的稳定与否分为稳定核素和放射性核素。稳定核素(stable nuclide)的原子核稳定,不会自发地发生核内成分或能级的变化,或发生概率非常小;不稳定的原子核需要通过核内结构或能级调整自发地发射出射线形成稳定的原子核,称为放射性核素(radionuclide)。

第二节 | 核衰变

原子核的质子和中子统称为核子(nucleon)。核子之间存在着很强的短程引力称为核力,核力使

原子核中的核子结合在一起。同时,原子核中又存在带正电荷的质子之间的静电排斥力,原子核的稳定性由核力和静电排斥力的相对大小决定,与核内质子数和中子数的比例密切相关。原子核内质子数和中子数比例相差越大,原子核便越不稳定。

放射性核素由于核内结构或能级调整,自发地释放出一种或一种以上的射线并转化为另一种核素,这个过程称为放射性衰变(radiation decay)。

一、核衰变方式

核放射性衰变的方式主要有:α 衰变、β 衰变、γ 衰变及电子俘获等。

(一) α 衰变

放射性核素自发地释放出 α 粒子而发生的衰变称为 α 衰变(alpha decay)。α 粒子由两个质子和两个中子组成,实质上就是氦原子核($_2^4$He)。α 衰变后生成子核,而母核的质子数减少 2,质量数减少 4,在元素周期表中子核的位置比母核左移两位。用衰变反应式可表示为:

$$_Z^A X \longrightarrow {}_{Z-2}^{A-4}Y + {}_2^4He + Q$$

式中 X 为母核,Y 为子核,Q 为衰变过程中释放出的能量(以 MeV 为单位)。

由于 α 粒子的质量大且带 2 个单位正电荷,故射程短,穿透能力弱,在空气中只能穿透几厘米,一张薄纸就可阻挡 α 粒子的通过,因而不适合用于核医学显像。但 α 粒子射程短,能量单一,对局部的电离作用强,引入体内后,可对核素附近的生物组织产生严重损伤而不影响远处组织,所以 α 粒子在放射性核素治疗中具有潜在的优势。

(二) β 衰变

放射性核素自发地释放出 β 粒子而发生的衰变称为 β 衰变(beta decay),原子核释放出一个 β 粒子。因 β 衰变时放射出的 β 粒子可以是 β⁻ 粒子或 β⁺粒子,故 β 衰变分为 β⁻ 衰变和 β⁺衰变。

β⁻ 衰变发射出的 β 粒子的本质是高速运动的电子流,发生 β⁻ 衰变后质子数增加 1,原子序数增加 1,原子的质量数不变。衰变反应式表示为:

$$_Z^A X \longrightarrow {}_{Z+1}^A Y + \beta^- + Q$$

β⁻ 粒子穿透力弱,在软组织中的射程仅为厘米水平,因而 β⁻ 衰变放射性核素不能用于核素显像,可用于核素治疗,如 ^{32}P 可用于真性红细胞增多症的治疗,^{131}I 用于甲状腺疾病的治疗。

β⁺衰变也叫正电子衰变。衰变的原子核中的一个质子转变成一个中子,质子数减少 1,质量数不变,但子核的核电荷数减少一个单位。衰变反应式表示为:

$$_Z^A X \longrightarrow {}_{Z-1}^A Y + \beta^+ + Q$$

β⁺粒子射程仅 1~2mm,其在较短的时间内与邻近的自由电子碰撞而发生湮没辐射(annihilation radiation),转变成两个能量同为 511keV、方向相反的 γ 光子,可以用于正电子发射断层扫描(positron emission tomography,PET)。

(三) γ 衰变

原子核从激发态回复到基态时,以发射 γ 光子形式释放过剩的能量,这一过程称为 γ 衰变(gamma decay)。这种激发态的原子核常常是在 α 衰变、β 衰变或核反应之后形成的,衰变反应式为:

$$_Z^{Am} X \longrightarrow {}_Z^A X + \gamma$$

γ 光子的本质是中性的光子流,不带电荷,运动速度快(等于光速),电离能力很小,穿透力强,对机体组织的局部作用较 β⁻ 粒子和 α 粒子弱,适合放射性核素显像(radionuclide imaging)。发生 γ 衰变后质子数和中子数都不变,仅能级状态发生改变,所以又称同质异能跃迁(isomeric transition,IT)。

(四) 电子俘获

原子核俘获一个核外轨道电子使核内一个质子转变成一个中子和放出一个中微子的过程称为电子俘获(electron capture,EC)。母核经电子俘获后,子核比母核中子数增加 1,质子数减少 1,质量数不变。电子俘获衰变时原子核结构的变化与正电子衰变类似。

电子俘获导致核结构的改变可能伴随放出多种射线。在原子核外,内层电子被俘入核内,外层轨道电子补入,两电子轨道之间的能量差转换成子核的特征 X 射线(characteristic X ray)释放出来;能量或传给更外层轨道电子,使之脱离轨道束缚而释出,这种电子称为俄歇电子(Auger electron)。在原子核内,当发生核衰变后,有时原子核还处于较高能量的激发态,通过放射出 γ 光子的形式恢复到基态,或把能量转给一个核外轨道电子,使之脱离轨道发射出来,这种电子称为内转换电子(internal conversion electron)。电子俘获衰变的核素可以用于核医学显像、体外分析(X 射线、γ 光子)和放射性核素治疗(俄歇电子、内转换电子)。

二、核衰变规律

(一)衰变常数

衰变常数(decay constant)是指单位时间内发生衰变的原子核数目占当时总的原子核数目的比率,对于单个原子核则表示其发生衰变的概率,用 λ 表示,是反映放射性核素衰变速率的特征参数。不同的放射性核素单位时间内发生衰变的概率不同,但却遵循共同的衰变规律,即放射性核素数量随时间呈指数规律减少,其表达式为:

$$dN/dt = -\lambda N$$

将上式积分,得

$$N = N_0 e^{-\lambda t}$$

式中 N_0 是初始时间($t=0$)时放射性核素数量,N 是经 t 时间衰变后的放射性核素数量。

(二)半衰期

半衰期(half life)是指放射性核素数量因衰变减少一半所需要的时间,又称物理半衰期,用 $T_{1/2}$ 表示。半衰期是实际工作中描述放射性核素衰变快慢的参数,与衰变常数的关系为:

$$T_{1/2} \approx 0.693/\lambda$$

放射性核素进入人体,除自身物理衰变外,还可以通过机体生物活动排出体外。进入生物体的放射性核素由于机体生物活动从生物体内排出,减少到原来一半所需要的时间称为生物半衰期(biological half life,T_b);由于物理衰变和机体生物活动共同作用而使体内放射性核素减少一半所需要的时间,称为有效半衰期(effective half life,T_e)。三者关系如下:

$$1/T_e = 1/T_{1/2} + 1/T_b$$

(三)放射性活度

放射性活度(radioactivity,A)是指处于某一特定能态的放射性核素在单位时间内的衰变数,表示放射性核素的放射性强度。放射性活度与放射性核素总数量的关系为:$A = \lambda N$。

放射性活度的国际单位是贝可(Becquerel,Bq),1Bq 表示放射性核素在 1 秒内发生一次核衰变。放射性活度的旧制单位是居里(Curie,Ci),1Ci 表示每秒 3.7×10^{10} 次核衰变。其换算关系为 1Ci=3.7×10^{10}Bq。为方便使用,常用单位还有 GBq(10^9Bq)、MBq(10^6Bq)、kBq(10^3Bq)、mCi(10^{-3}Ci)、μCi(10^{-6}Ci)、nCi(10^{-9}Ci)等。

第三节 │ 射线与物质的相互作用

射线通过物质时,受物质原子核或核外电子静电场的影响,与物质发生一系列的相互作用,这种相互作用亦称为射线的物理效应,是人们进行放射性探测、核医学显像、放射性核素治疗以及放射防护的物理基础。

一、带电粒子与物质的相互作用

(一)电离与激发

带电粒子(α、β 粒子等)通过物质时与物质的原子核外电子发生静电作用,使电子脱离轨道束缚形成自由电子,这一过程称为电离(ionization)。失去电子的原子成为离子。带电粒子在单位路程上产生的电子-离子对的数目,称为电离密度,表明带电粒子的电离能力。如果核外电子获得的能量不足以脱离原子的束缚成为自由电子,只能由能量较低的轨道跃迁到能量较高的轨道,使整个原子处于能量较高的激发状态,这一作用称为激发(excitation)。激发态的原子不稳定,很快以释放出光子或热量的形式回复到稳定的基态。电离和激发是射线探测器测量射线的物质基础,也是射线引起电离辐射生物效应的主要机制。

带电粒子电荷量越大、速度越慢、介质密度越高,电离密度越大。例如,α粒子和β粒子相比,α粒子电荷量较大,运动速度较慢,其电离能力更强。

(二) 散射

带电粒子通过物质时运动方向发生改变的现象称为散射(scattering)。其中运动方向改变而能量不变者称为弹性散射。散射可对射线探测和防护带来一定影响,α粒子由于质量大,运动径线基本上是直线,散射一般不明显;β^-粒子质量远小于α粒子,运动径线不是直线,散射较为明显。

(三) 韧致辐射

韧致辐射(bremsstrahlung)是指高速电子骤然减速产生的辐射,泛指带电粒子在碰撞过程中发出的辐射。韧致辐射是产生高能光子束(X射线、γ光子)的基本方法。韧致辐射的强度与靶核电荷的平方成正比,与带电粒子质量的平方成反比,因此重的粒子产生的韧致辐射远远小于电子的韧致辐射。α粒子质量大,运动速度低,故韧致辐射作用非常小,可以忽略不计。β^-粒子的韧致辐射在空气和水中很小,但在原子序数较大的介质中则呈平方级增加。因此,在放射防护中,屏蔽β^-粒子应使用原子序数较小的物质,如塑料、有机玻璃、铝等。韧致辐射还可用于发射纯β^-粒子的放射性核素的治疗剂量监测。

(四) 湮没辐射

β^+衰变产生的正电子具有一定的动能,能在介质中运行一定距离,当其能量耗尽时可与物质中的自由电子结合,转化为两个方向相反、能量各为0.511MeV的γ光子而自身消失,这叫作湮没辐射(annihilation radiation)。

(五) 吸收

射线使物质的原子发生电离和激发的过程中,射线的能量全部消耗,射线不复存在,称为射线的吸收(absorption)。

二、光子与物质的相互作用

X射线和γ光子都是不带电的光子流,光子与物质相互作用主要有三种形式:光电效应、康普顿效应和电子对生成。

(一) 光电效应

γ光子与介质原子的轨道电子(主要是内层电子)碰撞,把能量全部交给轨道电子,使之脱离原子而发射出来,而整个光子被吸收消失,这一作用过程称为光电效应(photoelectric effect)。脱离原子轨道的电子称为光电子。光电效应发生的概率与入射光子的能量以及介质原子序数有关。

(二) 康普顿效应

能量较高的γ光子与原子的核外电子碰撞,将一部分能量传递给电子,使之脱离原子轨道束缚成为高速运行的电子,而γ光子本身能量降低,运行方向发生改变,称为康普顿效应(Compton effect),释放出的电子称为康普顿电子。康普顿效应发生的概率与光子的能量和介质的密度有关,介质的密度越大,康普顿效应越明显。

(三) 电子对生成

当光子能量大于1 022keV时(1 022keV相当于两个电子的静质量),在物质原子核电场作用下转化为一个正电子和一个负电子,称为电子对生成(electron pair production)。

　　光子与物质的这三种作用形式与光子的能量和物质的原子序数有关,能量低的 γ 光子以光电效应为主,中等能量的 γ 光子以康普顿效应为主,电子对生成主要发生在高能 γ 光子与物质的相互作用中。

（张祥松）

本章目标测试

思考题

1. 什么是核素、同位素、同质异能素、放射性核素、激发态、放射性活度、电离、激发、半衰期?
2. 如何表示放射性核素的放射性强度及其物理变化规律?
3. 哪几种核射线可以进行核医学显像? 该射线与物质的作用方式是什么?
4. 哪几种核射线可以应用于核素治疗? 该射线与物质的作用方式是什么?

教学目的与要求

【掌握】放射性探测仪器的基本构成和工作原理;γ相机的显像原理与动态显像;SPECT工作原理与显像特点;PET的显像原理;PET/CT和PET/MR的显像特点。

【熟悉】放射性探测的基本原理;常用的脏器功能测定仪器和放射性计数测量仪器;正电子放射性药物合成与分装仪器。

【了解】多模态生物医学成像系统及动物显像设备。

在医学中用于探测和记录放射性核素发出射线的种类、能量、活度,以及随时间变化规律和空间分布的仪器,统称为核医学仪器。核医学仪器是核医学工作中必不可少的基本工具,根据使用目的不同,可分为显像仪器(包括γ相机、SPECT、PET等)、脏器功能测定仪器、放射性计数测量仪器,以及放射性药物合成与分装仪器等。近年来核医学仪器特别是国产核医学仪器的飞速发展,大大促进了我国核医学的推广和诊疗水平的进步。显像仪器是临床核医学最重要的组成部分,因而成为本章的重点介绍内容。

第一节 │ 放射性探测仪器的基本原理

核医学与其他医学学科最主要的区别是应用放射性核素或核射线进行疾病诊断、治疗或医学研究。探测放射性核素的衰变过程及其释放出的核射线必须借助特殊的仪器,因此要认识核医学,首先必须要了解放射性探测的基本原理以及放射性探测仪器的基本构成。

一、放射性探测的基本原理

放射性探测是用探测仪器把射线能量转换成可记录和定量的光能、电能等,通过一定的电子学线路分析计算,表示为放射性核素的活度、能量、分布的过程,其基本原理建立在射线与物质相互作用的基础上。在核医学领域,一般利用以下三种现象作为放射性探测的基础。

(一) 电离

各种射线,无论是带电粒子或γ光子、X射线,均可引起物质电离,产生相应的电荷数或电离电流。由于射线的电离能力与其活度、能量、种类有一定的关系,故收集和计量这些电荷数或电离电流,即可得知射线的性质和活度。根据此原理制成的探测器称为电离探测器,如电离室、正比计数器和盖革计数器等经典探测器。

(二) 激发

带电粒子能直接激发闪烁物质(如NaI晶体、2,5-二苯基噁唑等),当被激发的闪烁分子退回到低能级时发出荧光。γ光子通过与物质相互作用的光电效应、康普顿效应或电子对生成效应产生次级电子,再由次级电子激发闪烁物质发出荧光。荧光的亮度和数量分别与射线的能量和数量成正比。通过光电倍增管将荧光转化为电信号并放大,经电子学线路处理分析,即可测得射线的性质和活度。根据该原理制成的探测器称为闪烁探测器,目前最常用的核医学仪器都是采用该类探测器。

（三）感光

核射线与普通光线一样,可使 X 射线胶片和核乳胶感光,其基本原理是:α、β 粒子等带电粒子或 γ 光子与感光材料相互作用产生的次级电子,可以使胶片或核乳胶中的卤化银形成潜影,显影时潜影中的感光银离子被还原成黑色的金属银颗粒,银颗粒的多少与射线的强弱成正比。经定影处理后,可以根据黑影的有无、浓淡程度(黑度)和所在位置,对放射性进行定性、定量和定位的观察。依据这一原理,放射自显影技术得以建立并发展。

二、放射性探测仪器的基本构成和工作原理

用于放射性探测的仪器种类繁多,但其基本构成是一致的,通常都由两大部分组成:放射性探测器和后续电子学单元。放射性探测器通常被称为探头,其作用是使射线在其中发生电离或激发,再将产生的离子或荧光光子收集并转变为可以记录的电信号,因此实质上它是一个将射线能量转变为电能的换能器。后续电子学单元由一系列电子学线路和外部显示装置构成,可以将放射性探测器输入的电信号进行放大、运算、分析、选择等处理,并加以记录和显示,从而完成对射线的探测、分析过程。下面以实验核医学和临床核医学最常用的固体闪烁计数器为例,简要介绍放射性探测仪器的基本构成和工作原理。

固体闪烁计数器(solid scintillation counter)是目前核医学中最常用的核射线探测仪器之一,主要由晶体(闪烁体)、光学耦合剂、光电倍增管、前置放大器、后续电子学线路以及显示记录装置等部件组成,其中晶体、耦合剂、光电倍增管、前置放大器等部件共同组成探测器的探头,是探测仪器最重要的部分(图 2-1)。

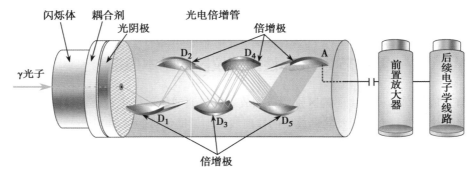

图 2-1　固体闪烁计数器基本结构示意图

（一）晶体

用于放射性测量的闪烁晶体是在放射线或原子核粒子作用下发生闪烁现象的晶体材料,其作用是将射线的辐射能转变为光能,因此又被称为闪烁体(scintillator)。用于 γ 光子探测最常用的晶体是碘化钠晶体,它是以 NaI 为基质材料,掺入适当浓度的碘化铊(TlI)制备而成,其中 Tl^+ 作为激活离子,在吸收射线能量后成为发光中心,可以提高探测效率,因此碘化钠晶体通常表示为 NaI(Tl)。

（二）光学耦合剂

光学耦合剂涂布于晶体与光电倍增管之间,其作用是有效地把光传递给光电倍增管的光阴极,以减少全反射。常用的光学耦合剂是硅油、硅脂等材料,具有很高的透光、导光效率,并且在发光波段没有明显的自吸收。

（三）光电倍增管

光电倍增管(photomultiplier tube,PMT)是基于光电效应和二次电子发射效应的真空电子器件,其作用是将微弱的光信号转换成可测量的电信号,因此它也是一种光电转换放大器件。光电倍增管由光电发射阴极(光阴极)、聚焦极、多个电子倍增极及电子收集极(阳极)等组成(图 2-2)。

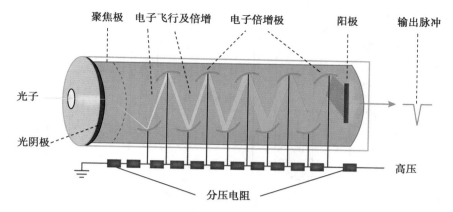

图 2-2 光电倍增管结构和原理示意图

当晶体产生的荧光光子射到光阴极时,它发出光电子,光电子的数量与入射荧光光子的数量成正比。这些光电子随后被聚焦在面积比光阴极小的第一个电子倍增极的表面上。8~19 个倍增极构成电子倍增系统,由一个稳定的高压电源维持着各极之间,以及最后一个倍增极与阳极之间的电位差(约 100V)。当入射光照射到光阴极而释放出电子时,电子在真空中被电场加速,打到第一个倍增极上。一个入射电子的能量给予倍增极中的多个电子,从而每一个入射电子平均使倍增极表面发射几个电子。二次发射的电子又被加速打到第二个倍增极上,电子数目再度被二次发射过程倍增,如此逐级进一步倍增,直到电子聚集到阳极为止。通常光电倍增管约有 12 个倍增极,电子放大系数(或称增益)可达 10^8,称之为光电倍增管的放大系数。阳极是收集电极,接受由最后一个倍增极发射来的电子流。大量负电子的涌来,使阳极电位发生瞬时下降。阳极在外电源支持下迅速将电位回复到初始状态,其结果是在阳极端输出一个电脉冲信号。电脉冲的数量和高度可分别反映射线的活度和能量。

(四)前置放大器

光电倍增管输出的脉冲信号一般只有几毫伏至几百毫伏,需要经过前置放大器放大到几伏至几十伏,才能触发电子测量仪器而被记录下来。前置放大器一般紧跟在光电倍增管的输出端,对信号进行跟踪放大,同时与后续分析电路的阻抗相匹配,以减少信号在传输过程中由于衰减而导致的畸变和损失(漏记),便于后续电路分析处理。

(五)后续电子学线路

由探测器输出的仅仅是电脉冲信号,还必须对这些电脉冲信号进一步分析处理,才能得到实际所需的结果。用于放射性测量的后续电子学线路包括主放大器、脉冲高度分析器等单元。

1. 主放大器 主放大器由放大、成形等电路组成,其主要功能,一方面是进一步放大前置放大器输出的信号,以达到供信号数字化所需要的电平;另一方面是成形滤波,将前置放大器输出的脉冲信号进行整形或倒相,减小基线涨落,以提高信噪比。

2. 脉冲高度分析器 由探测器和主放大器输出的脉冲信号仍然保持着射线的能量信息,即脉冲高度正比于射线能量。脉冲高度分析器(pulse height analyzer,PHA)的主要作用就是有选择地让需要记录的脉冲通过,使之进入计算机进行分析和记录,以达到降低本底和鉴别核素种类的双重目的。

单道脉冲高度分析器(single channel PHA)由上、下两路甄别器和一个反符合电路组成(图 2-3)。假如下限甄别器的阈电压调在 V,上限甄别器的阈电压调在 $V+\Delta V$,只有当输入脉冲的高度大于 V 同时小于 $V+\Delta V$ 时,才能触发反符合电路而输出,不符合这一条件者,则不能触发反符合电路而被阻塞。可以将下限阈值 V 与上限阈值 $V+\Delta V$ 之间形成的阈值差 ΔV 看成一个通道,上、下两路甄别阈的差值便称为道宽(channel width),也称为能量窗宽。

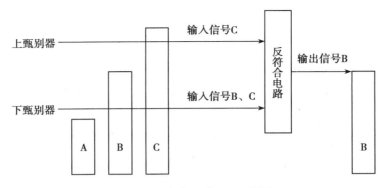

图 2-3 脉冲甄别原理示意图

（六）显示记录装置

由脉冲高度分析器输出的信号进入显示记录系统。显示记录系统主要有定标器、计数率仪、显像仪器等。

1. **定标器**（scaler） 是用来记录脉冲数目的电子仪器，由输入电路、定标电路、时控电路、自动显示电路、开机复位电路以及打印和显示装置等组成，主要用于样品放射性测量和辐射防护领域的放射性污染测量。

2. **计数率仪**（counting ratemeter） 是一种能连续显示单位时间内所测脉冲的平均数及其随时间变化的仪器。计数率仪常与固体闪烁探测器组成功能仪，用于在体表测量放射性示踪剂在脏器中随时间的变化，对脏器功能进行定量分析，如肾功能仪、心功能仪等。计数率仪也广泛用于防护监测领域，如表面沾染测量仪等。

3. **显像仪器** 经过计算机的采集、处理、分析后，放射性核素在组织脏器内的分布情况可以用图像的方式显示出来，这个过程更加复杂，将在本章第二节至第三节中详细介绍。常用的显像仪器包括γ相机、SPECT 和 PET 等。

三、γ相机的基本结构

γ相机是一种能对脏器中放射性核素的分布进行一次成像和连续动态成像的仪器，由探头、电子学线路、显示记录装置以及显像床四部分组成，其中探头是γ相机的核心，主要由准直器、γ闪烁探测器、定位电路和支架等部件构成，具有准直探测和定位射线的功能（图 2-4）。

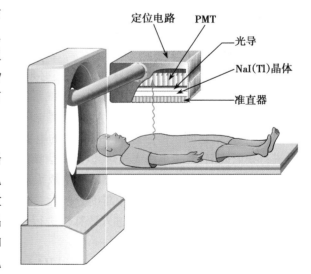

图 2-4 γ相机探测器的结构示意图

（一）准直器

准直器（collimator）是安置于晶体前方、由铅或铅钨合金制成的一种特殊装置，有若干个小孔贯穿其中，称为准直孔。准直器的作用是限制散射光子，只允许与准直孔角度相同的射线到达晶体并被探测。影响准直器空间分辨力、灵敏度和适用能量范围等性能的指标包括孔数、孔径、孔深及孔间壁厚度等。目前使用的准直器主要有两类：平行孔准直器和针孔准直器。平行孔准直器可用于大多数脏器和组织的显像，而针孔准直器适用于较表浅的小脏器和小病变的显像（如甲状腺显像）。此外，准直器按适用的γ光子的能量分为低能（适用能量范围：75~170keV）、中能（适用能量范围:170~300keV)、高能(适用能量范围:270~360keV)和超高能(适用能量范围:511keV)准直器;按灵敏度和分辨力又可分为高灵敏型、高分辨型和通用型。

(二)γ闪烁探测器

1. 晶体 γ相机的晶体基本上都采用大型 NaI(Tl)晶体。晶体的直径与探头的有效视野有关,而晶体的厚度则与探测效率和固有分辨力有关。目前普遍应用的大视野通用型γ相机多使用厚度为 9.5mm 的矩形晶体,尺寸可达到 600mm×500mm,兼顾 ^{99m}Tc 和 ^{131}I 标记药物的显像,既可获得较高的灵敏度,同时又保证低能核素成像的分辨力。

2. 光电倍增管 根据γ相机探头尺寸的不同,由数目不等的光电倍增管组成阵列,均匀地排列在晶体的后面,两者之间加有光导和光耦合剂(如硅油),以起到平滑光的空间分布和光耦合作用。光电倍增管的数量与定位的准确性有关,数量多可增加显像的空间分辨力和定位的准确性。

(三)定位电路和能量电路

一个γ光子在晶体中产生多个闪烁光子,可被多个光电倍增管接收。各个光电倍增管接收的闪烁光子数目与其离闪烁中心(γ光子处)的距离成反比,最靠近闪烁中心的光电倍增管接收到的光子数最多,输出的电脉冲幅度最大,离得较远者则因接收的光子数较少,输出的脉冲幅度也较小。也就是说,在晶体中发生一个γ闪烁事件,就会使排列有序的光电倍增管阳极端输出众多幅度不等的电脉冲信号。这些信号经过定位电路和能量电路的权重处理,就可以得到这一闪烁事件的位置信号和能量信号。

四、γ相机的显像原理

注入人体的放射性核素发射出的γ光子首先经过准直器准直,然后打在碘化钠晶体上,晶体产生的若干荧光光子由一组光电倍增管收集并输出众多幅度不等的电脉冲信号,经过定位电路和能量电路的权重处理后,获得这一闪烁事件的位置信号和能量信号。位置信号确定了闪烁事件发生的位置,能量信号经算法分析确定哪些闪烁事件该启辉,哪些闪烁事件不该启辉。经过上述处理的信号成为一个有效计数被记录。经过一定的时间,成像装置记录了大量的闪烁光点,即在余辉显示屏上形成一个闪烁图像,或者通过计算机采集和处理后,以不同灰度或色阶显示的二维图像,如实反映出体内脏器或组织的放射性分布情况。

第二节 │ SPECT 与 SPECT/CT

早在 1963 年就有人提出了断层扫描的设想,并且利用扫描机和γ相机重建了体内放射性的断层影像,但是由于当时图像采集和重建方法都不完善,获得的图像质量差,因而未能进入临床使用。受 CT 影像重建理论的启发,1975 年 Phelps 等成功研制第一台 PET,1976 年 Keyes 和 Jaszezak 分别成功研制第一台通用型 SPECT 和第一台头部专用型 SPECT,实现了核医学断层显像。

一、SPECT 基本结构

SPECT 是在γ相机的基础上发展起来的核医学影像设备,它实际上是在一台高性能γ相机的基础上增加了探头旋转装置和图像重建的计算机软件系统,因此其主要由探头、旋转运动机架、计算机及其辅助设备等三大部分构成,其中 SPECT 的探头由准直器、晶体、光导、光电倍增管组成,其外形可以是圆形或矩形,有单探头(图 2-5)、双探头或多探头等不同类型。

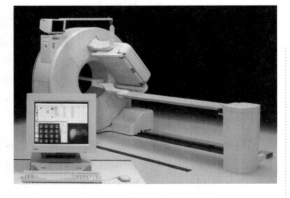

图 2-5 **单探头 SPECT**

二、SPECT 工作原理与显像特点

SPECT 的探头借助运动机架围绕身体或受检器官旋转 360° 或 180° 进行完全角度或有限角度的放射性探测,从多角度、多方位采集一系列平面影像,然后利用专用的计算机软件处理,可以获得符合临床要求的各种断层图像。

尽管 γ 相机相对于传统扫描机实现了大视野一次性快速成像,空间分辨力也大为提高,但它所获得的图像仍然是探头投射范围内所有脏器和组织放射性分布的平面重叠影像,存在着三个固有缺点:①微小病变、深部病变或放射性浓度改变较小的病变,常可被其前后的放射性掩盖而难以显示;②不便于对病变进行三维立体定位;③不能对放射性分布进行精确的定量计算。

SPECT 是在体外从不同角度采集体内某脏器放射性核素分布的二维影像数据,经计算机处理重建为三维数据,根据需要可获得脏器的水平切面、冠状切面、矢状切面或任一角度的体层影像,清除了不同体层放射性的重叠干扰,可以单独观察某一体层内的放射性分布,这不仅有利于发现较小的异常和病变,还使得局部放射性核素定量分析进一步精确。SPECT 同时兼有平面显像、动态显像、断层显像和全身显像的功能,因而成为当今临床核医学的主流设备之一。

三、SPECT 数据采集和断层图像重建

SPECT 的数据采集方式除了普通 γ 相机已有的静态采集、动态采集、门控采集和全身采集,还有断层采集和门控断层采集。相对于 γ 相机的二维采集,断层采集条件的选择有其特殊的要求,例如采集矩阵大小、断层采集的方式(步进采集或连续采集)和角度、旋转半径、采集时间控制等。此外,目前用于 SPECT 显像所用的放射性核素的 γ 光子能量低,范围约为 80~140keV,人体组织对这个能量范围内的光子有明显的衰减作用,体内衰减可达到 50%~80%。因此,SPECT 在图像重建之前必须设法消除由于光子在到达探测器之前的衰减所引起的误差,这就需要准确地进行衰减校正(attenuation correction)。

影像重建的简单定义是根据已知物体在不同方向上的投影(projection),求得物体内各点的分布值。在 SPECT 断层图像重建中则是指,从已知每个角度上的平面投影值(测量值),求出断层平面内各像素的放射性分布值。目前图像重建的方法主要有两种:滤波反投影法(filter back projection,FBP)和有序子集最大期望值法(ordered subset expectation maximization,OSEM)。在核医学断层影像设备(包括 SPECT 和 PET)中都配置有 FBP 和 OSEM 影像重建软件,它们各有优缺点,在实际应用过程中可以根据具体情况选择使用。

四、SPECT/CT 与图像融合技术

放射性核素显像的原理建立在器官组织血流、功能和代谢变化的基础之上,不仅能够显示脏器和病变的位置、形态、大小等解剖结构,更重要的是可以同时提供有关脏器、组织和病变的血流、功能、代谢和排泄等方面的信息,甚至是分子水平的代谢和生化信息,对于异常病变探测的灵敏度很高,可以在疾病的早期尚未发生形态结构改变时诊断疾病。但是由于 SPECT 显像在单位面积上的光子通量是 X 射线 CT 的千分之一甚至万分之一,成像的信息量不是很充分,加之传统闪烁晶体的固有分辨力一般也只有 4mm 左右,在对细微结构的精确显示方面远不及 CT。而 CT 的优势在于解剖分辨力非常高,可以观察解剖及形态的细微变化,但无法显示病变的功能、代谢以及分子水平的变化。因此,SPECT 与 CT 具有高度的互补性。

医学图像融合是将不同的医学影像或同一类型的医学影像采用不同方法获得的图像进行空间匹配或叠合,使两个或多个图像数据集融合到一幅图像上。早在 20 世纪 90 年代初,人们就尝试采用计算机软件将 SPECT 和 CT 分别采集到的图像进行融合处理,并且取得了一定的效果。但是由于患者在不同的机器上进行图像采集时,无论是时间上还是空间上,都难以保持一致,对于较小的病变容易

NOTES

产生对位错误，并且处理耗时长，难以常规使用。1998年首次问世的SPECT/CT一体机，将解剖形态图像和功能代谢图像融合为一体，对医学影像的应用和发展产生了深远影响。

SPECT/CT将SPECT和CT这两种设备安装在同一个机架上，两种显像技术的定位坐标系统相互校准，在两次扫描期间患者处于同一个检查床上且保持体位不变，可以防止因患者移位产生的误差，在一定程度上也解决了时间配准的问题。通过SPECT/CT图像融合技术，可以将SPECT灵敏反映体内组织器官生理、生化和功能的变化与CT提供的精确的解剖结构信息相结合，真正实现了功能、代谢、生化影像与解剖结构影像的实时融合，为临床提供了更加全面、客观、准确的诊断依据。不仅如此，CT提供的图像数据还可用于SPECT的衰减校正，有效提高SPECT的图像质量。

第三节 | PET 与 PET/CT、PET/MR

虽然PET的基本结构与其他核医学影像设备相似，都是由探测器（探头）、电子学系统、计算机数据处理系统、显示记录装置、扫描机架和同步检查床等部分组成，但其显像的原理、探测器的结构以及性能指标要求等，都与SPECT有很大的区别。

一、PET 的显像原理和基本结构

（一）PET 显像原理

PET显像是将发射正电子的核素引入体内，其发射的正电子经湮没辐射转换成的能量相同、方向相反的两个γ光子射至体外，由PET的成对符合探测器采集，经过计算机重建而成断层图像，显示正电子核素在体内的分布情况。正电子探测与单光子探测的最大区别在于，单光子探测时需要重金属制成的准直器排除不适于成像的光子，而正电子探测采用符合电子准直方式，无须使用准直器。在正电子湮没辐射中产生的两个γ光子几乎同时击中探头中对称位置的两个探测器，每个探测器接受γ光子后产生一个电脉冲，电脉冲信号输入到符合线路进行符合甄别，挑选真符合事件（true coincidence event）。这种利用湮没辐射的特点和两个相对探测器输出脉冲的符合来确定闪烁事件位置的方法称为电子准直（electronic collimation），这种探测方式则称为符合探测（coincidence detection）（图2-6）。

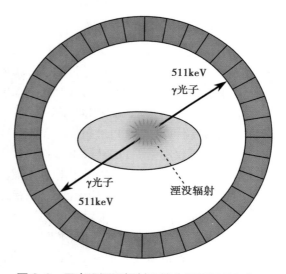

图2-6 正电子湮没辐射和符合探测原理示意图

（二）PET 的探测器

一般将若干个晶体、PMT以及放大和定位电路安装于具有保护和光屏蔽作用的外壳内。经典的探测器结构为4×64组合，即4个光电倍增管与64个微晶体块组合为一个单元。一组探测器组合叫组块，几个组块可组成探测器组，若干组探测器组又组成探测器环，PET的探头便是由若干探测器环排列组成的。常规的PET轴向成像视野为15~20cm。理论上讲，探测器环数越多，探头的轴向视野越大，一次扫描可获得的断层面也越宽。目前，已有国产PET实现两米长度轴向视野覆盖，单床位扫描获取全身图像。

正电子发生湮没辐射产生的γ光子具有较高的能量（511keV），要求用于PET的闪烁晶体时间分辨力高、阻止本领强、光产额高，目前大多采用高原子序数或高密度的晶体材料制成，如锗酸铋（$Bi_4Ge_3O_{12}$，BGO）、掺铈的氧化正硅酸镥（$Lu_2SiO_5:Ce$，LSO）或掺铈的氧化正硅酸钇镥（$Lu_{1.9}Y_{0.1}SiO_5:Ce$，LYSO）等。这三种晶体的性能各有特点，在不同的生产厂家都有使用。

（三）数据校正

由于 PET 使用短半衰期核素,采用电子符合准直的探测方式,并且出于对影像进行绝对定量或半定量分析的要求,必须通过对采集到的各种数据和影响因素进行更为复杂的校正,以达到提高影像质量和消除图像的伪影的目的。这些校正包括放射性核素衰变校正、探测器归一化、衰减校正、散射校正、随机符合校正、死时间校正以及脏器运动校正等。

二、PET/CT

PET/CT 由 PET 和 CT 两部分组成,两者组合在同一个机架内,完成 CT 及 PET 扫描之后,PET/CT 融合工作站可分别重建 CT 和 PET 的断层图像以及两者的融合图像。PET/CT 具有 PET 和 CT 各自的全部功能,但它绝不是两者功能的简单叠加,主要体现在:①PET 具有很高的灵敏度,可以显示病变部位的病理生理特征,更容易早期发现病灶;CT 具有良好的空间分辨力,可以对病灶进行精确定位,并且显示病灶内部的结构变化。PET/CT 可以实现 PET 图像和 CT 图像的同机融合,充分发挥两者的优势,同时反映病灶的病理生理变化及形态结构,产生了 1+1>2 的效果,明显提高了诊断的准确性。②PET/CT 以 CT 图像进行衰减校正,与传统 PET 透射扫描所使用的棒源相比,使全身显像时间缩短约 40%,大大提高了设备的利用率;衰减校正后的 PET 图像质量也优于传统 PET 图像,分辨力提高了25% 以上,校正效率也提高了 30%。③PET/CT 检查已经得到临床医师的高度评价,广泛用于恶性肿瘤的诊断、鉴别诊断、分期、疗效评估和随访监测,采用功能代谢图像和 CT 解剖结构图像相结合确定放射治疗靶区的方法也已逐渐被临床接受和认可。

三、PET/MR

PET/MR 一体机是当前最高端的影像融合设备,实现了在同一个设备上同时进行 PET 和 MR 信号采集,并且通过一次扫描得到融合 PET 和 MR 信息的全身图像(图 2-7)。PET/MR 的主要优势包括:①PET/MR 系统可以实现 PET 扫描与 MR 信号采集同步进行,不仅避免了 PET 与 MR 二次扫描所致定位偏差的可能性,还真正实现了代谢和生理功能上的同步,有助于对疾病的精确诊断,这在神经系统疾病和脑功能研究中显得尤为重要;②与 CT 相比,MR 具有更好的软组织对比度,尤其适用于颅内、头颈部、乳腺、肝脏及其他软组织内原发肿瘤与转移瘤的探测,从而为肿瘤患者提供更加准确的分期;③MR 可实现多参数及多功能成像,例如动态增强成像及 DWI 成像,弥补了 PET 不善于探测输尿

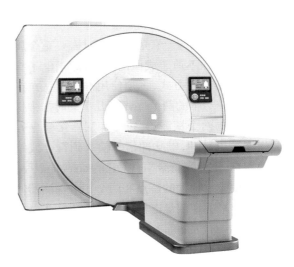

图 2-7　PET/MR

管及膀胱病变的不足;④MR 成像软件可保证多次扫描的 100% 定位一致性,便于治疗前后的随访观察比较,从而为临床诊断的准确性提供了最为可靠的保障;⑤PET/MR 辐射剂量低,尤其适用于小儿相关疾病或是希望累积辐射剂量尽量达到最低水平的患者;⑥全身 PET/MR 显像属于"一站式"影像学诊断,减少了患者的焦虑及总体检查时间。

四、微型 PET 及其他小动物核素显像仪器

临床前的小动物成像是核医学分子影像前沿研究的重要组成部分。小动物核素显像仪器是基于核医学显像技术发展而来的用于小动物的微型显像装置,包括小动物 PET(micro-PET)、小动物SPECT(micro-SPECT)及相应的双功能显像仪器(如 micro-PET/CT、micro-PET/MR、micro-SPECT/CT、 micro-SPECT/MR）及三功能显像仪器（如 micro-PET/SPECT/CT）等。小动物显像仪器比临床显像仪器具有更高的灵敏度和空间分辨力，是核医学分子影像的重要支撑设备。在探测器晶体的选取方面，由于小动物成像需要较高的空间分辨力和探测效率，小动物核素显像仪器通常采用更密、更亮的闪烁晶体材料，如 LSO 晶体，具有探测效率高、时间特性好等优点，有利于减少符合时间窗和无用的偶然符合计数率。数据校正方面，由于探测器的不一致性、核素的衰变、动物体组织对核素的吸收、机械误差、随机误差、散射误差等影响小动物核素的图像质量，故需要对上述因素进行各种校正，以提高图像质量。

第四节 | 脏器功能测定仪器

脏器功能测定仪是指用于测量人体内有关器官中放射性核素发出的 γ 光子，从而评价脏器功能的非显像仪器。与核医学显像设备不同，功能测定仪并不研究放射性药物的空间分布，而只关心特定脏器中药物的放射性浓度随时间变化的情况，以连续测量计数率为设计目标，所以它的电子线路比 SPECT 等核医学显像设备要简单得多。

一、甲状腺功能测定仪

甲状腺功能测定仪又称甲功仪，是一种利用放射性碘作为示踪剂测定人体甲状腺功能的仪器。它实际上是一台单探头 γ 光子计数测量装置，由准直器、γ 闪烁探测器、放大器、单道脉冲高度分析器、定标器或计算机组成。一般采用张角型单孔准直器，在开口部附近的准直器轴线上是灵敏度最高的区域，因而适合浅表脏器（如甲状腺）的功能测量。准直器的张角长度约为 20cm，视野直径为 12~15cm。当患者颈部贴近准直器时，开口刚好把甲状腺完全覆盖，此时探头晶体表面距颈部的距离（即工作距离）为 20~30cm。

甲功仪主要用于甲状腺功能的测定和诊断，它以甲状腺组织对放射性碘摄取率来衡量甲状腺的功能，故而又称为甲状腺摄碘率测定仪。

二、肾功能测定仪

肾功能测定仪又称肾功仪，或者肾图仪，是专用于肾功能测定的仪器，也是临床上广泛应用的核医学仪器之一。肾图仪由两套相同的探测器、放大器、甄别器、计数率仪记录装置或计算机组成。两个探头分别固定在可以升降和移动的支架上，用它分别对准左、右两肾，通过两套计数率仪电路，把左、右两肾区对放射性药物积聚和排泄的过程分别记录下来，所得到的时间-放射性曲线就是肾功能曲线，简称肾图。

通过对肾图的形态及其相关指标的分析，可诊断上尿路梗阻、肾血管性高血压，测定分肾功能，监测移植肾的功能，以及观察某些药物对泌尿系统疾病的治疗效果等。

三、多功能测定仪

多功能测定仪简称多功能仪，是由多套探头组成的功能测定仪，可同时测定一个脏器的多个部位或多个脏器的功能。该仪器的设计一般采用床椅合一可调试结构，侧挂心前区、膀胱区探头升降箱体。左右肾区、心前区、膀胱区探头和靠背的旋转分别由五台伺服电机驱动，对位调整方便、实用。

多功能仪的各个探头既可分别使用也可组合使用，完成多项不同的任务，达到一机多用的目的。比如单独使用一个探头，可以作为甲功仪使用，完成摄碘率测定等；两个探头联合使用，可以完成肾图仪的任务；在用两个探头测定双肾功能的同时，还可使用其他的探头同时测量膀胱区和心前区时间-放射性曲线，更全面地了解放射性药物在体内的代谢规律。

第五节 | 放射性计数测量仪器

放射性计数测量属于体外定量测量的范畴,无论是临床核医学、核医学基础实验研究,还是辐射防护领域,它都是最常见的测量方式之一。

一、γ闪烁计数器

测量样品γ光子计数的典型装置是配备井型探测器的γ闪烁计数器,主要由NaI(Tl)晶体、光电倍增管、放大器、单道或多道脉冲高度分析器、定时计数器、打印机等部件组成。

井型探测器是探头内部的NaI(Tl)晶体的一端被加工成井样的凹陷,盛有样品的试管放入晶体的"井底",样品被晶体所包围,可以获得近似4π立体角的几何测量条件,大大提高测量的灵敏度。

二、放射免疫测量仪器

放射免疫测量仪器(简称放免仪)是在井型γ闪烁计数器基础上为适应放射免疫分析的需要而发展起来的新型分析设备。这类仪器一般采用NaI晶体作为探测元件,并配备微型计算机和样品传送及换样装置,具有数据运算和处理功能,可以实现自动测量、自动换样、自动记录和分析测量数据、自动打印测量和分析结果,是核医学体外分析常用的仪器之一。

在体外放射分析技术的理论基础上建立起来的一些非放射标记的免疫分析技术,如荧光免疫分析、化学发光分析、时间分辨分析及电化学发光分析等,具有操作简便、灵敏度及稳定性好、自动化程度高、出结果快、试剂存放时间长等优点,在核医学科的体外分析中也常常使用到,但是它们的检测方法与放射性测量不同,在此不作详细介绍。

三、手持式γ光子探测器

手持式γ光子探测器由探头和信号处理显示器两部分组成,具有体积小、准直性能好、灵敏度高、使用方便等特点,主要用于术中前哨淋巴结的探测。探头有闪烁型和半导体型两类,信号处理显示器由数字显示装置和声控信号处理系统组成。它探测的原理与γ闪烁计数器的原理相同,即将照射到晶体上的γ光子转换成电信号,由信号处理显示器进行记录,γ光子的强弱可通过声音的大小和计数高低来确定。

四、活度计

活度计是用于测量放射性药物所含放射性活度的一种专用放射性计量仪器,最常用的是电离室型活度计。电离室型活度计主要由探头、后续电路、显示器或计算机系统组成。活度计的探头一般采用封闭式井型圆柱形电离室作为探测器,外面套以铅壁。对于常用放射性核素,生产厂家已利用一系列已知活度的放射性核素的标准源进行刻度,获得不同放射性核素活度的刻度系数或能量响应曲线。使用时只要选择待测核素的按钮或菜单,就能利用相应的刻度系数将电离电流转换成活度的读数。活度计为国家强制性检测仪器。

五、液体闪烁计数器

液体闪烁计数器(liquid scintillation counter)简称为液闪,是在固体闪烁计数器的基础上发展起来的,主要用于α粒子和低能β粒子(如^{3}H、^{14}C)的探测。液体闪烁计数器的探测原理和基本构成都与固体闪烁计数器相仿,但由于其探测的对象多为能量较低的带电粒子,产生的光子数量也较少,所以要比固体闪烁计数器更为复杂。

低能β粒子穿透力弱、射程短、自吸收作用明显,使用一般的探测仪器时,这些低能β粒子很难穿透样品及样品容器到达闪烁晶体或电离室内被探测到,因此需要将样品分子直接加入液态闪烁体中,使粒子最大限度地直接与闪烁体作用,以期提高探测效率。此外,低能 β 粒子产生的光很微弱,脉冲高度也很低,经 PMT 输出的电脉冲信号不易与 PMT 产生的噪声相区别,因此常使用两个光电倍增管同时接受来自闪烁液的荧光,并且采用正符合电路,以减低噪声的影响。

液闪采用转盘式、链式或盒式换样架构,一次可测试 30~300 个样品,配合计算机系统,可实现自动换样、测试、计算、质控、淬灭校正、显示及打印结果的全自动化操作。

六、表面污染和工作场所剂量监测仪

表面污染监测仪用于监测放射性工作场所和实验室的工作台面、地板、墙壁等部位以及工作人员体表、服装、鞋等表面有无放射性沾染和沾染多少的检测,而工作场所剂量监测仪是用于测量放射性工作场所射线的照射量。这两类仪器的探测原理基本相同,包括检测 α、β、γ 等不同类型放射性沾染的设备,有便携式和固定式之分。测量单位一般以每秒计数(cps)或剂量率(mR/h 或 mGy/h)表示,剂量值超过预设限值时会触发声光报警装置。

七、个人剂量监测仪

个人剂量监测仪是从事放射性工作的人员必不可少的装备,是用来测量个人接受外照射剂量的仪器,探测器部分体积较小,可佩戴在身体的适当部位。根据射线探测的原理,可分为电离室型便携式剂量仪和热释光个人剂量仪两类。

第六节 │ 放射性药物合成、分装仪器

一、正电子药物合成模块系统

放射性药物一般由放射性核素和药物两部分组成,除了少数情况放射性核素可以单独作为放射性药物使用,绝大多数情况下都需要将放射性核素标记到相应的化合物分子上。正电子核素的标记过程远较单光子药物复杂,需要设计专门的装置完成药物的自动化标记过程,这就是正电子药物合成模块系统。

正电子药物合成模块按照核素种类主要分为 ^{18}F 药物合成模块和 ^{11}C 药物合成模块,此外随着 ^{68}Ga 应用的快速发展,也出现了专门用于 ^{68}Ga 标记的药物合成模块。^{18}F 药物合成模块以 ^{18}F-FDG 合成模块为主,集成了靶水 ^{18}F 离子富集与洗脱、脱水干燥、加热反应、纯化等功能,可通过电脑远程控制 ^{18}F-FDG 合成。目前应用最多的是卡套式合成模块,即所有药盒集成到卡套上,以此避免药物生产过程中细菌和热原的接触。除了 ^{18}F-FDG 合成模块,常用的 ^{18}F 药物合成模块还有配备了液相分离系统的多功能合成模块,主要应用于其他 ^{18}F 标记药物的制备及新药研究。^{11}C 药物合成模块因为涉及的反应多,组件更为复杂,根据反应类型和原理选用的合成模块也不完全相同。

二、正电子药物微型化合成系统

随着医疗保健和科学研究中应用的正电子药物种类迅速增长,各个中心的探针需求也将愈发个性化,这要求放射性药物合成仪能够以低成本生产多种类的放射性药物。除上部分所述“模块化”趋势外,正电子药物合成系统的另一个趋势就是“微型化”。近年来,微流体技术在正电子药物合成中的应用受到越来越多关注。微流体技术具有表面积-体积比高、试剂加热和冷却速度快、反应时间短、合成收率高、副产物少等优势,因此基于微流体发展而来的微型化放射性示踪剂合成仪能够显著提高反应效率、减少开发时间和降低生产成本。目前,基于毛细管的微流控合成仪器已经进入商业化,基于微流控芯片的探针合成技术也逐渐出现,为灵活、多批次、小剂量探针生产提供了支撑。随着精密光机电微加工技术、精密流体操控技术和复杂信息处理技术的迅速普及,以及仪器、芯片等成本

的下降,正电子药物微型化合成系统将会得到更加广泛的应用(图 2-8)。

三、正电子药物分装仪

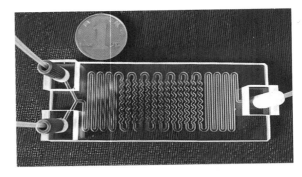

图 2-8　用于正电子药物合成的微流控芯片

通过加速器和药物合成模块生产出来的正电子药物放射性活度比较高,一般有几百毫居里甚至数居里,使用时需要对其进行分装,即由大剂量分成适合每位患者检查所需的剂量。正电子药物分装仪根据自动化程度分为自动化和半自动化两类。半自动化正电子药物分装仪常需借助机械手进行药物的分装,比如测量分装药物的活度等。自动化正电子药物分装仪可通过计算机控制步进电机、气动装置等机械模块进行自动化分装,并可自动化输出分装活度、抽取体积、抽取时间、抽取序号、操作者等参数,不仅可以尽可能地减少工作人员接受的辐射剂量,提高工作效率,同时也能保证药物分装的准确性与可重复性。

四、^{131}I 自动分装仪

^{131}I 自动分装仪由储药罐及铅屏蔽防护装置、自动分装系统、内置活度计、计算机控制系统等部分组成,主要用于辅助医生实施甲状腺功能亢进或甲状腺癌患者治疗量的自动化服药。操作员可以在本机界面或远程计算机设定样品的分配活度、体积和计划使用时间,系统会自动完成将放射性原料(母液)进行稀释处理、定量分配、在线活度测量和样品体积配比的全部工作。在给药场所一般都设计了计算机远程控制,包括视频监控和双向的语音对讲,以便指导患者完成自助化服碘过程,实现服碘的隔室操作,最大限度地降低操作人员的辐射损伤和危害。

(张　宏)

本章目标测试

?

思考题

1. 什么是核医学仪器?分成哪几类?
2. 放射性探测的基本原理是什么?
3. γ 相机的显像原理是什么?
4. PET 的显像原理与单光子显像有什么不同?
5. PET/CT 的显像特点是什么?
6. PET/MR 的显像特点是什么?

第三章 | 放射性药物

教学目的与要求

【掌握】放射性药物的定义、特性。

【熟悉】放射性核素的标记率、放射化学纯度、放射性比活度的定义。

【了解】放射性药物的标记方法和质量控制；放射性药物正确使用原则及不良反应的处理。

放射性药物（radiopharmaceutical）是指含有放射性核素的用于医学诊断和治疗的一类特殊药物。放射性药物可以是简单的含有放射性核素的无机化合物，如 $Na^{99m}TcO_4$、$^{201}TlCl$、$Na^{131}I$、$^{223}RaCl_2$ 等，也可以是放射性核素标记的小分子、多肽、蛋白等。放射性药物通常由放射性核素和被标记活性物质两部分组成，而后者常包括小分子化合物、生化制剂（多肽、激素、抗生素等）、生物制品（小蛋白、单克隆抗体等）、血液成分（红细胞、白细胞）和纳米材料等。广义地讲，用于研究人体生理、病理和药物在体内代谢过程的放射性核素及其标记化合物，都属于放射性药物的范畴。其中用于显像的放射性核素及其标记化合物习惯上又被称为诊断性放射性药物（diagnostic radiopharmaceutical），用于治疗的放射性核素及其标记化合物则通常称为治疗性放射性药物（therapeutic radiopharmaceutical）。

第一节 | 放射性药物性能及类别

一、放射性药物基本特性

（一）具有放射性

放射性药物中放射性核素发出的粒子或射线是医学诊断和治疗的应用基础，与普通药物的药理作用机制明显不同，因此放射性药物需归属核医学科管理。放射性药物的放射性具有特殊的双重性评价：合理恰当地使用可以达到诊断或治疗疾病的目的，这是放射性药物的有益性评价；另一方面则是危害性评价，即在放射性药物生产、制备或使用不当时，会对生产人员、患者、医护人员等造成辐射损伤，乃至对环境带来放射性污染。因此，在制备、运输、贮存和使用过程中应严格执行国家制定的《放射性药品管理办法》等有关法规。

（二）在体内的效应取决于被标记物的特性和放射性核素种类

放射性药物作用机制不同于普通药物。普通药物依靠药物的药理作用发挥治疗作用，而放射性药物的化学量极微，不足以产生药理学效应。放射性药物的"药物"部分（被标记物）主要起"引导"作用。不同的被标记物，其理化性质和体内代谢与分布特性有很大的不同，可被相应的靶器官或细胞选择性摄取和浓聚，其"携带"（标记）的放射性核素则起到关键性的诊疗作用。通常示踪或显像选用发射单光子或正电子射线的放射性核素，而治疗则选用发射 β 粒子或 α 粒子的核素。

（三）脱标及辐射自分解

放射性药物在贮存过程中，标记的放射性核素会脱离被标记物，致使放射化学纯度及比活度改变。另外，某些被标记物对射线作用较敏感，在射线的作用下可以发生化学结构变化或生物活性丧失，导致放射性药物在体内的生物学行为改变，这种现象称作辐射自分解（radiation self-decomposition)或辐解(radiolysis)。发生辐射自分解的程度,通常与放射性药物的放射性浓度或比活度成正比,放射性浓度、比活度越高,辐射自分解作用越明显;还与放射性核素的射线种类、能量有关,电离密度大而射线能量低、射程短的β粒子辐射自分解作用强。因此,若放射性药物运输或储存较久,应该进行放射性核素纯度和放射化学纯度鉴定,符合要求才能使用。

(四) 计量单位和化学量

放射性药物以放射性活度为计量单位,而不是采用化学量。与普通药物的一次用量(克或毫克水平)相比,放射性药物引入的化学量少得多,如 ^{99m}Tc 标记的放射性药物,一次用 370MBq(10mCi),其中 ^{99m}Tc 的化学质量仅为 10^{-10}~10^{-9}mol。

(五) 具有特定的有效使用期

由于放射性药物中的放射性核素会自发地进行放射性衰变,药物的量(放射性活度)会随时间增加而不断减少。因此,放射性药物具有特定的时效性,大多数放射性药物的有效期比较短,不能长期贮存,且在每次使用时均需根据特定核素的物理半衰期进行衰减校正,重新计算使用剂量。

二、诊断性放射性药物

诊断性放射性药物用于获得体内靶器官或病变组织的影像、功能参数或分子水平信息,按用途可分为靶点或脏器显像用药物和功能测定用药物两类。其中功能测定药物包括体外分析试剂盒。

作为靶点或脏器显像用的放射性药物又称为显像剂(imaging agent)。放射性药物通过口服、吸入或注射进入体内,特异性地集聚于靶器官或组织,用适当的探测仪器对其产生的射线进行探测,从而获得药物在体内的位置及分布图像。通过连续动态显像还可获得其在体内不同器官或组织中参与代谢状况及放射性活度随时间变化的动态信息,用于诊断各种疾病,以及获得脏器或组织的功能状态、成像靶组织中的生物标志物的表达水平等。

用于功能测定的放射性药物在经各种途径如口服、吸入、注射等进入机体后,选用特定的放射性探测仪测定活体有关脏器或体外测定血、尿、粪中放射性的动态变化,以评价脏器的功能状态。功能测定用放射性药物与显像剂一样都是利用放射性药物示踪的原理,根据药物在脏器中的分布情况及不同时间点放射性改变的差别获得诊断信息。一般来讲,功能测定用的放射性药物的剂量比核素显像的剂量要小。表 3-1 列出了核医学显像中常见诊断性放射性药物,其部分药物的具体应用方法和注意事项等将在相应的章节中详细介绍。这里简要介绍诊断性放射性药物的共性特征和要求。

表 3-1 常见诊断性放射性药物的临床应用分类

用途分类	药物名称	主要用途
脑显像	^{99m}Tc-ECD, ^{99m}Tc-HMPAO, ^{123}I-IMP	评价局部脑血流、脑血流贮备功能
	^{123}I-IBZM, ^{123}I-β-CIT, ^{18}F-DOPA, ^{99m}Tc-TRODAT-1	多巴胺受体或转运体显像研究
	^{123}I-IQNB, ^{11}C-Nicotine	乙酰胆碱受体显像研究
	^{123}I-Ketanserin, ^{76}Br-2-Ketanserin	5-HT 受体显像研究
	^{123}I-Morphine, ^{11}C-DPN, ^{11}C-CFN	阿片肽受体显像研究
	^{18}F-FDG, ^{15}O-O$_2$	脑葡萄糖和氧代谢与功能研究
心肌显像	^{201}TlCl, ^{99m}Tc-Sestamibi, ^{99m}Tc-Tetrofosmin, ^{13}N-NH$_3$, ^{82}RbCl$_2$	评价心肌血流灌注
	^{11}C-棕榈酸, ^{18}F-FDG	心肌脂肪酸、葡萄糖代谢研究
	^{123}I-MIBG, ^{11}C-HED	心肌受体显像研究
	^{99m}Tc-焦磷酸盐, ^{111}In-抗肌凝蛋白抗体	急性心肌梗死显像诊断
	^{99m}Tc-PnAO-硝基咪唑, ^{99m}Tc-HL91	心肌乏氧显像

续表

用途分类	药物名称	主要用途
肾显像	^{131}I-OIH，^{99m}Tc-MAG$_3$，^{99m}Tc-EC	肾小管分泌型肾显像
	^{99m}Tc-DTPA	肾小球滤过型肾显像
	^{99m}Tc-DMSA	肾皮质结合型肾显像
肾上腺	^{131}I-19-碘胆固醇，^{131}I-6-IC，^{131}I-6β-INC	肾上腺皮质功能显像
	^{131}I-MIBG，^{123}I-MIBG	肾上腺髓质功能显像
肿瘤	$^{67}GaCl_3$，$^{201}TlCl$，^{99m}Tc-MIBI，^{11}C-MET，^{99m}Tc(Ⅴ)-DMSA，^{18}F-FDG，^{11}C-胆碱	非特异性亲肿瘤阳性显像
	^{111}In-octreotide，^{99m}Tc-HYNIC-TOC，^{68}Ga-DOTA-TATE	生长抑素受体显像，用于神经内分泌肿瘤诊断
	^{18}F-FES	雌激素受体显像，用于乳腺癌诊断
	^{68}Ga-PSMA-617	靶向前列腺特异性膜抗原，用于前列腺癌诊断
	^{68}Ga-FAPI	靶向成纤维细胞活化蛋白，用于实体肿瘤诊断
骨骼显像	^{99m}Tc-MDP，^{99m}Tc-EDTMP，^{99m}Tc-DHPE	评价骨质代谢活性
血栓显像	^{99m}Tc-laminin 衍生物	诊断血栓
肺显像	^{99m}Tc-MAA	评价肺血流灌注，诊断肺栓塞
	^{99m}Tc-DTPA 雾化颗粒，^{133m}Xe 气体	评价肺通气功能
淋巴	^{99m}Tc-DX，^{99m}Tc-微胶体	评价淋巴功能，诊断淋巴道阻塞
肝脾	^{99m}Tc-胶体，^{99m}Tc-植酸钠	评价肝脾吞噬功能
	^{99m}Tc-HIDA，^{99m}Tc-EHIDA，^{99m}Tc-PMT	评价胆系功能与胆道通畅情况

（一）衰变方式

γ 相机和 SPECT 显像所用的理想放射性核素应是通过同质异能跃迁或电子俘获的衰变方式（decay mode），单纯发射 γ 光子或 X 射线。比如常用的放射性核素 ^{99m}Tc 是同质异能跃迁衰变，单纯发射 γ 光子；^{201}Tl、^{111}In、^{67}Ga、^{123}I 等则是电子俘获衰变，单纯发射 γ 光子或特征 X 射线。PET 显像所用核素是通过 β$^+$ 衰变发射正电子，后者在组织中湮没时放出两个能量相同（511keV）、方向相反的 γ 光子。PET 显像仪常用正电子核素 ^{18}F、^{11}C、^{15}O、^{13}N 等均是组成生物机体的固有元素，在研究人体生理、生化、代谢、受体等方面具有独特优势。在研究应用中的正电子放射性药物很多，其中 ^{18}F-氟代脱氧葡萄糖（^{18}F-fluorodeoxyglucose，^{18}F-FDG）是目前临床应用最为广泛的正电子放射性药物。

（二）光子能量

适合 γ 相机和 SPECT 显像的光子能量（photon energy）范围以 100~250keV 最为理想，如 ^{99m}Tc、^{111}In、^{123}I 等放射性核素。过低能量的光子组织穿透力差，在体外不易探测。过高能量的光子容易穿透晶体，导致探测效率和分辨力降低。尽管如此，在实际工作中配置适当的准直器，一些不在此能量范围的放射性核素亦可获得核医学诊断影像，如 ^{201}Tl、^{133}Xe、^{67}Ga、^{131}I 等。PET 和带有符合线路探测技术的双探头 SPECT 可以进行 511keV 的 γ 光子显像。

（三）有效半衰期

放射性核素的半衰期要能够保证放射性药物的制备、给药和完成检查过程。核素的半衰期过短，不一定满足放射性药物标记制备；半衰期过长会增加患者的辐射剂量，也不利于短期内重复使用。理想的诊断性放射性药物有效半衰期应是整个检查过程用时的 1.5 倍左右，这样既可以通过适当增加药物投入剂量来提高图像质量，又可以降低患者的受照剂量。

（四）靶/非靶比值

从核医学影像诊断的角度考虑,诊断性放射性药物的靶标是欲探测的体内器官或组织,即靶器官或靶组织。靶/非靶比值(target to nontarget ratio,T/NT)是指放射性药物在靶器官或靶组织中的浓聚量,与非靶器官或组织特别是与相邻的非靶器官或组织中的浓聚量之比。诊断性放射性药物尽可能满足在靶器官或组织中积聚快、分布多,而在血液和非靶器官或组织中积聚少、清除快,从而达到靶/非靶比值高的目标。

三、治疗性放射性药物

治疗性放射性药物是指能够高度选择性浓集在病变组织产生局部电离辐射生物效应,从而抑制或破坏病变组织,发挥治疗作用的一类体内放射性药物。表 3-2 列出常见的治疗性放射性药物及主要用途。治疗性放射性药物的特点与诊断性放射性药物有所不同。

表 3-2　常见的治疗性放射性药物及其主要应用

药物名称	主要用途
$Na^{131}I$	甲状腺功能亢进症、甲状腺癌
^{177}Lu-DOTA-TATE,^{177}Lu-DOTA-TOC	晚期神经内分泌肿瘤
^{177}Lu-PSMA,^{90}Y-PSMA,^{225}Ac-PSMA	复发或难治性前列腺癌
^{177}Lu-FAPI,^{225}Ac-FAPI	实体肿瘤
$^{223}RaCl_2$,$^{89}SrCl_2$,^{153}Sm-EDTMP,^{188}Re-HEDP	转移性骨肿瘤
^{90}Y-微球	肝细胞癌或肝转移瘤
^{125}I 粒子	多种恶性肿瘤,尤其适用于手术难以完全切除者
^{32}P 敷贴器,^{90}Sr-^{90}Y 敷贴器	毛细血管瘤、瘢痕疙瘩、慢性湿疹

（一）衰变方式

治疗用放射性核素衰变方式主要是 $β^-$ 衰变和 α 衰变。$β^-$ 粒子在组织中的电离密度大,所产生的局部电离辐射生物效应要比具有相同能量的 γ 光子和 X 射线大得多。另外,它在组织内具有一定的射程(数毫米),既能保证一定的作用范围,而又对稍远的正常组织不造成明显损伤。α 粒子在组织中的电离密度要比 $β^-$ 粒子更大,有效照射范围小(仅数微米),需精确控制其组织内分布,以达到杀伤病灶而同时保护正常组织器官不被照射的目的。电子俘获衰变释放的俄歇电子在组织内的射程为纳米水平,在较短射程内释放所有能量,因此在核素靶向治疗中具有潜在优势。

（二）射线能量

从治疗角度考虑,射线能量越高越好。对于治疗用射线的最低能量限值尚没有准确的界定,一般认为 $β^-$ 粒子的最大能量在 1MeV 以上比较理想。

（三）有效半衰期

治疗性放射性药物的有效半衰期不能太短,也不宜过长,以数小时或数天较为理想。

（四）靶/非靶比值

治疗性放射性药物的靶/非靶比值越高越好。过低的靶/非靶比值不仅对原发病变组织达不到有效的治疗,还有可能对代谢器官(如肝脏、肾脏)、骨髓或其他辐射敏感的器官/组织造成潜在的致命损伤。保证治疗性放射性药物的放射化学纯度和准确剂量也同样至关重要。

放射性药物的治疗作用依靠射线的辐射生物学效应,不依靠药物本身的药理作用。与化疗药物和外照射治疗相比,治疗性放射性药物的作用机制有以下特点:①由于放射性药物的靶向作用,靶标浓聚程度足够高,在体内可达到高的靶/非靶比值,如 ^{89}Sr 在骨转移肿瘤中的摄取比正常骨组织高 36 倍,核素高度聚集于骨转移病灶,而在正常组织内浓聚少,对正常组织的辐射作用相对较小;②放射性药物的辐射作用有一定的范围(数纳米至数毫米),如果靶标浓聚程度足够高,对周围正常组织的损伤小;③相比于外照射治疗,放射性药物在靶标组织中浓聚,达到持续照射的效果,可以更有效地杀伤肿瘤和减少正常组织的损伤。

第二节 │ 放射性药物制备及质量控制

一、放射性药物标记常用方法

(一)同位素交换法

同位素交换法(isotope exchange method)利用同一元素的放射性同位素与稳定同位素在两种不同化学状态之间发生交换反应来制备标记化合物,其反应如下:

$$AX + BX^* \longrightarrow AX^* + BX$$

式中,X 和 X* 分别为同一元素的稳定同位素和放射性同位素;AX 为待标记化合物;BX* 为放射性同位素的简单化合物。AX 与 BX* 混合,在特定条件下发生同位素交换反应,除了同位素效应,并不引起体系中这两种化合物化学状态的改变,它们的理化和生物学性质是相同的。交换反应是可逆反应,可通过调节反应条件(温度、pH 等)和加入催化剂控制反应的进行,常用于放射性碘、磷、硫的标记。

(二)化学合成法

化学合成法(chemical synthesis method)是制备有机放射性标记化合物最经典、最基本的方法之一。其原理与普通的化学合成法十分相似,即应用化学反应将放射性核素的原子"引入"到所需的化合物分子结构中去,不同的是所用原料含有放射性。化学合成法进一步分为:①逐步合成法:即以最简单的放射性化合物按预定合成路线逐步合成复杂的有机标记化合物;②加成法:通过加成反应将不饱和有机分子制备成标记化合物;③取代法:有机分子中的原子或原子基团被放射性核素或基团所置换。

合成法应用最广的是用 ^{11}C 标记有机化合物和 ^{131}I 标记多肽、蛋白质等生物大分子物质,前者采用的是逐步合成法,后者采用的是取代法。^{11}C 的标记化合物所用原料常是由加速器生产的 $^{11}CO_2$ 和 ^{11}CO(它们之间通过氧化或还原可方便地互相转化),然后用 $^{11}CO_2$ 作原料,通过各种成熟的方法制备 $H^{11}CHO$、$H^{11}CN$、$R^{11}COCl$ 等有机合成中有用的放射性中间体,再从此类中间体,进一步合成各种 ^{11}C 标记的药物。

放射性碘标记蛋白质或多肽的基本原理是将离子碘氧化成单质碘,单质碘与蛋白质或多肽分子中的酪氨酸、组氨酸或色氨酸残基上的苯环或咪唑环反应,取代上面的氢,形成放射性碘标记化合物。常用的方法是氯胺-T(chloramine-T)法。氯胺-T,化学名为 N-氯代对甲苯磺酰胺钠盐,是一种较温和的氧化剂,在水溶液中水解产生次氯酸,次氯酸可使碘的阴离子氧化成碘分子(单质碘),后者可与蛋白质或多肽分子上的酪氨酸等残基反应得以进行碘标记。该方法合成简便、标记率高、重复性好、试剂易得,因而利于普及推广。

(三)生物合成法

生物合成法(biosynthesis method)利用动物、植物、微生物的生理代谢过程或酶的生物活性,将简单的放射性物质在体内或体外引入化合物中而制得所需放射性标记物。本法可合成一些结构复杂、具有生物活性而又难以用化学合成法制备的放射性标记化合物。例如,可用 ^{75}Se 或 ^{35}S 标记的 L-甲硫氨酸掺入杂交瘤的细胞培养液中,制得 ^{75}Se 或 ^{35}S 标记的单克隆抗体(monoclonal antibody,mAb)。也可利用生物组织中某种特定的酶,促进标记前体物质的合成反应,生成所需的标记产物。但是用生物合成法得到的标记化合物成分复杂,放射性核素的利用率低。

(四)金属络合法

前面所述方法多用于非金属放射性核素的标记,而目前在核医学中应用广泛的金属放射性核素标记的药物,如 ^{99m}Tc、^{67}Ga、^{68}Ga、^{111}In、^{177}Lu、^{90}Y 等的标记药物,一般采用金属放射性核素与含有螯合剂的活性分子直接形成络合物的方法进行标记,此法即称为金属络合法(radiometal chelating method)。金属络合法制备的大部分放射性药物是将放射性核素以配位键的形式络合到被标记的分子中,被标记分子通常不含标记所用的放射性核素所对应的稳定同位素。双功能螯合剂法也属于此类,其特点是先把某种双功能螯合剂化学键连接在被标记的分子上,再将放射性核素标记到螯合剂上,形成"放射性核素-螯合剂-被标记物"的复合物。由于螯合剂的存在,被标记物有可能出现理化和生物学性质的改变。这类标记方法的特点是标记反应对试剂浓度、pH、离子强度等反应条件极其敏感。例如,^{99m}Tc 与 DMSA 在 pH 低时可得到 Tc(Ⅲ)的络合物,常用于肾显像,而在 pH 高时得到 Tc(Ⅴ)的络合物,则可用于肿瘤阳性显像,它们在体内的生物学行为发生了改变。

二、放射性药物质量控制

为确保放射性药物在临床应用中的安全性、有效性和稳定性,必须根据国家制定的标准对放射性药物进行质量控制,其内容主要包括物理性质、化学性质和生物学性质三个方面。

(一)物理鉴定

包括性状、放射性核素纯度、放射性活度、放射性浓度等。

1. **性状** 放射性药物一般为注射剂或口服溶液,大多数为无色澄清液体。少数放射性药物有颜色,如胶体 ^{32}P-磷酸铬注射液为绿色的胶体溶液;^{51}Cr-铬酸钠注射液为淡黄色澄清液体;^{131}I-邻碘马尿酸钠注射液为淡棕色液体等。还有个别的放射性药物是含有颗粒的悬浮剂,它们应具有大小合适的颗粒度,如 ^{99m}Tc-聚合白蛋白(^{99m}Tc-macro-aggregated albumin,^{99m}Tc-MAA)的粒子大小应该为 10~100μm,^{99m}Tc-硫胶体(^{99m}Tc-sulfur colloid,^{99m}Tc-SC)的粒子大小应在 1μm 以下。

2. **放射性核素纯度** 放射性核素纯度(radionuclide purity)是指特定放射性核素的活度占总活度的百分数。各种放射性药物的质量标准中都应明确规定放射性核素纯度的指标,如 $Na^{99m}TcO_4$ 中的放射性核杂质 ^{99}Mo 不得超过 0.1%。

3. **放射性活度** 放射性活度是放射性药物的一个重要指标,放射性药物使用前必须准确测定其活度。所用放射性药物活度剂量不足会明显降低诊断质量或治疗效果,而剂量过高则会使患者接受额外辐射剂量或治疗过度。一般放射性药物质量标准中活度测定值均在标示值的 ±10%,治疗性放射性药物的活度测定值以控制在标示值的 ±5% 为好。

4. **放射性浓度** 取 1ml 标记产物,测其放射性活度,即其放射性浓度,单位为 Bq/ml。

5. **放射性比活度** 放射性比活度(specific activity)是指单位质量的某种放射性物质的放射性活度,单位为 Bq/g、Bq/mol 或 Bq/mmol 等。测定放射性比活度常采用直接测定计算法、色谱扫描面积计算法和自身取代计算法。

(二)化学鉴定

包括 pH、标记率、稳定性、放射化学纯度、化学纯度等。

1. **pH** 放射性药物绝大部分是注射液,特定的 pH 对保证放射性药物的稳定性非常重要。由于血液的缓冲能力强,放射性药物的 pH 允许为 3~9,但最理想的药物应为 pH 为 7.4 的等渗溶液。

2. **标记率** 标记率是指标记物的放射性占总投入放射性的百分比,计算公式如下:

标记率(%)=标记物的放射性/总投入的放射性×100%

标记率的测定要求方法简捷、经济、高效。常用的测定方法有放射性纸层析(paper chromatography)或薄层层析(thin layer chromatography,TLC),有时还需用高效液相色谱(high performance liquid chromatography,HPLC)法。对于生物制剂,有时也应用柱层析或蛋白沉淀法。

3. **稳定性** 标记物的稳定性对于放射性药物具有十分重要的意义,放射性核素的脱标可能会影响示踪剂诊断的结果或者放射性治疗药物的疗效。标记物的稳定性测试可分为体外稳定性测试和体内稳定性测试。

体外稳定性测试包括磷酸盐缓冲液（phosphate-buffered solution，PBS）稳定性测试和血清稳定性测试，即将一定量的标记物与 PBS 或者人血清混合，并在 37℃下孵育一定时间（通常 1~2 个半衰期），通过薄层色谱或者高效液相色谱检测标记物的放射性化学纯度来模拟标记物在体内的稳定性。体内稳定性测试是指通过静脉注射使标记物直接进入模型动物，一定时间后取模型动物的血液或者尿液，通过薄层色谱或者高效液相色谱检测标记物的完整性及其放射性含量占比。

4. **放射化学纯度**　放射化学纯度（radiochemical purity）是指以特定化学形式存在的放射性药物的活度占总放射性活度的百分比。放射性药物中的放射化学杂质是从制备过程中或药物的自身分解中产生的。由于放射化学杂质可能对人体有害或影响放射性药物的体内成像效果，因此应对其进行控制，一般控制在 5%~10%，即放射化学纯度不低于 90%~95%。

5. **化学纯度**　化学纯度（chemical purity）是指以特定化学形式存在的某物质的质量占总质量的比例，与放射性无关。化学杂质一般是生产过程带入的，过量的化学杂质可能引起毒副反应或影响进一步放射性药物的制备和使用。化学纯度的质控内容主要是控制化学杂质或载体含量，如 $Na^{99m}TcO_4$ 注射液中含铝量不得超过 $10\mu g/ml$，含锆量不得超过 $20\mu g/ml$。在锝放射性药物中，钼-锝发生器内一般使用的吸附剂是三氧化二铝，可能有少量铝离子（aluminum ion，Al^{3+}）逸出。铝离子过多，可能与 ^{99m}Tc 形成微粒（technetium aluminum particle），被肝组织摄取，也可能形成胶体停滞于肺微小血管内。同时铝离子还可能与红细胞聚集而影响其功能。

（三）生物学鉴定

放射性药物大多数是注射液，常规用药必须保证无菌、无热原。在一种放射性新药应用于临床之前，还必须进行生物活性、生物分布、药代动力学、毒性效应以及内辐射吸收剂量计算等实验研究。

第三节　｜　放射性药物使用

核医学显像和治疗都必须将放射性药物引入人体，受检者不可避免要接受放射性药物带来的辐射。为使受检者获得最佳的诊疗效果，而受到最小的辐射剂量，要求医务人员严格掌握放射性药品的使用原则。

一、正确使用

1. **正当性判断**　使用放射性药品进行诊疗前，首先要权衡预期的需要和诊疗后的益处与辐射引起的危害，得出进行这项检查或治疗是否值得的结论。

2. **放射性药品的选择**　若有几种同类放射性药品可供诊断检查用，则应选择所致辐射吸收剂量最小者。

3. **内照射剂量和用药剂量的确定**　医用内照射剂量必须低于国家有关法规的规定，严格按照《临床核医学患者防护要求》（WS 533—2017）对各项检查的建议剂量给药。对恶性疾病患者可以适当放宽限制。

4. **保护性措施**　采取必要的保护措施，如：封闭某些游离核素可能积聚的器官、促进核素排泄等措施、应用辐射防护剂、尽量减少不必要的重复检查等，以最大限度地减少不必要的辐射。

5. **特殊人群的处理**　对孕妇、哺乳期妇女、近期准备生育的妇女、婴幼儿等应用放射性药品时，要慎重考虑。

二、不良反应

放射性药物化学量很少，鲜有重度不良反应报告。虽然实际发生率很少，但是仍有可能存在，需在临床工作中予以重视。放射性药物的不良反应主要分为四类：

1. **变态反应**　是指少数患者对某种药物的过度反应，致敏原可能是药物本身或者药物在体内代谢物或药物制剂中的杂质。根据其程度的不同分为:①轻度,如荨麻疹、痒疹或其他轻度不适等,无需治疗或仅需对症治疗;②中度,如眩晕、乏力、面色苍白及呼吸急促,应立即进行治疗,但无生命危险;③重度,如休克、心搏骤停等,需紧急抢救,个别患者可因抢救无效而死亡。

2. 热原反应 是指带有热原的放射性药物引入人体后产生的异常反应。热原可引起发冷、发热、颤抖、头痛,严重者可致死。

3. 药物毒性反应 药物毒性反应由药物本身引起,随药物剂量的增加而加强,不同药物引起的毒性反应各不相同,主要表现为面红、唇麻、胸闷及呼吸、循环、消化和血液系统的毒性症状。

4. 此外尚有极少数不良反应原因不明。

三、不良反应的预防及处理

1. 应用放射性药物时如发现患者出现不良反应,应立即终止给药,患者取平卧位,测量其血压、脉搏,了解全身情况,根据病情轻重妥善处理,轻者可自行缓解或仅需对症处理,中度者立即给予相应治疗,休克者立即注入肾上腺素及吸氧。以变态反应样症状为主者,给予血管加压剂、抗组胺药物及激素类药物。

2. 从事临床核医学的工作人员应有高度的工作责任心,应熟悉和掌握有关放射性药物的基本知识并严格遵守放射性药品的登记、保管、使用制度,严格进行放射性药物的鉴定及质量控制,发现问题,立即采取相应措施。

3. 操作人员要严格遵照无菌操作技术进行放射性药物的制备。

4. 详细询问病史,尤其应注意过敏史,严格掌握适应证,排除潜在的危险因素。

5. 注入放射性药物时,不可回抽血液导致血液与药物混合。

6. 室内常规配备急救物品,用药后应观察数分钟。

7. 特殊病例应进行必要的预防用药。

第四节 │ 新型放射性药物临床转化

用于各种靶点和脏器疾病显像和治疗的放射性药物是核医学的重要组成部分,研发具有特异性的核医学显像和治疗的放射性药物是研究人员面临的重要课题。随着基因组学、蛋白质组学和分子生物学的快速发展,人类逐渐从分子水平研究和认识疾病,并进一步通过分子影像来全面、系统地认识和阐明疾病。分子核医学利用放射性核素示踪技术不仅可以观察到体内生化过程的变化信息,还可以将这种以某种生化过程异常变化为表型的疾病与其相关的基因型联系起来,从而使人们对于疾病的认识以及诊断和治疗提高到一个崭新的水平。在分子核医学领域中,核素标记的分子影像探针的设计和研发是极其重要的内容。目前国内外已经开发出数千种核素标记的放射性药物,但是仅有少数进入临床试验阶段,大多数仍处于临床前动物实验研究阶段。放射性药物和分子影像探针的研发和转化已成为当前放射化学、核医学和分子生物学交叉领域最为活跃的一个分支,成为现代医学诊断和治疗疾病不可或缺且不可替代的新方法和新技术。

尤其值得关注的是治疗性放射性药物的研发近年来取得了巨大进步。基于 α 核素的 $^{223}RaCl_2$,以及基于 β 核素的靶向治疗性放射性药物 ^{177}Lu-DOTA-TATE、^{177}Lu-PSMA-617 先后在国际上获批,用于肿瘤治疗,造福患者。这些新型治疗性放射性药物的获批和临床成功应用显著地推进了核医学的发展,使得核医学从传统的以诊断为主的学科,向诊疗并行的学科方向发展。此外,硼中子俘获治疗(boron neutron capture therapy, BNCT)药物,可以视为放射性药物的前药(prodrug)形式,在近年来也取得了一定进展,硼化合物(硼-L-苯基丙氨酸,4-borono-L-phenylalanine, L-BPA)获得批准,用于无法手术的复发性头颈部肿瘤的临床治疗。另外,诊疗一体化(theranostics)放射性药物是一种整合诊断和治疗技术的放射性药物,可以实现对疾病诊断和治疗的无缝衔接,实现同时或分步的治疗和可视化,展现出非常好的应用前景。这些进展同时也促使研究者研发更多的基于新机制、新靶点的诊断和治疗性放射性药物。

　　从设计和选择与靶点具有高亲和力、高特异结合的分子探针,到应用适当的放射性核素进行标记获得新型放射性药物,再到动物实验评价有效性和安全性,最后进行临床转化和注册临床试验并获监管机构批准上市,所需周期较长,普遍为数年,因而研发一种新的放射性药物应用于临床所需的花费巨大。如美国进行临床前试验的 10 000 种化合物中只有 5 种能进入到后续的临床试验,而仅其中的 1 种化合物可以得到最终的上市批准。与普药的新药研究相仿,放射性药物研究与开发可分为放射性先导化合物的研究与优化、临床前试验研究、临床试验研究和审批上市四个阶段。

　　我国目前有数个中心积极进行放射性药物的制备并向临床转化。在新的放射性药物研发、转化和获得批准上市方面,还需更加规范地进行临床前试验与临床试验,积极与政府部门沟通,优化流程。研究和开发放射性核素显像和治疗药物将是未来核医学持续发展的重要动力和源泉。

（程　震）

思考题

1. 名词解释:放射性比活度,有效半衰期,标记率,放射性化学纯度,放射性核素纯度。
2. 放射性药物的基本概念及特点是什么?
3. 简述诊断性放射性药物与治疗性放射性药物的异同点。
4. 放射性药物标记的方法有哪些?
5. 简述放射性药物正确使用原则及不良反应的处理。

本章目标测试

第四章 | 放射性核素示踪与核医学显像技术

教学目的与要求

【掌握】放射性核素示踪的原理,核医学显像技术的原理。

【熟悉】核医学影像在医学中应用的特点和优势。

【了解】放射性核素示踪技术与放射性核素显像技术的基本类型与方法。

放射性核素示踪技术是以放射性核素或其标记的化合物为示踪剂,用射线探测装置进行检测,研究示踪剂在生物体或外界环境中的客观存在及变化规律的技术。放射性核素示踪技术具有灵敏度高、准确性好的特点,分为体内示踪技术和体外示踪技术两大类。放射性核素显像根据放射性核素示踪原理,通过追踪放射性核素或其标记化合物在体内的分布,利用体外成像技术获得组织和器官的血流、代谢功能等信息,更好地对疾病进行诊断并有效指导治疗。

第一节 | 放射性核素示踪技术

放射性核素示踪技术(radionuclide tracer technique)是以放射性核素标记化合物作为示踪剂(tracer),追踪和定量检测多种代谢物、药物等的摄取、分布、转化及排泄等代谢规律的一类技术。匈牙利化学家 George de Hevesy 在 1923 年用天然放射性铅(^{212}Pb)研究铅盐在豆科植物内的分布和转移过程中创立了同位素示踪技术,并于 1943 年获得诺贝尔化学奖。由于放射性核素示踪技术的独特优势及在生物医学研究中的重要价值,目前其已广泛应用于生物医学的多个领域,特别在生物化学与分子生物学、分子药理学、分子免疫学以及分子核医学等领域的研究更为深入。

一、放射性核素示踪基本原理与类型

放射性核素示踪技术是指选择适当的放射性核素标记到待研究物质的分子结构上,将其引入细胞或生物体后,标记物将参与代谢及转化过程。由于放射性核素标记化合物与被研究的非标记化合物具有相同的化学性质和生物学行为,通过检测标记物发出的射线,并且对所获得数据进行处理分析,了解被研究物质在细胞或生物体中的动态变化规律。因此,放射性核素示踪技术的核心是基于放射性核素示踪剂与被研究物质的同一性和放射性核素的可测性这两个基本性质。

放射性核素示踪技术根据被研究的对象不同,通常分为体内示踪技术和体外示踪技术两大类。

(一)体内示踪技术

体内示踪技术(in vivo tracer technique)以生物体作为研究主体,用于研究被标记的化合物在生物系统中的吸收、分布、代谢及排泄等体内过程的动态变化规律。体内示踪技术除传统用于物质吸收、分布及排泄的示踪研究及液体容量测定(血浆容量、血细胞体积、细胞外液体体积以及总体水分量)等方法外,目前较为常用的方法还包括以下几种。

1. 放射自显影技术(autoradiography) 是根据放射性核素的示踪原理和射线能使感光材料感光的特性,借助光学摄影术来测定被研究样品中放射性示踪剂分布状态的一种核技术。将放射性核素标记的示踪剂导入生物体内,经过一段时间的分布和代谢,根据实验目的和方法的要求取材,将标本

制成切片或涂片,传统方法是经一定时间曝光、显影、定影处理,可以显示出标本中示踪剂的准确位置和数量。近年出现的磷屏成像是一种新的放射性自显影成像系统,由一个可重复使用的磷屏作为成像板和一个读出装置组成,其具有灵敏度高、成像快、操作简便、磷屏可反复使用、无需胶片和显影定影等照相处理的优势,常用于多种放射性核素的宏观自显影。

2. 放射性核素功能测定　放射性示踪剂引入机体后,根据其化学及生物学性质,参与机体一定的代谢过程,动态地分布于有关脏器和组织,通过射线探测仪器可观察其在有关脏器和组织中的特征性消长过程。根据示踪剂与脏器的相互作用,选择适当的数学模型对曲线进行定性及定量分析,就可得到反映该脏器某一功能状态的结果,判断脏器功能异常的性质和程度。例如利用 ^{131}I(碘-131)测定甲状腺摄碘率等。

3. 放射性核素功能显像　是利用放射性核素或其标记化合物在体内代谢分布的特殊规律,在体外获得脏器和组织功能结构影像的一种核医学技术。在短时间内自动连续成像或在一定时间范围内多次间断成像,可以对脏器和组织的形态和功能同时进行观察,不仅可以显示出脏器和组织的形态、位置、大小和结构变化,而且可以进行动态显像和定量分析,并根据图像上的放射性分布特点反映脏器的功能,这是核医学显像与其他显像方法的最主要区别之一。

(二)体外示踪技术

体外示踪技术以分离出来的组织、细胞或体液作为研究对象,多用于某些特定物质如蛋白质、核酸等的转化规律研究,细胞动力学分析以及超微量物质的体外测定等。体外示踪技术是在体外条件下进行的,减少乃至避免了众多体内因素对实验结果的直接影响。体外示踪技术主要包括以下几种。

1. 物质代谢与转化的示踪研究　物质进入生物组织后,在酶促反应作用下,经过转化、分解代谢,生成代谢中间产物及最终产物,参与组织生命活动。明确各种代谢物质的前体、代谢步骤和中间代谢产物、最终产物的相互关系及其转化条件,是正确认识生命现象的物质基础。放射性核素示踪技术是最常用、最理想的方法之一,它不仅能够对前体、中间产物、最终产物进行定性分析,还可用于研究前体转化为产物的速度、转化条件、转化机制以及各种因素对转化效率的影响。例如,用 ^{3}H-TdR(胸腺嘧啶核苷)掺入 DNA 作为淋巴细胞转化的指标,观察细胞免疫情况;用 ^{125}I-UdR(脱氧尿嘧啶核苷)掺入 RNA,作为肿瘤细胞增殖速度的指标,用于抗肿瘤药物的研究;通过标记不同前体(如氨基酸、核苷酸等)研究蛋白质、核酸等生物大分子的合成、结构和功能。

2. 细胞动力学分析　细胞动力学研究各种增殖细胞群体的动态量变过程,包括增殖、分化、迁移和衰亡等过程的变化规律以及体内外各种因素对它们的影响和调控。通过细胞动力学规律的研究揭示正常及异常细胞的增殖规律及特点,为病因研究及临床诊疗提供实验依据。细胞动力学研究的范畴很广,其中以细胞周期时间测定最为常用,也最为重要,常用于肿瘤细胞分化及增殖规律等研究。放射性核素示踪技术测定细胞周期时间的常用方法包括标记有丝分裂百分数法(放射自显影法)和液体闪烁法。

3. 体外放射分析　其也利用核素示踪技术对微量物质进行定量检测,具体内容详见第五章"体外分析"。

二、方法学特点

由于放射性核素能够自发衰变,高灵敏度的射线探测仪器可以对示踪剂分子上的核素衰变过程中所释放出的射线进行有效测量,因此放射性核素示踪技术具有以下特点:

(一)灵敏度高

由于射线的特性、放射性测量仪器的检测能力,以及标记化合物的比活度高等原因,在以放射性核素作为示踪物时,可以精确地探测出极微量的物质,一般可达到 $10^{-18}\sim10^{-14}$g 水平(即能从 $10^{14}\sim10^{18}$个非放射性原子中查出一个放射性原子),而迄今最准确的化学分析法很难达到 10^{-12}g 水平,这对于研究体内或体外微量物质的定量分析具有特殊价值。例如,1Ci(3.7×10^{10}Bq)的 ^{32}P 仅有 3.52μg(3.52×10^{-6}g),而放射性测量仪器可以精确地测出 10^{-9}Ci 或更弱的放射性,也就是对于 ^{32}P 来说,其灵敏度可达 10^{-15}g 量级。

（二）合乎生理条件

可使用生理剂量乃至更微小剂量的放射性示踪剂来研究物质在整体中的变化规律。由于此方法灵敏度高、所需化学量极小、不扰乱和破坏体内生理过程的平衡状态，可以在生物体或培养细胞体系的完整无损的条件下进行实验，属于非破坏性实验方法，因此反映的是被研究物质在生理剂量和原有生理状态下的代谢和变化，所得结果更接近于真实情况。

（三）定性、定量与定位研究相结合

放射性核素示踪技术不仅能准确地定量测定和进行动态变化的研究，而且可以进行定位观察。例如，放射自显影方法可确定放射性标记物在器官或组织标本中的定位和定量分布，与电子显微镜技术结合，可进行亚细胞水平的定位分析，使功能与结构的研究统一起来；射线具有一定的穿透能力，可以从体外探测到显像剂在人体内的分布过程，获得相关脏器和组织的功能结构影像，而这对其他示踪技术来说是难以实现的。

此外，由于放射性核素示踪技术使用放射性核素，因此该技术涉及与放射有关的特殊要求，需要遵守相应的法规要求等，确保科学、合理地开展此类工作。

第二节 | 放射性核素显像

放射性核素显像（radionuclide imaging）是利用放射性核素或其标记化合物（即显像剂）在体内代谢分布的特殊规律，通过显像仪器获得脏器和组织功能结构影像的一种核医学检查技术。目前常用显像仪器包括 SPECT/CT、PET/CT 等，可将脏器的功能代谢显像与解剖结构影像有机结合。放射性核素显像作为临床核医学的重要组成部分，其发展主要取决于显像剂和显像设备的不断进步。目前，放射性核素显像技术正由传统的功能影像向分子影像及功能影像与高分辨力解剖结构影像相融合的方向发展。

一、方法学原理与显像剂定位机制

（一）放射性核素显像原理

用放射性核素对脏器和组织显像的基本原理是放射性核素的示踪作用。不同的放射性核素显像剂在体内有其特殊的靶向分布和代谢规律，能够选择性聚集在特定的脏器、靶组织，使其与邻近组织之间的放射性分布形成一定程度的浓度差，借助放射性测量仪器的探测，显示出脏器、组织的形态、位置、大小和脏器功能及某些分子变化等。

（二）显像剂定位机制

放射性核素显像是建立在脏器组织和细胞对显像剂代谢或特异性结合的基础之上，不同脏器的显像需要不同的显像剂。因此，放射性核素显像的关键是使放射性核素聚集在靶组织或靶器官，使其与周围正常组织形成鲜明的对比（高信噪比）。反之，病变部位不摄取而使正常组织高摄取显像剂，也可以实现对病变的检测。前者因为病变部位高度聚集放射性核素，称为阳性显像，而后者则称为阴性显像。如通过特异性结合，利用某些放射性核素标记化合物具有与病变组织中特定分子特异性结合的特点，使放射性核素在病变组织高度聚集，通过显像进行诊断。例如，放射性核素标记某些抗体或抗体片段，通过抗原与抗体的结合，测定抗原含量的放射免疫显像；通过标记配体与受体的结合，了解受体的分布部位、数量和功能状态的放射受体显像等都属于特异性结合。

多种放射性核素或其标记化合物在各组织脏器聚集的原理各不相同。如用放射性 ^{131}I 作为示踪剂，根据 ^{131}I 在体分布影像可判断甲状腺的位置、形态、大小，明确甲状腺结节的功能状态，这种方式属于合成代谢。此外，循环通路及化学吸附等多种显像方式，将在本书相关部分详细介绍。

总之，放射性核素显像反映了脏器和组织的生理和病理生理变化，更侧重从功能的角度来观察脏器和组织的变化，属于功能结构影像。从医学影像学的发展趋势来看，医学影像已从过去的强调显像速度和图像分辨力方向朝着功能和分子影像方向迈进，而核医学影像的本质正是功能显像。

二、显像类型与特点

放射性核素显像的方法很多,从不同的角度具有不同的分类:

(一)根据影像获取时显像剂的分布状态分类

1. **静态显像**(static imaging)　当显像剂在脏器内或病变处的分布处于稳定状态时进行显像称为静态显像。这种显像通过采集足够的放射性计数用以成像,故所得影像清晰而可靠,适合于详细观察脏器和病变的位置、形态、大小和放射性分布。

2. **动态显像**(dynamic imaging)　在显像剂引入体内后,迅速以设定的显像速度动态采集脏器的多帧连续影像或系列影像,称为动态显像。显像剂随血流流经和灌注脏器,或被脏器不断地摄取和排泄,或在脏器内反复充盈和射出等过程,造成脏器内的放射性核素在数量上或在位置上随时间而变化。利用计算机感兴趣区勾画技术提取每帧影像中同一个目标区域内的放射性计数,生成时间-放射性曲线,并计算出动态过程的各种定量参数,分析脏器和组织的运动或功能情况。

临床工作中为了进一步提高诊断准确性,可将动态显像与静态显像相结合,先进行动态显像获得局部灌注和血池影像,间隔一定的时间后再进行静态显像,称为多相显像(multiphase imaging)。如静脉注射骨骼显像剂后先进行动态显像获得局部骨骼动脉灌注血流影像和病变部位血池影像,延迟三小时再进行反映骨盐代谢的静态影像,称为骨骼三相显像。

(二)根据影像获取的部位分类

1. **局部显像**(regional imaging)　仅限于身体某一部位或某一脏器的显像。

2. **全身显像**(whole body imaging)　利用放射性探测器沿体表做匀速移动,从头至足依序采集全身各部位的放射性核素分布。注射一次显像剂即可在全身范围内寻找病灶,常用于全身骨骼显像、肿瘤或炎性病灶显像等。

(三)根据影像获取的层面分类

1. **平面显像**(planar imaging)　将放射性探测器置于体表的一定位置采集脏器或组织放射性影像。平面影像是由脏器或组织在该方位上各处的放射性叠加所构成的,可能掩盖脏器内局部的放射性核素分布异常,为弥补这种不足,常采用前位、后位、侧位和斜位等多体位显像的方法,达到充分暴露脏器内放射性核素分布异常的目的。

2. **断层显像**(tomographic imaging)　用可旋转的或环形的探测器,在体表连续或间断采集多体位平面影像数据,再由计算机重建成为各种断层影像的方法称为断层显像。断层影像在一定程度上避免了放射性的重叠,可比较准确地显示脏器内放射性分布的真实情况,有助于发现深在结构轻微的放射性核素分布异常,检出较小的病变,并可进行较为精确的定量分析,是研究脏器局部血流量和代谢率必不可少的方法。

(四)根据影像获取的时间分类

1. **早期显像**(early imaging)　显像剂注入体内后 2 小时内所进行的显像,主要反映脏器血流灌注、血管床和早期功能状况,常规显像一般采用这类显像。

2. **延迟显像**(delayed imaging)　显像剂注入体内 2 小时以后,或在常规显像时间之后延迟数小时至数十小时进行的再次显像称为延迟显像。一些病变组织由于细胞吸收功能较差,早期显像血液本底较高,图像显示不满意,易误诊为阴性结果。通过延迟显像可降低本底,提高阳性检出率。有时是由于显像剂在靶器官代谢速率不同的原因。例如,^{99m}Tc-MIBI 可同时被正常甲状腺组织和功能亢进的甲状旁腺病变组织所摄取,但两种组织对显像剂的清除速率不同。静脉注射 ^{99m}Tc-MIBI 后 15~30 分钟采集的早期影像主要显示甲状腺组织,2~3 小时再进行延迟影像,正常甲状腺组织影像明显减淡,而功能亢进的甲状旁腺病变组织显示明显。

(五)根据病变组织对显像剂摄取与否分类

1. **阳性显像**(positive imaging)　显像剂主要被病变组织摄取,而正常组织一般不摄取或很少摄取,在静态影像上病灶组织的放射性比正常组织高而呈"热区"改变,如放射免疫显像及肿瘤放射受体显像等。

2. **阴性显像**(negative imaging) 显像剂主要被有功能的正常组织摄取,而病变组织基本上不摄取,在静态影像上表现为正常组织器官的形态,病变部位呈放射性分布稀疏或缺损。如心肌灌注显像、肝胶体显像等均属此类型。

(六)根据显像剂摄取时机体的状态分类

1. **静息显像**(rest imaging) 是指当显像剂引入人体或影像采集时,受检者在没有受到生理性刺激或药物干扰的安静状态下所进行的显像。

2. **负荷显像**(stress imaging) 受检者在药物或生理性活动干预下所进行的显像称为负荷显像。借助药物或生理刺激等方法增加某个脏器的功能负荷,通过观察脏器或组织对刺激的反应能力,判断脏器或组织的血流灌注储备功能,并增加正常组织与病变组织之间放射性分布的差别,有利于发现在静息状态下不易观察到的病变,从而提高显像诊断的灵敏度。常用的负荷方法有运动负荷试验、药物负荷试验,如心脏运动负荷试验、脑血流药物负荷显像等。

(七)根据显像剂发出射线的种类分类

1. **单光子显像**(single photon imaging) 用于探测单光子的显像仪器(如 γ 相机、SPECT)对显像剂中放射性核素发射的单光子进行的显像,称为单光子显像,是临床上常用的显像方法。

2. **正电子显像**(positron imaging) 用于探测正电子的显像仪器(如 PET、符合线路 SPECT)通过显像剂中放射性核素发射的正电子进行的显像技术,称为正电子显像。需要指出的是,用于正电子显像的仪器并非探测正电子,而是探测正电子湮没辐射时发出的一对能量相等(511keV)、方向相反的光子。正电子显像主要用于代谢、受体和神经递质显像。

核医学显像方法很难用一种简单的方式进行分类,上述分类只是为了便于核医学报告、便于描述和比较,仅具有相对意义,事实上同一种显像从不同的视角,可以分成不同的类型。例如,口服 ^{131}I 后 24 小时所进行的甲状腺显像,既是一种静态显像,也可以算是局部显像、平面显像、延迟显像。

三、图像分析要点

对核医学图像进行分析判断,必须掌握科学的思维方法,运用生理学、生物化学和解剖学知识,排除各种影响因素的干扰,并密切结合临床表现及其他影像学方法的结果,对所获得图像的有关信息进行正确分析,才能得出符合客观实际的结论,避免出现人为的误判。对于核医学图像进行分析判断应注意以下几个方面。

(一)图像质量

进行图像分析首先应当对已获得的核医学图像质量有一个正确的评价。良好的图像应符合被检器官图像清晰、轮廓完整、对比度适当、病变部位显示清楚、解剖标志准确以及图像失真度小等要求。对不符合质量标准的图像要及时分析原因并进行复查。不能复查者,在进行图像分析时要认真考虑这些机器或人为因素对图像的临床评价带来的影响,以免得出错误的结论。

(二)正常图像的认识

认识和掌握正常图像的特点是识别异常、准确诊断的基本条件。核医学图像中所表现出的脏器和组织的位置、形态、大小和放射性分布,都与该脏器和组织的解剖结构和生理功能状态有密切关系。一般来说,实质性器官的位置、形态、大小,与该器官的体表投影非常接近,放射性分布大致均匀。对于断层图像,首先应正确掌握不同脏器断面影像的获取方位与层面,其次,还需对各断层面的影像分别进行形态、大小和放射性分布及浓聚程度的分析。

(三)异常图像的分析

核医学方法所获得的图像主要有静态平面图像、动态图像和断层图像等类型,对于不同的图像类型应从不同的角度进行分析。

1. 静态图像分析要点

（1）位置：注意被检器官与解剖标志和毗邻器官之间的关系，确定器官有无移位、异位，必须在排除了正常变异后方能确定是否有位置的异常。

（2）形态大小：注意观察受检器官的外形和大小是否正常、轮廓是否清晰、边界是否完整。

（3）放射性分布：一般以受检器官的正常组织放射性分布为基准，比较判断病变组织的放射性分布是否增加或减少（稀疏）、缺损。

（4）对称性：对于脑、骨骼等对称性器官的图像进行分析时，还应注意两侧相对应的部位放射性分布是否一致。

2. 动态图像分析要点

（1）显像顺序：注意观察是否符合正常的血运和功能状态，如心血管的动态显像应按正常的血液流向，即上（下）腔静脉、右心房、右心室、肺、左心房、左心室及主动脉等腔道依次显影。如果右心相时主动脉或左心室过早出现放射性充填，提示血液有由右至左的分流；当左心室显影后右心室影像重现，双肺持续出现放射性，则提示存在着血液由左至右的分流。

（2）时相变化：时相变化主要用于判断受检器官的功能状态，影像的出现或消失时间超出正常时间，提示被检器官功能状态异常。例如肝胆动态显像时，如果肝胆显影时间延长，肠道显影明显延迟，提示肝胆系统有不完全梗阻；若肝脏持续显影，而肠道持续不显影，则表明胆道系统完全性梗阻。

3. 断层图像分析要点　断层图像的分析必须在充分掌握正常断层图像的基础上进行。单一层面的放射性分布异常往往不能说明什么问题，如果连续两个及以上层面出现放射性分布异常，并且在两个以上断面的同一部位得到证实，则提示病变的可能。

（四）密切结合临床进行分析判断

核医学影像同其他影像学方法一样，图像本身一般并不能直接提供疾病诊断和病因诊断，除了密切联系生理、病理和解剖学知识，还必须结合临床相关资料以及其他相关检查结果进行综合分析，才能得出较为符合客观实际的结论，否则会造成误判。

四、放射性核素显像的特点

放射性核素显像是对器官组织血流、功能和代谢变化的示踪，与 CT、MRI 和超声等传统影像学方法相比，有以下几个显著特点。

（一）可提供脏器、组织的功能和结构变化，有助于疾病的早期诊断

放射性核素显像是以脏器、组织以及病变部位与周围正常组织的显像剂分布差别为基础的显像方法，而显像剂浓聚的多少又与其血流量、细胞功能、细胞数量、代谢率和排泄引流等因素有关，因此放射性核素显像不仅显示脏器和病变的位置、形态、大小等解剖结构，更重要的是能够同时提供有关脏器、组织和病变的血流、功能、代谢和排泄等方面的信息。由于新型靶向性分子显像剂的出现，可进一步观察到分子水平代谢和化学信息的变化，在疾病早期尚未出现形态结构改变时即可诊断疾病。

（二）可进行定量分析

核医学显像定量分析是对放射性示踪剂的局部浓度进行相对或绝对的数值测量，以克服视觉分析的缺点，提升核医学图像数据解释的客观性，从而提高诊断准确性。核医学包括 PET 和 SPECT 两种主要显像仪器，二者的定量方法有所不同。

1. PET 定量　PET 定量是指影像能够以 Bq/ml 的物理单位呈现药物在人体内的分布情况，其主要特点是通过重建算法补偿体内的光子吸收，消除散射影响，计算出放射性浓度（kBq/cm^3）。标准摄取值（standardized uptake value，SUV）是 PET 最常用的半定量参数，指局部组织摄取显像剂的放射性活度与全身平均注射活度的比值，依据体重、体表面积等进行归一化，一定程度消除体型与注射剂量带来的定量差异。SUV 反映病变部位对显像剂摄取的程度，SUV 越大表明显像剂摄取越多。临床通常取 SUV 的大小鉴别恶性肿瘤与良性病变，在 ^{18}F-FDG PET/CT 显像中，一般来说 SUV 大于 2.5 为

组织代谢活跃,提示可能为恶性肿瘤;而 SUV 小于 2.5 为组织代谢不活跃,可能为良性肿瘤。当然影响 SUV 的因素比较多,在鉴别肿瘤良恶性时需要综合判断。

基于 SUV 的多个指标也有助于定量分析。如 SUV_{mean},它是感兴趣区(region of interest,ROI)中所有体素的平均值,其主要优点是受图像噪声影响较小,从而可获得更好的检测重复性。将肿瘤中最明显的摄取区域的 SUV 作为 SUV_{peak},受图像噪声的影响比 SUV_{max} 小,使用自动方法计算的 SUV_{peak} 提高可重复性,尤其是在小病灶中。

通过 PET/CT 得到的精准 SUV 定量值能够量化反映放射性核素在体内的分布情况,为临床诊断、分期、治疗方案选择、随访和疗效评估等提供更好的指导。如通过 SUV 判断组织代谢程度,从而预测肿瘤预后,同时也可根据 SUV 指导肿瘤治疗,提升治疗的有效性。

2. SPECT 定量　传统 SPECT 定量以计数为基本单位,在 SPECT 图像完成采集、重建之后计算放射性活度,代入公式求得 SUV。但由于 SPECT 的灵敏度及空间分辨力都不如 PET,且 SPECT 的探测及校正相较于正电子更为复杂,所以传统 SPECT 定量往往被认为是非定量化的成像方式。近年来随着 SPECT/CT 融合技术、图像重建算法、光子补偿技术等的不断完善和应用,技术瓶颈正在不断被打破,最新 SPECT/CT 结合搭载的定量平台不仅能实现不同患者、不同时间、不同系统之间的精准、可重复的定量,并且其定量操作流程与常规 SPECT 扫描并无区别,具有高度的临床实用性。通过提升 SPECT 定量测量的准确度,将进一步提升其对疾病的诊断、分期、疗效评估及指导治疗的准确性。

(三)具有较高的特异性

放射性核素显像本质都是建立在放射性示踪剂与靶器官或靶组织特异性结合的基础之上,用这些放射性药物进行显像,不仅是解剖学的影像,也是功能性的影像,这是核医学影像诊断赖以生存和发展的基本条件,也是有别于其他影像的关键所在。基于病变组织大量表达的特异分子,利用放射性核素标记与其特异性结合的靶向分子探针能精准识别病变。如神经内分泌肿瘤的生长抑素受体表达异常增高,由于生长抑素类似物 TATE 能与其特异性结合,因而 ^{68}Ga-DOTA-TATE 的 PET/CT 显像能特异性显示生长抑素受体高表达的神经内分泌肿瘤,成为神经内分泌肿瘤定性诊断的重要方法。

(四)无创、安全

放射性核素显像采用静脉注射显像剂后进行体外显像的方式,属于无创性检查;显像剂的化学量甚微,不会干扰机体的内环境;过敏和其他毒副反应也极少见;受检者的辐射吸收剂量较小。因此放射性核素显像是一种安全的检查方法。

总之,放射性核素显像可以概括为一种具有较高特异性的功能性分子显像,除显示形态结构外,更主要的是提供有关脏器、组织和病变的功能甚至是分子水平的代谢和化学信息。放射性核素显像与 CT、MRI、超声等医学影像技术相比较,其显像原理、技术优势各不相同,彼此间相互协同、优势互补。将各种不同显像方式相互融合的多模态显像能实现优势互补,可提供更为全面的信息,更好地指导疾病的诊断与治疗。PET/CT、SPECT/CT、PET/MRI 等多模态融合显像正逐步替代单一的核医学显像模式,真正实现将解剖结构影像与功能/代谢影像实时融合,成为影像医学新的发展方向。

(杨卫东)

本章目标测试

思考题
1. 名词解释:阳性显像,动态显像,延迟显像,全身显像。
2. 放射性核素示踪的基本原理是什么?
3. 简述放射性核素示踪技术的主要方法和特点。
4. 简述放射性核素显像的主要类型。

教学目的与要求

【掌握】放射免疫分析原理、免疫放射分析特点。

【熟悉】体外非放射分析优点、体外分析检测常用项目主要临床应用。

【了解】体外分析实验室质量管理及常用管理方法。

体外分析（in vitro analysis）是指通过在体外检测血液、尿液、组织液等样本中的生物标志物来评估健康状态、诊断疾病、监测疗效的分析方法。体外分析是核医学重要组成部分之一。本章重点介绍放射免疫分析、免疫放射分析及体外分析检测常用项目主要临床应用，并对其他体外分析方法、体外分析实验室质量管理及常用管理方法进行简要介绍。

第一节 | 体外放射分析

体外放射分析（in vitro radiometric analysis）是指在体外条件下，以放射性核素标记的抗原、抗体或配体为示踪剂，以结合反应为基础，以放射性测量为手段，对微量物质进行定性、定量分析。体外放射分析按反应机制分为竞争性与非竞争性放射分析，代表方法分别是放射免疫分析与免疫放射分析。放射免疫分析是体外放射分析的代表，在其基础上，通过改变标记物、结合体等手段，建立了众多体外分析方法。

体外放射分析因具备高灵敏度、高特异性等优点，特别适用于生物样本中激素、多肽、蛋白质等微量生物活性物质检测，也用于生物分子的结构、功能和相互作用的研究。

一、放射免疫分析

放射免疫分析（radioimmunoassay, RIA）是 1959 年由 Yalow 和 Berson 建立的微量的体外分析方法，它开创了微量生物活性物质检测的新纪元，对现代医学的发展起到了极大的推动作用，Yalow 也因此于 1977 年获得诺贝尔生理学或医学奖。

（一）原理

RIA 是建立在放射分析高灵敏度与免疫反应高特异性基础之上的微量分析技术。RIA 是应用定量的标记抗原（$^*Ag$）和标准品、质控品或待测样本等可变量非标记抗原（Ag）竞争性地与限量抗体（Ab）进行免疫结合反应，通过测量标记抗原-抗体复合物（$^*Ag\text{-}Ab$）的 CPM（放射性计数/分），计算出 Ag 量的一种体外分析方法。其反应式如下：

$$
\begin{array}{c}
Ag + Ab \rightleftharpoons Ag\text{-}Ab + Ag \\
+ \\
^*Ag \\
\updownarrow \\
^*Ag\text{-}Ab \quad + \quad ^*Ag
\end{array}
$$

由于 $^*Ag$、Ag 与 Ab 具有相同的免疫结合能力且遵循质量守恒定律，当 Ab 限量时，$^*Ag$、Ag 与 Ab

竞争结合的量取决于*Ag、Ag 两者的浓度比。结合反应达到平衡时,形成一定量结合的抗原-抗体复合物 B(*Ag-Ab、Ag-Ab)、未结合的游离抗原 F(*Ag、Ag),将 B、F 分离后测量出 B 的 CPM 即为*Ag-Ab 的 CPM,其 CPM 和 Ag 的量呈负相关,利用 Ag 与*Ag-Ab 的函数关系可计算出 Ag 的量(图 5-1)。

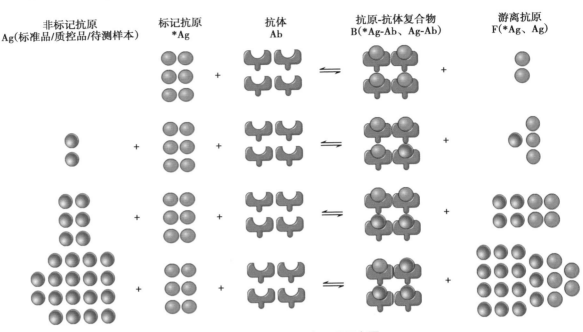

图 5-1　RIA 反应原理示意图

1. RIA 成立条件

(1)*Ag、Ag 免疫活性相同,与 Ab 结合能力相同,结合反应是可逆动态过程。

(2)*Ag、Ag 分子数之和大于 Ab 的分子数。

(3)分离试剂能有效地将 B、F 分离且不破坏达到动态平衡的免疫反应。

(4)适宜的反应条件(时间、温度、酸碱度、介质等)。

(5)准确测量放射性计数的仪器及可处理相应数据的软件。

2. 标准曲线制备

用已知梯度浓度标准品(Ag)和*Ag 竞争性地与 Ab 进行免疫结合反应,待反应结束后,测各浓度标准品对应 B 的 CPM。以标准品的浓度值为横坐标,以对应 B 的 CPM 或 B/B_0(B_0 是标准品浓度为"0"时对应 B 的 CPM)为纵坐标,依据相应的函数关系拟合 RIA 标准曲线(图 5-2)。

3. 质控品、待测样本检测

在与标准曲线制备的同等条件下分别检测质控品、待测样本,根据对应 B 的 CPM 或 B/B_0,在标准曲线上查到质控或待测样本的量。

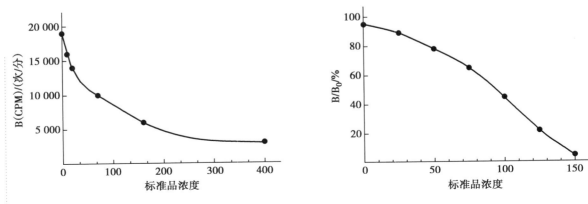

图 5-2　RIA 标准曲线示意图

（二）基本试剂及要求

RIA 试剂包括：说明书、标准品、质控品、标记抗原、抗体、缓冲液、分离试剂或分离材料。

1. 标准品　是一组已知浓度的试剂，是定量的依据，要求其纯度高、稳定性好、配制精确、可溯源。

2. 质控品　是一个或一组已知浓度的试剂，其浓度应在标准曲线线性范围内，用于监测本批次检测的质量。

3. 标记抗原　是计量的依据，要求其比活度高、放化纯度高、稳定性好。^{125}I 具备半衰期适中、易于标记、易于检测、稳定性高、成本低廉、适用范围广等优点，是 RIA 主要标记核素。

4. 抗体　是 RIA 方法建立的基础，多数采用单克隆抗体，要求其具备高亲和力、高特异性、高滴度等特点。

5. 分离试剂　是保证 RIA 质量的重要因素，是一个或一组能够将生成的抗原-抗体复合物从反应体系中分离出来的试剂，要求其具备稳定性好、分离效果优、对免疫反应影响小、抗干扰能力强等特点。常用的液相分离试剂有聚乙二醇（polyethylene glycol，PEG）、二抗体+PEG，常用的固相分离试剂是包被在聚苯乙烯试管、微球、磁珠、塑料珠等固相载体上的二抗体。

（三）检测步骤

RIA 检测由加样、孵育、分离结合与游离部分、测量放射性计数、数据处理等五个步骤组成，检测过程要严格按标准操作规程（standard operating procedure，SOP）或试剂说明书操作。

1. 加样　在试管中加入相同体积的标准品（质控品或待测样本）、标记抗原、抗体。

2. 孵育　不同检测项目反应达到平衡所需的孵育时间和温度等条件不同，应依据相应项目 SOP 或检测说明书操作。

3. 分离结合与游离部分　加入分离试剂后经再孵育和离心，完成结合与游离部分分离，具体应依据相应项目 SOP 或检测说明书操作。常用的分离方法有液相分离法和固相分离法。液相分离法是在液相载体中进行，加入分离试剂后可直接将 B、F 分离。固相分离法是预先将 Ab_2（二抗体）包被在固相载体上，$^*Ag$、Ag 与 Ab_1（一抗体）先在液相载体中进行结合反应，反应形成的 $^*Ag\text{-}Ab_1$、$Ag\text{-}Ab_1$ 再与 Ab_2 在固相载体上进行结合反应，当反应结束将 F（$^*Ag$、Ag）分离后，可测量 B（$Ab_2\text{-}^*Ag\text{-}Ab_1$）的 CPM。

4. 测量放射性计数　采用可以准确测量放射性计数的仪器（放射免疫测量仪器）测量 B 的 CPM。

5. 数据处理　通过计算机将测得 CPM 按选好的数学模型拟合标准曲线，自动计算待测样本的量，同时根据质控品检测结果监测本批次检测的有效性。常用的数学模型有样条函数、Log-logit、四参数 Logistic 等。

（四）RIA 质量控制

RIA 质量控制因其方法学的特殊性，主要是室内质量控制（internal quality control，IQC）、室间质量评价（external quality assessment，EQA），详见本章第三节。

（五）RIA 分析注意事项

1. RIA 试剂需符合相关试剂管理和使用要求，应放置在具备安全设施的冷藏箱内，由专人保管。

2. RIA 试剂必须在有效期内使用，不同批次的试剂不得混用。

3. 使用 RIA 试剂之前应将试剂平衡至室温。

二、免疫放射分析

免疫放射分析（immunoradiometric assay，IRMA），是利用过量的标记抗体（$^*Ab$），通过免疫结合反应检测标准品、质控品或待测样本等非标记抗原（Ag）的量。与 RIA 相比，IRMA 使用的 $^*Ab$ 是过量的，因此是非竞争性免疫结合反应。

（一）原理

IRMA 利用过量 $^*Ab$ 与 Ag 进行免疫结合反应，形成 Ag-*Ab。Ag-*Ab 的 CPM 与 Ag（标准品、质控品或待测样本）的量呈正相关。其反应式如下：

$$Ag + {}^*Ab \xrightleftharpoons{} Ag\text{-}^*Ab + {}^*Ab$$

通过标准品（Ag）与 Ag-*Ab 的函数关系拟合 IRMA 标准曲线，进而计算出待测样本的量（图 5-3）。

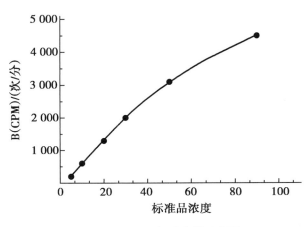

图 5-3　IRMA 标准曲线示意图

（二）IRMA 的主要特点

1. **反应动力学**　抗原与抗体反应速度与反应物浓度成正比。由于 IRMA 的 *Ab 是过量的，因此其比 RIA 反应速度快，达到反应平衡时间短。

2. **灵敏度**　IRMA 属非竞争性免疫结合反应，其灵敏度高于 RIA，在低剂量区检测有优势。

3. **特异性**　IRMA 所采用的抗体是针对特定抗原决定簇的单克隆抗体，不易发生交叉反应，特异性较强。

4. **标准曲线工作范围**　标准曲线工作范围较宽，被检测样本常规不需要稀释或浓缩，减少了操作误差。

（三）试剂组成

由说明书、标准品、质控品、标记抗体、分离材料等组成。

（四）检测步骤

IRMA 检测过程与 RIA 相似，包括加样、孵育、分离结合与游离部分、测量放射性计数、数据处理等五个步骤。

（五）分离方法

常用的有双抗体夹心法、生物素-链霉亲和素分离法。

（六）质量控制

要求同 RIA。

（七）RIA 与 IRMA 比较

IRMA 比 RIA 灵敏度高、反应速度快、特异性强、检测方便、结果准确，见表 5-1。

表 5-1　RIA 与 IRMA 比较表

比较项目	RIA	IRMA
标记物	Ag	Ab
免疫反应原理	竞争性结合反应	非竞争性结合反应
抗体用量	限量	过量
标准曲线	负相关	正相关
达到反应平衡时间	长	短
可测量范围	窄	宽
对低剂量区影响	有	无
应用对象	适用于大、小分子物质检测	适用于大分子物质检测

三、放射受体分析与受体放射配体结合分析

放射受体分析（radioreceptor assay，RRA）与受体放射配体结合分析（radioligand binding assay for receptor,RBA)均是以放射性核素标记配体为示踪剂,受体与标记配体特异性结合反应为基础的体外分析方法,常用标记核素为 ^{125}I。

(一)放射受体分析

RRA 是利用定量的标记配体[$^{*}L$]和可变量的非标记待测配体[L]与限量的受体[R]发生竞争性结合反应,通过测量标记受体-配体复合物[$^{*}LR$]的 CPM 来计算出待测配体的量。这一过程可用下式表示:

$$L+R \rightleftharpoons [LR]+L$$
$$+$$
$$^{*}L$$
$$\big\downarrow\big\updownarrow$$
$$[^{*}LR] \quad + \quad ^{*}L$$

RRA 是竞争性结合分析,反应原理、反应条件与 RIA 基本相同,RRA 因其高灵敏度、高特异性被广泛应用于检测待测配体的量。

(二)受体放射配体结合分析

RBA 是利用放射性核素标记配体与待测受体进行特异性的结合反应,从而对待测受体进行定性、定量分析,受体和配体的结合反应遵守质量守恒定律。

第二节 ｜ 体外非放射分析

体外非放射分析因其操作简便、灵敏度高、稳定性好、无辐射污染、自动化程度高、检测速度快等优点,已广泛应用于临床。本节对几种常用体外非放射分析方法进行简要介绍。

一、酶免疫分析

酶免疫分析(enzyme immunoassay,EIA)是以酶标记抗体(或抗原)与抗原(或抗体)进行免疫反应,反应生成酶标记抗原-抗体复合物,再利用酶促反应使待测样本与酶标记抗原-抗体复合物反应,当底物显色后利用有色产物吸光度不同对待测样本进行定性或定量分析。其中应用最多的是酶联免疫吸附分析(enzyme-linked immunosorbent assay,ELISA),ELISA 原理和检测过程与 RIA 及 IRMA 相似。

二、化学发光免疫分析

(一)直接化学发光免疫分析

直接化学发光免疫分析(direct chemiluminescence immunoassay,DCIA)发光物质不需要酶催化作用,可直接参与发光反应。利用发光物质标记抗原或抗体进行免疫反应,反应形成带有发光物质的免疫复合物。发光物质通过氧化反应获得能量后处于激发态,当返回基态时以光子的形式释放能量,其发光强度与待测样本浓度相关。常用的发光物质为吖啶酯。

(二)化学发光酶免疫分析

化学发光酶免疫分析(chemiluminescent enzyme immunoassay,CLEIA)是以酶标记抗原或抗体进行免疫反应,当反应结束后加入发光物质,进而发生酶促反应,使底物断裂产生化学发光。常用的发光物质为辣根过氧化物酶、碱性磷酸酶。

(三)电化学发光免疫分析

电化学发光免疫分析(electrochemiluminescence immunoassay,ECLIA)是以三联吡啶钌[$Ru(bpy)3$]$^{2+}$标记抗原或抗体,在电极表面由电化学引发化学反应,产生化学发光。三联吡啶钌是高度稳定性的水溶性小分子物质,其分子量小,结构简单,可以标记抗原、抗体、核酸等多种物质。

三、时间分辨荧光免疫分析

时间分辨荧光免疫分析（time-resolved fluoroimmunoassay，TRFIA）是以长寿命荧光物质铕（Eu）、铽（Tb）等标记抗原或抗体，通过检测荧光量对待测样本定性或定量分析。TRFIA 优点是最大限度提高测量方法的灵敏度，有与 RIA 相似的特异性，可同时检测两种以上的物质，无辐射污染。

四、液相色谱-质谱联用技术

液相色谱-质谱联用技术（liquid chromatography-mass spectrometry hyphenated technique，LC-MS）是用于测量生物样品中小分子、肽类、蛋白质含量的一种方法，是一种专属性强、快速、灵敏的高级分析技术，主要应用在复杂背景下待测样本的准确测量。液相色谱（LC）用于分离样本混合物的组分，质谱（MS）用于检测和分析已分离的组分。LC-MS 具有分析范围广、分析结果可靠、检出限低、分析速度快等优点。

第三节 ｜ 体外分析实验室质量管理

核医学体外分析实验室质量管理体系中应有明确的质量方针、质量目标、质量指标。为了确保检测结果准确、按时、客观，需要制订"标准操作规程""用户手册"等管理文件，对体外分析实验室进行质量管理。

一、过程管理

过程管理是体外分析实验室质量管理的核心，包括分析前、中、后质量管理。

（一）分析前质量管理

分析前阶段是指检测开始前的阶段，包括检验申请、患者准备和识别、原始样本采集、样本运送和实验室内传递、样本接收和储存等，需严格按照"用户手册"的相关规定进行质量管理。

（二）分析中质量管理

分析中阶段是指样本开始检测至显示检测结果的阶段，此阶段为整个检测过程的核心。检测方法、方法学性能评价、标准操作规程（SOP）、质量控制（quality control，QC）是质量管理的重点。

1. **检测方法的选择和方法学性能评价**

（1）检测方法：需选择公认的并被实验室证明其性能指标可满足临床要求的方法。

（2）方法学性能评价：需对准确度、精密度、线性范围、临床可报告范围、分析灵敏度与功能灵敏度、生物参考区间等性能指标进行验证。

2. **标准操作规程** SOP 是对分析过程的描述，是经过细化、量化、优化并经不断实践总结出来的操作程序。SOP 一般分为方法、设备、样本和数据四类，SOP 的要求是写我所做、做我所写、记我做过、查我所做、纠我做错。

3. **质量控制** QC 是实验室为确保检测结果准确采取的一系列措施和方法，分为室内质量控制（IQC）和室间质量评价（EQA）。

（1）室内质量控制：IQC 是最基本的质量控制措施，是用已知浓度的质控品与待测样本在同等条件下进行检测，用以评估实验室检测结果的准确度和精密度。

（2）室间质量评价：EQA 是由国家、地区临床检验中心建立的用于评估实验室检测能力的方法，是为确保实验室维持较高的检测水平而对其能力进行考核、监督和确认的一种验证活动。

（三）分析后质量管理

分析后阶段是指检测完成后至结果发出及临床应用的阶段，包括结果复核、临床资料保存、样本处置等，此阶段质量管理重点是建立报告单审核、签发制度，做好咨询服务工作。

二、信息管理

信息管理的目的是确保实验室数据、信息的合理使用与安全。信息管理通过对检测全过程动态实时监控分析,实现对实验室资源利用的最大化、检测流程管理的最优化。

三、风险管理

实验室风险是指检测全过程中存在发生损失和不安全事件的可能性及不确定性。实验室风险管理可尽早发现风险并合理控制,使风险发生的概率和影响最小化,从而保证检测结果质量。

第四节 | 体外分析实验室常用管理方法简介

向临床提供准确、按时、客观的检测结果是实验室建设的核心,标准化、规范化、国际化管理是体外分析实验室管理的核心。实验室要结合自身的特点与相关的法规、规范、标准等要求,建立适合自身的管理方法并持续改进。

一、《核医学体外分析实验室管理规范》

《核医学体外分析实验室管理规范》是第一部由长期从事核医学体外分析工作的专家共同编写而成的管理规范,其适用于核医学体外分析实验室的全过程管理,是体外分析实验室质量管理的基本要求。

二、《医学实验室质量和能力认可准则》

《医学实验室质量和能力认可准则》(*Accreditation Criteria for the Quality and Competence of Medical Laboratories*),是中国合格评定国家认可委员会(China National Accreditation Service for Conformity Assessment,CNAS)发布的用于医学实验室质量管理的系统性文件,等同于《医学实验室-质量与能力的要求》(ISO 15189)。《医学实验室-质量与能力的要求》是医学实验室通用的国际化的质量管理标准,其强调医学实验室的质量和技术,其核心是全面质量管理,宗旨是持续改进与风险管理。

三、六西格玛质量管理

六西格玛(6σ)质量管理是实验室开展质量控制的有效方法,6σ 质量管理涉及实验室检测的全过程。6σ 采用允许总误差(allowable total error,TEa)判断检验质量,使用检验结果和不良次数计算每百万缺陷率(defect rate per million,DPM),运用统计学方法将 DPM 转换为 σ 值,σ 值越大提示质量越好。实验室根据 σ 水平选择质量控制规则、设计质量控制方法、分析质量控制性能。

四、6S 管理

6S 管理是对实验室工作现场的人员、机器、材料、环境、方法等生产要素进行管理的有效方法。6S 管理的内容是:①整理(seiri),要与不要、一留一弃;②整顿(seiton),科学布局、取用快捷;③清扫(seiso),清除垃圾、美化环境;④清洁(seiketsu),清洁环境、贯彻到底;⑤素养(shitsuke),形成制度、养成习惯;⑥安全(security),安全操作、以人为本。

第五节 | 体外分析检测项目临床应用

核医学体外分析常规检测项目见表 5-2。

表 5-2　核医学体外分析常规检测项目一览

序号	名称	缩写	主要临床应用
1	三碘甲状腺原氨酸	T_3	常用于甲状腺功能评价
2	甲状腺素	T_4	
3	游离三碘甲状腺原氨酸	FT_3	
4	游离甲状腺素	FT_4	
5	促甲状腺激素	TSH	
6	反三碘甲状腺原氨酸	rT_3	
7	甲状腺球蛋白抗体	TgAb	常用于甲状腺相关疾病的辅助诊断
8	甲状腺微粒体抗体	TmAb	
9	甲状腺过氧化物酶抗体	TPO-Ab	
10	促甲状腺激素受体抗体	TRAb	
11	甲状腺球蛋白	Tg	
12	降钙素	CT	
13	尿碘	UI	
14	黄体生成素	LH	常用于垂体-性腺功能评价
15	促卵泡激素	FSH	
16	催乳素	PRL	
17	雌二醇	E_2	
18	孕酮	PRG	
19	睾酮	T	
20	抗米勒管激素	AMH	
21	β-人绒毛膜促性腺激素	β-HCG	常用于早期妊娠的辅助诊断
22	雌三醇	E_3	常用于胎盘功能监测
23	妊娠相关血浆蛋白 A	PAPP-A	常用于唐氏综合征筛查
24	促肾上腺皮质激素	ACTH	常用于垂体-肾上腺皮质功能评价
25	皮质醇	Cor	
26	醛固酮	ALD	常用于继发性高血压的辅助诊断
27	肾素	renin	
28	血管紧张素 II	AT-II	
29	儿茶酚胺	CA	常用于肾上腺髓质功能评价
30	肾上腺素	AD	
31	去甲肾上腺素	NE	
32	胰岛素	INS	常用于胰岛功能评价
33	C-肽	C-P	
34	胰高血糖素	glucagon	
35	生长激素	GH	常用于生长发育相关疾病的辅助诊断
36	胰岛素样生长因子-1	IGF-1	
37	胰岛素样生长因子结合蛋白 3	IGF-BP3	

序号	名称	缩写	主要临床应用
38	甲状旁腺激素	PTH	常用于甲状旁腺功能评价
39	骨钙素	OC	常用于骨代谢相关疾病的辅助诊断
40	总Ⅰ型前胶原氨基端延长肽	tP1NP	
41	β-胶原降解产物	β-CTX	
42	25-羟基维生素 D	25-(OH)-VD	
43	25-羟基维生素 D₃	25-(OH)-VD₃	
44	幽门螺杆菌抗体	Hp-Ab	常用于幽门螺杆菌感染的辅助诊断
45	胃蛋白酶原Ⅰ	PG Ⅰ	常用于胃的癌前病变筛查
46	胃蛋白酶原Ⅱ	PG Ⅱ	
47	胃泌素-17	Gas-17	
48	癌胚抗原	CEA	常用于胃、肠、肺、卵巢等恶性肿瘤的辅助诊断
49	甲胎蛋白	AFP	常用于原发性肝癌的辅助诊断
50	异常凝血酶原	PIVKA-Ⅱ	
51	糖类抗原 125	CA125	常用于卵巢恶性肿瘤的辅助诊断
52	糖类抗原 19-9	CA19-9	常用于胰腺恶性肿瘤的辅助诊断
53	糖类抗原 72-4	CA72-4	常用于胃恶性肿瘤的辅助诊断
54	糖类抗原 242	CA242	常用于胃、肠恶性肿瘤的辅助诊断
55	糖类抗原 50	CA50	
56	糖类抗原 15-3	CA15-3	常用于乳腺恶性肿瘤的辅助诊断
57	神经元特异性烯醇化酶	NSE	常用于小细胞肺癌的辅助诊断
58	胃泌素释放肽前体	ProGRP	
59	细胞角蛋白 19 片段	CYFRA21-1	常用于非小细胞肺癌、宫颈鳞状细胞癌的辅助诊断
60	鳞状上皮细胞癌相关抗原	SCC	
61	人附睾蛋白 4	HE4	常用于卵巢恶性肿瘤的辅助诊断
62	人类表皮生长因子受体 2	HER2	常用于乳腺恶性肿瘤的辅助诊断
63	β₂-微球蛋白	β₂-MG	常用于淋巴瘤的辅助诊断
64	总前列腺特异性抗原	PSA	常用于前列腺恶性肿瘤的辅助诊断
65	游离前列腺特异性抗原	f-PSA	
66	甲型肝炎病毒抗体 IgM	HAV-IgM	常用于各型病毒性肝炎的辅助诊断
67	乙型肝炎病毒 DNA	HBV-DNA	
68	乙型肝炎病毒表面抗原	HBsAg	
69	乙型肝炎病毒表面抗体	HBsAb	
70	乙型肝炎病毒核心抗体	HBcAb	
71	乙型肝炎病毒 E 抗原	HBeAg	
72	乙型肝炎病毒 E 抗体	HBeAb	
73	丙型肝炎病毒 RNA	HCV-RNA	
74	丙型肝炎病毒抗体	HCVAb	
75	丁型肝炎病毒抗体	HDVAb	
76	戊型肝炎病毒抗体 IgM	HEV-IgM	

续表

序号	名称	缩写	主要临床应用
77	层粘连蛋白	LN	常用于肝纤维化的辅助诊断
78	Ⅲ型前胶原氨基端肽	TPⅢNP	
79	透明质酸	HA	
80	Ⅳ型胶原	Ⅳ-C	
81	肌红蛋白	Mb	常用于心肌损伤的辅助诊断
82	肌钙蛋白 I	cTnI	
83	肌钙蛋白 T	cTnT	
84	脑钠肽	BNP	常用于心力衰竭的辅助诊断
85	同型半胱氨酸	HCY	常用于高同型半胱氨酸血症、H 型高血压的辅助诊断
86	C 反应蛋白	CRP	常用于感染性疾病的辅助诊断
87	超敏 C 反应蛋白	hs-CRP	
88	降钙素原	PCT	
89	白介素-6	IL-6	
90	**铁蛋白**	Ferr	常用于各类贫血的辅助诊断
91	促红细胞生成素	EPO	
92	**维生素 B$_{12}$**	VB$_{12}$	
93	血清叶酸	FOL	
94	转铁蛋白	TRF	

注：表内字体加粗项目为临床常用项目。

（高 识）

本章目标测试

思考题

1. 放射免疫分析基本原理是什么？放射免疫分析与免疫放射分析的主要区别有哪些？

2. 非放射分析技术临床应用特点有哪些？

3. 体外分析常用项目的主要临床应用有哪些？

第六章 | 计算机技术在核医学中的应用

教学目的与要求

【掌握】计算机在核医学常规图像采集、处理中的应用。

【熟悉】核医学设备中的计算机技术及系统;DICOM 标准的基本意义和作用;PACS 的基本功能。

【了解】计算机技术在核医学领域的最新应用。

计算机技术的应用极大地推动了核医学技术的发展,尤其是以计算机断层显像技术为代表的计算机算法技术,是现代核医学的基础技术之一。核医学影像设备通过探测标记有放射性核素的药物在机体内的分布来获得相关生物信息。从核医学设备的机械控制、扫描控制、数据采集、数据压缩与传输、数据处理与显示、数据存储和患者病例管理,到当前的人工智能诊断技术,现代核医学的全过程必须依赖计算机的参与。本章简要介绍计算机在核医学影像技术中的应用。

第一节 | 核医学设备中的计算机系统

一、采集工作站和图像处理工作站

采集工作站的主要作用是让设备按指定的流程进行原始数据采集,并进行一定的数据校正与处理。操作人员通过图像采集终端软件设定采集规程参数并下发至采集处理工作站,从而启动采集规程;采集处理工作站运行数据采集服务器软件,软件根据采集规程控制机电运动与数字化电子学进行采集,数字化电子学将数字信号传输至采集处理工作站与数据采集服务器软件进行处理,生成图像及其他统计信息,进一步传输至采集主控机进行显示和存储,并用于图像存储与进一步的分析。

图像处理工作站的主要功能是供用户针对受检者的诊断图像,实现处理和分析的流程,即:导入患者信息,根据临床诊断需求调用和显示采集图像,并对图像进行后期处理和分析,辅助医师确诊患者病情等。

在图像正常传输到图像处理工作站后,即可进行图像的处理和分析。如 SPECT 的主要处理步骤如下:

1. 选择待处理患者的相关图像,可以全选,也可以选择部分资料。

2. 根据扫描器官类型选择对应的处理规程运行处理流程(针对不同器官有特有的处理流程)。

3. 患者图像的打印和报告生成,保存处理结果。

4. 将处理结果向影像存储与传输系统(picture archiving and communication system,PACS)工作站中传输(符合 DICOM 3.0 标准格式)。

5. 定期进行处理结果的删除和数据备份。

二、嵌入式计算机系统

核医学成像设备不断发展,由最初的 γ 相机二维成像逐步演变到更为复杂、多种类型的三维成像设备。现代核医学设备通常采用大量的嵌入式系统。嵌入式系统是以应用为中心、以计算机技术为基础,软硬件可裁减,适应实际应用,对功能、可靠性、成本、体积、功耗严格要求的专用计算机系统;一般由微处理器、存储器、传感器等一系列微电子器件与嵌入在存储器中的微型操作系统和应用软件组成,共同实现诸如实时控制、监视、管理、移动计算、数据处理等各种自动化处理任务。在核医学影像设备中,嵌入式系统主要应用于信号采集、网络通信、触摸屏和液晶显示器(liquid crystal display,LCD)显示、运动控制和工作环境监测等模块。

三、数字化显像设备

探头是系统进行数据采集处理的部分,其主要任务是采集核素发出的 γ 光子信息并传送给计算机进行后期校正和图像重建。探头部分直接关系着系统的灵敏度和分辨力,影响着系统的精度和成像质量。

传统核医学探头的前端电子学部分多采用模拟电路来实现,其抗干扰能力差、不够灵活、易受器件速度的限制,难以达到很高的数据采集速度,而数字电路则能很好地解决模拟电路中遇到的大部分问题。当今国内仍有许多核医学系统采用模拟电路输出 γ 光子的位置和能量信息,再进行模数转换(analog to digital conversion,A/D conversion),把数据输入计算机进行后续计算(图 6-1)。最新的核医学系统则直接采用特殊半导体工艺制造的数字化光电倍增器件直接输出数字信号,后续电路全部采用数字电路实现。

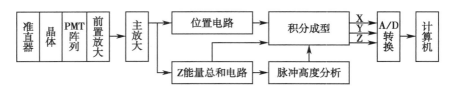

图 6-1 传统核医学影像链结构

当前的核医学系统以现场可编程门阵列(field programmable gate array,FPGA)或专用集成电路(application specific integrated circuit,ASIC)为核心的数字电路来代替传统的模拟电路,将从光电倍增器件或其他光敏器件传出的信号经过放大后直接进行高速模数转换,数字化信号输入到 FPGA 或 ASIC 中,在其中完成后续运算,计算出 γ 事件发生的位置、能量及时间信息。还可以在其中加入能量校正、线性校正和时间校正部分,以实现数据的实时校准(图 6-2)。

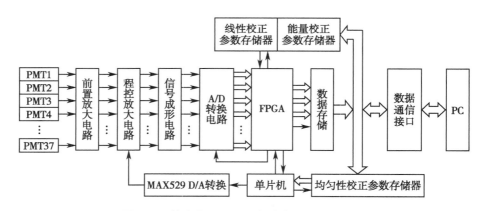

图 6-2 数字化 SPECT 探头电子学部分结构

第二节 | 核医学图像处理

一、图像重建技术

核医学常用的影像设备主要有 SPECT 和 PET。这些仪器采集后的数据通过数字传输通道输入到计算机中，进行核医学图像重建。

（一）数据存储

核医学图像重建需要将核医学的 γ 事件或符合事件数据按一定的规则存储下来再进行图像重建。进行存储的方式一般有两种，一种需要对采集到的 γ 事件进行一定的压缩和重组，以帧模式存储，可减少数据量和提高计算速度；另一种可以直接存储表模式的数据，即将每次事件具体的位置、能量及时间信息等原始数据全部按一定规则的表单进行存储，这样在图像重建中大大减少数据存储压缩带来的信息丢失，并可以保证极高的重建算法选择自由度。

（二）重建算法

利用帧模式或表模式数据可以在计算机中直接进行核医学图像的重建，生成可视化的医学图像。常见的重建算法有滤波反投影的解析重建算法和最大似然估计的迭代重建算法。

迭代算法是一种数值逼近算法，赋予断层图像初始估计值后，通过对像素值循环修正，使其逐渐逼近所求图像的真实值。迭代算法首先给断层图像赋予初始估计值 λ^0，根据该初始值计算出理论投影值 q，将理论投影值 q 与实际投影值 p 进行比较，再根据一定的计算法则对初始值 λ^0 进行修正得到 λ^1，然后从修正过的图像估计值计算理论投影值，与实测值 p 比较并再次修正断层图像估计值，如此循环迭代，直至相邻两次估计值的差足够小为止。

与解析算法不同，迭代算法只需要正向计算从图像到投影的值，不需要得到从投影到图像的解析表达式，而且理论投影值和实际投影值的计算都是沿着实际的投影线进行的，在迭代过程中可以加入各种先验知识和约束条件，将投影测量中的各种物理因素（如人体对 γ 光子的衰减散射、准直器深度响应等）考虑在内，通常可以得到更好的结果。

迭代算法包括代数迭代重建算法（algebraic reconstruction technique，ART）和自适应统计迭代重建算法（adaptive statistical iterative reconstruction，ASIR）。代数迭代重建算法有加性代数迭代法（additive algebraic reconstruction technique，AART）、乘性代数迭代法（multiplicative algebraic reconstruction technique，MART）和同步迭代重建技术（simultaneous algebraic reconstruction technique，SIRT）；自适应统计迭代重建算法包括最大似然最大期望值法（maximum likelihood expectation maximization，MLEM）、有序子集最大期望值法（OSEM）、基于误差理论的加权最小二乘法（weighted least squares，WLS）、最大后验概率算法（maximum a posteriori，MAP）、最速下降法、共轭梯度法等。

二、图像显示

（一）采集与显示矩阵

核医学图像代表患者相应部位的放射性药物分布。在核医学成像设备中，需要将图像进行数字化操作，即将图像空间被分割成 $m \times n$ 的像素（pixel），它们按行、列排列成一个矩阵，m、n 为矩阵的尺寸。如图 6-3 就是一个 8×8 的像素的数字图像矩阵，每个像素的值代表了像素空间内的放射性药物衰变次数或药物浓度。

3	5	17	19	21	14	11	5
2	6	24	85	83	66	26	7
8	33	86	55	61	78	34	9
6	24	74	43	80	48	13	2
5	36	84	48	78	53	15	5
2	26	80	51	62	89	29	9
4	13	32	73	71	68	32	8
1	8	25	17	26	11	7	3

图 6-3　数字化的图像矩阵

矩阵越大图像越清晰，分辨力越好。这个 8×8 的图像很粗糙，有明显的“马赛克”现象。但是由于给患者使用的放射性药物剂量不能太大，数据采集的时间不宜太长，所以一帧图

像包含的 γ 光子总计数有限。如果使用过大的矩阵,每个像素的 γ 光子计数很少,统计涨落将很严重,图像的信噪比变差,图像反而显得模糊不清。一帧质量较好的图像,像素尺寸应不超过核医学成像设备空间分辨力的 1/3,以避免马赛克效应;图像像素的平均计数应在 40~50ppi 以上,以避免统计涨落的影响。在核医学临床实践中,动态显像和断层显像一般采用 64×64 图像矩阵,以保证每个像素有足够的计数,而静态显像和平面显像则多采用 128×128 和 256×256 的图像矩阵,以期获得更高的分辨力。

(二) 灰阶与伪彩显示

数字图像记录的是一系列像素的计数值,要将它显示出来就必须把计数值转换成计算机能够显示的灰度值或色彩,通过不同的灰阶及颜色来表现各部位药物总量的差别。灰度编码就是将从 0 到 255 的像素计数值线性地映射为从黑到白的 256 个灰阶。人眼对色彩的分辨能力远高于对灰度的分辨能力,因此核医学常用不同的颜色表示像素的不同计数值,这时图像的色彩是人为赋予的,不代表脏器的真实颜色,故称为伪彩色。伪彩色编码图像能更好地表现放射性药物含量的差别,所以被核医学广泛采用。

三、图像处理技术

(一) 图像增强

在核医学图像处理领域的图像增强主要包括噪声消除、对比度增强、锐化、伪彩色增强等几种技术。

1. **噪声消除** 由于噪声会引起图像质量下降,甚至可能导致错误诊断,因此噪声消除往往是核医学图像处理的第一步。核医学图像处理领域中最常用的降噪方法有:邻域平均法(也称均值滤波)、多图平均法、中值滤波法以及在频域中使用低通滤波器或带阻滤波器。

2. **对比度增强** 对比度不良是核医学图像最常见的问题,利用对比度增强处理可以有效改善这类图像的质量。

3. **锐化** 为了使医生能够更好地分析图像,通常利用图像锐化的方法消减图像的模糊程度、突出目标边界、增强图像细节。

(二) 图像分割

图像分割技术是图像分析、理解以及可视化技术的基础,可以用来区分目标组织和周围组织,同时分割数据本身还可以作为临床疾病诊断指标。在核医学图像处理领域,主要采用边缘检测和区域分割两种图像分割方法。

(三) 图像配准

医学影像配准是指对于各种探测设备得到的医学图像,或从各个方位获取的图像,利用计算机数字图像处理技术将它们对应的相同的生理学解剖位置标记出来,以便对目标进行三维重建,也可以将实际采集的图像与标准医学图像匹配,以标明某些特定属性。图像配准的精确性在多模式融合显像(如 SPECT/CT、PET/CT、PET/MR 等)中显得尤为重要。

(四) 感兴趣区

临床定量分析经常需要对感兴趣区(region of interest,ROI)进行统计。ROI 可以由图像采集操作人员用鼠标在屏幕上勾画,可能是矩形的、圆形的或沿脏器边缘的任意形状封闭图形,计算机能够统计 ROI 中的总像素数、总计数值、平均计数(总计数值/总像素数)、最大计数和最小计数(计数值最大和最小的像素值)。

(五) 边界识别

屏幕的显示特性(亮度、对比度等)和人的主观因素严重影响手工勾画 ROI,不同医生画出的 ROI 差异很大,同一医生两次勾画的结果也不尽相同,这就给核医学图像的定量分析带来不确定性,根据一定的算法由计算机自动进行边界识别而生成的 ROI 有利于临床诊断的规范化。

第三节 │ 与核医学相关的医院数据系统

一、医学数字成像和通信

数字化医学影像设备是含有计算机处理功能的影像产品,不同的厂商制定了各自不同的图像格式和传输协议。随着医学影像技术的迅速发展和普及,在不同厂商生产的设备间交换图像和相关信息的需求日趋迫切,而缺乏统一的图像信息格式和数据传输标准成为图像交换的主要障碍。为此,美国放射学院(American College of Radiology,ACR)和国际电气制造业协会(National Electrical Manufacturers Association,NEMA)在 1983 年组成一个联合委员会,发起制订公共标准。经过 ACR-NEMA 委员会和著名的医疗影像设备制造商的共同努力,终于在 1996 年发表了一套新的规范,正式命名为医学数字成像和通信(Digital Imaging and Communications in Medicine,DICOM),即 DICOM 3.0,此规范一经公布立即被众多的厂商及机构采用。此后,DICOM 标准不断吸纳各方反馈的信息,从不同专业角度增加规范的范畴和深度,目前该标准仍然在不断发展中。例如 2007 年 5 月 7 日,美国 NEMA 下属的医学影像和技术联盟(Medical Imaging and Technology Alliance,MITA)发表了 DICOM 2007 标准,这个标准共 16 章,为数字图像的交换及患者姓名、手术原因和使用的器械等关联信息建立了一种单一的语言。

DICOM 包括医学数字图像和相关信息的构成、存贮方式和文件格式、信息交换和服务等方面的标准。DICOM 3.0 已经得到了世界上主要厂商的支持,包括 SPECT、PET、CT、MRI、DR、CR 在内的新一代医学影像设备将以支持该标准作为基本特征。

DICOM 标准规定了 Patient、Study、Series、Image 四个层次的医学图像信息结构,以及由它们组成的信息对象(information object,IO);采用服务类客户/提供者概念组成的服务对象对(service object pair,SOP);支持点到点(point-to-point protocol,PPP)和 TCP/IP 网络通信协议。

二、PACS

影像存储与传输系统(picture archiving and communication system,PACS)是医院用于管理医疗设备如 SPECT、PET、CT、MR 等产生的医学图像的信息系统。

医学图像诊断在现代医疗活动中占有极为重要的地位。随着可视化技术的不断发展,现代医学已越来越离不开医学图像的信息,医学图像在临床诊断、教学科研等方面正发挥着极其重要的作用。PACS 是实现医学图像信息管理的重要工具,它对医学图像的采集、显示、储存、交换和输出进行数字化处理,最终实现图像的数字化储存和传送。

PACS 的目标是实现医学图像在医院内外的迅速传递和分发,使医生或患者本人能随时随地获得需要的医学图像。此外,通过对医学图像和信息进行计算机智能化处理,可以对图像进行分析、计算和处理,得出相关指标参数,摒弃传统的肉眼观察和主观判断,为医学诊断提供更客观的信息。最新的计算机技术不但可以提供形态图像,还可以提供功能图像,使医学图像诊断技术走向更深层次。

PACS 是影像设备、诊断工作台、读片台、大型存储系统以及计算机网络的集成,它对各种医学影像数据进行数字化采集、存储、分类、归纳,并通过网络或通信线路将该数字影像传送到异地终端的监视器屏幕上,无失真地重现出来,供医师审阅、会诊。PACS 使医院能够更有效地获取、管理、传递和使用医学图像和疾病信息,实现无胶片化(filmless)、无失真复制、多模式图像融合、诊断报告处理与管理自动化、异地访问及远程诊断(图 6-4)。

三、RIS 与 HIS

放射科作为医院最大的影像部门,大型医院的放射科一般都积累了数以十万计的影像胶片,临床上判读 X 线片大约 80% 需与以前的照片相对照,用人工进行大量胶片的制作、存档、传递、判读,不但

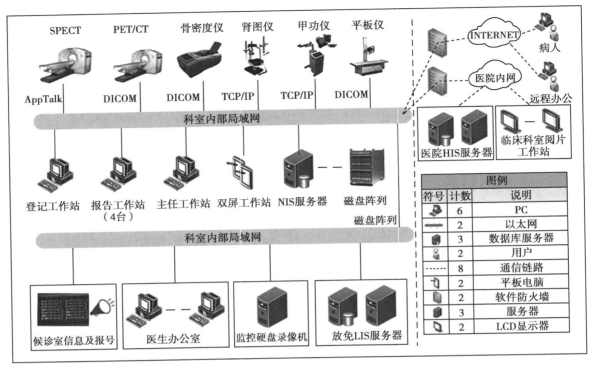

图 6-4　核医学科 PACS 架构

耗资巨大,而且效率极差。20 世纪 60 年代出现了为放射诊断和治疗服务的放射信息系统(radiology information system,RIS),其基本功能有患者登记、检查预约、患者跟踪、数据分析、文字处理、报告生成、账单计费、胶片管理、档案管理等。随着应用的不断深入,RIS 的内涵越来越丰富,甚至包括模板和报告自动生成功能、口述报告功能、统计功能、影像分析功能、与其他系统的接口等。将 RIS 中的患者信息与 PACS 中的图像信息进行关联与整合,形成一体化的 RIS/PACS 是当前的发展趋势。

RIS/PACS 最初是为放射科设计的,现在同样适用于核医学科。将核医学科、放射科、肿瘤科的影像设备连接起来,医生能更有效地获取和使用各种医学信息,为多影像手段的综合应用创造了条件。近年来,我国部分医疗机构已建立核医学影像智能远程诊断平台,应用互联网技术跨区域调配优质诊断资源,打通核医学诊疗、质量控制、教育教学、科研资源的局限性,进行国内、国际远程会诊,实现全方位联动,创新资源、开放共享。

此外,目前国内外正在大力推进医院信息化,我国的大中型医疗单位纷纷建立医院信息系统(hospital information system,HIS)。HIS 是覆盖医院各部门的计算机网络系统,它包括患者临床信息系统(patient care information system,PCIS)、医院经济核算系统(economic accounting management system,EAMS)、医院决策支持系统(clinic decision support system,CDSS)、院务管理系统(hospital management system,HMS)等。影像存储与传输系统是患者临床信息系统的重要组成部分。各种医学影像设备联网是必然发展趋势。医学图像的信息量巨大,在美国,一个标准的 600 张床位医院,仅普通 X 射线平片的年数据量就达 1 573GB,所以 PACS 对网络的要求是 HIS 中最高的。虽然 PACS 可以是独立运行的系统,但是医生在使用 PACS 管理图像的同时,也需要 HIS 管理的其他信息,所以 PACS 应当具有与 HIS 的互操作性或整体集成性。

第四节 │ 辅助诊断技术与人工智能诊疗

计算机辅助诊断(computer aided diagnosis,CAD)或计算机辅助检测(computer aided detection,

CAD）是指通过影像学、医学图像处理技术以及其他可能的生理、生化手段,结合计算机分析计算,辅助发现病灶,提高诊断的准确率。现在常说的 CAD 技术主要是指基于医学影像学的计算机辅助技术。CAD 技术又被称为医生的"第三只眼",CAD 系统的广泛应用有助于提高影像诊断的敏感度和特异性。

医学影像学中计算机辅助诊断通常分为三步:

步骤一:图像的处理过程(预处理)。目的是把病变从正常结构中提取出来。在这里图像处理的目的是使计算机易于识别可能存在的病变,让计算机能够从复杂的解剖背景中将病变及可疑结构识别出来。通常此过程先将图像数字化(经过一定的模数转换),如胶片一般用扫描仪进行图像扫描,如果原始图像已经为数字化图像,如 DR、CT、MRI、SPECT、PET 图像,则可省去此步。针对不同的病变,需要采用不同的图像处理和计算方法,基本原则是可以较好地实现图像增强和图像滤波,通过完成上述设计好的处理过程,计算机得以将可疑病变从正常解剖背景中分离、显示出来。

步骤二:图像征象的提取(特征提取)或图像特征的量化过程。目的是将第一步提取的病变特征进一步量化,即病变的征象分析量化过程。所分析征象为对病变诊断具有价值的影像学表现,如病变的大小、密度、形态特征等。

步骤三:数据处理过程。目的是将第二步获得的图像征象的数据资料输入人工神经元网络等各种数学或统计算法形成 CAD 诊断系统。运用诊断系统,可以对病变进行分类处理,进而区分各种病变,即实现疾病的诊断。这一步中常用的方法包括决策树、神经元网络(artificial neuron network, ANN)、Bayes 网络、规则提取等方法,目前 ANN 应用十分广泛,并取得较好的效果。

随着近年来人工智能和深度学习的迅速发展,利用人工智能(artificial intelligence, AI)实现辅助诊断技术成为越来越被关注的焦点。

AI 是能够通过机器或者软件描绘、模仿人脑功能的一种技术。通过计算机程序来实现各种任务,它是研究、开发用于模拟、延伸和扩展人的智能的理论、方法、技术及应用系统的一门新的科学技术。AI 在医疗健康行业的应用主要是对记忆在程序中的医疗知识进行分析,以此来帮助医生改善患者的治疗效果,从而提供更好的治疗方案。在有紧急需求的时候,AI 可以为医生和研究人员提供与临床相关的、实时的高质量信息,这些信息都来自电子健康档案(electronic health records, EHR)中存储的数据。

AI 在医疗领域的巨大发展,首先得益于医疗数据的不断积累和数据库的不断壮大,同时也得益于机器学习对医疗数据分析功能的不断提升。在对医疗行业的大数据分析应用层面,表现最为显著的领域便是智能诊断。人工智能技术在医学影像领域的发展与应用备受关注。AI 在医学影像领域主要应用在影像诊断环节,多集中于病变检出、识别和良恶性判断等。从主体上看,智能诊断的主体依然是医疗机构或医生个人,但是诊断所运用的技术手段和判断依据则发生了重要变化。从技术上看,智能诊断首先需要医疗机构和人员利用现代信息技术收集并分析大量数据和信息,运用人工智能的机器学习和计算方法,迅速找准病例的数据依据,从而作出具有高度准确性的诊断决策。智能诊断可以为公共机构和医院提升医疗服务质量,以实现有效的疾病管理和公共卫生建设。

近年来,AI 已成为核医学的一个组成部分,被用于图像分析、图像处理、治疗不良反应的预测和分期类别的优化。这项技术提供了自动解释图像,患者分类,与放射学概念相结合,自动分割、风险预测,甚至将图像与治疗结果或生存联系起来。核医学中人工智能实现的关键领域可以分为过程的规划、执行,图像重建、解释,报告生成和临床决策支持系统的实现。许多任务的自动化将通过改进工作流程和管理并在全球范围内提高质量,以更少的资源消耗提供更大的稳健性和再现性。初步研究结果表明,AI 在核医学工作流程中的作用越来越大,特别是在选择性自动化任务受到关注的情况下,人工智能辅助规划、剂量测定和程序执行是快速发展的领域。AI 在更直接的成像相关任务中的作用,例如剂量优化、图像校正和图像重建,一直是核医学中人工智能研究的强项。基于自然语言处理(natural language processing, NLP)的文本处理任务是核医学中人工智能实现的一个令人感兴趣的领域。随着对核医学中发现的大成像数据的特别关注,机器学习(machine learning,ML)的一个子领域,已经成为图像处理和图像分析的一种极其强大的人工智能工具。深度学习(deep learning,DL)算法学习以简单特征的结构层次表示的数据的组成,作为复杂数据的表示。深度学习神经网络利用大量极其简单的计算单元(称为人工神经元),它们分布在相互连接层的深层堆栈中。被称为卷积神经网络(convolutional neural network,CNN)的特定深度学习架构已经被证明非常适合于一般的基于图像的任务,例如分割、对象检测和对象分类。在核医学领域,AI 将对技术和图像读取方面产生深远的影响。在技术领域,人工智能已经用于改善 PET 图像的衰减校正、无伪影图像重建和解剖标记,从而实现特定患者的图像采集。这些发展最终将带来更好的图像质量、更短的采集时间和更低的辐射剂量。在图像分析领域,AI 已经用于在全身采集中提供图像读取、全自动疾病分类和全自动转移描绘。近年来,AI 在核医学诊断与治疗方面取得了长足发展。例如,基于深度学习(DL)的人工智能可进行 SPECT/CT 心肌灌注成像,预测阻塞性冠状动脉疾病。基于机器学习(ML)的人工智能可用于分析非小细胞肺癌的纵隔淋巴结转移,并辅助诊断肺癌患者的 TNM 分期。卷积神经网络自动分割图像轮廓技术有助于功能性 SPECT/CT 和 PET/CT 图像的定量评估,提高放射性核素分子靶向治疗的精准度。AI 虽然可以辅助医生诊断疾病,但仍然面临挑战,不能完全取代医生的工作。如伪像识别能力相对较弱,需要不断优化和提升深度学习算法,以提高影像解读的准确性和稳定性;需要进行临床验证和规范评估,确保人工智能产品的安全性和有效性等。

　　AI 在医疗诊断领域(如影像诊断、病理诊断)具有广泛的应用前景,并对相关从业人员产生深远的影响。目前 AI 在医疗诊断领域尚处于初级发展阶段,主要作用是发现异常病变,减轻诊断医师的工作量,同时有助于低年资医师和基层医师提高诊断水平。AI 代表着一个机会,可以提高医务人员工作的有效性和准确性,进一步减轻医生的工作压力,随着这些趋势,临床医师最终将从日常任务中解脱出来,以便他们有更多的时间用于图像分析。此外,随着机器学习能力的不断加强、医疗数据的不断积累、相关信息的不断整合,人工智能必将发挥更大的作用。

(李忠原)

本章目标测试

思考题
1. 核医学图像重建算法通常有哪两大类?
2. DICOM 标准应用最为广泛的是哪个版本?
3. PACS 的主要作用和目的是什么?

第七章 | 辐射安全与防护

教学目的与要求

【掌握】辐射相关基本概念;辐射剂量单位;辐射防护原则及措施。

【熟悉】辐射生物学效应。

【了解】常见的几种辐射来源;辐射防护相关法规、标准。

核医学科是一个医用放射性核素集中使用的临床科室,近年来在精准医疗工作中应用越来越广泛。熟悉和掌握核素相关的基本知识和防护措施,是对临床医学生、医疗工作人员的基本要求。了解核医学辐射防护相关法规和标准,科学使用核医学诊断和治疗技术,实现基于核医学的临床精准诊治。

第一节 | 辐射来源的分类

一、天然辐射

天然辐射是指人类生存的自然环境中存在的多种射线和放射性物质,包括宇宙射线(cosmic radiation)、宇宙射线感生放射性核素(cosmogenic radionuclide)和地球辐射(earth radiation)。

(一)宇宙射线

宇宙射线是由于星球碰撞、爆炸等形成的微粒在宇宙空间磁场的作用下形成的高能粒子流,其中主要是质子,其次是 α 粒子和重离子等,一般称为初级宇宙射线。初级宇宙射线从宇宙空间进入大气层后,与空气分子发生核反应形成光子、电子、质子、中子、π 介子等射线,形成对地球的天然辐射,称为次级宇宙射线。宇宙射线的特点是能量范围宽,强度随海拔高度、纬度的不同而变化,海拔越高,强度越大。宇宙射线对人体造成外照射。

(二)宇宙射线感生放射性核素

宇宙射线在大气层、生物圈和岩石圈中通过不同的核反应而产生的放射性核素称为宇宙射线感生放射性核素,简称宇生核素。这些感生放射性核素对人体的影响等同于宇宙射线,主要是外照射,但如果伴随着空气或水进入人体,也可能造成内照射。

(三)地球辐射

地球辐射是指地球天然存在的放射性核素对人体产生的辐射。天然存在的放射性核素包括系列衰变放射性核素和 ^{40}K、^{14}C 等单独存在的天然放射性核素。系列衰变有铀系、锕系和钍系三种。三种系列的共同特征是:①起始衰变的母体核素(parent nuclide)半衰期长,甚至与地球年龄相近。例如 ^{238}U 半衰期为 4.47×10^9 年。②经十数次系列衰变直到成为稳定性铅为止,其衰变的中间子体核素均为放射性核素。例如 ^{238}U 经 8 次 α 衰变和 6 次 β 衰变后成为稳定核素 ^{206}Pb。③衰变过程中有放射性氡气的产生(^{238}U 衰变产生的氡气为 ^{222}Rn),它是室内放射性污染的主要来源。系列衰变放射性核素及其衰变子体核素是地球天然辐射的主要来源。非系列衰变的天然放射性核素中,^{40}K 的半衰期为 1.28×10^9 年,^{14}C 的半衰期为 5 730 年,但 ^{14}C 可以通过宇宙射线与大气层分子的核反应不断产生,而且在自然界保持一定的量。地球辐射对人体的影响有外照射和内照射,不同地区有明显差别。

本底当量时间(background equivalent radiation time)表示接受核医学检查的患者所受的辐射剂量相当于在一定时间(几月或几年)内所受的天然本底辐射的剂量。天然本底辐射是一生中不可避免的,正常情况下对人体无害。例如,患者在一次普通的核医学显像过程中全身接受的平均辐射剂量约为3.6mSv,相当于世界上多数地区一年的平均天然本底辐射剂量(1~6mSv)。不同地区天然本底辐射剂量差别较大,例如我国西藏地区较高,东南沿海地区较低,约为2mSv/(人·年),较全球的平均值低。美国和加拿大地区约为3.0mSv/(人·年),吸烟者可增加到3.6mSv/(人·年)左右。部分地区天然辐射较强,如巴西瓜拉帕里地区约为10mSv/(人·年),在印度喀拉拉地区则高达20mSv/(人·年)。我国的天然本底辐射剂量约为2~3mSv/(人·年)。

二、医疗辐射

我国公众受各种电离辐射源所致照射剂量,以天然辐射为主,占总照射剂量的91.9%,医疗活动带来的辐射仅占4.9%,剩下的3.2%为其他辐射。

在与医疗辐射有关的临床实践中,最优化和正当化是重要的指导原则。要求在相关医疗活动中,既能使患者获得最大利益,且利大于弊,又能同时保障公众和从业人员的辐射安全。在达到诊疗目标的前提下,降低医疗辐射,杜绝不必要的照射。

医疗辐射总的变化趋势是:一方面接受诊治的人数逐年增加;另一方面由于仪器设备和医疗技术的不断改进,医疗辐射逐年降低。

三、其他辐射

(一)火力发电站

火力发电站释放的主要放射性核素是钍(Th)和氡(Rn)及其衰变子体。

(二)其他人工辐射

主要包括消费产品中的人工辐射。这些消费产品中或掺入了放射性核素,或能发射X射线。上述消费产品包括辐射发光产品、工业表盘和钟表、电子或电器件、静电消除器、烟雾探测器、含铀和钍的制品等,这些产品通常是由^{226}U、^{147}Pm、^{3}H和^{241}Am等放射性核素释放出的射线作用于闪烁体而产生效能。此类人工辐射所引起的集体有效剂量当量虽小,但由于其广泛运用,接触人群甚广,因此在产品的生产、销售和使用的各环节中,都应提出严格的规定限制。

第二节 │ 辐射剂量

一、照射量

照射量(exposure)是度量X射线或γ光子在空气中电离能力的物理量,即离放射源一定距离的物质受照射线的多少,以X射线或γ光子在空气中全部停留下来所产生的电荷量表示。国际制单位为库仑/千克(C/kg),照射量传统的单位是伦琴(roentgen,R),两者的换算关系为:1R=2.58×10^{-4}C/kg。照射量除了与放射源的活度有关,还与被照物体与放射源的相对位置有关。离放射源越远,受照的照射量越小。

二、吸收剂量

吸收剂量(absorbed dose)定义为单位质量的受照物质吸收射线的平均能量。单位是戈瑞(gray,Gy),1Gy表示1kg受射线照射物质吸收射线能量为1J,简写为$J \cdot kg^{-1}$。传统的吸收剂量的单位是拉德(rad),1rad等于0.01$J \cdot kg^{-1}$,即1Gy等于100rad。

吸收剂量难以直接测量,一般通过测定照射量求得。在放射性核素治疗和放射治疗决定靶区处方剂量时,都以吸收剂量计算。

三、当量剂量

(一) 当量剂量

当量剂量(equivalent dose, H_{TR})表示经辐射的权重因子 W_R(weighting factor)加权的吸收剂量,单位为 $J \cdot kg^{-1}$,是衡量射线生物效应(biological effect)及危险度(hazard)的辐射剂量,国际制单位是希沃特(sievert, Sv),旧制单位是雷姆(rem),1Sv=100rem。

当量剂量不仅与核射线辐射所产生的吸收剂量有关,还与辐射本身的性质如射线的电荷、动能和质量等有关。生物体在受到同样剂量的吸收剂量照射时,产生的生物效应可以是不相同的。当量剂量 H_{TR}(Sv)可以用组织器官(T)从某种射线得到的吸收剂量 D_{TR}(Gy)乘以该射线的权重因子 W_R 求得:

$$H_{TR} = D_{TR} \cdot W_R$$

γ 光子、X 射线、β 粒子、正电子的 W_R=1,即 1Sv=1Gy;α 粒子的 W_R=20。

放射性活度、吸收剂量、照射量、当量剂量之间的关系可以用烤火的例子来说明。火炉里炭多,火就旺,放出的热量就多,相当于放射源的放射性核素原子多,活度大,是客观存在的。但有多少火炉放出的热量能传导到人的身体,还与人到火炉的距离及相对位置有关,但只要人与火炉的相对位置确定了,这个量就是确定的,这就相当于照射量。人体从火炉吸收到的能量就相当于吸收剂量,而这些能量能在人体组织中产生多大的效应,使人感到暖和,这就相当于当量剂量。离火炉越近,越感到暖和,这就可以比喻成生物效应;但被烧伤的危险性就越大,这就可以比喻成危险度。

(二) 辐射防护辅助剂量

辐射防护辅助剂量包括待积当量剂量、待积有效剂量、剂量负担、集体当量剂量和集体有效剂量。定量计算放射性核素进入人体内造成的内照射剂量,常用待积当量剂量和待积有效剂量。

待积当量剂量(committed equivalent dose, H_T)是人体单次摄入放射性物质后,某一特定器官或组织中接受的当量剂量率在时间(T)内的积分。表示式为:

$$H_{T(50)} = \int_{t_0}^{t_0+50} H_T(t)\,dt$$

式中,t_0 表示摄入放射性核素的时刻;dt 表示放射性核素对器官和组织 T 照射的时间期限(以年为单位);$H_T(t)$ 是对应于器官和组织 T 在 t 时刻的当量剂量率,其单位是 Sv。

将单次摄入放射性核素后各器官和组织的当量剂量乘以组织权重因子即为待积有效剂量(committed effective dose, H_E)。表示式为:

$$H_{E(50)} = \int_{t_0}^{t_0+50} H_E(t)\,dt$$

单位同样为 Sv。

第三节 ｜ 辐射生物学效应

一、辐射生物学效应作用机制

电离辐射(ionization radiation)是指携带足以使物质原子或分子中的电子成为自由态,从而使这些原子或分子发生电离现象的能量辐射。射线与物质相互作用可直接导致生物分子的电离和激发,以及由此而产生的自由基(radical)导致的继发作用,主要是水自由基对生物分子的损伤作用。

自由基是有一个或多个不配对电子且能独立存在的原子或分子,具有极高的不稳定性和化学反应性,存在的时间极其短暂。如 OH 自由基半衰期为 $10^{-9} \sim 10^{-1}$ 秒,可以迅速地引起其他生物分子结构的破坏。自由基以在元素符号或分子式的右上方注上一个小圆点来表示,例如 $H^\cdot$、$CH_3^\cdot$ 等。

水是生物体内含量最多的物质。当放射线作用于水分子时,引起水分子的激发和电离。被激发的水分子处于不稳定的较高能量状态,激发能可转变为振动能引起化学键断裂,产生氢自由基和氢氧自由基,主要反应为:$H_2O \longrightarrow H_2O^* \longrightarrow H^\cdot + OH^\cdot$

水分子被电离时发生以下变化:

$$H_2O \longrightarrow H_2O^+ + e^-$$

H_2O^+是不稳定的,可进一步发生以下反应:

$$H_2O^+ \longrightarrow H^\cdot + OH^\cdot$$
$$H^+ + e^- \longrightarrow H^\cdot$$
$$e^- + nH_2O \longrightarrow e_{aq}^-$$

e_{aq}^-是水分子电离产生的自由电子的动能被耗尽后,被水分子俘获形成的水合电子(aqueous electron)。水合电子具有极强的还原性。

以上反应形成的自由基及水合电子能进一步与生物大分子反应。例如有机大分子为 R-H,可表示为:

$$R\text{-}H + H^\cdot \longrightarrow R^\cdot + H_2$$
$$R\text{-}H + OH^\cdot \longrightarrow R^\cdot + H_2O$$

水自由基与生物大分子作用形成的新的自由基又可和其他分子反应,例如:

$$R\text{-}H + C_6H_5^\cdot \longrightarrow R\text{-}C_6H_5 + H^\cdot$$

生物大分子可能受到射线的直接作用,但辐射损伤的化学基础主要是自由基的作用。自由基通过以上反应可以直接作用于生物大分子:①造成核酸分子、蛋白质分子等的损坏。对核酸分子主要作用于碱基、磷酸二酯键、核糖。②通过脂质过氧化作用造成细胞膜、线粒体膜、溶酶体膜、核膜等生物膜的损伤,使生物膜的能量传递、物质转运、信息识别等功能受到影响。生物膜主要由脂质和蛋白质组成,自由基作用于脂肪酸碳链的不饱和键,使相邻的不饱和键形成共轭双键,这样的结构易于与氧发生反应形成过氧化物。

人体内,损伤和修复几乎是同时存在的。无论是大分子的损伤还是自由基的产生造成的损伤,体内都有完善的修复机制。损伤因素解除后,机体在短期内就会恢复正常。除了辐射等外源性因素产生自由基,正常情况下机体自身生物氧化过程中也生成自由基,机体内存在清除自由基的酶类以达到自我保护的作用。这类酶统称为抗氧化酶(antioxidant enzyme),主要包括过氧化氢酶(catalase)、过氧化物酶(peroxidase)、超氧化物歧化酶(superoxide dismutase,SOD)等。

二、辐射生物学效应分类

辐射对生物体的影响,按照剂量-效应关系可分为确定性效应和随机性效应。

(一) 确定性效应

确定性效应(deterministic effect)是指有剂量阈值的一类电离辐射生物效应,其严重程度取决于受照剂量的大小。如果剂量未超过阈值,就不会发生有害效应。

(二) 随机性效应

随机性效应(stochastic effect)是指其发生概率(而非其严重程度)与受照剂量大小有关的一类辐射生物效应,且在辐射防护关注的低剂量范围内没有剂量阈值。

三、影响辐射生物学效应的因素

(一) 氧效应和传能线密度

这两个概念对于治疗射线的选择和治疗效果评价以及在辐射防护剂的开发中都有实用意义。

传能线密度(linear energy transfer,LET)表示带电粒子在某一长度径迹上消耗的能量与该径迹长度之比。实际是指射线在穿过物质时在一个单位长度射程中所产生的离子对数目,或引起的能量损失。LET越大,说明该粒子在单位长度的组织内释放的能量越多,电离密度越大,因而对生物组织和分子的损伤就越大,是衡量射线引起生物效应程度的物理量。用高传能线密度射线照射哺乳动物培养细胞,观测到生存率呈指数规律减少。低传能线密度射线受介质条件影响较大(例如有氧和缺氧等)。总的来说,在短期内全身受 X 射线、γ 光子照射时,受照射量越大,产生的损伤越严重。

氧效应(oxygen effect)是指生物组织或分子的辐射效应随组织中氧浓度的增加而增加。氧效应的大小以氧增强比(oxygen enhancement ratio,OER)来表示,即在缺氧条件下产生一定生物效应的剂量与有氧条件下产生同样效应的剂量的比值。

临床使用的 X 射线、γ 光子、β 粒子是低 LET 射线,α 粒子、中子等是高 LET 射线。低 LET 的 X 射线、γ 光子,OER=2.5~3.0。OER 随 LET 的增加而下降,当 LET 接近 200keV/μm 时,OER 等于 1,也就是说没有氧效应,该射线在有氧和缺氧的状况下产生的生物效应均相同。实体肿瘤往往有坏死和乏氧细胞的存在,因而对放射线有抵抗性。增大氧浓度和选用高 LET 射线核素可增强治疗效果。根据这一理论开发新的高 LET 放射源治疗肿瘤已是放射治疗的又一研究领域,例如 α 粒子、中子以及加速器产生的重离子射线、π 介子等。

减低氧含量可以保护正常组织,这也是一些放射防护剂的作用机制。通过药物作用减少组织血供或用化学药物与氧结合,使组织氧浓度减低,可以降低人体组织和生物分子对射线的敏感性。

(二)分割次数和剂量率

一定辐射剂量一次照射比分割成多次照射引起的生物效应大。低剂量照射的影响类似多次分割照射,主要原因可能是照射中损伤的恢复和细胞增殖。

(三)照射范围

全身照射和局部照射产生的生物效应是不同的。例如癌症患者的放射性治疗,照射肿瘤及其周边组织,一次照射 2~3Gy 剂量,患者一般没有反应;若 2~3Gy 剂量进行全身照射,则会有放射性症状出现。

(四)相对生物效应

射线产生生物效应的程度受多种因素的影响。在受照辐射剂量相同时,不同的射线种类、分次照射的次数、剂量率以及有氧和无氧等都能影响产生生物效应的大小。通常以 250keV X 射线产生的生物效应作为比较的基准。某种辐射产生生物效应与 250keV X 射线产生的生物效应相同时所需剂量的比值被称为相对生物效应(relative biological effectiveness,RBE),表示为:

RBE=250keV X 射线产生生物效应的剂量/某辐射产生生物效应的剂量

(五)组织的辐射敏感性

自然界中不同种类的动物、同种动物的不同个体以及同一个体的不同组织在受到同样剂量的照射时引起的损伤都是不同的。

一般来说哺乳动物辐射敏感性比低等生物高。生物体的淋巴细胞、造血细胞、生殖细胞和肠黏膜上皮细胞辐射敏感性高;肌细胞、神经细胞、骨细胞辐射敏感性较低;其他组织细胞,例如膀胱上皮细胞、食管上皮细胞和结缔组织细胞等辐射敏感性居中。

总的来讲,高等动物比低等动物辐射敏感性高;分裂增殖活跃的细胞、分化程度较低的组织细胞辐射敏感性高。以上的规律也有例外,如羊和狗的辐射敏感性比人高,小淋巴细胞是分化好、不分裂的细胞,但对辐射很敏感。

常用于衡量辐射敏感性的指标有在辐射下发生的半数致死的剂量、存活率和细胞染色畸变率等。

第四节 │ 辐射防护

一、辐射防护的目的和基本原则

(一)辐射防护的目的

防止确定性效应的发生,限制随机性效应的诱发,使之达到合理的、可接受的水平。

(二) 辐射防护的基本原则

使一切具有正当理由的照射尽量做到合理的低水平。

根据国际辐射防护委员会(International Commission on Radiological Protection,ICRP)第60号出版物以及我国《电离辐射防护与辐射源安全基本标准》(GB 18871—2002),放射防护的基本原则为:

1. 实践的正当化 医疗实践所致的射线照射同社会和个人从中获得的利益相比是可以接受的。即确定该医疗实践是否应该进行。

2. 放射防护的最优化 在确定该医疗实践可行的前提下,使受照辐射剂量尽可能减低,以最小的代价,获得最大的净利益,避免一切不必要的照射。

3. 个人剂量的限制 在有效实施上述两项原则时,要同时保证个人的当量剂量不超过规定的限值,即个人在任何一年受到的外照射所产生的有效剂量与在这一年内摄入的放射性核素所产生的内照射累积有效剂量之和的限值。我国《电离辐射防护与辐射源安全基本标准》(GB 18871—2002)确立了个人剂量限值,确保受照射人员所接受的辐射剂量不超过规定的限值。

二、辐射防护的剂量限值

为了防止确定性效应的发生,并把随机性效应的发生概率降低到可以接受的水平,必须制订人体可以接受的剂量限值。剂量限值不是安全和危险的分界线,而是不可耐受的和可耐受的剂量区域之间一个选定的界值。个人剂量限值(individual dosage limit)是指放射性职业人员和广大居民个人所受的当量剂量的国家标准限值。

ICRP和我国对放射工作人员及公众受照射的年剂量限值都有明确的规定,任何组织和个人都必须严格遵守。即使个人所受剂量没有超过规定的相应的剂量限值,仍然必须按照最优化原则考虑能否进一步降低剂量。

(一) 放射工作人员的剂量限值

放射工作人员的年当量剂量是指1年工作期间所受外照射的剂量当量与这一年内摄入放射性核素所产生的累积当量剂量的总和,但不包括天然本底照射和医疗照射。

国际辐射防护委员会对1990年以前的十多年间来自全世界的报告进行汇总和研究,重新对电离辐射相关的生物效应的危险概率进行了评估。在《电离辐射防护与辐射源安全基本标准》(GB 18871—2002)中,对放射工作人员剂量限值标准(表7-1)和公众照射的年剂量限值作出了规定(表7-2)。

表7-1 职业照射个人年剂量限值[①]

对象	限制内容	放射工作人员剂量限值/mSv
任何放射工作人员	连续5年的平均有效剂量	20
	任何一年中有效剂量	50
	眼晶体年当量剂量	150
	四肢(手和足)或皮肤年当量剂量	500
年龄为16~18岁接受涉及辐射照射就业培训的徒工和该年龄段学习过程中需要使用放射源的学生	年有效剂量	6
	眼晶体年当量剂量	50
	四肢(手和足)或皮肤年当量剂量	150

①:16岁以下的任何人均不得接受职业性照射。

在特殊情况下,依照审管部门的规定,剂量平均期可由5年延长到10个连续年。并且,在此期间,任何放射工作人员所接受的年平均有效剂量不得超过20mSv,任何单一年份不应超过50mSv。此外,当任何一个工作人员自此延长平均期开始以来所接受的剂量累计达到100mSv时,应进行审查。

女性放射工作人员一旦怀孕,就要避免电离辐射的影响。由于胎儿不属于职业人员,只能按一般公众对待。因此,《国际电离辐射防护与辐射源安全基本标准》(IBSS)规定在孕期内胚胎和胎儿接受的剂量不得超过 1mSv。ICRP 规定只要妇女宣告怀孕,在孕期余下的时间内应施加补充的剂量限值,对腹部表面(下躯干)的剂量不得超过 2mSv,为了保护胎儿的安全,还要限制放射性核素的摄入量,不得超过年摄入量限值的 1/20。

(二)公众个人的剂量限值

公众个人的剂量限值是指任何一年内所受外照射的剂量当量与这一年内摄入放射性核素所产生的待积当量剂量二者的总和,但不包括天然本底照射和医疗照射。我国规定的公众个人的剂量限值标准见表 7-2。

表 7-2 我国规定的公众个人年剂量限值

对象	限制内容	公众个人的剂量限值/mSv
公众个人	年有效剂量	1
	特殊情况下,在 5 个连续年的年平均剂量不超过 1mSv 时,年有效剂量	5
	眼晶体年当量剂量	15
	皮肤年当量剂量	50

公众照射个人剂量限制除以上规定外,对接受放射性照射患者的慰问者及探视人员也有剂量限制。对于患者的探视者所受到的照射要加以约束,使他们在患者就诊或治疗期间所受到的剂量不超过 5mSv。探视摄入放射性物质的患者的儿童所受的剂量限制于 1mSv 以下。

三、辐射防护措施

(一)外照射防护

经典的外照射防护的三原则如下所示。

1. **时间**(time) 外照射累积剂量与照射时间成正比。因此,在保证工作质量的大前提下,通过熟练的操作、科学有效的工作流程和工作场所分区分流,可尽量缩短与核射线接触的时间。

2. **距离**(distance) 对于点源,某一位置的辐射剂量率与该位置与放射源的距离的平方成反比,再加上空气的吸收,因而离放射源越远,人体受到的辐射剂量率就越小。在放射性核素生产和医疗实践中,可用机械手、长柄钳等取用、分装放射源。

3. **设置屏蔽**(shield) 在人体与放射源之间设置屏蔽,使射线逐步衰减和被吸收是一种安全而有效的措施。X 射线、γ 光子通过屏蔽材料时辐射剂量呈指数衰减。屏蔽 X 射线、γ 光子常用铅、钨等高原子序数物质作屏蔽材料,墙壁可采用钢筋混凝土。β 粒子常用有机玻璃、铝、塑料等低原子序数物质作屏蔽材料;能量较高的 β 粒子还应注意防护韧致辐射。

(二)内照射防护

内照射防护的目的是尽可能防止放射性核素进入体内,把放射性核素的年摄入量控制在国家规定的限值内。内照射防护的基本措施包括在规定的区域内进行放射性操作,避免场所及环境污染,定期进行放射性污染检查和监测,对放射性物品进行屏蔽储藏。

内照射防护总的原则是围封、隔离放射性物质防止扩散,除污保洁防止污染,注意个人防护,做好放射废物处理。

第五节 | 核医学辐射防护

核医学辐射防护应遵循防护总的原则和措施,即辐射防护正当化原则、放射防护最优化原则、个人剂量限值原则等。注意防止一切有害的确定性效应,限制随机性效应的发生率,使之达到可以接受的水平,使一切具有正当理由的照射尽量达到合理的低水平。

核医学工作人员上岗前必须通过有关部门组织的培训和考核,持证上岗,并在以后的工作中定期培训;熟练掌握操作规程,严格掌握适应证和禁忌证,根据检查和治疗要求,结合放射源特性、拟诊疗疾病的特点、不同个体的差异,如年龄等,控制放射源的使用剂量和种类;依据防护原则,减少受照射时间,增大与放射源之间的距离,利用屏蔽物质阻断射线照射等。

由于核医学常使用开放型放射性核素,因此必须注意预防内照射。对放射性物质进行围封、隔离,防止扩散;除污保洁,讲究个人防护;做好放射废物处理;要注意患者和公众人群的辐射安全防护,减少职业照射、医疗照射和公众照射;重视辐射源的安全保管,防范潜在照射,防范放射事故;制订切实可行的紧急预案,及时有力地处理意外事故。

一、核医学工作场所布局及辐射防护要求

(一)工作场所布局要求

依据标准,临床核医学科工作场所分为Ⅰ、Ⅱ、Ⅲ三类;非密封源工作场所分为甲、乙、丙三级;辐射工作场所分为三个区:控制区(如制备及分装放射性药物的操作室、给药室、显像室、治疗患者的床位区等)、监督区(如使用放射性核素的标记实验室、诊断患者的床位区、放射性核素或药物贮存区、放射性废物贮存区等)和非限制区(如工作人员办公室、电梯、走廊等)。临床核医学诊断及治疗用工作场所(包括通道)应注意合理安排和布局,应有助于实施工作程序;应备有收集放射性废物的容器,容器上应有放射性标志;诊断用给药室与检查室应分开,如必须在检查室给药,应有防护设备;诊断用候诊室应靠近给药室和检查室,应有受检者专用厕所。

(二)工作场所辐射防护要求

1. 临床核医学工作场所应按照《电离辐射防护与辐射源安全基本标准》(GB 18871—2002)进行分级,并采取相应放射防护措施。

2. 合成和操作放射性药物所用的通风橱,工作中应有足够风速(一般风速不小于1m/s),排气口应高于本建筑屋脊,并酌情设有活性炭过滤或其他专用过滤装置,排出空气浓度不应超过有关法规标准规定的限值。

3. 工作场所和开展放射性药物治疗的单位应设有放射性污水池,以存放放射性污水,直至符合排放要求时方可排放。废原液和高污染的放射性废液应专门收集存放。

4. 临床核医学工作场所应备有收集放射性废物的容器,容器上应有放射性标志。放射性废物应按长半衰期和短半衰期分别收集,并给予适当屏蔽。固体废物如污染的针头、注射器和破碎的玻璃器皿等应贮于不泄漏、较牢固并有合适屏蔽的容器内。放射性废物应及时按《核医学放射防护要求》(GBZ 120—2020)进行处理。

5. 临床核医学诊断及治疗用工作场所(包括通道)应注意合理安排和布局。其布局应有助于实施工作程序,且基本保证分区要求,如一端为放射性物质贮存室,依次为给药室、候诊室、检查室、治疗室等。实现医生与患者各有通道并有明确的通道指示及放射性标志,避免无关人员误入。

二、核医学诊疗辐射防护要求

(一)放射性药物操作的辐射防护要求

1. 操作放射性药物应有专门场所,如给药不在专门场所进行时则需采取恰当防护措施。放射性药物使用前应有恰当屏蔽。

2. 装有放射性药物的给药注射器应有适当屏蔽,难以屏蔽时应注意控制操作时间。

3. 在放射性工作场所不得进食、饮水、吸烟,也不得进行无关工作及存放无关物品。

4. 从控制区取出任何物品都应进行表面污染水平检测,以杜绝超过《电离辐射防护与辐射源安全基本标准》(GB 18871—2002)规定的表面污染控制水平的物品被带出控制区。

5. 贮存和运输放射性物质时均应使用专门容器,取放容器中内容物时,不应污染容器。容器在

运输时应有恰当的放射防护措施。

6. 贮存的放射性物质应及时登记建档,登记内容包括生产单位、到货日期、核素种类、理化性质、活度和容器表面擦拭试验结果等。

(二)诊断核医学的辐射防护要求——活度指导水平建议

1. 国家卫生健康委员会发布的《核医学放射防护要求》(GBZ 120—2020)给出了典型成年受检者各种常用核医学诊断的活度指导水平(表7-3)。由该表可见核医学显像检查所受辐射剂量均较低。

表7-3　典型成年受检者在常用核医学诊断中的活度指导水平

检查项目	放射性核素	化学形态	每次检查常用的最大活度/MBq
骨			
骨显像	^{99m}Tc	MDP 和磷酸盐化合物	600
骨断层显像	^{99m}Tc	MDP 和磷酸盐化合物	800
骨髓显像	^{99m}Tc	SC	400
脑			
脑显像(静态的)	^{99m}Tc	TcO_4^-	500
	^{99m}Tc	DTPA,葡萄糖酸盐和葡庚糖酸盐	500
脑断层显像	^{99m}Tc	ECD	800
	^{99m}Tc	DTPA,葡萄糖酸盐和葡庚糖酸盐	800
	^{99m}Tc	HM-PAO	500
脑血流	^{99m}Tc	HM-PAO,ECD	500
脑池造影	^{111}In	DTPA	40
甲状腺			
甲状腺显像	^{131}I	碘化钠	20
	^{99m}Tc	TcO_4^-	200
甲状腺癌转移灶(癌切除后)	^{131}I	碘化钠	400
甲状旁腺显像	^{201}Tl	氯化亚铊	80
	^{99m}Tc	MIBI	740
肺			
肺通气显像	^{99m}Tc	DTPA 气溶胶	80
肺灌注显像	^{99m}Tc	HAM	100
	^{99m}Tc	MAA	185
肺断层显像	^{99m}Tc	MAA	200
肝和脾			
肝和脾显像	^{99m}Tc	SC	150
胆道系统功能显像	^{99m}Tc	EHIDA	185
脾显像	^{99m}Tc	标记的变性红细胞	100
肝断层显像	^{99m}Tc	SC	200
心血管			
首次通过血流检查	^{99m}Tc	TcO_4^-	800
	^{99m}Tc	DTPA	560
心和血管显像	^{99m}Tc	HAM	800
心血池显像	^{99m}Tc	标记的正常红细胞	800
心肌显像	^{99m}Tc	PYP	600
心肌断层显像	^{99m}Tc	MIBI	600
	^{201}Tl	氯化亚铊	100
	^{99m}Tc	磷酸盐和磷酸盐化合物	800

续表

检查项目	放射性核素	化学形态	每次检查常用的最大活度/MBq
胃,胃肠道			
胃/唾液腺显像	^{99m}Tc	TcO$_4^-$	40
梅克尔憩室显像	^{99m}Tc	TcO$_4^-$	400
胃肠道出血	^{99m}Tc	SC	400
	^{99m}Tc	标记的正常红细胞	400
食管通过和胃-食管反流	^{99m}Tc	SC	40
胃排空	^{99m}Tc	SC	12
肾,泌尿系统			
肾皮质显像	^{99m}Tc	DMSA	160
	^{99m}Tc	葡庚糖酸盐	200
肾血流、功能显像	^{99m}Tc	DTPA	300
	^{99m}Tc	MAG$_3$	300
	^{99m}Tc	EC	300
其他			
肿瘤或脓肿显像	^{67}Ga	柠檬酸盐	300
	^{201}TI	氯化物	100
肿瘤显像	^{99m}Tc	DMSA,MIBI	400
神经外胚层肿瘤显像	^{123}I	MIBG	400
	^{131}I	MIBG	40
淋巴结显像	^{99m}Tc	标记的硫化锑胶体	370
脓肿显像	^{99m}Tc	HM-PAO,标记的白细胞	400
下肢深静脉显像	^{99m}Tc	标记的正常红细胞	每侧 185
	^{99m}Tc	大分子右旋糖酐	每侧 185

同时还提出患者防护具体的基本要求;总结出常用核医学检查项目活度指导水平,提出了对育龄妇女、孕妇、哺乳期妇女和儿童等特殊患者的防护措施。例如 ^{131}I 治疗甲状腺功能亢进的育龄妇女,一般需经过 6~12 个月后方可怀孕;哺乳期妇女接受 ^{131}I 治疗后应完全停止授乳。使用 ^{123}I-间碘苄胍、^{123}I-NaI 等建议停止哺乳时间大于 3 周或完全停止;使用 ^{123}I-邻碘马尿酸、^{99m}Tc-高锝酸盐、^{99m}Tc-MAA、^{99m}Tc-红细胞等建议停止哺乳 12 小时;其余大多数 ^{99m}Tc 化合物,如 ^{99m}Tc-MDP、^{99m}Tc-MIBI、^{99m}Tc-硫胶体、^{99m}Tc-MAC3 等建议停止哺乳 4 小时。注射放射性药物后拟作检查的患者要在候诊室内等候,不可随意走动,医院应建立候诊区域和专用厕所。患者出院时,应对其体内放射性核素活度进行估计,例如规定 ^{131}I 治疗患者,体内活度<400MBq 才能出院等。

2. 随着多模态分子显像(PET/CT、SPECT/CT)的临床应用,其辐射剂量也引起关注,一项对多家医疗机构研究显示(表 7-4),尽管行全身 PET/CT 检查,但其有效当量剂量仍然较低。

表 7-4　全身 PET/CT 检查的有效当量剂量

检查机构	检查种类	有效当量剂量/mSv
医院 1	PET/CT	10.2
	局部增强 CT	14.1
医院 2	PET/CT	7.0
	局部增强 CT	17.6
医院 3	PET/CT	7.0
	局部增强 CT	14.1

注:PET/CT 检查中使用的是低剂量 CT 机,工作电流为 30~60mA。

(三)治疗核医学的辐射防护要求

1. 使用治疗量发射 γ 光子放射性药物的区域应划为控制区,用药后患者床边 1.5m 处或单人病房应划为临时控制区。控制区入口处应有电离辐射警告标志;除医务人员外,其他无关人员不得入内,患者也不该随便离开该区。

2. 配药室应靠近病房,尽量减少放射性药物和已给药治疗的患者通过非放射性区域。

3. 根据使用放射性药物的种类、形态、特征和活度,确定临床核医学治疗病房的位置及其放射防护要求,病房应有防护栅栏,以控制已给药患者同其他人保持足够距离,必要时可采用附加屏蔽防护措施。

4. 接受放射性药物治疗的患者应使用专用便器或者设有专用卫生间和浴室。

5. 使用过的放射性药物注射器、绷带和敷料,应视为放射性废物处理。

6. 接受 ^{131}I 治疗的患者,应在其体内的放射性活度降至 400MBq 以下方可出院。

三、工作人员健康监测

由指定的有关业务部门负责组织放射工作人员就业前、后及离岗后的体检。

在岗放射工作人员应定期进行职业健康检查,两次检查的时间间隔不应超过 2 年,必要时可增加临时性检查。建立放射工作人员的健康档案。

体格检查项目应包括一般体检的详细项目(主要是临床内科、外周血象、肝功能及尿常规检查),并注意以下项目:接触外照射的放射工作人员,要进行眼晶体的检查;对参加产生放射性气体、气溶胶及放射性粉尘作业的工作人员,应注意呼吸系统的检查;对从事开放型操作的工作人员,依所使用的放射性核素在人体内代谢的特点,增加对不同脏器的检查。对疑有放射性核素进入体内的人员,可做尿、粪或呼出气体的放射性测定,必要时进行全身或脏器的放射性测定。

四、放射性废物处理原则

(一)放射性废物的标准

对于被放射性污染的废物,其放射性达到一定水平就应按照放射性废物管理和处理。根据我国的标准,放射性废物分为天然放射性核素废物和人工放射性核素废物两大类。含天然放射性核素(铀、钍、镭等)的废物,其放射性比活度大于 $3.7 \times 10^3 Bq/kg$(大于 $1 \times 10^{-7} Ci/kg$)者;含人工放射性核素(^{198}Au 、 ^{60}Co 、 ^{131}I 等)的废物,其放射性比活度大于该核素露天水源限值浓度 100 倍(半衰期小于等于 60 天者)或大于 10 倍(半衰期大于 60 天者)者,均属于放射性废物。

(二)放射性废物的处理

放射性废物不同于普通生活垃圾,应按特殊垃圾处理。

1. **固体废物的处理** 固体废物包括:带有放射性的试纸、注射器、敷料、玻璃瓶等。核医学产生的绝大多数固体废物属于较短半衰期核素,如 ^{18}F (109.8 分钟)、 ^{99m}Tc (6.02 小时)、 ^{153}Sm (46.3 小时)、 ^{201}TI (73.0 小时)、 ^{67}Ga (78.1 小时)、 ^{32}P (14.3 天)等,半衰期小于 15 天的固体废物可采用放置衰变法。在密封、防护的条件下,将这些废物贮存在专门的污物桶内,污物桶周围应加有屏蔽防护措施和电离辐射标志,存放的放射性固体废物应标明核素种类、放置的时间等。放置 10 个半衰期后,用仪器测量已无放射性时或放射性比活度降低至 $7.4 \times 10^4 Bq/kg$ 以下后,可按一般非放射性废物处理。

对于半衰期较长的放射性核素,可采用集中贮存方法,由专门机构妥善保管。

2. **液体废物的处理** 在核医学的诊断、治疗过程中,液体放射性废物主要来自对医疗器械的清洗和核素治疗住院患者产生的放射性排泄物。遵循以贮存为主的原则,采用多级放射性污水贮存池,放置衰变处理。

3. **气体废物的处理** 此类放射性药物的分装、标记等要求在通风橱内操作。如: ^{131}I 的分装应在通风橱内进行,放射性气溶胶使用时应注意患者呼出气体的处理。对产生的放射性污染气体、废气,通过净化过滤的方法将放射性污染物回收,按固体废物处理,经过过滤的气体再由烟囱排出。

五、放射卫生防护的法律法规及政策

我国发布的核医学放射防护标准有:《电离辐射防护与辐射源安全基本标准》(GB 18871—2002)、《职业性皮肤放射性污染个人监测规范》(GBZ 166—2005)、《职业性内照射个人监测规范》(GBZ 129—2016)、《职业性外照射个人监测规范》(GBZ 128—2019)、《核医学放射防护要求》(GBZ 120—2020)以及《核医学辐射防护与安全要求》(HJ 1188—2021)等。上述国家指导性标准以及环境质量标准对核医学诊断及治疗活动的开展、实施中所涉及的场地、各类人员的放射防护作出了详细的要求和指导。

(一)获准开展临床核医学工作的单位,其法人(即许可证持有者)应对临床核医学中的放射防护与安全工作全面负责[《电离辐射防护与辐射源安全基本标准》(GB 18871—2002)及《核医学辐射防护与安全要求》(HJ 1188—2021)]:①做好临床核医学工作的选址、设计和建造;②装备与获准开展临床核医学工作相适应的仪器设备和防护设施;③配备与获准开展临床核医学工作相适应的结构合理的各种专业人员;④加强有关人员的专业素质教育与放射防护培训;⑤建立明确的放射防护质量保证大纲和有关规章制度,并且认真实施。

(二)临床核医学工作人员所受职业照射的防护以及临床核医学工作所致公众照射的防护,应按《电离辐射防护与辐射源安全基本标准》(GB 18871—2002)及《核医学放射防护要求》(GBZ 120—2020)的规定严格执行。

(三)应加强临床核医学工作中人员与工作场所的各种放射监护监测。做好放射防护评价,不断提高放射防护水平。有关工作人员所受职业性外照射、职业性内照射以及皮肤放射性污染的个人监测,分别按《职业性外照射个人监测规范》(GBZ 128—2019)、《职业性内照射个人监测规范》(GBZ 129—2016)以及《职业性皮肤放射性污染个人监测规范》(GBZ 166—2005)执行。各项检测结果应记录在案,妥善保存。

(四)应做好临床核医学工作中各种放射性废物的处置与管理,严格执行《核医学放射防护要求》(GBZ 120—2020)等。

(五)开展临床核医学诊治的单位应制订恰当的应急预案,以有效防范放射事故。应急预案要有明确的责任分工和切实可行的应急措施,应急措施的实施应由训练有素的专职或兼职防护人员负责,并且平常应加强应急准备[《核医学放射防护要求》(GBZ 120—2020)]。

(庞 华)

本章目标测试

思考题
1. 辐射防护的基本原则是什么?
2. 外照射防护的三原则是什么?
3. 请简述内照射的防护、措施及原则。
4. 辐射对生物体的影响,按照效应发生的规律可分为哪几种? 其定义分别是什么?

第二篇
临床诊断篇

第八章 | 核医学分子影像

教学目的与要求

【掌握】核医学分子影像的概念和特点、前瞻研究与临床应用。

【熟悉】核医学分子影像在肿瘤、心血管及神经精神疾病中的临床应用。

【了解】影像组学的概念、核医学分子影像在影像组学中的作用、核医学分子影像的前沿进展。

分子影像（molecular imaging）是一门由分子生物学、医学影像学、药物化学、医学信息与工程学、计算机科学等多学科交叉的新兴学科。它的最大优势是能够从细胞和分子水平对体内的生物化学变化过程进行在体、无创、时空动态可视化。核医学分子影像（nuclear medicine molecular imaging）是最具代表性的分子影像方法，主要包括 PET 和 SPECT 显像技术，已经在临床上广泛应用。特别是核医学分子影像在重大疾病的诊断与评估、新药的研发与创制、新型治疗方法（如分子靶向治疗、重离子治疗、干细胞治疗、免疫 T 细胞治疗）的疗效监测与评价中具有重要作用。影像组学概念的提出也极大地推动了核医学分子影像的发展。

第一节 │ 分子影像与核医学分子影像

一、分子影像与核医学分子影像的概念

分子影像是运用影像学手段对体内特定分子或靶物质的生物学行为进行定性、定量可视化的一门新型交叉学科。它能反映活体（或在体，in vivo）状态下细胞或分子水平的变化，有助于理解这些特定分子的生物学行为和特征。目前分子影像领域常用的技术方法包括：PET、PET/CT 及 PET/MR、SPECT 及 SPECT/CT、功能磁共振成像（functional magnetic resonance imaging，fMRI）、磁共振波谱成像（magnetic resonance spectroscopy，MRS）、超声微泡成像、光学成像、光声成像等。

核医学分子影像是通过放射性药物示踪原理，从分子水平动态显示机体内各种组织器官及细胞代谢的生化改变、基因表达、受体功能等生命关键信息，揭示疾病生物学过程，实现重大疾病的精准诊治。PET 是核医学分子影像的代表性技术方法，随着 SPECT/CT、PET/CT、PET/MR 等多模式分子影像技术的发展，核医学分子影像在肿瘤、神经精神疾病、心血管疾病等方面发挥着越来越重要的作用。核医学分子影像的主要研究方向有：单模式或多模式分子探针的研发，成像仪器与配套设备的软硬件开发与改进优化，影像数据的采集、处理与分析等。

二、核医学分子影像的特点

核医学分子影像的本质为分子水平的靶物质显像，因此，它的重要理论基础是分子识别（molecular recognition）。分子识别主要包括：抗原与抗体的结合、受体与配体的结合、多肽类药物与相应靶细胞的结合、反义探针与癌基因的分子识别、酶与底物的识别等。

因此，核医学分子影像相对于其他类型分子影像技术方法的最大特点是它拥有种类繁多的分子探针，比如：①诊断类分子探针：可用于诊断肿瘤，如 ^{18}F-FDG、^{68}Ga/^{18}F-PSMA、^{68}Ga-SSA、^{68}Ga-GLP1、

^{18}F-FAPI;用于诊断帕金森病,如^{11}C-雷氯必利(^{11}C-raclopride)、^{18}F-FP-CIT;用于诊断阿尔茨海默病,如^{11}C-PIB、^{18}F-AV45,^{18}F-AV1451;应用于心肌血流灌注的显像剂,如^{13}N-NH$_3$·H$_2$O等。②诊疗一体化探针:^{68}Ga/^{18}F/^{177}Lu-PSMA(用于前列腺癌);^{68}Ga/^{177}LU/^{90}Y-SSA(用于神经内分泌肿瘤)。随着分子生物学的不断进展,越来越多的核医学分子影像探针被研发应用,目前已用于临床前研究及临床的核医学分子影像探针多达上百种。

核医学分子影像技术的建立需要具备三要素:首先必须选择合适的结合靶点;二是设计能与该靶点特异性结合、亲和力高的标记探针或配体,且具备足够的放大信号便于实现高灵敏的探测;三是需要灵敏度高、分辨力好的成像仪器。细胞内常见的靶点包括 DNA、mRNA 序列、受体蛋白、酶以及抗原等,而相应的探针有反义寡核苷酸、受体配体、多肽类物质、底物以及抗体等。大多数核医学分子影像探针都能够自由穿过细胞膜定位于细胞内或参与细胞代谢,从而使被标记的细胞显影。因此,核医学分子影像的特点还包括:在体、无创、高灵敏、定性和定量、时空动态可视化。随着 PET/CT、PET/MR 等融合影像技术的发展,核医学分子影像也兼备反映功能代谢和解剖结构的特点。

三、核医学分子影像的主要内容

核医学分子影像的内容主要包括代谢显像、放射免疫显像、受体显像、反义探针基因显像、细胞凋亡与乏氧显像、报告基因显像、蛋白及肽类显像等。

(一)代谢显像

代谢显像(metabolic imaging)是目前在临床应用最广泛、最成熟的核医学分子影像方法,是核医学显像的重要内容。^{18}F-氟代脱氧葡萄糖(^{18}F-FDG)是最常见、最重要的代谢显像剂,已广泛应用于肿瘤的早期诊断、良恶性鉴别、分级分期、预后评估及疗效监测等(图 8-1);可用于神经精神疾病、脑功能研究;也可用于心肌梗死后血管重建心肌细胞活性的评估,为冠心病患者血运重建治疗的成败提供重要的依据,被认为是无创条件下判断心肌细胞活性的"金标准"。目前除了葡萄糖代谢显像,临床上还可进行脂肪酸、核酸、氨基酸、氧的代谢显像,反映正常或病变组织的不同代谢行为。其中,反映细胞磷脂代谢的显像剂 ^{11}C-胆碱(^{11}C-choline,^{11}C-CH)、^{18}F-氟胆碱(^{18}F-choline,^{18}F-CH)血液清除快,可在较短时间内得到清晰的肿瘤影像;主要经肝胆系统排出,几乎不经泌尿系统排泄,适用于包括泌尿系统肿瘤在内

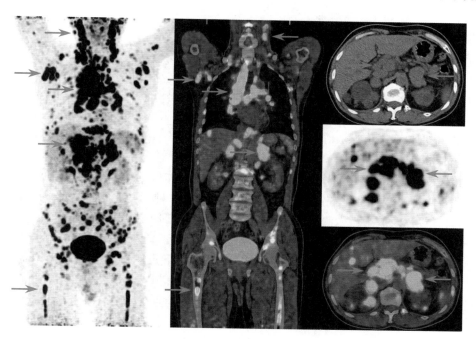

图 8-1 非霍奇金淋巴瘤患者的 ^{18}F-FDG PET/CT 代谢显像

图示患者颈部、腋窝、纵隔及腹部淋巴结呈高代谢,全身骨髓弥漫性代谢增高。

的 PET 显像。^{18}F-FLT 是反映肿瘤细胞增殖状态较为理想的核酸代谢显像剂,可用于恶性肿瘤的鉴别诊断,并且在适形放疗中对于确定生物靶区具有重要的临床意义。氨基酸显像剂 ^{11}C-甲基-L-甲硫氨酸(^{11}C-methyl-L-methionine,^{11}C-MET)在临床上主要用于脑肿瘤或放疗后复发、坏死的鉴别诊断。^{11}C-乙酸盐(^{11}C-acetate)在临床应用初期用于心肌有氧代谢显像和肾脏疾病的研究,目前则较多应用于恶性肿瘤的诊断,特别是对于前列腺癌、肝细胞癌,^{11}C-乙酸盐比 ^{18}F-FDG 的肿瘤阳性检出率更高。

(二)放射免疫显像

RII 与 RIT 的基本原理是放射性核素标记的抗体被注入体内后,特异性地与相应的靶抗原结合,从而达到显像或治疗效果。放射性核素标记的单抗已经用于临床诊断或治疗,其中 ^{111}In 或 ^{90}Y 标记的 CD20 单抗用于治疗 B 细胞淋巴瘤;在肠癌、乳腺癌、前列腺癌等恶性肿瘤中,RII 或 RIT 也取得了较好进展。未来放射免疫显像与治疗追求的目标及方向在于积极开展更多新靶点研究,利用 RIT 与其他疗法协同治疗来代替目前单一疗法。

近年来针对抗体的研究也取得了重要进展,具有应用前景的技术主要有以下几种。

(1)亲和体(affibody):又称"人工抗体",是一类基于非免疫蛋白亲和配体的新型支架蛋白。亲和体的功能类似于抗体,其分子量较小,仅有 7kDa 左右,但其结合位点与抗体相似,具有稳定性好、耐高温、易大量生产、价格低等特点。目前研究较多的有放射性核素 ^{18}F、^{99m}Tc 和 ^{111}In 标记针对抗人表皮生长因子受体 2(human epidermal growth factor receptor 2,HER2)的亲和体分子影像探针,用于 HER2 表达肿瘤的 PET 或 SPECT 显像。另外,针对表皮生长因子受体(epidermal growth factor receptor,EGFR)的亲和体分子探针,如 ^{111}In-BZ-DTPA-ZEGFR:1907,它的体内生物学活性与抗 HER2 亲和体分子探针相似,具有快速的肿瘤靶向性和高肾脏摄取,可用于恶性肿瘤 EGFR 表达的分子影像检查。

(2)微型抗体:是应用基因工程技术生产的抗体(片段),由人工设计、重新组装的新型抗体分子,可保留或增加天然抗体的特异性和主要生物学活性,去除或减少无关结构。单链抗体主要来源于抗体库筛选以及从杂交瘤细胞中克隆抗体轻重链进行组装获得,而双特异性抗体(或称双功能抗体,diabody)、微型抗体(miniantibody)、单链可变区抗体片段(single chain fragment variable,scFv)等都是在单链抗体基础上改进的。微型双特异性抗体对靶抗原亲和性高,经放射性核素标记则可应用于治疗恶性肿瘤。^{18}F 标记的抗癌胚抗原(carcinoembryonic antigen,CEA)微型双功能抗体比天然抗体的分子量小,体内清除迅速,可用于肿瘤动物模型显像。此外,^{18}F 标记的抗 HER2 微型双功能抗体能够与乳腺癌细胞产生的 HER2 结合,用于相应肿瘤的 PET 显像。

(3)纳米抗体(nanobody):是由骆驼科动物缺失轻链的天然重链抗体的可变区(variable domain of the heavy-chain of heavy-chain antibody,VHH)组成的单域抗体,与传统抗体相比,其具有相对分子质量小、亲和力高、稳定性高、溶解性好、免疫原性低、穿透力强、人源化简单等优势。在鼠肿瘤模型 SPECT 显像研究中发现,由于 ^{99m}Tc-8B6 纳米抗体(nanobody)与 EGFR 高表达的细胞 EGFR 选择性结合,被肿瘤病灶特异性高摄取,且具有血液清除快的特点,有希望用于 EGFR 高表达的肿瘤显像诊断。

(三)受体显像

受体显像(receptor imaging)是利用放射性核素标记的配体(ligand)与靶组织中某些高亲和力的受体特异性结合,反映体内的受体空间分布、密度、亲和力的一种无创性显像方法,同时具有配体-受体结合的高特异性以及放射性探测的高敏感度。目前,受体显像主要应用于肿瘤、心血管疾病和神经精神疾病。肿瘤受体显像主要有神经多肽、类固醇和生长抑素受体显像等,已应用于多种肿瘤的诊断、分期、治疗方案的选择与预后评价。神经受体显像研究发展迅速,主要的神经受体显像剂有靶向多巴胺受体、乙酰胆碱受体、5-羟色胺受体、γ 氨基丁酸-苯二氮䓬受体、肾上腺素能受体和可卡因受体等多种显像剂。其中,多巴胺受体显像剂的研究最为活跃,主要应用于各种运动性疾病、精神分裂症、认知功能研究和药物作用及其疗效评价等(图 8-2)。^{18}F、^{11}C、^{64}Cu 和 ^{68}Ga 等正电子核素放射性标记的奥曲肽(octreotide)及其类似物,可用于肺癌、类癌、甲状腺髓样癌、嗜铬细胞瘤和胃肠胰腺神经内分泌肿瘤等的肿瘤生长抑素受体(somatostatin receptor,SSTR)显像与治疗监测(图 8-3)。SSTR 显像通过显示肿瘤细胞表面 SSTR 的表达程度,不仅可用于 SSTR 表达阳性肿瘤的定位诊断、分期,而且可用于指导临床医生选择和评估 SSTR 介导的靶向治疗。SSTR 显像也有一定的局限性,例如肾和肝的摄取较高,会影响周围转移灶的鉴别,需结合其他影像学方法进行分析。

(四) 反义基因显像

反义基因技术是指根据核酸杂交原理设计针对特定靶序列的反义核酸,从而抑制特定基因的表达。反义显像 (antisense imaging) 是指将放射性核素标记的特定反义核酸引入体内,通过与病变组织中过度表达的 DNA 或 mRNA 发生特异性结合,显示特异性癌基因过度表达的癌组织或治疗后抑癌基因的表达水平,定位和定量特异的靶基因,从而实现基因水平的早期、定性诊断或疗效评价。反义显像具有不引起免疫反应、探针分子小、易进入肿瘤组织等优点。

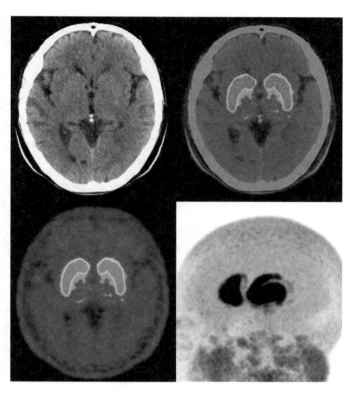

图 8-2 正常脑 ^{18}F-FP-CIT 多巴胺转运蛋白(DAT)PET/CT 显像
横断面像所示分别为脑 CT、PET、融合和 MIP 图像。

此外,利用聚集于靶基因局部的放射性核素发射的射线,破坏相应的致病基因,引起 DNA 链的损

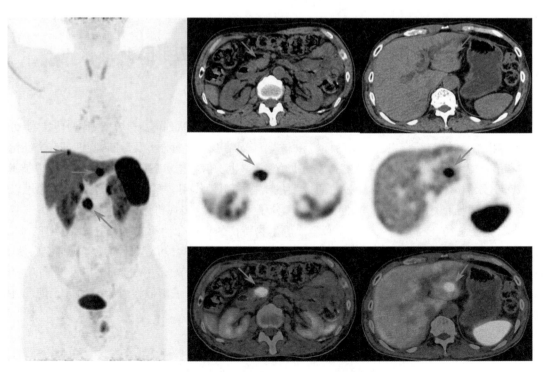

图 8-3 胰头部神经内分泌肿瘤患者 ^{18}F-octreotide PET/CT 显像
MIP 图像、横断面的 CT、PET 和融合图像,示胰头部及肝脏转移病灶(红色箭头)呈放射性高摄取。

伤、断裂,也可进行基因放射治疗。通过对基因(或部分基因)的改变,研究其机体所产生的生化反应或表现型,追踪表现型与基因间的关联,用于疾病的分子诊断或生物治疗计划的制订与监测。核医学分子影像将在这些研究领域发挥越来越重要的作用。

(五)凋亡显像

细胞凋亡(程序性细胞死亡)是为维持内环境稳定,由基因控制的细胞自主的、有序的死亡。凋亡细胞的消失不伴有炎症反应的出现,而坏死则是混乱无序的,没有能量需求,会导致局部炎性反应,常常继发于突发的细胞内成分释放。凋亡不仅参与疾病的发生发展等病理生理变化,还对疾病的治疗起重要作用。

凋亡显像(apoptosis imaging)指通过在体检测细胞自发及诱发性凋亡的位置及程度的一种显像方法。凋亡显像对于肿瘤治疗的疗效监测和某些疾病的诊断有重要价值。细胞膜上异常表达的磷脂酰丝氨酸(phosphatidylserine,PS)是用于凋亡监测的一种靶物质,而35kDa的生理蛋白——磷脂蛋白(annexin V,又称膜联蛋白)对细胞膜上的磷脂酰丝氨酸微分子具有很高的亲和力。利用annexin V与PS的高度亲和作用可以早期检测细胞凋亡的发生,具有高度时效性。annexin V可以通过螯合剂HYNIC(hydrazinonicotinamide)和N_2S_2将^{99m}Tc直接耦合到巯基基团上进行放射性标记,并通过PET、SPECT显像探测体内肿瘤病灶的凋亡情况。凋亡显像目前主要用于肿瘤的疗效评估、心脏移植排斥反应监测、急性心肌梗死与心肌炎评价等,尤其对肿瘤化疗效果的监测具有重要价值。

综上所述,核医学分子影像是分子影像领域最成熟、最有发展前途的分支领域,核医学分子影像技术具有传统成像手段所不及的高灵敏度和精确性,它从分子水平进入亚分子水平,无创、实时、活体、特异、精准地实现病变发生发展过程的可视化,使许多亚临床状态的疾病和隐匿的遗传性疾病得以明确诊断,从而能早期、准确地提供疾病诊治决策的科学依据;利用聚集于靶病灶局部的射线,实现靶向放射治疗的目的。

随着核医学与分子生物学等新兴学科的交融发展、核医学设备的不断更新,核医学分子影像不仅能够从糖、脂肪、蛋白质、核酸等代谢角度实现对细胞的分裂、增殖及畸变过程的成像,还能进一步将细胞的信息传导等基本生物过程可视化以阐明生命的本质活动和机制。

第二节 | 核医学分子影像的应用研究

一、核医学分子影像在精准医学中的支撑作用

精准医学(precision medicine)是根据患者的临床信息和人群队列信息,应用现代遗传技术、分子影像技术、生物信息技术,结合患者的生活环境和方式,实现精准的疾病分类及诊断,制订具有个性化的疾病预防和治疗方案。因此,现代遗传技术、分子影像技术、生物信息技术是精准医学的三大支撑技术。

核医学分子影像在精准医学中发挥着重要的支撑和引领作用。第一,核医学分子影像可以将精准医学可视化。通过引入各种特异性的核医学分子影像探针,实现机体内细胞能量异常、逃避生长抑制、逃避免疫杀伤、浸润转移、诱导血管生成等生物特征的可视化。第二,借助SPECT/CT、PET/CT、PET/MR等多模式融合成像设备,精准检测病变组织的位置与结构、功能与代谢,实现对疾病发生、发展和转归等全过程的时空动态影像可视化。第三,随着分子生物学、蛋白质组学、基因组学的进展,越来越多相关新型核医学分子影像探针得到开发和应用,核医学分子影像将成为一种可无创、活体、从整体和系统层面反映机体内分子水平的"影像生物标记物"新方法。

二、核医学分子影像与新药创制

由于分子影像技术是在个体水平进行的,可完整、直接地观察药物在活体体内的时空分布,从而反映药物的代谢分布。近年来,随着核医学分子影像技术的迅速发展,功能或代谢靶向显像得到越来

越广泛的应用,其中也包括了在新药创制领域的应用。分子影像在新药创制的过程中有着极大的优势:在药物研发初期,量化靶点占用率可以优化药物的使用剂量和时间;能够进行全身检查(如疾病分期);可以有效利用同一研究个体进行重复研究,并可作为自身对照(如监测治疗效果)。

无论是新药在进入临床前确定临床用药剂量还是在药物批准后选择个体化剂量,最好的办法是使用放射性核素标记的该药物或者能够与同一位点特异性结合的另一种放射性标记化合物进行研究,而 PET 或 SPECT 是确定靶点饱和度的最好方法,尤其是靶点作用于中枢神经系统的药物。另外,最好在确定药物剂量之前和之后都进行游离受体的测定。一般来说,定量确定靶蛋白饱和度的方法是:在给予不同药物剂量后,选择一个可以平衡有效性与毒性的药物剂量。尽管如此,放射性药物也必须经过验证,以确保放射性活度反映的是该药物和单个靶蛋白之间的结合。因此,同时也可以通过对游离靶密度的连续测定来确定靶区药物的半衰期。

三、核医学分子影像的常见临床应用

核医学分子影像在临床上的应用包括 PET/CT 与 SPECT/CT 等。核医学成像技术,特别是 PET 适合于非侵袭地在体监测分子水平的生化动态过程。PET 不仅用于鉴别肿瘤的良恶性、分期分级、评估治疗效果和预后判断,在肿瘤治疗方案的确定和修正中也具有独特的价值。

早期评价治疗效果是避免过度治疗与无效治疗、提高治疗效果的关键。传统的解剖学影像根据治疗前后肿瘤大小、形态的变化难以及时、准确地提供治疗效果的信息。例如 ^{18}F-FDG PET 分子影像监测甲磺酸伊马替尼对间质性胃肠道肿瘤患者的治疗效果,可以更早地判断治疗是否有效。

在疾病监测和随访治疗方面,^{18}F-FDG PET 多用于常见的恶性肿瘤、心肌梗死、癫痫等疾病。随着核医学分子影像探针的不断研发,越来越多的疾病可以用分子影像的方法来监测和随访。欧洲核医学协会(ENAM)、美国核医学与分子影像学会(SNMMI)已经将 ^{68}Ga-PSMA PET/CT 显像列入前列腺癌的诊断指南,^{68}Ga-PSMA PET/CT 在前列腺癌的诊断、疗效和预后评估中具有重要作用。

四、核医学分子影像在新型治疗方法中的应用

随着新型治疗方法的不断推出和临床应用,核医学分子影像也在其中发挥着不可替代的作用。本部分简要介绍几种与核医学分子影像相关的新型治疗方法,包括分子靶向治疗、重离子治疗、干细胞治疗和免疫 T 细胞治疗。其中,核医学分子影像在靶向治疗及重离子治疗中的主要作用是疗效评估,而在干细胞治疗及免疫 T 细胞治疗中的主要作用是细胞示踪。

(一)分子靶向治疗

分子靶向治疗是通过干扰肿瘤生成和生长的靶向分子达到阻断肿瘤细胞生长目的的治疗方法。目前世界上比较成功的靶向治疗是针对乳腺癌 HER2 阳性患者的曲妥珠单抗治疗。^{64}Cu-DOTA 标记的曲妥珠单抗 PET 分子影像能显影 HER2 阳性乳腺癌脑转移病灶,对鉴别转移灶性质有很好的提示作用。对于 ER 阳性的乳腺癌患者,^{18}F-FES PET 分子影像高代谢灶往往提示 ER 阳性的乳腺癌原发灶或转移灶。这些受体显像的不断发展将使无创乳腺癌病理分子分型在不久的将来成为可能。

(二)质子和重离子治疗

质子和重离子治疗目前主要是用加速器加速质子和碳离子进行治疗病灶的外放射治疗(图 8-4)。两种射线由于都具有布拉格峰(Bragg peak),进入体内的质子和重离子在停下来的位置释放其大部分能量,重离子还是高传能线密度(linear energy transfer,LET)射线,对癌细胞增殖周期、细胞内氧浓度及癌细胞的损伤修复依赖性很低,能够有效杀死癌细胞,是目前最先进的放射治疗技术。^{11}C-甲硫氨酸 PET 分子影像最早用于重离子治疗骨软组织肿瘤的早期评价和长期随访疗效,并已经逐步应用于其他肿瘤,如脑、头颈、肺部等恶性肿瘤的评估和随访。2021 年 8 月,我国首台具备自主知识产权的重离子治疗肿瘤专用装置(即医用重离子加速器/碳离子治疗系统)成功应用,至此中国成为全球继美国、日本和德国之后第四个拥有自主研发重离子治疗系统和临床应用能力的国家。

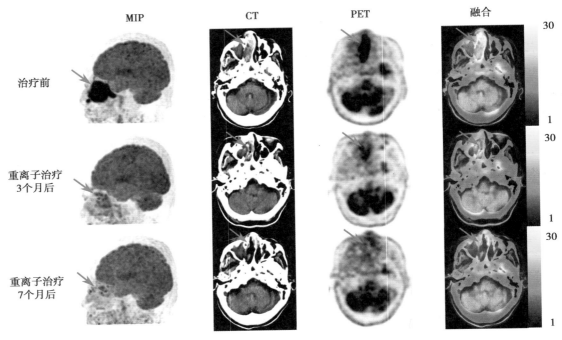

图 8-4 一例鼻腔恶性黑色素瘤患者重离子治疗前后对比 ¹⁸F-FDG PET/CT 图像

治疗前 ¹⁸F-FDG PET/CT 图像示右侧鼻腔、筛窦内软组织密度影（红色箭头），放射性摄取异常增高（SUV_{max} 为 23.74）；重离子治疗 3 个月后复查，右侧鼻腔、筛窦内病灶较前缩小，放射性摄取较前减低（SUV_{max} 为 7.94）；治疗 7 个月后复查，仅右侧鼻腔残存少许软组织密度影，放射性摄取明显减低（SUV_{max} 为 3.17）。

（三）干细胞治疗

干细胞治疗的难点是如何实现干细胞治疗后疗效的在体评价，这需要分子影像方法进行时空动态示踪和评估。核医学分子影像示踪评估干细胞治疗的主要方法包括直接标记法（如 ¹⁸F-FDG 直接标记干细胞）和间接标记法（如报告基因显像、受体显像等）。报告基因显像是将报告基因导入靶细胞，然后注射与报告基因耦合的核素标记探针如 ¹⁸F-FHBG 或 ¹⁸F-FEAU 进行 PET 显像。应用 PET 分子影像方法，发现了体外诱导多能干细胞（iPSC）移植后心肌损伤修复与功能恢复的时空动态变化规律，确立了活体监测和评价 iPSC 移植治疗心肌损伤的新方法、新策略。

（四）免疫 T 细胞治疗

嵌合抗原受体 T 细胞治疗（chimeric antigen receptor T cell therapy，CAR-T）是目前研究最为成熟的免疫 T 细胞治疗之一。典型的 CAR-T 先从肿瘤患者体内分离免疫 T 细胞，用基因工程技术加入一个能识别目标肿瘤细胞并且同时激活 T 细胞的嵌合抗体，在体外扩增后回输患者体内，并严密监护患者可能存在的排斥反应。2017 年 10 月美国政府批准 CAR-T 进入临床应用。2017 年 12 月 *Lancet* 杂志提到 CAR-T 初步的二期临床试验已经在难治性弥漫大 B 细胞淋巴瘤的患者中取得良好的效果。核医学分子影像，特别是 ¹⁸F-FDG PET/CT，在 CAR-T 治疗淋巴瘤的疗效评估中至关重要。

第三节 │ 核医学分子影像与影像组学

一、影像组学的概念

影像组学（radiomics）是利用大数据挖掘等信息方法进行疾病量化评估的新技术，其将 PET、CT 或 MRI 的数据作为输入影像数据，从海量数据中提取出具有代表性的特征，然后用机器学习或统计模型等方法进行疾病的量化分析和预测，目前逐渐发展为融合影像、基因、临床等多源信息进行诊断、疗效评估和预后判断的新技术,已经应用于肺癌、脑胶质瘤、结直肠癌等临床研究中。

影像组学包含以下几个步骤:数据采集,病灶检测,病灶分割,特征提取和信息挖掘。在获取影像数据后,可以使用自动的算法进行病灶区域检测,针对检测到的病灶区域使用手动或自动分割以得到精准的肿瘤区域图像;针对提取出的肿瘤区域可以使用图像处理的方式提取出高维特征;最后,使用机器学习或统计学的方法对特征和病理结果进行关联性分析从而通过影像数据预测病理结果。

除了使用图像数据,影像组学还引入了基因分析的方法以提高诊断精度。在传统的基因分析方法中,从肿瘤的某个位置采样获得肿瘤组织,然后进行基因测序,从而判断肿瘤组织中某个基因是否发生突变。然而,由于肿瘤的异质性,基因突变可能在没有被取样到的肿瘤的其他部分发生。因此,传统的基因分析,可能由于抽样误差导致假阴性结果。但影像组学特征从整体肿瘤图像中提取,进而包含了更完整的信息,一旦出现基因突变,可以对肿瘤的生长产生影响,从而表现在影像数据中。影像组学中基因分析的特点可以和传统基因分析互补,提高诊断精度。

近年来提出的表型影像学(phenomic imaging)是指通过利用一种或多种生物医学成像技术方法,对人体或生物体进行研究,并且使这些被研究的表型结果"可视化"。表型影像学将研究对象的解剖结构、组织器官功能、细胞代谢与生物化学过程等从宏观到微观的各种特征,以二维或三维图像的方式展现出来。表型影像学除了传统医学影像学用于疾病诊断的功能,还可用于表型精准评估、定位和定量表征,从高通量数据中提取高度代表性的结构或功能特征,评估疾病易感性等。

二、核医学分子影像在影像组学的应用

核医学分子影像,特别是目前采用的 PET/CT、PET/MR 技术,与其他技术相比,在影像组学的临床应用中有独特优势:第一,PET 与 CT 或 MRI 融合,可以同时提供功能代谢与解剖结构信息;第二,通过一次显像可以获得全身各组织器官整体信息,具有系统、全面、精确等特点;第三,核医学分子影像有种类繁多的特异性影像探针,可以提供细胞分子水平的代谢、蛋白、基因等多方面的信息。因此,核医学分子影像本身就是代谢组学、蛋白质组学、基因组学发展的产物,是影像组学的重要方法,在临床中发挥着重要的指导治疗决策的作用。

PET 影像组学与其他影像模式的组学分析方法类似,都需要经过数据采集与重建、病灶检测、病灶分割、特征提取和信息挖掘等步骤。临床上常规采用的通过测量不同病灶或同一病灶不同部位 ROI 的 SUV 值,就是一种数据提取方法。最早的 PET 影像组学临床应用是根据 ^{18}F-FDG 图像分析恶性肿瘤,因为肿瘤组织通常表现为细胞过度增殖、组织坏死、组织纤维化、血管新生、特殊蛋白或受体表达异常等一系列分子生物学特征。今后,随着核医学影像探针的不断开发,SPECT/CT、PET/CT 以及 PET/MR 等融合影像的进一步推广,通过采用一种或多种特异性 PET 影像探针并结合其他生物学信息,可以准确分析和判断疾病在代谢、蛋白和基因表达等方面的异常改变,从而帮助临床医生进行综合分析、疗效评估和预后判断。

第四节 ｜ 基于分子影像的相关多模态精准诊断技术

一、MR 成像技术

MRI 是利用强外磁场内人体中的氢质子(^{1}H)在特定射频脉冲作用下产生磁共振现象,所进行的一种医学成像技术。MRI 具有软组织分辨力高,能够多参数、多序列成像且安全无辐射等优点,此外还可对机体的多种生理、病理变化进行定性、定量诊断。但其局限性为成像速度慢;对含氢质子较少的部位及病灶(含钙较多)不敏感,伪影多、禁忌证多、价格昂贵。

磁共振波谱分析及功能磁共振成像技术的进步极大地推动了 MRI 的发展。MRS 仅利用了共振核的化学位移现象,无需定位信号,主要提供化学成分的数据信息。因每一种化学组分不同的原子核

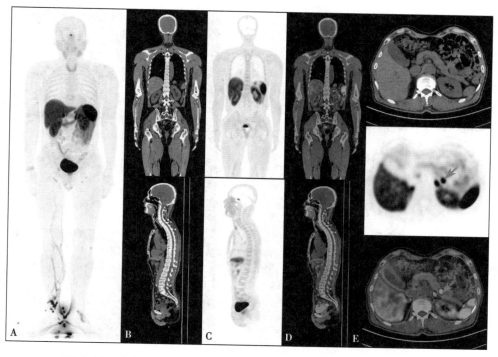

图 9-11　胰腺神经内分泌肿瘤 ^{68}Ga-DOTA-TATE PET/CT 显像图

A. PET MIP 图；B. CT 冠状位图（上），CT 矢状位图（下）；C. PET 冠状位图（上），PET 矢状位图（下）；D. 融合冠状位图（上），融合矢状位图（下）；E. CT 横断位图（上），PET 横断位图（中），融合横断位图（下）。患者，男性，59 岁。腹痛半年。^{68}Ga-DOTA-TATE PET/CT 显像示胰体部稍低密度结节，SUV_{max} 为 33.2。诊断：神经内分泌肿瘤。

性识别 CAF 膜表面的 FAP 并与之结合，用于诊断各种恶性肿瘤及纤维组织增生性病变。^{68}Ga 或 ^{18}F-FAPI PET/CT 已经成为应用于恶性肿瘤的广谱性分子影像技术。

2. 显像方法　^{68}Ga-FAPI-04 是目前最常用的显像剂。患者显像前无需特殊准备。静脉注射显像剂 ^{68}Ga-FAPI-04（0.05mCi/kg），间歇 60 分钟后进行 PET/CT 全身显像。

3. 图像特点　生理状态下，^{68}Ga-FAPI 几乎完全通过泌尿系统排泄，肾盂和膀胱内存在高显像剂聚集。子宫可表现为较高的显像剂聚集。脾脏、肺、心脏、胰腺、口腔黏膜、唾液腺、甲状腺和肝脏存在轻度显像剂聚集。

因恶性肿瘤类型不同，显像剂聚集程度存在差异。乳腺癌、肝癌、胰腺癌、胃癌、结直肠癌、肺腺癌、卵巢癌、腹膜癌、肉瘤等的原发和/或转移病灶可表现为较高的显像剂聚集；胶质瘤、甲状腺癌、鼻咽癌、淋巴瘤、多发性骨髓瘤等肿瘤显像剂聚集相对较低（图 9-12）。

4. 临床适应证

（1）恶性肿瘤的辅助诊断和鉴别诊断。

（2）高摄取显像剂恶性肿瘤的临床分期和疗效监测。

（3）指导在高摄取显像剂的病灶区域进行活检。

（4）指导和评估基于 FAP 靶点的 ADC 治疗。

四、其他显像

随着以细胞工程技术和基因工程技术为主体的单克隆抗体工程化制备技术的成熟和规模化，包括短半衰期核素如 ^{68}Ga、^{18}F 等及长半衰期核素如 ^{89}Zr（$T_{1/2}$=78.4 小时）、^{64}Cu（$T_{1/2}$=12.7 小时）、^{124}I（$T_{1/2}$=4.18 天）等标记的系列免疫显像探针发展迅速（表 9-1）。应用免疫显像技术进行无创、可视化抗体药物在肿瘤组织特异性靶点表达和预测评估，已经成为实现恶性肿瘤精准诊疗的关键手段。

ER 9-6

视频

ER 9-7

视频

NOTES

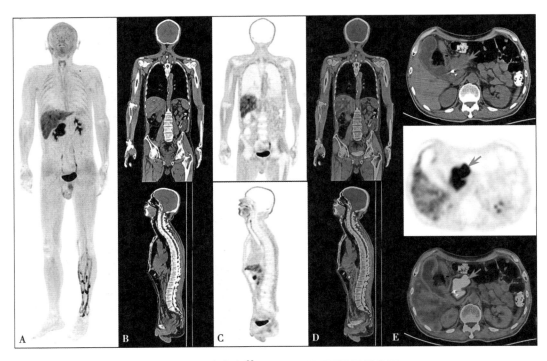

图 9-12　胰腺癌 ^{68}Ga-FAPI PET/CT 显像图

A. PET MIP 图；B. CT 冠状位图（上），CT 矢状位图（下）；C. PET 冠状位图（上），PET 矢状位图（下）；D. 融合冠状位图（上），融合矢状位图（下）；E.CT 横断位图（上），PET 横断位图（中），融合横断位图（下）。

患者，男性，53 岁。^{68}Ga-FAPI PET/CT 显像示胰头占位，SUV_{max} 为 14.6。诊断：胰腺癌。

表 9-1　其他肿瘤免疫显像技术及临床适应证

分子靶点	显像剂	临床适应证
雌激素受体	^{18}F-FES（图 9-13）	乳腺癌
表皮生长因子受体	^{11}C-erlotinib ^{11}C-PD153035 ^{18}F-afatinib ^{89}Zr-cetuximab ^{89}Zr-panitumumab	肺癌、结直肠癌
细胞膜磷脂	^{18}F-FCH	乳腺癌、甲状腺癌、肺癌、脑肿瘤、肝癌、前列腺癌
氨基酸转运体	^{18}F-FDOPA	胶质瘤、神经内分泌肿瘤、前列腺癌
x-CT	^{18}F-NaF	肿瘤骨转移、预测心肌梗死
	^{18}F-FSPG	肝癌、颅内恶性肿瘤、头颈部肿瘤、结直肠癌、非霍奇金淋巴瘤
ASCT2、LAT-1	^{18}F-FACBC ^{18}F-FACPC	前列腺癌、乳腺癌
雄激素受体	^{18}F-FDHT	前列腺癌
凋亡细胞	^{18}F-ML-10 ^{18}F-ICMT-11	多形性胶质母细胞瘤、乳腺癌、肺癌
PD-L1	^{18}F-BMS-986192 ^{89}Zr-atezolizumab	肺癌
PARP1	^{18}F-PARPi	头颈部肿瘤
整合素 $\alpha_V\beta_6$	^{18}F-FP-R01-MG-F2 ^{18}F-$\alpha_V\beta_6$-BP	头颈部肿瘤、肺癌、结直肠癌、乳腺癌、胰腺癌

续表

分子靶点	显像剂	临床适应证
整合素 $\alpha_V\beta_3$	^{18}F-Galacto-RGD ^{18}F-RGD-K5 ^{18}F-fluciclatide	实体肿瘤
线粒体复合物 I	^{18}F-EF5 ^{18}F-FAZA ^{18}F-HX4	实体肿瘤
胃泌素释放肽受体	^{18}F-BAY864367 ^{64}Cu-CB-TE2AAR06 ^{68}Ga-NOTA-Aca-BBN ^{68}Ga-NeoBOMB1 ^{68}Ga-BBN-RGD ^{68}Ga-RM26 ^{68}Ga-SB3 ^{68}Ga-RM2	前列腺癌、乳腺癌、胶质瘤
半乳糖	^{18}F-FDGal	肝癌
GPC3	^{124}I-codrituzumab	肝癌
碳酸酐酶 9	^{124}I-girentuximab	肾癌
表皮生长因子受体 2	^{68}Ga-HER2-nanobody ^{68}Ga-ABY-025	乳腺癌
CXCR4	^{64}Cu-plerixafor	血液系统肿瘤、实体肿瘤
CA19-9	^{89}Zr-DFO-HuMab-5B1	胰腺癌、膀胱癌
CTLA-4	^{89}Zr-ipilimumab	黑色素瘤
CD8、CD20	^{89}Zr-DfIAB22M2C ^{89}Zr-rituximab ^{89}Zr-obinutuzumab	淋巴瘤、肺癌、肝癌

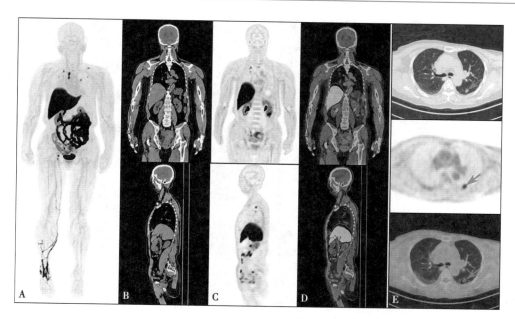

图 9-13　乳腺癌 ^{18}F-FES PET/CT 显像图

A. PET MIP 图;B. CT 冠状位图(上),CT 矢状位图(下);C. PET 冠状位图(上),PET 矢状位图(下);D. 融合冠状位图(上),融合矢状位图(下);E. CT 横断位图(上),PET 横断位图(中),融合横断位图(下)。

患者,女性,72 岁。左乳乳腺癌术后 12 年。^{18}F-FES PET/CT 显像示双肺、纵隔淋巴结及左侧锁骨转移。

第三节 | SPECT/CT 肿瘤显像

SPECT 或 SPECT/CT 显像是肿瘤显像的一个重要组成部分。单光子核素药物(如 ^{99m}Tc-MIBI、^{67}Ga 等)可以被肿瘤组织特异性摄取,称为亲肿瘤显像剂。SPECT 可以对引入机体的亲肿瘤显像剂成像,对部分肿瘤进行早期诊断、鉴别诊断、分期、分级及疗效评价。SPECT/CT 通过融合 CT 结构信息和 SPECT 功能信息,可以对肿瘤进行精确定位和辅助诊断,是肿瘤核素显像发展的重要组成部分。

一、^{99m}Tc-MIBI 显像

1. 显像原理 ^{99m}Tc-MIBI 是亲脂性正价阳离子化合物,可通过细胞膜和线粒体膜的负电位被细胞摄取,常作为亲肿瘤显像剂应用于临床。^{99m}Tc-MIBI 进入细胞后,90% 进入线粒体,可反映肿瘤细胞线粒体功能。P-糖蛋白是肿瘤多药耐药基因(MDRI)的表达产物,可将细胞内的抗肿瘤药排到细胞外。^{99m}Tc-MIBI 是 P-糖蛋白多药耐药酶系统的酶作用底物,其摄取速率也可间接反映 P-糖蛋白功能。因此,^{99m}Tc-MIBI 显像也可以用于反映肿瘤耐药(图 9-14)。

2. 显像方法 显像设备可以使用 SPECT/CT 显像或乳房专用伽马射线成像(BSGI)。图像采集和处理程序按照设备不同有所差异。^{99m}Tc-MIBI 常用注射剂量一般为 740~1 110MBq(20~30mCi)。常规于健侧的前臂进行静脉注射。

3. 临床应用

(1)乳腺癌:以 ^{99m}Tc-MIBI 显像剂为基础的单光子发射成像技术在乳腺癌的诊断和鉴别诊断中的价值已经获得普遍认可。乳腺癌原发灶及淋巴结转移灶可以摄取 ^{99m}Tc-MIBI,良性病灶如乳腺囊腺瘤、导管炎、脓肿、腺内导管阻塞等不摄取 ^{99m}Tc-MIBI。^{99m}Tc-MIBI SPECT/CT 显像的局限性主要是 SPECT 显像的分辨力较低,不能达到毫米级,对隐匿性的乳腺癌探测效率较低。乳房专用伽马射线成像(BSGI)是基于乳房闪烁成像和 X 射线乳房摄影术发展的一种新的乳房功能性分子成像技术,具有高分辨、小视野等优点,其最大空间分辨力可以达1.9~3.3mm。对于乳腺组织比较致密或复杂的患者以及解剖结构成像技术如乳腺 X 射线和超声检查不能确诊的患者是非常有用的诊断方法(图 9-15)。

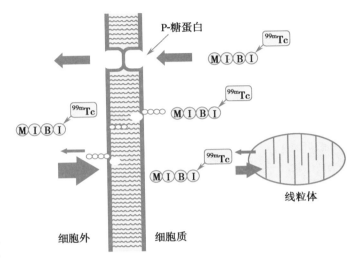

图 9-14 ^{99m}Tc-MIBI 的摄取机制示意图

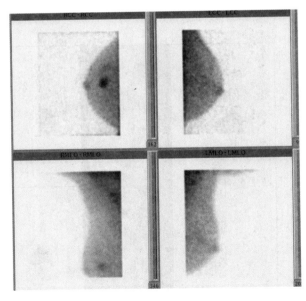

图 9-15 乳腺癌 ^{99m}Tc-MIBI BSGI 显像图

患者,女性,63 岁,右侧乳腺导管癌。左上图:右侧头尾位(RCC);左下图:右内外侧斜位(RMLO);右上图:左侧头尾位(LCC);右下图:左内外侧斜位(LMLO)。

^{99m}Tc-MIBI BSGI 显像示右侧乳头后方结节性摄取灶,最大 T/N 值约为 2.53;左侧乳腺未见异常。诊断:乳腺癌。

（2）肾肿瘤：^{99m}Tc-MIBI 是一种线粒体显像剂,能在富含线粒体的肾嗜酸细胞肿瘤(如嗜酸细胞腺瘤、杂合性嗜酸细胞腺瘤-嫌色细胞癌和部分嫌色细胞癌)中聚集,而在大部分肾细胞癌中缺失,因此在肾透明细胞癌与肾嗜酸细胞肿瘤的鉴别诊断中发挥重要作用。

（3）其他肿瘤：临床研究报道,甲状腺癌、原发性肺癌、脑肿瘤中恶性胶质瘤和室管膜瘤等肿瘤也可以摄取 ^{99m}Tc-MIBI,可用于鉴别诊断(图 9-16)。

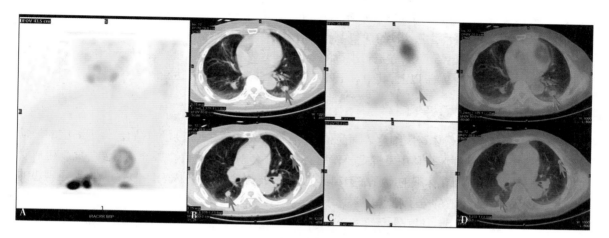

图 9-16　**甲状腺癌肺转移 ^{99m}Tc-MIBI SPECT/CT 显像图**
A. SPECT MIP 图(前位);B. CT 横断位图;C. PET 横断位图;D. 融合横断位图。

患者,女性,71 岁。甲状腺癌术后 3 月余。^{99m}Tc-MIBI SPECT/CT 显像示两肺多发结节伴显像剂浓聚。诊断:甲状腺癌肺转移。

二、前哨淋巴结显像

前哨淋巴结(sentinel lymph node,SLN)是指肿瘤组织周围淋巴引流区域中必经的第一站淋巴结。大部分肿瘤组织在发生区域或远处淋巴结转移时,首先需要通过其引流第一站淋巴结(前哨淋巴结),并形成转移灶;然后再转移至下站或其他远处淋巴结。前哨淋巴结是否转移可以用作判断是否需要区域淋巴结清扫的重要依据。前哨淋巴结显像可以在术前发现前哨淋巴结,指导术中对前哨淋巴结进行活检。通过病理学检测明确前哨淋巴结是否转移,对区域淋巴结清扫等临床决策具有重要指导意义。目前,前哨淋巴结显像已在乳腺癌、黑色素瘤、胃肠道及妇科肿瘤中广泛应用,可有效避免淋巴结的盲目清扫,减少并发症,提高生存率。其中以乳腺癌应用最为成熟。

1. 显像原理　淋巴管内皮细胞有主动吞噬、胞饮大分子和微粒物质的特性。将直径约 100~200nm 的放射性胶体颗粒注射在肿瘤组织内或周围皮下,通过 SPECT/CT 对放射性胶体在局部淋巴管的引流情况和各站淋巴结进行动态成像,其中在引流区域中首先出现的淋巴结影即前哨淋巴结。术中可以使用放射性 γ 探头对发现的前哨淋巴结进行探测和确定,并通过活检明确其性质。若发现肿瘤细胞,必须对该区域淋巴结进行彻底清扫;若无肿瘤细胞,则可以根据具体情况,对引流区域淋巴结进行选择性清扫或保留,以减少或避免淋巴回流障碍性水肿等术后并发症的发生。

2. 显像剂　主要包括 ^{99m}Tc-硫胶体(^{99m}Tc-sulfur colloid,^{99m}Tc-SC)、^{99m}Tc-人血清白蛋白(human serum albumin,HAS)及 ^{99m}Tc-右旋糖酐(dextran,DX)。其中 ^{99m}Tc-硫胶体应用最为广泛。使用剂量一般为 37~74MBq。

3. 显像方法　根据原发灶位置不同,患者可采取不同体位。在肿瘤组织或周围皮下注射显像剂。应用 SPECT 在术前进行局部动态和静态平面显像,并对所有发现的病灶进行标记,SPECT/CT 融合断层显像可增加探测的灵敏度和位置准确性;术中对发现的 SLN 进行活检定性,并根据前哨淋巴结是否转移决定下一步决策。

4. 临床应用

（1）乳腺癌：前哨淋巴结检测已成为乳腺癌保存腋窝淋巴结手术路径中的常规应用。乳腺癌患者腋窝淋巴结的转移状况是决定乳腺癌患者分期和预后的重要因素。前哨淋巴结显像可准确地探查乳腺癌淋巴转移情况，避免对淋巴结阴性的患者行腋窝淋巴结根治手术，降低患侧肢体淋巴水肿的风险。在乳腺癌患者中，^{99m}Tc-Sc 前哨淋巴结显像 SLN 的检出率在 95% 以上，假阴性率低于 5%。

（2）黑色素瘤：前哨淋巴结显像技术在欧美国家已经列入皮肤恶性黑色素瘤的常规诊治方法。其灵敏度及检出率均优于超声、增强 CT 等其他影像技术方法。前哨淋巴结显像可以使黑色素瘤患者避免不必要的区域淋巴结清扫，并进行准确的临床分期，为后续辅助治疗提供充分依据。对黑色素瘤患者，SLN 总检出率为 90% 以上，其中对于四肢病灶的 SLN 检出率可达 96%。

三、整合素受体显像

整合素是一类异二聚体跨膜细胞表面受体，可与细胞外基质（ECM）蛋白结合，促进细胞的活动和侵袭，在血管生成和肿瘤转移中发挥重要作用。其中整合素 $\alpha_v\beta_3$ 在许多肿瘤细胞及肿瘤新生血管内皮细胞中表达增加，而在休眠的血管细胞和其他正常细胞中没有表达或表达水平非常低，是理想的抑制肿瘤及肿瘤血管生成的分子靶点。

1. **显像原理** 精氨酸-甘氨酸-天冬氨酸（Arg-Gly-Asp，RGD）是一种多肽，可以与新生血管内皮细胞及肿瘤细胞的整合素 $\alpha_v\beta_3$ 结合，具有高度的选择性与较强的亲和力。^{99m}Tc-3PRGD$_2$ 注入体内后，被整合素受体阳性的肿瘤组织摄取，通过 SPECT/CT 显像，能够特异性地显示肿瘤及其血管新生而达到探测肿瘤的目的。^{99m}Tc-3PRGD$_2$ SPECT/CT 在肺癌、乳腺癌、头颈部肿瘤等恶性肿瘤诊断和疗效监测等方面具有一定的优势（图 9-17），并可预测 $\alpha_v\beta_3$ 受体拮抗剂（抗肿瘤血管生成）的治疗效果。

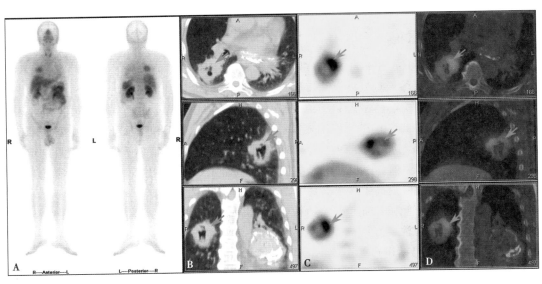

图 9-17　肺癌 ^{99m}Tc-3PRGD$_2$ SPECT/CT 显像图

A. SPECT MIP 图（前位），SPECT MIP 图（后位）；B. CT 横断位图（上），CT 矢状位图（中），CT 冠状位图（下）；C. PET 横断位图（上），PET 矢状位图（中），PET 冠状位图（下）；D. 融合横断位图（上），融合矢状位图（中），融合冠状位图（下）。

患者，男性，66 岁。体检发现右肺下叶占位。^{99m}Tc-3PRGD$_2$ SPECT/CT 显像示右肺下叶团块伴显像剂浓聚。诊断：肺腺鳞癌。

2. **显像方法** 静息状态下静脉注射 ^{99m}Tc-3PRGD$_2$，注射剂量：（0.30 ± 0.06）mCi/kg。静脉注射后约 40~50 分钟排尿，开始行前后位全身扫描（15~20cm/min），随后进行相应部位 SPECT/CT 断层扫描。受试者仰卧位，全身扫描时双臂放于身体两侧，断层扫描时双臂抱头。

3. 临床应用

（1）肺癌：以 ^{99m}Tc-3PRGD$_2$ 显像剂为基础的单光子发射成像技术在肺癌的诊断和疗效评价中的价值已经获得普遍认可。研究发现整合素受体显像 ^{99m}Tc-3PRGD$_2$ SPECT/CT 在诊断非小细胞肺癌淋巴结转移方面具有较高的特异性，可弥补 ^{18}F-FDG PET/CT 的不足，在肺癌手术决策方面具有更大价值。此外，^{99m}Tc-3PRGD$_2$ SPECT/CT 显像可应用于接受 EGFR-TKIs 靶向治疗肺癌患者的疗效评价，并对患者预后以及疾病无进展生存期进行预测。

（2）乳腺癌：^{99m}Tc-3PRGD$_2$ SPECT/CT 显像可应用于隐匿性乳腺病变的检出。^{99m}Tc-3PRGD$_2$ SPECT/CT 显像手段可应用于接受新辅助化疗的 Ⅱ 期和 Ⅲ 期乳腺癌患者肿瘤病理改变和疗效的检测，其中，在 HER2 阳性乳腺癌患者的新辅助化疗疗效判断中更具优势。

第四节 | 肿瘤显像临床应用

^{18}F-FDG PET/CT 肿瘤显像是目前应用最为广泛的分子影像技术。^{18}F-FDG PET/CT 在结构性影像基础上，高灵敏地显示具有高糖酵解水平的肿瘤组织，从而对恶性肿瘤进行鉴别诊断、临床分期、预后分层及疗效评估。其他系列 PET/CT 肿瘤显像技术可以改善 ^{18}F-FDG PET/CT 显像的探测效率，弥补 ^{18}F-FDG PET/CT 显像的不足，提高个体化肿瘤的诊断效能。

一、鉴别诊断与临床分期

恶性肿瘤的临床诊断一般需要包括临床症状、体征、实验室检查和影像学检查等综合判断。组织病理学是诊断恶性肿瘤的"金标准"。恶性肿瘤的临床分期仅限于有组织学证据及组织学分型的恶性肿瘤，是临床决策的重要依据。目前主要采用国际抗癌联盟（UICC）和美国癌症联合委员会（AJCC）提出的 TNM 分期法，包括 T 分期（原发肿瘤）、N 分期（淋巴结转移）、M 分期（远处转移）。PET/CT 显像常规应用全身显像模式，可以"一站式"发现全身所有的恶性肿瘤累及病灶，准确进行临床分期与再分期，指导临床制订合理的治疗方案，正确评价治疗效果和判断预后。

（一）头颈部肿瘤

1. 鼻咽癌　鼻咽癌是鼻咽部上皮组织来源的恶性肿瘤。病因主要包括遗传学特征、环境、饮食因素以及 EB 病毒感染。*HLA* 基因是鼻咽癌的易感基因。鼻咽癌的病理类型主要包括鳞癌、腺癌、囊腺癌及黏液表皮样癌等，其中 95% 以上是鳞癌，好发部位为鼻咽顶部和外侧壁。约有 40% 鼻咽癌患者以颈部包块为首发症状。放射治疗是鼻咽癌的首选治疗方式。

鼻咽癌的 ^{18}F-FDG PET/CT 图像的典型表现为具有高代谢的鼻咽部软组织增厚或肿块（图 9-18）。囊腺癌及黏液表皮样癌也可以呈现为低或无代谢灶。^{18}F-FDG PET/MRI 可以更清晰显示原发灶浸润程度和范围。鼻咽部腺样体肥大和急慢性炎症等良性病变在 ^{18}F-FDG PET/CT 图像中也可以表现为高代谢病灶，需要加以鉴别。

鼻咽癌早期即可发生淋巴结转移。颈部淋巴结转移可占确诊病例的 80%~90%，尤以颈上深淋巴结最为常见。鼻咽癌晚期常累及锁骨上淋巴结。^{18}F-FDG PET/CT 图像的典型表现为具有高代谢的类圆形肿大淋巴结，可伴融合或坏死（图 9-18）。^{18}F-FDG PET/CT 评估鼻咽癌颈部淋巴结转移具有较高的准确性，其灵敏度为 87%~95%，特异性为 73%~97%。

鼻咽癌的远处转移主要包括骨转移、肝转移和肺转移，其中骨转移最为常见。^{18}F-FDG PET/CT 图像的典型表现为骨、肝或肺内出现单个或多个具有高代谢的转移灶（图 9-18）。荟萃分析结果发现，^{18}F-FDG PET/CT 诊断远处转移的灵敏度和特异性分别为 83% 和 97%。

2. 甲状腺癌　甲状腺癌主要来源于甲状腺滤泡上皮细胞。病理类型主要包括分化型（乳头状癌和滤泡癌）、髓样癌、低分化癌及未分化癌等。分化型甲状腺癌占所有病例的 95% 以上，主要是乳头状癌。超声引导下细针穿刺（FNA）是诊断甲状腺癌的首选检查。甲状腺癌的预后主要根据 TNM 分

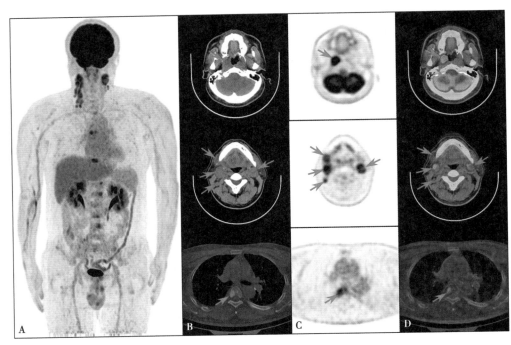

图 9-18　鼻咽癌伴全身多发转移 ¹⁸F-FDG PET/CT 显像图

A. PET MIP 图；B. CT 横断位图；C. PET 横断位图；D. 融合横断位图。

患者，男性，48 岁。颈部淋巴结肿大 1 月余。¹⁸F-FDG PET/CT 显像示鼻咽右侧壁黏膜增厚，SUV_{max} 为 13.6；双侧颈深、颌下、右侧颈后及右侧锁骨上淋巴结肿大，SUV_{max} 为 2.8~11.1；多发脊柱及骨盆诸骨成骨性骨质改变，SUV_{max} 为 3.1~7.6。诊断：鼻咽癌伴双侧颈部多发淋巴结转移，全身多发骨转移。

期方法进行判断，该方法能够较好地预测死亡率。甲状腺癌的复发风险分层主要根据年龄、组织学类型、原发肿瘤大小、局部浸润、$BRAF^{V600E}$ 突变状态和转移灶等临床病理学特征进行，分为低、中、高三级，与治疗决策密切相关。甲状腺癌的治疗方法主要包括手术、放射性碘治疗和甲状腺素抑制治疗，10 年生存率可达 90%~95%。

甲状腺癌的 ¹⁸F-FDG PET/CT 图像的典型表现为边缘模糊、类圆形、等或低密度结节，伴局灶性高代谢或低代谢（图 9-19）。分化较好、保持摄碘功能的甲状腺乳头状癌往往表现为低或无代谢；而分化不良或失分化的甲状腺乳头状癌往往表现为摄碘较低，代谢增加。甲状腺肿、甲状腺炎在 ¹⁸F-FDG PET/CT 图像中可表现为弥漫性高代谢；甲状腺腺瘤可表现为结节状高代谢灶，与甲状腺癌结节往往难以鉴别，需要借助病理学进行诊断。

甲状腺癌常见颈部淋巴结转移。80% 的儿童乳头状癌诊断时即发现淋巴结转移。部分患者以颈部淋巴结转移为首发症状，晚期可转移至纵隔或腋下。淋巴结转移的数量、大小与复发风险密切相关。甲状腺癌经常发生肺和骨等远处转移，是甲状腺癌患者死亡的主要原因。¹⁸F-FDG PET/CT 可以"一站式"发现全身具有高代谢表征的局部转移淋巴结及远处转移灶，对甲状腺癌转移或复发进行准确判断和风险分层。根据 2015 年美国甲状腺协会（ATA）《成人甲状腺结节与分化型甲状腺癌诊治指南》，在血清甲状腺球蛋白（Tg）水平升高和 ¹³¹I 显像阴性的高危患者的随访中，推荐使用 ¹⁸F-FDG PET/CT 评估转移患者的病变检测、风险分层以及预测对治疗的反应。荟萃分析研究发现，在血清 Tg 升高而 ¹³¹I 摄取阴性的甲状腺癌患者中，¹⁸F-FDG PET/CT 检查的灵敏度和特异性分别为 93% 和 85%。

（二）胸部肿瘤

1. **肺癌**　肺癌大部分起源于支气管黏膜上皮。长期吸烟是主要危险因素。肺癌的病理类型主要分为非小细胞肺癌（non-small cell lung cancer，NSCLC）和小细胞肺癌（small cell lung cancer，SCLC）。其中 NSCLC 占所有肺癌病例的 85%~90%，包括腺癌、鳞癌及大细胞癌。约 50% 的 NSCLC 患者和

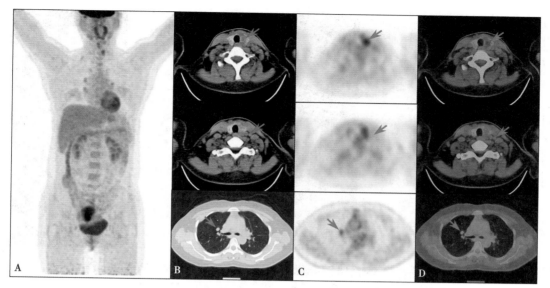

图 9-19　**甲状腺癌伴全身多发转移 ¹⁸F-FDG PET/CT 显像图**
A. PET MIP 图;B. CT 横断位图;C. PET 横断位图;D. 融合横断位图。

患者,女性,42 岁。声嘶 10 个月、吞咽困难 2 个月。¹⁸F-FDG PET/CT 显像示甲状腺左叶及峡部偏左侧低密度结节,SUV_{max} 为 4.7;双肺多发实性结节,SUV_{max} 为 1.0~2.7。诊断:甲状腺癌伴左侧颈部淋巴结转移,双肺多发转移。

70% 的 SCLC 患者在初诊时就发现有远处转移,包括大脑、骨骼、肝脏和肾上腺等。低剂量 CT 筛查可早期发现孤立性肺结节,降低肺癌病死率约 20%。肺癌患者的初始临床分期对选择合适治疗方案和明确患者预后至关重要。基于 *ALK* 重排、*EGFR* 外显子 19 缺失或外显子 21 *L858R* 突变、*KRAS* 突变及 *MET* 扩增等分子检测技术的应用,肺癌的治疗目前已经进入靶向治疗和免疫治疗的发展阶段。

肺癌 ¹⁸F-FDG PET/CT 的图像特征为肺内孤立性高代谢结节或肿块,伴或不伴边缘毛糙、毛刺、细支气管充气征、血管聚集征、胸膜凹陷征等恶性征象(图 9-20)。乳头状腺癌、黏液性腺癌、类癌等病理类型可以表现为低或无代谢实性结节。不典型腺瘤样增生(AAH)、肺原位腺癌(AIS)与微浸润癌(MIA)等主要表现为磨玻璃样变,可以表现为低或无代谢。肺内良性病变如结核瘤、炎性假瘤、球形肺炎、机化性肺炎、真菌感染、硬化性血管瘤等也可表现为肺孤立性高代谢结节,需要鉴别。

¹⁸F-FDG PET/CT 显像已经成为非小细胞肺癌临床分期的首选影像诊断技术。¹⁸F-FDG PET/CT 显像可以提供胸壁浸润及纵隔浸润信息,区分肿瘤和阻塞性肺不张,改善 T 分期。对于 ≥8mm 的肺实性结节,¹⁸F-FDG PET/CT 显像的诊断灵敏度可达 95%,特异性为 82%。同时,¹⁸F-FDG PET/CT 显像还可以进行临床分期,精准评估纵隔受累淋巴结和远处转移。¹⁸F-FDG PET/CT 显像可以发现小于 1cm 的高代谢转移淋巴结(灵敏度为 83%,特异性为 87%),提高 N 分期的准确性。¹⁸F-FDG PET/CT 显像对探测除脑转移之外的其他远处转移灶(M 分期)具有 CT 和 MRI 不可比拟的优势;灵敏度、特异性和准确性分别可达 94%、97% 和 96%;改变了将近 20% 肺癌患者的治疗决策(图 9-20)。

2. 食管癌　食管癌起源于食管鳞状上皮和柱状上皮。超重、胃食管反流疾病和巴雷特食管化生是食管癌发生的主要危险因素。食管癌的病理类型主要包括鳞癌和腺癌,其中鳞癌多见,约占 90%。食管癌的好发部位主要为食管中段,其次为下段,上段最少。食管癌的临床分期主要参考 AJCC。非常早期的食管癌可以进行内镜下黏膜切除术。局部晚期食管癌的治疗主要包括新辅助放化疗和手术治疗。初始分期的准确性和初始放疗反应的评估对于食管癌患者的治疗至关重要。

食管癌的 ¹⁸F-FDG PET/CT 图像特征为食管内局灶偏心性高代谢,伴管壁增厚和/或管腔狭窄(图 9-21)。黏膜下食管癌(T_1 或原位癌)、小部分未分化腺癌及含有印戒细胞或黏液细胞成分较多者可以表现为低或无代谢,往往需要食管内超声(EUS)进行鉴别。食管的生理性摄取、严重的胃食管反流、

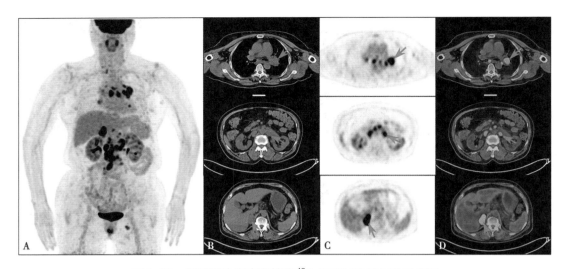

图 9-20 肺癌伴全身多发转移 ^{18}F-FDG PET/CT 显像图

A. PET MIP 图；B. CT 横断位图；C. PET 横断位图；D. 融合横断位图。

患者，女性，73 岁。咯血半年。^{18}F-FDG PET/CT 显像示左肺上叶肺门团块，SUV$_{max}$ 为 24.2；纵隔、双侧肺门、腹腔、腹膜后、右侧髂总及左侧腹股沟淋巴结肿大，SUV$_{max}$ 为 4.5~13.9；右侧肾上腺团块，SUV$_{max}$ 为 23.4。诊断：肺癌伴全身多发淋巴结转移，右侧肾上腺转移。

巴雷特食管和放射性食管炎常呈现为与食管走行一致的线样高代谢影，需要鉴别。

^{18}F-FDG PET/CT 可以发现原发灶及邻近的区域淋巴结转移，灵敏度约为 60%，特异性约为 89%（图 9-21）。相较于传统 CT 成像和 EUS，^{18}F-FDG PET/CT 最显著的优势在于检测远处转移，灵敏度约为 70%，特异性约为 95%。^{18}F-FDG PET/CT 对于检测根治治疗后的复发具有应用价值，灵敏度和特异性分别约为 96% 和 78%。

3. 乳腺癌 乳腺癌是女性最常见的恶性肿瘤，起源于乳腺导管上皮及腺泡上皮。肥胖和遗传易

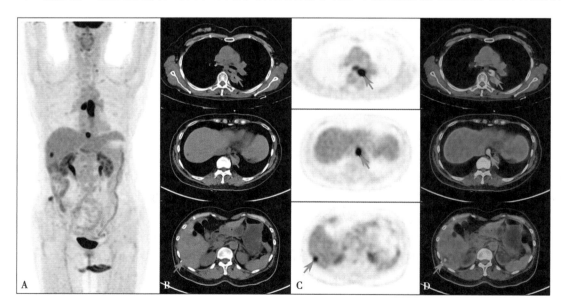

图 9-21 食管癌伴全身多发转移 ^{18}F-FDG PET/CT 显像图

A. PET MIP 图；B. CT 横断位图；C. PET 横断位图；D. 融合横断位图。

患者，女性，68 岁。进食梗阻 3 个月。^{18}F-FDG PET/CT 显像示食管中下段管壁增厚，SUV$_{max}$ 为 30.9；左侧锁骨上、纵隔隆突下及贲门旁淋巴结肿大，SUV$_{max}$ 为 4.3~30.5；肝右叶低密度结节，SUV$_{max}$ 为 7.9；右侧髂骨溶骨性骨质破坏，SUV$_{max}$ 为 7.9。诊断：食管癌伴左侧锁骨上、纵隔隆突下及贲门旁淋巴结转移，肝右叶转移，右侧髂骨转移。

感性（如 *BRCA1/2* 突变）是乳腺癌发生的主要危险因素。乳房 X 射线摄影术定期筛查是早期发现乳腺癌，降低死亡率的关键策略。乳腺癌的病理学类型主要包括浸润性乳腺癌（70%~75%）和小叶癌（12%~15%）等。根据乳腺癌组织的 ER、PR、HER2 和 Ki67 免疫组化结果，乳腺癌可分为 Luminal A、Luminal B 及 HER2 阳性和 TNBC 等分子亚型。乳腺癌的分子分型和临床分期可以指导治疗决策和预测预后。

乳腺癌 ^{18}F-FDG PET/CT 的图像特征为单侧或双侧乳腺局部高代谢，边缘模糊、类圆形或不规则高密度结节或成簇状钙化影（图 9-22）。浸润性乳腺癌和 TNBC 往往表现为明显高代谢；原位癌、分化良好的癌以及小叶癌等也可以呈现低或无代谢。部分乳腺纤维瘤及乳腺小叶增生的 ^{18}F-FDG PET/CT 图像特征也可以表现局灶性高代谢，需要鉴别。^{18}F-FES PET/CT 可用于评估确诊或疑似乳腺癌患者的 ER 表达状态，指导内分泌治疗并监测其疗效。同时，与 ^{18}F-FDG PET/CT 联合应用可进一步改善乳腺癌患者的鉴别诊断和预后判断。

^{18}F-FDG PET/CT 全身显像在乳腺癌分期、复发评估和治疗反应评估中具有重要价值。前哨淋巴结活检是目前评估腋窝淋巴结分期（N）的常规方法，决定是否进行淋巴结清扫。^{18}F-FDG PET/CT 检测腋窝淋巴结转移具有较高的特异性，但灵敏度相对较低，尤其对≤2mm 的微小转移灶，检测的灵敏度仅为 11%；目前尚不宜取代前哨淋巴结活检。^{18}F-FDG PET/CT 在评估腋外淋巴结转移（包括锁骨下、锁骨上及内乳淋巴结）具有较高的应用价值，可改变 25% 乳腺癌患者的临床分期和 18% 乳腺癌患者的治疗决策（图 9-22）。

^{18}F-FDG PET/CT 全身显像可以检测到局部晚期乳腺癌患者的远处转移，包括胸膜、肝、脾、肾上腺和盆腔转移等，改变临床决策（图 9-22）。^{18}F-FDG PET/CT 全身显像在检测溶骨性和混合型骨转移或骨髓转移灶方面较 CT 和全身骨扫描更有价值，灵敏度为 81%，特异性为 93%。2022 年美国国立综合癌症网络（National Comprehensive Cancer Network，NCCN）指南也建议，^{18}F-FDG PET/CT 可应用于Ⅲ期乳腺癌患者，或者在常规影像学检查不能明确诊断，存在可疑病灶时应用。

乳腺癌患者治疗后出现血清标志物（CA15-3、CEA 等）升高或临床症状提示肿瘤复发，通常需要进一步影像学评估。^{18}F-FDG PET/CT 检测复发性乳腺癌的敏感度和特异性分别为 90% 和 81%；在

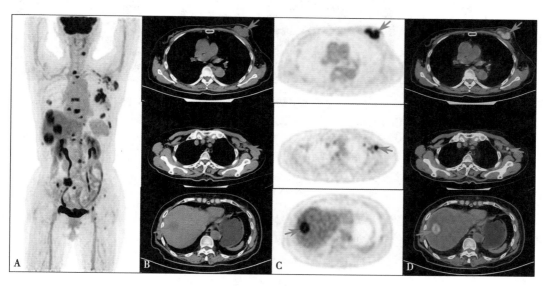

图 9-22　**乳腺癌伴全身多发转移 ^{18}F-FDG PET/CT 显像图**
A. PET MIP 图；B. CT 横断位图；C. PET 横断位图；D. 融合横断位图。
患者，女性，70 岁。自觉左乳肿块 3 个月。^{18}F-FDG PET/CT 显像示左乳团块，SUV_{max} 为 9.5；左侧腋窝多发肿大淋巴结，SUV_{max} 为 11.2；肝脏多发低密度结节、团块，SUV_{max} 为 8.3~9.4；多发脊柱、双侧多发肋骨、骨盆诸骨及左侧股骨骨质破坏，SUV_{max} 为 3.8~9.7。诊断：乳腺癌伴左侧腋窝淋巴结转移，肝脏多发转移，全身多发骨转移。

检测疑似影像学可疑且血清 CA15-3 和/或 CEA 水平升高的患者时,诊断的灵敏度和特异性分别为93.6% 和 85.4%。

(三) 腹部肿瘤

1. 胃癌 胃癌在恶性肿瘤的发病率中位居第 4。慢性幽门螺杆菌感染被认为是胃癌发生的主要危险因素。胃癌的病理学类型主要包括腺癌、乳头状腺癌、管状腺癌、黏液腺癌及印戒细胞癌等各种类型,其中管状腺癌最多。EB 病毒阳性和微卫星不稳定分子亚型与临床预后及治疗反应密切相关。胃癌的好发部位主要为胃窦部及胃体部,特别是小弯侧居多。纤维胃镜是胃癌最直接、准确、有效的诊断方法。胃癌的临床分期是临床治疗决策的关键。手术切除是胃癌的主要治疗方式,进展期胃癌采用以化疗为主的综合治疗方案。

胃癌的 ^{18}F-FDG PET/CT 图像特征为胃壁增厚或固定性软组织肿块,相应部位的代谢与病灶大小、病理类型和分级密切相关(图 9-23)。其中管状腺癌在图像中可表现较高的显像剂摄取;黏液腺癌和印戒细胞癌由于实质成分较少,常常表现为低摄取甚至无摄取。正常胃代谢活动可以使胃壁呈现轻度、弥漫性的显像剂摄取或局灶性的高摄取,导致假阳性,与早期胃癌难以鉴别。

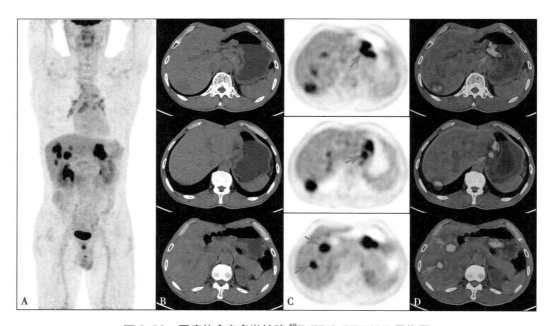

图 9-23　**胃癌伴全身多发转移 ^{18}F-FDG PET/CT 显像图**
A. PET MIP 图;B. CT 横断位图;C. PET 横断位图;D. 融合横断位图。
患者,男性,62 岁。腹痛半年。^{18}F-FDG PET/CT 显像示胃体小弯侧胃壁增厚,SUV$_{max}$ 为 20.7;胃小网膜囊肿大淋巴结,SUV$_{max}$ 为 14.3;肝脏多发低密度结节、团块,SUV$_{max}$ 为 4.3~14.4。诊断:胃癌伴小网膜囊淋巴结转移,肝脏多发转移。

^{18}F-FDG PET/CT 在胃癌初始分期中的价值目前尚不肯定。对于临床怀疑具有远处转移(M_1)的患者,^{18}F-FDG PET/CT 可以检测远处淋巴结和骨转移,从而影响决策。

FAPI PET/CT 在胃印戒细胞癌和腹膜转移的检测方面明显优于 ^{18}F-FDG PET/CT,对淋巴结转移和远处转移灶的诊断灵敏度高于 ^{18}F-FDG PET/CT,在胃癌诊断和分期的应用中极具价值。

2. 结直肠癌 结直肠癌是常见的消化道肿瘤。慢性炎症、饮食及遗传是结直肠癌发生的主要危险因素。病理类型以管状腺癌为主,占 66.9%~82.1%,乳头状腺癌占 0.8%~18.2%;其他病理类型还包括黏液腺癌、印戒细胞癌及未分化癌等。结直肠癌多为单发性,发病部位主要位于直肠,占56%~70%,其次为乙状结肠,占 12%~14%。大便隐血检查及癌胚抗原普查是筛查结直肠癌最常用的方法。内镜检查是目前诊断结直肠癌最有效、最可靠的方法,可直接观察到病变,同时对活体组织进行活检病理诊断。

结直肠癌 ^{18}F-FDG PET/CT 的图像特征为局部肠壁高代谢肿块,邻近肠壁增厚或肠腔狭窄(图 9-24)。印戒细胞癌、阑尾黏液性腺癌及腹膜的黏液性转移瘤或腹膜假黏液瘤可表现为较低代谢或无代谢。炎性肠病、肠道憩室、肠道生理性摄取等均可表现为高代谢灶,但一般为弥漫性或节段性摄取。结直肠腺瘤或息肉也可表现为肠腔内局限性结节高摄取灶,需要鉴别。

^{18}F-FDG PET/CT 在怀疑有转移性疾病、常规影像学检查无法确定和具有潜在可治愈 M_1 疾病(肝脏寡转移)的患者中,进行初始分期具有较高的诊断效益。[18]F-FDG PET/CT 能够灵敏评估结直肠癌肝转移情况,同时通过“一站式”全身成像发现更多的肝外转移灶,可以将肝转移的无效剖腹手术从 45% 减少到 28%;对于结直肠癌肝转移治疗决策具有重要意义(图 9-24)。

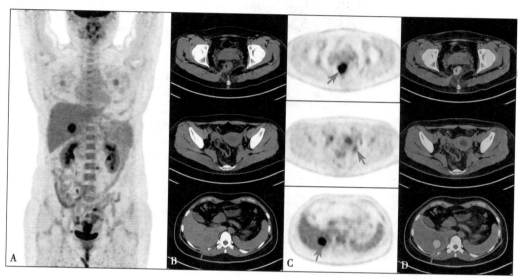

图 9-24　**直肠癌伴全身多发转移 ^{18}F-FDG PET/CT 显像图**
A. PET MIP 图;B. CT 横断位图;C. PET 横断位图;D. 融合横断位图。

患者,女性,30 岁。便血 1 个月。[18]F-FDG PET/CT 显像示直肠中下段肠壁增厚,SUV_{max} 为 13.8;直肠右旁、左侧髂内血管旁、骶前区、腹主动脉旁多发肿大淋巴结,SUV_{max} 为 2.6~6.6;肝右叶低密度结节,SUV_{max} 为 16.2。诊断:直肠癌伴直肠右旁、左侧髂内血管旁、骶前区、腹主动脉旁淋巴结转移,肝右叶转移。

^{18}F-FDG PET/CT 可用于结直肠癌术后复发和转移的检查,诊断效能显著高于 CT 和 MRI;总的灵敏度为 91%,特异性为 83%。在随访发现 CEA 进行性升高的患者中,[18]F-FDG PET/CT 评估和定位结直肠癌复发的诊断灵敏度为 94.1%。目前,[18]F-FDG PET/CT 已被建议作为评估结直肠癌术后和血清 CEA 水平增高患者的首选影像学检查。

3. 原发性肝癌　原发性肝癌是我国常见的恶性肿瘤。病理类型主要包括肝细胞癌(75%~85%)、肝内胆管癌(10%~15%)。主要危险因素包括病毒感染(HBV、HCV)、黄曲霉毒素暴露、超重等。原发性肝癌的早期发现主要依赖于血清甲胎蛋白的筛查。常规影像检查主要包括超声、增强 CT、MRI 动态增强扫描等。

原发性肝癌的 ^{18}F-FDG PET/CT 图像特征为肝实质中、低密度结节或肿块,相应部位的代谢与病灶大小、病理类型和分化程度具有密切关系(图 9-25)。高、中分化的肝细胞癌往往呈现等代谢或低代谢;低分化的肝细胞癌可呈现高代谢。肝内胆管癌往往呈现高代谢。肝脓肿、肝腺瘤等在 ^{18}F-FDG PET/CT 图像中往往也可以表现为高代谢,需要鉴别。[11]C-乙酸盐 PET/CT 探测高分化肝癌的灵敏度优于 ^{18}F-FDG PET/CT,联合应用可以改善 ^{18}F-FDG PET/CT 显像的鉴别诊断效能。

^{18}F-FDG PET/CT 检测肝细胞癌(hepatocellular carcinoma,HCC)方面灵敏度在 36% 至 70% 之间,通常作为常规检查的补充方法。[18]F-FDG PET/CT 对检测淋巴结转移具有较高的敏感度,同时可以观

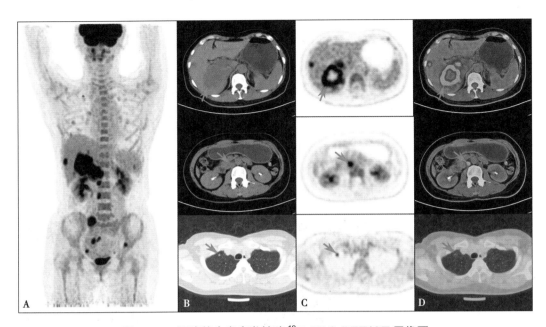

图 9-25　肝癌伴全身多发转移 ^{18}F-FDG PET/CT 显像图

A. PET MIP 图；B. CT 横断位图；C. PET 横断位图；D. 融合横断位图。

患者，女性，47 岁。无明显诱因出现剑突下疼痛 4 天。^{18}F-FDG PET/CT 显像示肝右后叶团块，SUV$_{max}$ 为 16.2；肝门区、肝胃间隙、胰头背侧及腹主动脉旁多发肿大淋巴结，SUV$_{max}$ 为 16.0；右侧肾上腺结节，SUV$_{max}$ 为 12.7；腹膜增厚呈结节、团块，SUV$_{max}$ 为 11.6；双肺多发实性结节，SUV$_{max}$ 为 5.8；左侧髂骨骨质密度欠均，SUV$_{max}$ 为 9.1。诊断：肝癌伴腹腔及腹膜后淋巴结转移，右侧肾上腺转移，双肺多发转移，左侧髂骨转移，腹盆腔腹膜播散转移。

察肝脏和肝外组织；有助于评估不明原因肝脏病变的恶性潜力，并进一步确认临床疑似已知 HCC 的肝外转移；用于初始 HCC 分期，为适合肝切除（HR）或肝移植术（liver transplantation，LT）的患者制订计划。^{18}F-FDG PET/CT 可以区分 HCC 患者门静脉恶性血栓与良性血栓，对于确定治疗方案、预测生存情况以及评估 LT 候选者具有重要的临床意义。^{18}F-FDG PET 可以反映 HCC 的肿瘤侵袭性，预测 HCC 患者治疗后的预后。^{18}F-FDG PET/CT 阳性是与原位肝移植（OLT）后 HCC 早期复发相关的唯一因素，对于适合 OLT 的 HCC 患者来说是一种有效的预后工具。

4. 胰腺癌　胰腺癌大多起源于腺管上皮细胞。慢性胰腺炎是主要危险因素。病理类型主要包括导管腺癌（85%）和腺泡细胞癌（约 3%）。好发部位主要为胰头部，约占 60%~70%，其次为胰体部和胰尾部。胰腺癌早期往往无症状。常规增强 CT 和 MRI 对确定胰腺癌组织与周围血管的关系、决定手术方式至关重要。胰腺癌的治疗方法主要包括根治性手术、新辅助化疗及靶向治疗等。

胰腺癌的 ^{18}F-FDG PET/CT 图像特征为胰腺外形增大或局部膨隆，胰腺内低密度、中密度或高密度肿块，相应部位呈中到高代谢（图 9-26）。实性假乳头状瘤往往可表现为高代谢，导管内乳头状瘤根据侵袭性不同可表现为局灶性高或低代谢。急性胰腺炎、自身免疫性胰腺炎及活动性胰腺结核等也可呈现高代谢，需与胰腺癌鉴别。

^{18}F-FDG PET/CT 可用于对高危胰腺癌患者进行初始分期。对于高危患者（临界可切除肿瘤、CA19-9 显著升高、大原发肿瘤、大区域淋巴结），^{18}F-FDG PET/CT 联合标准增强 CT 检测转移性疾病的灵敏度约为 87%，改变临床治疗决策约 11%。

^{68}Ga-FAPI PET/CT 可以评估胰腺癌组织微环境中 FAP 表达状况，对胰腺癌检测的灵敏度要明显高于 ^{18}F-FDG PET/CT，可以改善 ^{18}F-FDG PET/CT 对胰腺癌的诊断效能。

（四）盆腔肿瘤

1. 宫颈癌　宫颈癌是最常见的妇科肿瘤。人乳头状瘤病毒（HPV）感染是宫颈癌发生的主要危

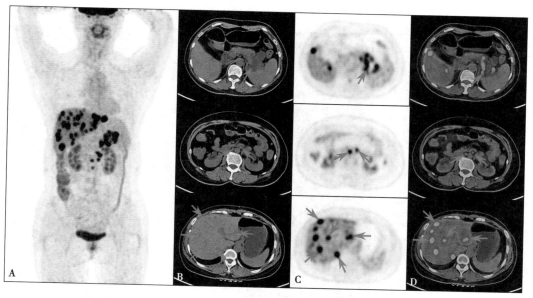

图 9-26　**胰腺癌伴全身多发转移 ^{18}F-FDG PET/CT 显像图**

A. PET MIP 图；B. CT 横断位图；C. PET 横断位图；D. 融合横断位图。

患者，女性，47 岁。右上腹痛 3 个月。^{18}F-FDG PET/CT 显像示胰尾部团块，SUV_{max} 为 14.0；腹主动脉旁多发肿大淋巴结，SUV_{max} 为 5.1~14.1；肝脏多发低密度结节，SUV_{max} 为 5.2~17.4。诊断：胰腺癌伴腹膜后淋巴结转移，肝脏多发转移。

险因素。宫颈癌的病理类型主要包括鳞状细胞癌（约 80%）和腺癌（约 20%）。直接蔓延是宫颈癌最多见的转移途径。宫颈癌的初始分期主要依据国际妇产科联盟（FIGO）2018 年临床分期。原发灶的评估主要依据盆腔增强 MRI 影像学检查；转移性病灶首选 PET/CT 检查进行评估。早期宫颈癌的治疗方法是手术或放疗；晚期宫颈癌主要采取放化疗、靶向治疗及免疫治疗等综合治疗方案。

宫颈癌 ^{18}F-FDG PET/CT 的图像特征为子宫颈增大或宫颈部肿块，伴相应部位高代谢（图 9-27）。^{18}F-FDG PET/CT 诊断宫颈癌的灵敏度、特异性和准确率分别为 89.5%、90.9% 和 90.0%，阳性预测值、阴性预测值分别为 94.4%、83.3%。原位癌和极少部分高分化腺癌可表现为低或无代谢灶。宫颈部炎性肉芽肿、感染、活动性结核等病灶可表现为高代谢，不易鉴别，往往需要结合病理学结果。

^{18}F-FDG PET/CT 在评估淋巴结和远处转移性疾病时具有肯定价值，是 ⅠB1 及以上 FIGO 分期宫颈癌患者的首选影像学检查（图 9-27）。^{18}F-FDG PET/CT 诊断转移性淋巴结的灵敏度和特异性分别为 82% 和 95%，明显高于 CT 和 MRI；改变了约 1/3 患者的诊疗方案。

^{18}F-FDG PET/CT 可以对宫颈癌患者进行术后定期随访，评估复发或转移。宫颈癌患者（ⅠB3 及以上 FIGO 分期）在治疗完成后 3~6 个月内，首选 ^{18}F-FDG PET/CT 检查进行评估，确定治疗效果和后续治疗方案。

2. 卵巢癌　卵巢癌是死亡率最高的妇科恶性肿瘤。*BRCA1/BRCA2* 突变是卵巢癌最重要的遗传风险因素。CA125、HE4 等血清标志物筛查对早期发现卵巢癌具有一定价值。卵巢癌的病理学类型主要包括浆液性囊腺癌（40%~60%）和黏液性囊腺癌（15%~20%）。腹腔种植和淋巴结转移是卵巢癌常见的转移途径。卵巢癌的临床分期主要参考 FIGO 分期系统。腹部/盆腔超声是疑似卵巢癌患者的常规影像学检查。^{18}F-FDG PET/CT 和 MR 可以改善卵巢癌患者的临床分期准确性。早期卵巢癌患者主要以手术根治为主；晚期卵巢癌患者的治疗主要采取手术减瘤、全身化疗及靶向、免疫治疗等综合治疗。

卵巢癌 ^{18}F-FDG PET/CT 的图像特征为腹盆腔内囊性、实性及囊实性混杂密度肿块（图 9-28）。实性部分可见由低到高不同程度代谢增高影，囊性部分往往呈现代谢缺损影。黏液性癌通常不摄取 ^{18}F-FDG，诊断灵敏度较低。^{68}Ga-FAPI PET/CT 在卵巢癌中具有较高的靶本比，且不受卵巢生理性摄取影响，具有潜在应用前景。

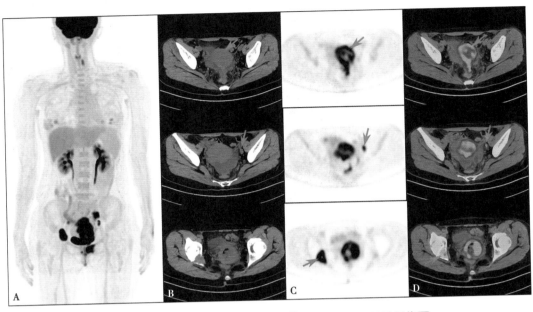

图 9-27　宫颈癌伴全身多发转移 ^{18}F-FDG PET/CT 显像图

A. PET MIP 图；B. CT 横断位图；C. PET 横断位图；D. 融合横断位图。

患者，女性，35 岁。阴道不规则流血 1 个月。^{18}F-FDG PET/CT 显像示宫颈部团块累及子宫体下段及阴道中上段，SUV$_{max}$ 为 13.3；双侧髂血管旁多发肿大淋巴结，SUV$_{max}$ 为 8.1；骨盆诸骨多发骨质破坏伴软组织密度影，SUV$_{max}$ 为 14.5。诊断：宫颈癌累及宫体下段及阴道中上段伴双侧髂血管旁淋巴结转移，骨盆骨转移。

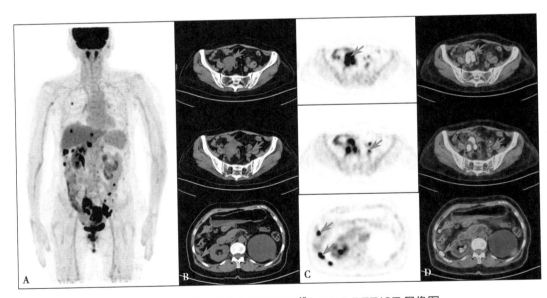

图 9-28　卵巢癌伴全身多发转移 ^{18}F-FDG PET/CT 显像图

A. PET MIP 图；B. CT 横断位图；C. PET 横断位图；D. 融合横断位图。

患者，女性，67 岁。绝经后阴道流血 1 月余。^{18}F-FDG PET/CT 显像示双侧附件团块，SUV$_{max}$ 为 26.9~29.0；双侧髂血管旁、腹主动脉旁及门静脉-下腔静脉多发肿大淋巴结，SUV$_{max}$ 为 4.4~20.4；双肺多发结节，SUV$_{max}$ 为 9.0；腹盆腔腹膜呈结节、团块状增厚，SUV$_{max}$ 为 5.2~22.6。诊断：卵巢癌伴腹、盆腔多发淋巴结转移，双肺多发转移，腹盆腔腹膜广泛播散转移。

^{18}F-FDG PET/CT 检查可以提供更准确的术前分期和预后信息(见图 9-28)。在检测晚期卵巢癌膈下腹膜表面和肠系膜癌变方面优于增强 CT。^{18}F-FDG PET/CT 发现的腹膜扩散是不良预后的重要独立预测因子。卵巢癌的 SUV_{max}、MTV 及 TLG 等代谢参数可有效预测无进展生存期(PFS)和总生存期(OS)。

超过 80% 的晚期卵巢癌患者会出现复发,复发的中位时间约为 16 个月。^{18}F-FDG PET/CT 对于检测卵巢癌复发具有高达 85%~100% 的灵敏度,并可提供有关疾病范围和位置的信息,有助于确定最佳治疗方法。

3. 前列腺癌　前列腺癌是男性第二常见肿瘤。主要危险因素包括老龄化和遗传因素。病理类型主要包括腺癌(大于 90%),大多数起源于外周带;约 4% 起源于尿道、膀胱和前列腺邻近的移行细胞;鳞癌不足 3%。前列腺特异性抗原检测(PSA)是前列腺癌的筛查手段。经直肠超声检查引导下行病灶活检是前列腺癌诊断的重要手段。

前列腺癌的 ^{18}F-FDG PET/CT 图像特征为局部低或等密度结节灶,相应部位代谢增高程度与病灶分化有关(图 9-29)。分化较差的前列腺癌多呈现 ^{18}F-FDG 高聚集,分化较好的呈现低代谢甚至无代谢。传统的 ^{18}F-FDG PET/CT 对于前列腺癌的灵敏度和特异性不高,往往需要 MRI、胆碱显像或 PSMA 显像等其他影像技术联合诊断。

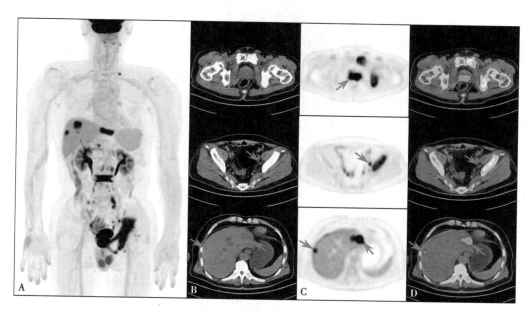

图 9-29　前列腺癌伴全身多发转移 ^{18}F-FDG PET/CT 显像图
A. PET MIP 图;B. CT 横断位图;C. PET 横断位图;D. 融合横断位图。
患者,男性,71 岁。体检显示 PSA 升高 1 月余。^{18}F-FDG PET/CT 显像示前列腺体积增大,SUV_{max} 为 36.9;双侧髂血管旁、腹主动脉旁、下腔静脉前及左侧锁骨上多发肿大淋巴结,SUV_{max} 为 7.5~8.9;肝脏多发结节、团块,SUV_{max} 为 8.2~10.9;L_3 椎体、双侧髂骨、左侧耻骨及坐骨成骨性骨质改变,SUV_{max} 为 4.8~11.3。诊断:前列腺癌伴全身多发淋巴结转移,肝脏多发转移,全身多发骨转移。

PSMA PET/CT 已经成为前列腺癌诊断、分期和治疗反应监测的一线检查。PSMA PET/CT 可以对疑似前列腺癌及其转移灶进行鉴别诊断并引导穿刺活检;对初诊前列腺癌患者进行初始分期和评估,辅助确定最合适的治疗方案;PSMA PET/CT 可灵敏发现并定位前列腺癌术后生化复发患者病灶,指导挽救性手术治疗或放疗。

4. 膀胱癌　膀胱癌是泌尿系统最常见的恶性肿瘤。吸烟是膀胱癌发生的主要危险因素。膀胱癌的病理类型主要为尿路上皮癌(或移行细胞癌),占膀胱癌的 90% 以上,且具有多中心起源、易复发的特征。CT 尿路造影是疑似膀胱癌患者诊断的首选影像学检查。经尿道膀胱肿瘤切除术(TURBT)可以明确诊断,同时评估临床分期和分级。膀胱癌患者的临床分期主要依据 AJCC TNM 分期系统。

非肌层浸润性膀胱癌患者的治疗主要以膀胱内灌注化疗或卡介苗治疗为主;肌层浸润性膀胱癌患者的治疗主要包括根治性膀胱切除术、辅助治疗等系统治疗。

膀胱癌的 ^{18}F-FDG PET/CT 图像特征为膀胱局部黏膜增厚或肿块,相应部分代谢明显增高,总的灵敏度可以达到 82%,特异性为 92%。为排除尿液对泌尿系统病灶的干扰,在进行检查时,必须应用呋塞米介入水化延迟显像(图 9-30)。经尿道膀胱肿瘤切除术(TURBT)会导致膀胱局部炎症反应,引起假阳性,因此建议 TURBT 术后 3 个月行 PET/CT 检查。

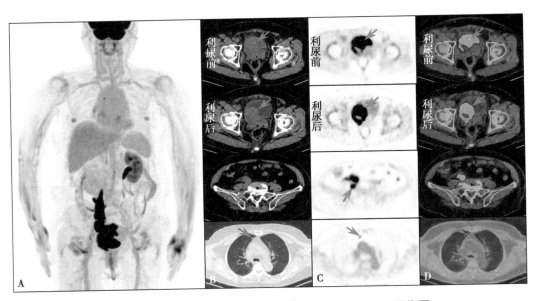

图 9-30　膀胱癌伴全身多发转移 ^{18}F-FDG PET/CT 显像图

A. PET MIP 图;B. CT 横断位图;C. PET 横断位图;D. 融合横断位图。

患者,女性,70 岁。血尿 1 年。^{18}F-FDG PET/CT 显像示膀胱右后壁增厚,利尿后延迟显像 SUV_{max} 为 37.6;右侧髂血管旁多发肿大淋巴结,SUV_{max} 为 27.4;右肺上叶结节,SUV_{max} 为 5.6。诊断:膀胱癌伴右侧髂血管旁淋巴结转移,右肺上叶转移瘤。

^{18}F-FDG PET/CT 可评估肌层浸润性膀胱癌的初步分期和根治性膀胱切除术后复发。^{18}F-FDG PET/CT 在评估淋巴结转移、盆腔病变和远处转移方面具有很高的灵敏度和特异性,分别为 87%~92% 和 83%~94%;并导致约 40% 患者改变了治疗方式,是 PFS 和 OS 的独立预后指标。

(五)恶性淋巴瘤

恶性淋巴瘤是最常见的成人血液系统恶性肿瘤。淋巴瘤包含 50 多种独特病理亚型,可分为霍奇金淋巴瘤(Hodgkin lymphoma,HL)和非霍奇金淋巴瘤(non-Hodgkin's lymphoma,NHL)两大类。其中 NHL 根据细胞受体,分为 B 细胞淋巴瘤、T 细胞淋巴瘤或 NK 细胞肿瘤。HL 分为经典型和经典亚型。按照侵袭性级别分类,恶性淋巴瘤可分为惰性(低级别)淋巴瘤和侵袭性淋巴瘤。

绝大部分 HL、弥漫性大 B 细胞性 NHL、T 细胞淋巴瘤、滤泡性淋巴瘤在 ^{18}F-FDG PET/CT 图像中均表现为淋巴结肿大,相应代谢明显增高;部分边缘区淋巴瘤、小淋巴细胞性淋巴瘤及黏膜相关淋巴组织淋巴瘤可表现为低代谢(图 9-31)。^{18}F-FDG PET 显像的诊断灵敏度为 71%~100%,特异性为 69%~100%,阴性预测值为 80%~100%。淋巴结结核、结节病和巨大淋巴结增生症(Castleman 综合征)等良性疾病及其他恶性肿瘤引起的转移性淋巴结均可引起淋巴结肿大和高 ^{18}F-FDG 摄取,必要时仍需手术探查进行病理诊断。^{18}F-FDG PET/CT 也可以通过显像灵敏地探测到局灶性的骨髓侵犯。Adams H. J. 等的一项基于 955 例 HL 患者的荟萃分析发现,^{18}F-FDG PET/CT 对 HL 患者骨髓浸润判断的综合灵敏度为 96.9%(95% CI:93.0%~99.0%)、特异性为 99.7%(95% CI:98.9%~100%)。这一结果表明,PET/CT 基本上可以替代骨髓活检的作用。

目前，^{18}F-FDG PET/CT 已经被建议作为恶性淋巴瘤的初始分期、再分期及疗效随访的标准影像技术（图 9-31）^{18}F-FDG PET/CT 可以通过"一站式"显像发现全身几乎所有被侵犯的淋巴结和结外器官，包括小于 1cm 而具有高摄取 ^{18}F-FDG 的受侵犯淋巴结（图 9-31）。临床资料显示，^{18}F-FDG PET/CT 对恶性淋巴瘤分期的准确率较 CT 可以增加 10%~20%，改变 10%~20% 患者的治疗计划。Isasi 等系统性回顾 854 例患者的研究结果，发现 ^{18}F-FDG PET 进行淋巴瘤的分期和再分期的总灵敏度为 90.9%，特异性为 89.7%。亚组分析显示，HL 中的灵敏度高于 NHL，而特异性则低于 NHL。

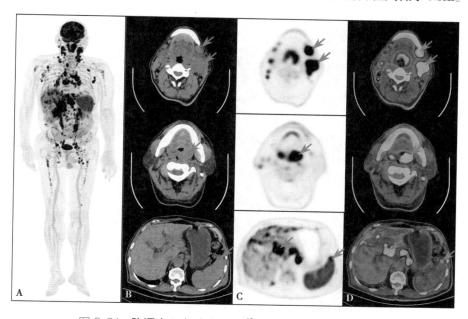

图 9-31　弥漫大 B 细胞淋巴瘤 ^{18}F-FDG PET/CT 显像图

A. PET MIP 图；B. CT 横断位图；C. PET 横断位图；D. 融合横断位图。

患者，男性，68 岁。喉部不适 1 个月。^{18}F-FDG PET/CT 显像示全身多区域淋巴结肿大，SUV_{max} 为 23.5；鼻咽及口咽部团块，SUV_{max} 为 11.8~12.6；双肺、肝脏、脾脏、右肾多发结节，SUV_{max} 为 10.8~15.9；肝脏多发低密度结节，SUV_{max} 为 10.8；多发脊柱、胸骨、双侧多发肋骨、骨盆诸骨及四肢骨骨质密度欠均，SUV_{max} 为 9.7。诊断：淋巴瘤累及全身多区域淋巴结、鼻咽及口咽部、双肺、肝脾、右肾及全身多发骨骼。

二、疗效评估和预后

PET/CT 能够在体无创、灵敏反映肿瘤组织代谢摄取程度或分子表达变化，往往在解剖结构出现变化之前就能准确反映肿瘤治疗后的效果。因此，PET/CT 可以作为肿瘤在体监测治疗反应性的影像标志物，预测和评估肿瘤治疗效果，指导个体化用药方案的选择。

（一）PET/CT 评估肿瘤治疗反应

应用影像学技术评估肿瘤对治疗的反应至关重要。WHO 标准和实体肿瘤反应评价标准（RECIST）是以结构影像测定肿瘤病灶大小变化为基础建立的肿瘤治疗反应评估标准。包括完全反应（CR）、部分反应（PR）、疾病稳定（SD）、疾病进展（PD）四个类别。在大多数实体瘤中，根据这些标准评估的肿瘤治疗反应与生存改善密切相关。

随着 ^{18}F-FDG PET/CT 在肿瘤疗效评估中的广泛应用，通过 ^{18}F-FDG PET/CT 评估肿瘤治疗反应的 EORTC 标准和实体瘤 PET 反应标准（PET Response Criteria in Solid Tumors，PERCIST）相继颁布。根据靶病灶治疗前后 SUV 变化程度，治疗效果主要分为完全代谢缓解（CMR）、部分代谢缓解（PMR）、代谢稳定（SMD）和代谢进展（PMD）四个反应类别（表 9-2）。这些通用标准可应用于评估所有实体肿瘤的治疗反应。

表 9-2 实体瘤 PET 反应标准（PERCIST）

反应类别	PERCIST
完全代谢缓解	可测量病灶的 ^{18}F-FDG 摄取完全消失，SUL_{peak} 与周围血池本底基本相似
部分代谢缓解	可测量患者病灶的 ^{18}F-FDG 摄取较基线 ^{18}F-FDG PET/CT 的摄取值（SUL_{peak}）至少降低 30% 以上，绝对值降低大于 0.8SUL 单位，且无新病灶出现
代谢进展	测量患者病灶的 ^{18}F-FDG 摄取较基线 ^{18}F-FDG PET/CT 的摄取值（SUL_{peak}）至少增加 30% 以上，绝对值增加大于 0.8SUL 单位，或出现新病灶
代谢稳定	非 CMR、PMR 及 PMD

注：为避免患者脂肪含量变化对常规标准摄取值的影响，PET 评估参数采用瘦体重标准摄取值（SUL）。SUL 是指以标准瘦体重为基础获得的标准摄取值。峰值 SUL（SUL_{peak}）是指病灶感兴趣区内单一最小单元（1.2cm × 1.2cm）的峰值。

随着 PET/CT 在不同肿瘤疗效评估中的临床实践，许多以 PET/CT 为基础的肿瘤反应评估标准持续发展，包括评估淋巴瘤反应的 Deauville 评分（5 分法）、Lugano 标准及 RECIL 标准，评估前列腺癌的 PROMISE 评分等。这些针对个体化肿瘤的疗效反应评估标准的应用对客观评估肿瘤治疗效果、改变临床治疗方案及评估临床试验具有重要意义。

（二）PET/CT 评估靶向治疗反应

分子靶向治疗指的是针对肿瘤发生、发展过程中的关键大分子和重要靶点，利用分子靶向药物特异性阻断该靶点的生物学功能，选择性从分子水平逆转靶细胞的生物学行为，达到治疗目的的方法。分子靶向药物主要包括抗生长因子抗体、受体拮抗剂、抗受体单克隆抗体和小分子酪氨酸激酶抑制剂等。与细胞毒性化疗不同，分子靶向治疗主要通过干扰或抑制肿瘤发生、增殖、血管生成及侵袭转移等相关信号通路分子，达到抑制或消除肿瘤目的，毒副作用较低。临床实践发现，分子靶向治疗期间，第一个周期的肿瘤大小往往没有变化，而相关代谢表型反应却非常灵敏。因此，当应用 PET/CT 评估肿瘤分子靶向治疗反应时，需要建立新的方法学流程和标准。

基于 PERCIST 和 EORTC 标准的 ^{18}F-FDG PET/CT 在其他系列分子靶向药物反应评估的应用研究中已经得到肯定。^{18}F-FDG PET/CT 可作为评估基于受体酪氨酸激酶抑制剂和 PI3K/AKT/mTOR 介导的治疗策略路径治疗反应的影像学检查。但由于分子靶向药物对葡萄糖代谢的直接影响，在个体化肿瘤及具体分子靶向药物治疗中，^{18}F-FDG PET/CT 的代谢减少是否与 PFS 和 OS 存在相关性，尚需要进一步研究。

（三）PET/CT 评估免疫治疗反应

免疫治疗是指应用免疫学理论与方法，通过主动或被动方法调整人体免疫机制，增强肿瘤患者的免疫功能，达到杀灭肿瘤目的的一种生物治疗方法。免疫治疗使用的药物主要是免疫检查点抑制剂，包括细胞毒性 T 淋巴细胞相关抗原 4（CTLA-4）、程序性死亡-1/程序性死亡配体-1（PD-1/PD-L1）等，已经广泛应用于各种恶性肿瘤的标准治疗。由于免疫治疗的作用机制不同，免疫治疗早期往往会出现假进展和超进展两种反应模式。假进展是指在肿瘤免疫治疗早期出现体积增加或新病灶（由于炎性细胞的浸润），随后出现肿瘤缩小，并对患者预后产生积极影响。超进展是指在肿瘤免疫治疗后，初始评估显示肿瘤生长速率增加两倍以上，提示临床预后较差。

正确评估免疫治疗的反应至关重要。早期预测免疫治疗反应的 PET/CT 标准主要包括 PERCIMT、iPERCIST 及 imPERCIST5 等，主要是基于免疫治疗的反应差异性对传统代谢反应标准的改进。包括使用 SUL_{peak} 作为靶病灶代谢参数，随访 SUL_{peak} 至少增加 30% 才能定义为进展等。研究发现，在免疫治疗反应评估中，这些标准较传统 EORTC 标准具有较高的灵敏度（94%，64%）和特异性（84%，80%）。

（四）PET/CT 评估放射治疗反应

放射治疗是通过放射线对恶性肿瘤进行局部治疗的一种物理治疗方法，与手术治疗、化学药物治疗共同组成肿瘤治疗的三大主要手段。随着放射治疗理论及设备的发展，放射治疗技术已经进入适形放射治疗(conformal radiation therapy,CRT)、调强适形放射治疗(intensity-modulated radiation therapy,IMRT)、螺旋断层放射治疗(TOMO)技术等精准放射治疗的发展阶段。

PET/CT可以勾画肿瘤靶区的代谢、灌注、乏氧等不同生物功能信息的边界,即生物靶区(biological target volume,BTV)(图9-32),指导精准放疗。如非小细胞肺癌患者进行放射治疗,^{18}F-FDG PET/CT显像可以提高肿瘤靶区勾画的准确性,使肺癌患者放射治疗计划更为精确;减少正常肺组织接受较高的辐射吸收剂量,从而降低放射性肺炎的发生率;帮助肺癌伴有阻塞性肺炎和肺不张治疗靶区的准确判断与勾画。另外,^{18}F-FDG PET/CT在头颈部肿瘤、子宫颈癌、淋巴瘤、食管癌等放射治疗计划中的作用也已经得到肯定。

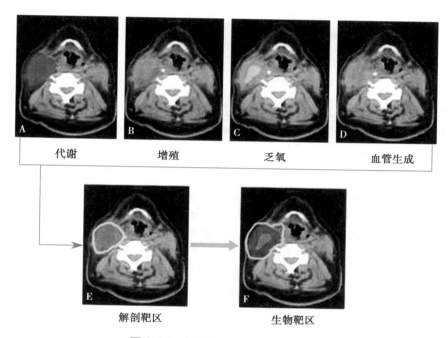

图9-32　解剖靶区与生物靶区比较

^{18}F-FDG PET/CT可以探测肿瘤放射治疗后葡萄糖代谢的变化,评估肿瘤治疗反应性。^{18}F-FDG PET/CT可以鉴别放疗后的局部纤维化或瘢痕组织与肿瘤残留和/或复发,是恶性肿瘤放射治疗后非常重要的监测手段。

放射治疗对正常组织可以产生损伤,引发放射性炎症。骨髓、淋巴结、腮腺等组织可能在放射治疗几天内即可发生炎症反应;肾、脑等组织可以在几周后发生炎症反应。甚至有些正常组织的放射损伤反应可能会持续6个月甚至1年。放射性炎症可以导致^{18}F-FDG PET/CT图像呈高代谢灶,需要与放射治疗后肿瘤残余进行鉴别。

(刘建军)

思考题

1. 简述^{18}F-FDG PET/CT肿瘤显像的基本原理及适应证。
2. 简述^{18}F-FDG PET/CT显像在肿瘤诊断、分期及疗效监测中的作用。
3. 简述^{99m}Tc-MIBI显像在乳腺癌诊断应用中的原理和价值。
4. 简述前哨淋巴结显像的基本原理和临床应用。

本章目标测试

本章数字资源

第十章 | 心血管系统

教学目的与要求

【掌握】心肌灌注显像和心肌代谢显像在冠心病诊治中的应用价值。

【熟悉】心血池显像在心功能评价中的应用价值。

【了解】心脏神经受体显像和心肌淀粉样变显像的方法和临床应用价值。

心血管系统核医学具有历史悠久、体系完整、临床应用广泛的特点,以无创、安全、简便地评价心肌血流、代谢和心脏功能为其特色,在心血管疾病规范化诊治中发挥了重要的作用。早在1926年,美国波士顿的内科医师Blumgart等就首先应用天然放射性核素氡测定动静脉血管床之间的"循环时间",开创了人体循环系统示踪研究的先河。随着显像剂和显像仪器的发展,特别是SPECT和PET的临床应用,心血管系统核医学日臻完善,同时定量分析技术也与时俱进,逐渐形成了一门独立的学科——核心脏病学(nuclear cardiology)。近年来,配备半导体探测器的心脏专用伽马相机的临床应用,通过动态采集可以获得冠状动脉的储备功能,不仅能早期诊断冠心病,还提高了心肌灌注显像诊断心肌缺血的准确性,为心血管核医学又增添了新内涵!心血管系统核医学不仅用于心血管疾病的诊断,更为重要的是能够提供危险程度分层和预后信息,指导临床治疗方案的选择,并客观地评价疗效。

核素心肌显像主要包括心肌灌注显像(myocardial perfusion imaging,MPI)、心肌代谢显像(myocardial metabolic imaging)、心脏神经受体显像(cardiac neuroreceptor imaging)和心肌淀粉样变显像等,分别评价心肌细胞摄取、代谢和神经递质传导等方面的功能,以及心肌淀粉样物质沉积等。对不同类型的心血管病变的诊断具有独特的临床应用价值。

第一节 | 心肌灌注显像

一、原理与显像剂

(一)原理

心肌细胞选择性摄取显像剂的数量与冠状动脉血流量成正比,与局部心肌细胞的功能或活性密切相关。缺血、损伤或坏死部位的心肌细胞摄取显像剂的功能降低甚至丧失,表现为显像剂分布稀疏或缺损,据此可判断心肌缺血的部位、程度、范围,并提示心肌细胞活性(viability)是否存在。

根据使用放射性核素和显像设备的不同,分为使用发射单光子核素标记显像剂的SPECT心肌灌注显像和发射正电子核素标记显像剂的PET心肌灌注显像。

(二)显像剂

1. 单光子核素心肌灌注显像剂

(1)^{99m}Tc标记化合物:^{99m}Tc发射出140keV的γ光子,物理半衰期为6.02小时,与^{201}Tl(铊-201)相比,^{99m}Tc标记的显像剂具有适宜的物理特性和较低的辐射剂量,且影像质量更好。

1)^{99m}Tc-MIBI(甲氧基异丁基异腈):是一种脂溶性、正一价的小分子化合物,首次通过心肌的摄取率约为66%,通过被动弥散方式进入心肌细胞线粒体,而滞留在细胞内,半排时间>5小时。^{99m}Tc-MIBI主要从肝胆系统和肾脏排出,注射30分钟后进食脂餐加速其排泄,以减少对心肌影像的干扰。常规静脉注射^{99m}Tc-MIBI 740MBq(20mCi)后60分钟采集图像。

2)^{99m}Tc-tetrofosmin{1,2-双[双-(2-乙氧乙基)膦基]乙烷,P53}:是一种带正电荷的脂溶性二膦络合物。经被动扩散机制迅速被心肌细胞摄取,心肌细胞内的分布与^{99m}Tc-MIBI相似,4小时内保持稳定。与^{99m}Tc-MIBI不同之处在于血液本底及肝和肺清除快,受检者无需在注射显像剂后进食脂餐或含脂饮料。在注射后5分钟即可获得高质量的图像。

(2)^{201}Tl:^{201}Tl的生物学特性类似K$^+$,首次通过心肌的摄取率约为85%,借助心肌细胞膜上Na$^+$-K$^+$-ATP酶以主动转运机制被心肌细胞摄取,因此心肌细胞对^{201}Tl的摄取不仅与局部心肌血流量呈正相关,也是存活心肌细胞存在完整细胞膜的标志。静脉注射^{201}TlCl 74~111MBq(2~3mCi)后5~10分钟,正常心肌摄取量即达平衡,而缺血心肌因摄取量少在显像时表现为分布稀疏、缺损。此后,正常心肌细胞清除^{201}Tl明显快于缺血心肌细胞,在3~4小时延迟显像时,可见稀疏、缺损区有显像剂"再分布"(redistribution),若为梗死心肌则无显像剂的摄取和再分布,据此可鉴别缺血心肌与梗死。其优点是一次静脉注射即能完成负荷和再分布心肌灌注影像,评价存活心肌。缺点是^{201}Tl由回旋加速器生产,物理半衰期相对较长(73小时),γ光子能量较低(主要为60~80keV),影响对下后壁心肌病灶的检测。

2. 正电子核素心肌灌注显像剂 主要有^{13}N-NH$_3$(氨水)、^{82}Rb(铷)、^{15}O-H$_2$O等,心肌首次摄取率分别为100%、83%及59%,物理半衰期分别为9.96分钟、1.26分钟和2.07分钟。因半衰期短,静脉注射后需即刻显像,且适合于静息、负荷一日法显像。国内普遍使用^{13}N-NH$_3$作为显像剂。

二、显像方法

心肌灌注显像包括负荷和静息显像,通过对两种不同状态下的心肌影像对比分析,获得心肌是否缺血、缺血程度和范围等方面信息。负荷与静息显像的顺序无特殊要求,可采用一日法或二日法。常规使用断层显像,平面显像因灵敏度不高等原因已很少在临床使用。

(一)SPECT心肌灌注显像

1. 心肌灌注断层显像 探头贴近胸壁,从不同角度连续采集原始数据,经计算机软件重建,获得左心室心肌短轴、水平长轴和垂直长轴断层图像。

2. 门控心肌灌注断层显像 使用心电触发多门电路技术采集心肌灌注影像。重建后获得左心室从舒张末期到收缩末期再到舒张末期的系列心肌断层影像,可观察室壁运动并获得左心室舒张末期容积、收缩末期容积、左心室射血分数,以及左心室同步性等方面的功能信息。

(二)PET心肌灌注显像

PET心肌灌注显像较SPECT心肌灌注显像具有更高的分辨力,且图像质量更好。若动态采集,可定量分析每分钟每克心肌组织的血流量,评价冠状动脉血流储备(coronary flow reserve,CFR)。

(三)心脏负荷试验

1. 原理 在静息状态下,正常与无严重狭窄的冠状动脉的血流量差异不明显,心肌灌注显像可以无明显异常所见;在负荷状态下,正常冠状动脉扩张,血流量增加数倍,而狭窄的冠状动脉扩张不明显,血流量没有增加或增加量低于正常冠状动脉,致使正常与缺血心肌间显像剂分布出现明显差异。心脏负荷试验(cardiac stress test)分为运动负荷试验(exercise stress test)和药物负荷试验(drug stress test),前者可使正常冠状动脉血流量增加2~3倍,后者采用瑞加诺生(regadenoson)、腺苷(adenosine)或者双嘧达莫药物负荷试验可使正常冠状动脉血流量增加3~4倍,多巴酚丁胺(dobutamine)约达3倍。

2. 适应证 首选运动负荷试验,不宜或不能完成者,选择药物负荷试验。

(1)运动负荷试验适应证

1)胸痛综合征的病因诊断。

2）心肌缺血的范围、程度及预后估价。

3）心脏病内科治疗和手术治疗的疗效观察。

4）心脏疾病的心脏储备功能的估测。

（2）药物负荷试验适应证：无法行运动负荷试验者，如年老体弱者，过度肥胖、患有严重肺部疾病以及病态窦房结综合征等情况者，药物负荷试验是最佳选择。支气管哮喘、收缩压≤12kPa 和心功能不全的患者，选择多巴酚丁胺药物负荷试验。

3. 方法

（1）运动负荷试验：检查前 2 天停服 β 受体阻滞剂和钙通道阻滞剂，检查当日空腹（或餐后 3 小时）。通常采用 Bruce 次极量踏车运动方案。一般从 25~30W 开始，每 3 分钟增加 20~30W，直至达到预计最大心率的 85%（190 – 年龄）时，通过预先建立的静脉通道注射显像剂，并继续运动 1 分钟。若患者出现心绞痛、呼吸困难、心律失常、血压下降、心电图 ST 段下移>1mm 等情况时，应立即静脉注射显像剂。

（2）药物负荷试验：检查前一天停用双嘧达莫及氨茶碱类药物。试验过程中常规记录血压、心率及心电图等指标。药物负荷试验前，要确认不同负荷药物的适应证、禁忌证和具体的操作要求。

1）瑞加诺生试验：依次静脉推注固定剂量［0.4mg（5ml）］瑞加诺生和显像剂。

2）腺苷试验：按 0.14mg/（kg·min）剂量静脉推注 6 分钟，第 3 分钟时在对侧肘静脉注射显像剂。

3）双嘧达莫试验：按照 0.56mg/kg 药物剂量，用 5% 葡萄糖溶液稀释成 5mg/ml，按照 0.142mg/（kg·min）的速度在 4 分钟内注射完成，3 分钟后注射显像剂。

4）多巴酚丁胺试验：开始按 5μg/（kg·min）静脉滴注，以后逐级增加用量至 10~20μg/（kg·min），每级维持 3~5 分钟，最大可达 40μg/（kg·min）。当达到预计心率或其他终止指标时（同运动试验），静脉注射显像剂，并再继续滴注多巴酚丁胺 1 分钟。

上述负荷试验后，使用 ^{99m}Tc-MIBI 显像者于注入显像剂后 1~2 小时内进行显像；使用 ^{201}Tl 显像者于注入显像剂后 10 分钟和 3~4 小时分别进行早期和延迟或再分布显像。

三、图像分析

首先通过目测分析，对比评价负荷和静息状态下显像剂的分布，之后借助计算机软件进行定量分析。定量分析的优势在于弱化了目测分析的主观因素，提高了评价的客观性和诊断的灵敏度。

（一）正常图像

1. 断层图像　左心室心肌显影清楚，侧壁最厚，表现为显像剂明显聚集，心尖部心肌较薄，分布略稀疏，室间隔膜部因是纤维组织，呈稀疏、缺损区，其余各壁显像剂分布均匀。右心室及右心房壁较薄，血流量相对较低，显影不清，负荷试验后可轻度显影。心肌灌注断层影像分为：①短轴断层（short axis slice）：是垂直于心脏长轴从心尖向心底的依次断层影像，若第一帧图像为心尖，最后一帧则为心底部，心肌形态呈环状，可显示左心室前壁、下壁、后壁、前间壁、后间壁、前侧壁和后侧壁；②水平长轴断层（horizontal long axis slice）：是平行于心脏长轴由膈面向上的断层影像，心肌形态呈倒立马蹄形，可显示间壁、侧壁和心尖；③垂直长轴断层（vertical long axis slice）：是垂直于上述两个层面由室间隔向左侧壁的依次断层影像，心肌形态呈横向马蹄形，可显示前壁、下壁、后壁和心尖（图 10-1）。正常心肌在静息和负荷状态下显像剂分布均匀。

2. 靶心图　应用专用软件将短轴断层影像自心尖部展开所形成的二维同心圆图像，并以不同颜色显示左心室各壁显像剂分布的相对百分计数值即为靶心图（polar plot，bull's eye plot），也称原始靶心图。其价值体现在：

（1）为定量分析奠定基础：将靶心图各部位显像剂计数与数据库中的正常值进行比较，低于正常平均值 2.5 个标准差的部位以黑色显示，称为变黑靶心图（blackout bull's eye plot）。较目测分析更加客观、准确。将负荷影像与静息（再分布）影像或治疗前后影像经相减处理，可定量分析心肌缺血的

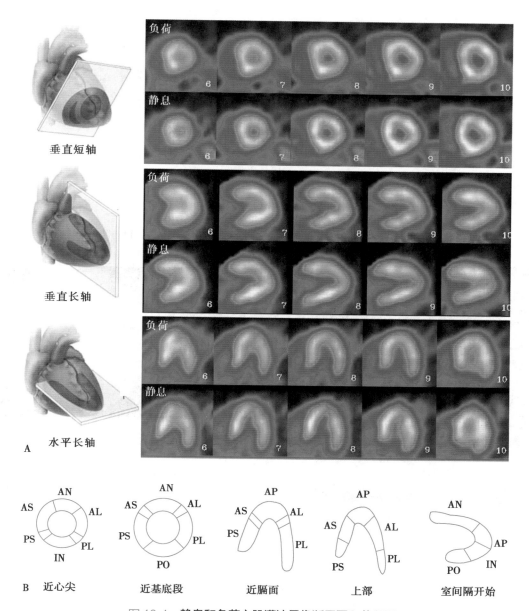

图 10-1　静息和负荷心肌灌注显像断层图和节段图

AN:前壁；AL:前侧壁；PL:后侧壁；IN:下壁；AS:前间隔；PS:后间壁；PO:后壁；AP:心尖。

部位、程度和范围。

（2）体现缺血心肌与受累血管的对应关系:冠状动脉具有节段性供血的特点(各个分支供应不同区域的心肌血流),如左心室前壁、前侧壁、前间壁和心尖的供血来自左前降支(left anterior descending branch,LAD),后侧壁的供血来自左旋支(left circumflex,LCX),下壁、后壁、后间壁和右心室供血主要来自右冠状动脉等,而靶心图与冠状动脉供血区相匹配(图 10-2),通过分析靶心图上各节段心肌对显像剂的摄取量,可明确"罪犯"(病变)血管的位置。

（二）异常图像

心肌灌注异常表现的标准是:在同一断面上连续两帧或两帧以上层面出现显像剂分布减少或缺损,且同一节段在两个或两个以上的断面上同时出现。将静息与负荷心肌灌注显像的断面图像对比分析,常见的异常影像表现有三种:

1. 可逆性缺损(reversible defect) 是指负荷状态下局部心肌摄取显像剂减少或者缺失,在静息或延迟显像时表现为正常(图 10-3)。见于可逆性心肌缺血(reversible myocardial ischemia)。

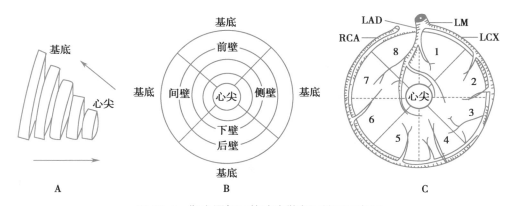

图 10-2 靶心图与冠状动脉供血区关系示意图

A. 心肌短轴断层示意图;B. 靶心图的室壁节段;C. 靶心图节段与冠状动脉分布图。

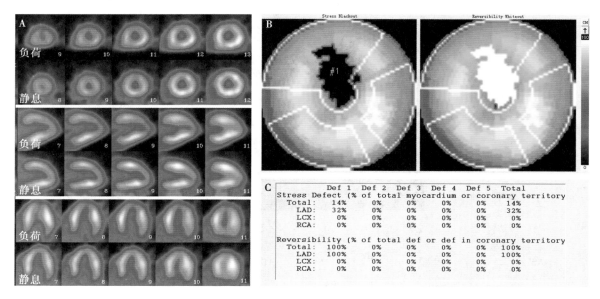

图 10-3 可逆性缺损

A. 断面图:在负荷态下前壁近心尖处见严重的显像剂稀疏区,在静息态具有明显的填充;B. 靶心图;C. 定量分析结果:心肌缺血区域占左心室面积的 14%,占前降支供血区域的 32%,这些区域 100% 为可逆性缺损。

2. **固定缺损(fixed defect)** 是指在负荷和静息(或延迟)显像时,同一节段始终表现为范围和程度相同的显像剂分布稀疏或是缺损。多见于心肌梗死、心肌瘢痕和冬眠心肌(图 10-4)。

3. **部分可逆性缺损(partial reversible defect)** 是指在负荷状态下,局部心肌分布缺损或者明显稀疏,在静息状态下,相应区域的缺损或稀疏的程度减轻和/或范围缩小。提示心肌梗死伴缺血或侧支循环形成。

四、临床应用

(一)在冠心病诊治中的应用

心肌灌注显像主要应用于稳定型心绞痛的诊断、危险度分层和疗效评价。

1. **心肌缺血的诊断** 心肌灌注显像为冠心病的诊断提供可视化的心肌缺血直接证据,包括无症状心肌缺血,诊断的灵敏度和特异性均大于 90%,对早期诊断冠心病具有重要价值。门控心肌灌注断层显像能同时获得心室功能参数,评估左心室壁各局部运动,进一步提高心肌缺血诊断的准确性。

动态采集获得的 CFR,在三支病变导致"均衡性"心肌缺血时,可进一步提高诊断的灵敏度和准确性(图 10-5)。

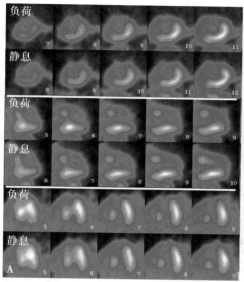
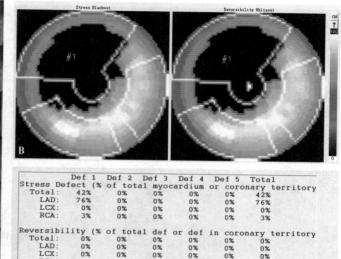

图 10-4 固定缺损

A. 断面图:前壁和心尖部在负荷和静息状态下均表现为相同大小的缺损区;B. 靶心图;C. 定量分析结果:固定缺损区域占左心室面积的42%,占前降支供血区域的76%、右冠状动脉供血区域的3%。病变区域100%为固定缺损。

2. **危险度分层** 是指预测冠心病患者发生心脏事件(cardiac event)(包括心脏病致死、非致死性急性心肌梗死)的概率,对于确定治疗方案和评估预后具有重要价值。心肌灌注显像能够确定心肌缺血的部位、范围、程度和冠状动脉的储备功能,为危险度分层奠定了基础。临床资料证实,心肌灌注显像正常者,心脏事件导致的年病死率<1%,不必进行侵入性检查。轻度可逆性灌注缺损患者,仅需内科药物治疗;高危可逆性缺血患者,无论症状如何,均应考虑侵入性检查和再血管化治疗。国内指南认为当灌注缺损的面积大于左心室面积的12%时,可以考虑经皮冠状动脉介入治疗(percutaneous coronary intervention,PCI)。

3. **疗效评价** 心肌灌注显像是评价冠心病疗效的首选方法,其价值体现在:①根据治疗前后心肌缺血程度和范围的变化以及心功能的改变评价疗效。②监测冠状动脉搭桥术后患者有无围手术期心肌梗死。③确定治疗后有无残存心肌缺血,是否需要再次手术治疗。鉴别冠状动脉血运重建治疗后出现的胸痛是否为心源性。前者可能与搭桥移植血管或成形血管的闭塞有关,也可为原受累血管病情进一步发展,比较手术前后心肌灌注显像结果,可以了解血管再通术后血流动力学的相关信息。④了解病变冠状动脉有无再狭窄。单纯的经皮腔内冠状动脉成形术(percutaneous transluminal coronary angioplasty,PTCA)术后30%~50%患者在6个月后可能出现再狭窄。冠状动脉造影是判断再狭窄的可靠方法,但属于有创性检查,且不能评估冠状动脉再狭窄尤其是单支病变对心肌细胞所造成的病理改变。PTCA术后择期行心肌灌注显像,具有可逆性灌注缺损者,高度提示再狭窄或心绞痛复发,而显像正常则提示血管通畅。

(二)在其他心脏疾病诊治中的应用

1. **心肌病** 扩张型心肌病以心力衰竭为主要表现,往往和冠心病引起的缺血性心肌病相混淆。两者心肌灌注显像均可见心室腔扩大、心室壁变薄,但前者显像剂分布为普遍性稀疏、缺损,而后者则表现为与冠脉血管分布的节段相一致的稀疏或者是缺损。肥厚型心肌病则以心肌的非对称性肥厚、心室腔变小为特征,灌注显像可见心室壁增厚,以室间隔和心尖部为多。心腔变小,室间隔与后壁的厚度比值可大于1.3。

2. **微血管性心绞痛** 由于冠状动脉微小分支病变所致的心绞痛,常称为微血管性心绞痛,如原发性高血压伴左心室肥厚的患者及X综合征患者。这类患者尽管临床上表现为典型的心绞痛症状,

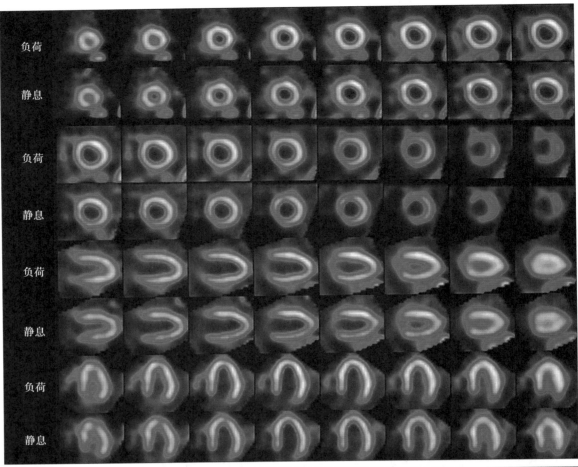

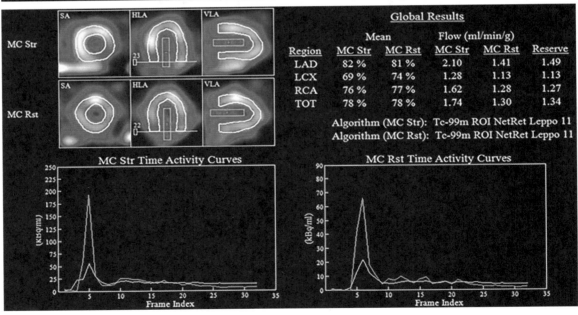

图 10-5 "平衡性"心肌缺血病例

女性,69 岁。活动后心悸 1 年余,加重 2 个月。查血:cTnT 及 pro-BNP 均阴性。心脏超声检查结果显示 LVEF 70%。负荷/静息心肌灌注显像(上排)示左心室各壁显像剂分布基本均匀,未见明显分布稀疏或者缺损。CFR 结果显示,前降支(LAD)、左旋支(LCX)、右冠状动脉(RCA)均<2,提示三支病变。行冠状动脉造影,左主干未见明显狭窄;LAD 近段狭窄 80%,LCX 狭窄 70%;RCA 狭窄约 90%。

但冠状动脉造影表现为正常，心肌灌注显像时，约有半数的此类患者表现为不规则的血流灌注异常，提示心肌有缺血改变。

五、心肌灌注显像与相关诊断技术的比较

（一）心电图负荷试验与心肌灌注显像的比较

心电图（ECG）及其负荷试验仅用于冠心病的初筛。对于具有左束支传导阻滞（left bundle branch block，LBBB）、陈旧性心肌梗死，使用地高辛等抗心律失常药物者，ECG 对冠心病的诊断价值有限。心肌灌注显像不受这些因素影响。

（二）冠状动脉造影与心肌灌注显像的比较

冠状动脉造影是判断冠状动脉有无狭窄的"金标准"，但不能反映心肌局部血流灌注状况及心肌细胞的活性。因此冠状动脉造影与心肌灌注显像反映了同一疾病的两个不同方面，彼此相互补充。冠状动脉造影发现狭窄>50% 者提示有血流动力学改变，但难于精准判断狭窄百分率。负荷心肌灌注显像在评价狭窄冠状动脉所导致的血流动力学的改变方面，具有重要意义。

冠心病患者在冠状动脉造影时发现侧支血管，其意义类似于冠状动脉狭窄。有证据表明，侧支血管能够维持静息状态下供血区域心肌所需，无法满足负荷状态下的血流供给。负荷心肌灌注显像能够对心肌血流供给状况进行客观评价。但心肌灌注显像并非诊断冠心病的特异性方法，任何原因引起的心肌血流减少都可表现为局部的显像剂分布稀释或缺损，因此要充分结合临床信息。

（三）CT 冠状动脉成像与心肌灌注显像的比较

CT 冠状动脉造影的价值与冠状动脉造影类似，优势在于无创和方法简便。将 CT 冠状动脉造影的影像与心肌灌注显像图像相融合，能更加准确地发现导致心肌缺血的"罪犯"血管，识别没有导致心肌缺血的狭窄冠状动脉，为治疗方案的选择提供佐证；同时借助于冠状动脉血管狭窄的相关信息，有助于提升心肌灌注显像诊断心肌缺血的准确性，实现融合影像"1+1>2"的作用。

第二节 ｜ 心肌代谢显像与存活心肌评估

根据心肌缺血发生的速度和程度、所累及的范围和侧支循环建立的时间不同，心肌细胞的损害有三种不同结果：一是坏死心肌（necrosis myocardium），即不可逆性心肌损害，即使冠状动脉血流恢复，坏死心肌细胞也不会复活，心功能也不会改善。二是冬眠心肌（hibernating myocardium），慢性持续性心肌缺血时，心肌细胞通过代偿性调节，降低其氧耗量及代谢功能，使心肌细胞保持存活状态，但部分和全部地丧失局部心肌收缩功能，当血运重建后，这部分心肌的功能可部分或全部恢复正常。三是顿抑心肌（stunned myocardium），是指经过短时间（急性）缺血后，心肌细胞发生一系列生理、生化及代谢改变，心肌尚未发生坏死。血供恢复后，心功能的恢复需要数小时、数天或数周的时间。缺血时间越长，心功能恢复所需时间也越长。冬眠心肌和顿抑心肌为缺血存活心肌。代谢是心肌细胞存活的标志。PET 心肌代谢显像通过示踪心肌能量代谢底物如葡萄糖、脂肪酸等进行显像，可准确判断心肌细胞的活性。

一、原理与方法

生理状态下，心肌细胞维持心脏收缩和稳定离子通道所需能量主要是从脂肪酸氧化获取的，游离脂肪酸供应心脏所需能量的 2/3，葡萄糖仅约为 1/3。在空腹、血糖浓度较低时，心肌能量基本源于脂肪酸氧化，此时脂肪酸代谢显像清晰。在碳水化合物饮食或葡萄糖负荷后，心肌细胞转以葡萄糖作为能量的主要来源，此时葡萄糖代谢显像清晰。当心肌缺血、氧供应不足时，局部心肌细胞脂肪酸氧化代谢受抑制，主要以葡萄糖无氧糖酵解产生能量。心肌缺血病灶中脂肪酸代谢降低、葡萄糖代谢增加，是鉴别心肌是否存活的主要依据。

（一）葡萄糖代谢显像

^{18}F-FDG 是最常用的葡萄糖代谢显像剂,进入心肌细胞后被己糖激酶催化变成 6-P-^{18}F-FDG,但由于结构上的差异,不再参与后续的葡萄糖代谢过程,同时由于其带负电荷,不能自由通过细胞膜,加之心肌细胞内葡萄糖-6-磷酸酶活性低、作用微弱,因此 6-P-^{18}F-FDG 滞留在心肌细胞内,其聚集程度反映心肌组织的葡萄糖代谢活性。

在检查前禁食 ≥6 小时,显像前 1 小时口服葡萄糖 50~75g。糖尿病患者需使用胰岛素调节血糖至正常范围,刺激心肌细胞摄取 ^{18}F-FDG,以获得高质量图像。静脉注射 ^{18}F-FDG 185~370MBq（5~10mCi）,注射 45~50 分钟后进行断层采集。

（二）脂肪酸代谢显像

^{123}I-甲基碘苯脂十五烷酸（^{123}I-BMIPP）系单光子心肌脂肪酸代谢显像剂。心肌摄取和滞留时间与心肌局部血流灌注量及 ATP 浓度直接相关。检查前应禁食 12 小时,静脉注射 ^{123}I-BMIPP（3mCi）,15 分钟后行 SPECT 显像,必要时行 3 小时延迟显像,观察 ^{123}I-BMIPP 在心肌的再分布状况。缺血心肌对 ^{123}I-BMIPP 的摄取明显减少,表现为显像剂分布减低。

二、图像分析

心肌灌注显像与心肌代谢显像对比分析,根据血流与代谢显像是否匹配（match）判断心肌活性。

（一）灌注-代谢不匹配

灌注-代谢不匹配（perfusion-metabolize mismatch）心肌灌注显像表现为显像剂分布稀疏或缺损区域,代谢显像时表现为显像剂摄取正常或相对增加（图 10-6A~C）,是局部心肌细胞缺血但存活的有力证据。

（二）灌注-代谢匹配

灌注-代谢匹配（perfusion-metabolize match）心肌灌注显像表现为稀疏或缺损区域,在葡萄糖代谢或脂肪酸代谢显像时无明显的显像剂聚集,表现为一致性的稀疏或缺损（图 10-6D~F）。此为局部无存活心肌（瘢痕组织）的标志。

三、临床应用

冠状动脉血运重建是治疗冠心病心肌缺血的重要方法,但缺血心肌具有活力是确保患者受益的前提;血运重建后,缺血心肌的改善状况均可以通过心肌代谢显像进行评价。

（一）疗效预测

严重心肌缺血患者,术前准确评价血流灌注减低区心肌是否存活,是确保患者受益的重要保障。研究结果显示,^{18}F-FDG PET 心肌代谢显像检测心肌存活的阳性和阴性预测值均达 80%~90%,以灌注-代谢不匹配的特征对冠状动脉血运重建术后收缩功能改善的阳性预测值为 78%~85%,阴性预测值达 78%~92%。尤其是心肌灌注显像呈血流灌注减低节段,葡萄糖代谢显像有摄取的冬眠心肌节段,冠状动脉血运重建治疗的效果最佳,术前局部室壁运动异常节段的射血分数及整体射血分数均可迅速得到恢复;而葡萄糖摄取减低的心肌节段,术后心室功能改善不明显。研究发现,灌注-代谢不匹配的患者接受血运重建手术治疗后,心脏事件发生率明显低于药物治疗患者（8%,41%）,而灌注-代谢匹配的患者两种治疗方法下心脏事件的发生率没有明显差异,提示有存活心肌的患者,手术治疗是最佳选择。

（二）疗效评价

PCI 治疗后,缺血面积、具有代谢的缺血心肌的面积较治疗前是否有明显变化,可以通过心肌灌注显像结合 ^{18}F-FDG 代谢显像,借助定量分析的方法进行客观评价。

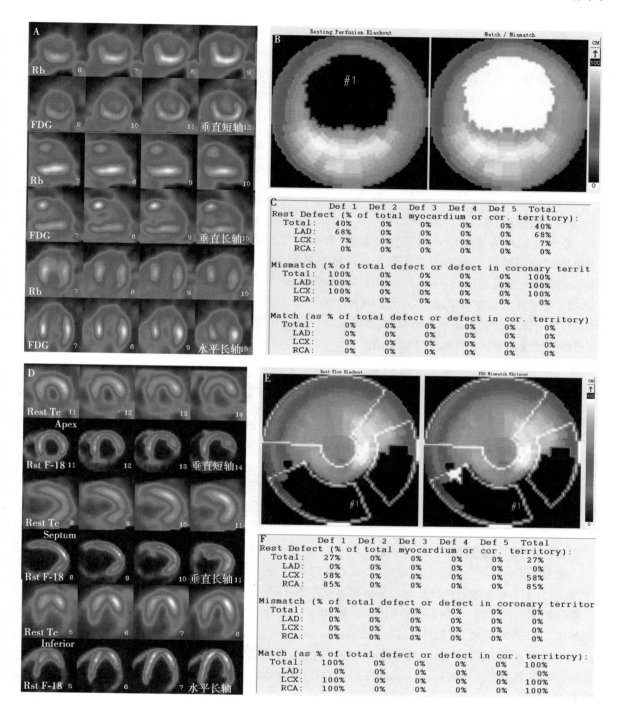

图 10-6　**存活心肌评价**

A~C:心肌灌注显像与代谢显像不匹配,提示缺血心肌存活;D~F:心肌灌注显像与代谢显像匹配,提示缺血心肌无存活。A 和 D、B 和 E 及 C 和 F 分别为心肌灌注显像与代谢显像对比分析断面图像、靶心图和定量分析结果。

第三节 │ 心血池显像

　　心血池显像包括平衡法门控心血池显像(equilibrium radionuclide angiocardiography,ERNA),也称为放射性核素心室造影(radionuclide ventriculography,RVG),以及多门电路采集(multigated acquisition,MUGA)和首次通过法(first pass radionuclide cardioangiography,FPRC),用于测定心室功能。本节重点介绍 ERNA。

一、原理与方法

首先静脉注射微量还原剂亚锡离子（Sn^{2+}），作用于红细胞并将后续静脉注射的 $^{99m}TcO_4^-$（^{99m}Tc 为+7 价）还原为低价态（+4 价）的 ^{99m}Tc，并迅速、稳定地与红细胞内血红蛋白的珠蛋白 β 结合，完成红细胞标记。^{99m}Tc-RBC 在血液循环中分布达到平衡后，门控采集前位、左前斜 45° 和左侧位的心血池影像。勾画左、右心室 ROI，经计算机处理获得心室时间-放射性曲线或称心室容积曲线（ventricular volume curve）和心室心功能参数。

二、图像分析与临床应用

（一）室壁运动

心动电影可直观显示心室各壁的收缩、舒张运动。正常室壁运动（wall motion）是指各节段心肌协调均匀地向心收缩和向外舒张。局部室壁运动（regional wall motion）分为正常、运动减低（hypokinesis）、无运动（akinesis）和反向运动（dyskinesis）四种类型（图 10-7）。反向运动又称矛盾运动，指心脏舒张时病变心肌向中心凹陷，收缩时向外膨出，与正常室壁运动方向相反，是诊断室壁瘤的特征影像。前位像重点显示前壁、心尖节段运动；左前斜位像重点显示间壁和后侧壁运动；左侧位和左后斜位可显示下壁和后基底节段运动。

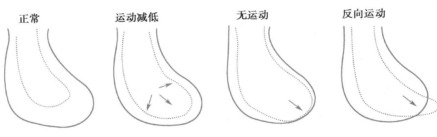

图 10-7　局部室壁运动常见类型

（二）心室功能测定

在左前斜位图像上勾画心室轮廓，生成心室时间-放射性曲线，由于心室内放射性计数与心室血容量成正比，即与心室容积成正比，因此实为心室容积曲线（图 10-8）。曲线起始部的舒张末期放射性计数（end-diastolic count，EDC）反映舒张末期容积（end-diastolic volume，EDV），曲线最低点的收缩末期放射性计数（end-systolic count，ESC）反映收缩末期容积（end-systolic volume，ESV）。据此可计算心功能参数：

最为常用的是心室射血分数（ejection fraction，EF）。

心室射血分数=（心室舒张末期计数–收缩末期计数）/（心室舒张末期计数–本底）×100%。

WHO 推荐正常参考值为：静息状态下，左心室射血分数（left ventricular ejection fraction，LVEF）>50%，负荷试验后 EF 绝对值应比静息时增加 5% 以上，如无明显增加甚至下降提示心脏贮备功能异常。

部分抗肿瘤的化疗药物对心脏具有严重的毒副作用，引起充血性心力衰竭和心室功能紊乱。心血池显像是评估和监测心脏损害、指导停药时间和用药累

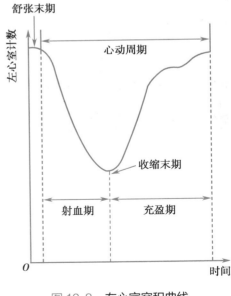

图 10-8　左心室容积曲线

积剂量的重要手段。LVEF 是最常用的监测指标,但舒张期功能障碍是反映心脏毒性作用更灵敏的指标,可在临床症状出现之前发现心脏中毒情况,且心脏功能损害程度与使用药物的累积剂量密切相关,LVEF 值降至 30% 时停止化疗。与心脏超声相比,平衡法核素心室显像可重复性更好、组内和组间变异性较低,堪称恶性肿瘤患者系列监测 LVEF 的"金标准"。

(三)相位分析

心室呈周期性运动,心室影像的每一个像素都可以生成一条时间-放射性曲线,经拟合(即傅里叶转换)获得心室局部(每个像素)开始收缩的时间(即时相)和收缩幅度(即振幅)两个参数。用此两参数评价左、右心室局部收缩的起始时间、顺序和强度,这种系统分析方法称为相位分析,又称时相分析(phase analysis)。

1. **相位图(phase image)** 是以不同的灰度或颜色反映心肌壁发生收缩的时间,灰度越高时相度数越大,即开始收缩的时间越晚。正常情况下,心房与心室开始收缩的时间不同,表现为不同的灰度或颜色。左、右心室各壁的收缩基本同步,表现为相同的灰度或颜色,无明显的分界线(图 10-9A、B)。心肌缺血或梗死时,病变局部时相明显延迟,灰度或颜色与正常部位差异较大,如室壁瘤反向运动时,室壁瘤颜色与心房近似。预激综合征的传导旁路部位可显示时相提前。

2. **时相直方图(phase histogram)** 为心室时相度数的频率分布图,纵坐标代表分布的频率,横坐标为时相度数(0°~360°)。正常情况下,心室峰高而窄,心房及大血管峰低且较宽,两峰的时相度数相差近 180°(图 10-9C)。心室峰底的宽度称为相角程(phase shift),为心室最早收缩与最晚收缩时间之差,是反映心室协调性的重要指标,正常心室相角程<65°。当心室峰呈双峰、其相角程增宽、心室峰与心房峰之间出现杂乱的小峰等,提示为冠心病室壁瘤形成。

3. **振幅图(amplitude image)** 以不同颜色反映心脏各部位收缩幅度的大小,颜色深或灰度高提示收缩幅度大,正常左心室收缩幅度明显大于右心室及心房、大血管。心肌梗死或室壁瘤时局部振幅明显减低,灰度明显减低,后者可出现反向的异常振幅影像(图 10-9D)。

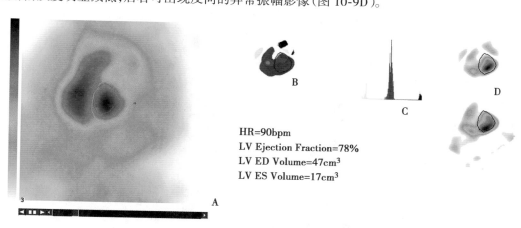

HR=90bpm
LV Ejection Fraction=78%
LV ED Volume=47cm³
LV ES Volume=17cm³

图 10-9 **正常相位分析图**
A、B.时相图;C.时相直方图;D.振幅图。

4. **时相电影(phase movie)** 在心血池的系列影像基础上,以白点(或黑点)标示依次收缩和传导的顺序,用电影方式显示心室肌兴奋传导的模拟过程,即时相电影。传导阻滞时,由于心室时相延迟,除时相图上色阶发生改变,相角程增宽,甚至心室峰出现双峰外,时相电影可见相应束支显影延迟。相反,预激综合征时则表现为预激的起点和旁路部位时相提前。时相电影显示能更直观地显示传导异常的部位、范围及程度。

当束支传导阻滞时,表现为阻滞的心室时相延迟,时相图上色阶发生改变,相角程增宽,左、右心室峰分界清楚,甚至心室峰出现双峰。预激综合征表现为预激的起点和旁路部位时相提前,时相图色阶改变,相角程增宽,其诊断符合率约为 90%。通过时相电影显示能更直观地显示传导异常的部位、范围及程度。

第四节 | 心脏神经受体显像

心脏自主神经系统主要包括交感神经和副交感神经,前者与应激反应有关,后者与心率、血压及心肌收缩调节等有关。交感神经和副交感神经通过神经末梢释放神经递质作用于心肌细胞突触后膜的神经受体发挥作用。神经节后副交感神经及神经节前交感神经传递信息的神经递质是乙酰胆碱,神经节后交感神经传导信息是由去甲肾上腺素(NE)介导的。神经节后交感神经兴奋会引起突触前膜囊泡释放 NE,经过突触间隙作用于突触后膜的多种肾上腺素能受体,包括 α 受体、$β_1$ 及 $β_2$ 受体,引起一系列生理变化,此外,还能作用于突触前膜 $β_2$ 受体及 α 受体,进一步促进 NE 的释放或抑制其释放。

心脏神经受体显像(cardiac neuroreceptor imaging)能够无创评估心脏交感和副交感神经受体的在体分布与变化,反映心脏神经功能的完整性、神经元的分泌功能及活性。

一、原理与显像剂

交感神经兴奋后,NE 通过胞吐释放到突触间隙,小部分与突触后膜的肾上腺素能受体结合,而大多数则被突触前膜的 NE 转运体(一种钠/氯依赖性转运蛋白)调节回收,用于储存和分解,实际上也终止了神经系统的反应。NE 转运体对儿茶酚胺和儿茶酚胺类似物具有高度亲和力。在神经末梢内,NE 被单胺氧化酶代谢,或者被位于囊泡膜上的质子依赖性转运蛋白囊泡单胺转运体隔离在囊泡中。间碘苄胍(metaiodobenzylguanidine,MIBG)和羟基麻黄素(meta-hydroxyephedrine,HED)是 NE 的类似物,其特异性摄取与储存的机制类似于 NE,但是不能被单胺氧化酶或氧甲基邻苯二酚代谢,所以可聚集于心肌交感神经末梢,其细胞质浓度明显高于 NE,可以反映心肌细胞交感神经受体的分布和活性。^{123}I 或 ^{131}I 标记 MIBG 的 SPECT 显像可以直观、定量观察心脏交感神经末梢分布的完整性和功能状态;^{11}C-HED 是人工合成的拟去甲肾上腺素,与 NE 有相同的神经细胞摄取机制,能抵抗儿茶酚氧甲基转移酶和单胺氧化酶,可用于评估心脏交感系统的功能。本节重点介绍临床应用较为成熟的 ^{123}I/^{131}I-MIBG SPECT 显像。

二、显像方法和图像分析

检查前三日开始口服复方碘溶液(一日 3 次,每次 3~5 滴)封闭甲状腺,检查当日经静脉注射 ^{123}I-MIBG 111~185MBq(3~5mCi) 或 ^{131}I-MIBG 37~74MBq(1~2mCi),15~30 分钟后行早期平面和 SPECT 显像,3~5 小时后行延迟显像。

^{123}I/^{131}I-MIBG 显像的正常图像可见心肌轮廓显影清晰,放射性分布较均匀。^{123}I/^{131}I-MIBG 显像的异常图像可见心肌放射性摄取减低,轮廓模糊,提示心脏交感神经功能受损;如心肌完全不显影,则提示心脏交感神经功能失支配(图 10-10)。图像分析计算心脏与纵隔的放射性计数比值(H/M)或心脏与肺的放射性计数比值。

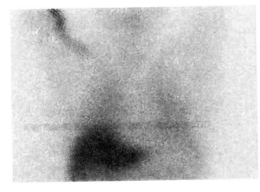

图 10-10 ^{123}I-MIBG 显像的异常图像
心肌未见显影,提示心脏交感神经功能失支配。

三、临床应用

1. 充血性心力衰竭 心力衰竭患者交感活性过度激活导致突触前膜 NE 再摄取减少及突触后膜 β 肾上腺素能受体表达下调,心肌摄取 ^{123}I/^{131}I-MIBG 减少,且洗脱加快,表现为心脏/纵隔比值减低。^{123}I/^{131}I-MIBG 受体显像可无创性地评价心力衰竭患者病情的严重程度、病理生理变化和预后。

2. 心肌病 肥厚型心肌病患者心肌摄取 ^{123}I/^{131}I-MIBG 明显减低且洗脱加快;扩张型心肌病患者在早期相时,心肌摄取 ^{123}I/^{131}I-MIBG 可表现为正常,但在延迟相时,心肌滞留 ^{123}I/^{131}I-MIBG 的时间明显缩短。^{123}I/^{131}I-MIBG 受体显像可客观评价心肌病患者的病变程度、疗效和预后。

3. **糖尿病心肌损害** 糖尿病病程中心脏自主神经是否被侵犯,对其预后的判断极为重要。糖尿病不伴有自主神经功能损害者心肌摄取 ^{123}I/^{131}I-MIBG 约为正常者的 60%,而伴有自主神经功能损害的心肌摄取显像剂仅为正常者的 44%,两者差异显著。

4. **心脏移植术后评价** 在心脏移植术后,神经逐渐地实现再支配。相较于无神经再支配的患者,出现神经再支配的患者心率变异性更大,运动耐受性更好,运动后左心室功能改善。^{123}I/^{131}I-MIBG 受体显像能够有效评价心脏移植患者神经再支配的情况。

5. **室性心律失常** 室性心动过速、心室纤颤及突发的心源性猝死的成因复杂,交感神经功能失调可能起到一定的诱导作用。^{123}I/^{131}I-MIBG 显像在预测致死性室性心律失常以及判断是否需要植入除颤仪等方面具有一定的作用。

第五节 │ 心脏淀粉样变显像

心脏淀粉样变(cardiac amyloidosis,CA)是由于前体蛋白异常折叠沉积于心肌细胞间质所致,常为全身疾病的一部分。临床上常见的病理类型为免疫球蛋白轻链型 CA(light chain CA,AL-CA)和甲状腺素转运蛋白型 CA(transthyretin-related CA,ATTR-CA),亦称为甲状腺素转运蛋白相关淀粉样心肌病(transthyretin-related amyloid cardiomyopathy,ATTR-CM)。前者多为肿瘤、感染等导致的多脏器淀粉样变(其中包括心肌),常伴血轻链蛋白升高;后者为肝脏甲状腺素转运蛋白(transthyretin,TTR)生成障碍所致。ATTR-CM 根据 TTR 基因是否存在突变,分为家族性突变型淀粉样变(variant transthyretin amyloidosis,ATTRv)和老年性野生型淀粉样变(wild type transthyretin amyloidosis,ATTRwt)。ATTR-CM 可导致进行性舒张和收缩功能障碍、充血性心力衰竭和死亡,因此对该疾病的早期诊断显得尤为重要。

一、原理与显像剂

ATTR-CA 沉淀的淀粉样物质(包括大量纤维及钙离子成分)可直接损伤心肌细胞,导致细胞发生病理改变。ATTR-CA 摄取骨显像剂的机制不清,可能是由甲状腺素转运蛋白相关淀粉样病变组织中的钙与磷酸盐结合所致。

^{99m}Tc 双羟双膦酸盐(^{99m}Tc-dicarboxypropane diphosphonate,^{99m}Tc-DPD)、^{99m}Tc 焦磷酸盐(^{99m}Tc-pyrophosphate,^{99m}Tc-PYP)及 ^{99m}Tc 羟基亚甲基二膦酸盐(^{99m}Tc-hydroxymethylene diphosphonate,^{99m}Tc-HMDP),可以与钙离子相结合,用于诊断 ATTR-CA。国内普遍使用 ^{99m}Tc-PYP。

二、显像方法和图像分析

患者无需特殊准备,静脉注射 ^{99m}Tc-PYP 370~740MBq(10~20mCi),分别在 1 小时和 3 小时行心脏局部平面显像,3 小时局部平面显像完成后,行一次心脏断层显像。

1. **平面显像** 患者取仰卧位,将心脏置于探头的中心位置,分别采集前位和左侧位图像,每帧计数 750×10^3,采用 256×256 矩阵。

(1)视觉评分法:分析心脏平面影像,将心脏摄取显像剂程度分为 4 级。0 分,心脏无显像剂摄取,排除 ATTR-CM;1 分,心脏轻微摄取显像剂但低于肋骨,对于 ATTR-CM 的诊断模棱两可;2 分,心脏摄取显像剂程度与肋骨相当,疑似 ATTR-CM;3 分,心脏摄取显像剂程度高于肋骨,高度疑似 ATTR-CM。

(2)H/CL 比值法:心脏区域中选择在心肌部位勾画圆形感兴趣区(region of interest,ROI)(注意避开胸骨区域以及邻近肺组织),将 ROI 镜像至对侧胸部(避开骨折、乳腺假体、右心、膈下器官及金属异物等)。计数每个 ROI 中的平均计数,计算心脏与对侧肺摄取比值(heart to contralateral lung,H/CL)。H/CL 可作为显像结果评价参数,即 H/CL≥1.5 分为阳性(图 10-11),<1.5 分为阴性。3 小时图像 H/CL>1.3 判断图像为阳性。一般平面视觉评估即半定量计算以 3 小时局部平面显像即 SPECT 断层显像为准。

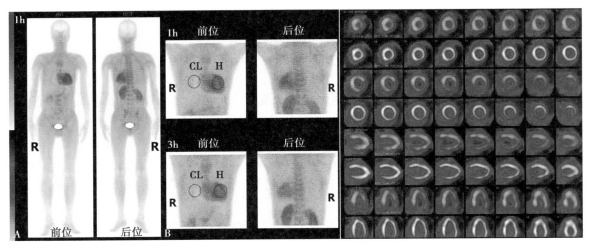

图 10-11 ^{99m}Tc-PYP 平面和 SPECT 异常图像

A. 1 小时全身平面显像;B. 分别为 1 小时和 3 小时平面影像,目测均为 3 级,半定量分析 1 小时 H/CL 为 2.2,3 小时 H/CL 为 2.1,均提示为心肌淀粉样变阳性。唇腺和腹壁脂肪活检:淀粉样沉积,外源血基因全外显子测序结果为 *TR* 基因突变,可疑致病。氯苯唑酸治疗 2 个月后行心肝联合移植术,病理诊断为心肌淀粉样变(ATTR 型)。

2. **心脏断层显像** 采集及处理方法同心肌血流灌注显像。心脏断层显像对于评价显像剂分布于心肌还是心血池至关重要。连续观察 SPECT 短轴断层图,心肌摄取呈现类似 ^{99m}Tc-甲氧基异丁基异腈(^{99m}Tc-methoxyisobutylisonitrile,^{99m}Tc-MIBI)心肌血流灌注显像短轴放射性分布;如连续性中断,仅能观察到部分"类"心肌摄取,则显像剂主要分布于心血池内的可能性大。

3. **全身显像** 主要用于 ATTR-CA 患者其他脏器受累的评估。图像采集及处理方法同全身骨显像。如心脏外其他脏器存在异常 ^{99m}Tc-PYP 浓聚或分布,可酌情增加局部平面及断层显像。

三、临床应用

1. **ATTR-CM 与 AL-CM 的鉴别诊断** 心肌摄取为 2 或 3 分,同时血清/尿液中单克隆免疫球蛋白阴性,诊断的特异度和阳性预测值均为 100%,无需再行组织活检。值得注意的是,有少部分 AL-CM 患者的心肌间隙内也有少量钙离子沉积,导致 ^{99m}Tc-PYP 显像假阳性,需要结合血轻链蛋白检测结果进行鉴别。

2. **ATTRv 患者及家属心肌受累评估** ATTRv 为常染色体显性遗传病,目前已知超过 130 种基因突变可导致 ATTRv,其中以 *Val30Met* 突变最为常见,其次为 *Val1221Ile*。ATTRv 表型可以为周围神经病变、心肌病变或者混合病变。临床高度怀疑 ATTR-CM,但首次 ^{99m}Tc-PYP 显像阴性者,建议定期复查,密切随访,如随访结果仍是阴性,但显像评分从 0 增加到 1,则支持 ATTR-CA 诊断,需要早期干预治疗以改善患者预后。

(石洪成)

本章目标测试

?

思考题
1. 简述在心肌血流灌注显像图上心肌缺血和心肌梗死表现的区别。
2. 简述心肌显像的临床应用。
3. 简述室壁瘤在心血池显像图上的影像特点。
4. 简述神经受体显像的临床意义。
5. 简述心肌淀粉样变的影像特征及其临床应用价值。

本章数字资源

第十一章 | 神经精神系统

教学目的与要求

【掌握】脑血流灌注显像、脑代谢显像的原理及正常与异常影像。
【熟悉】神经系统核素显像的临床应用。
【了解】脑受体显像、脑脊液间隙显像及脑血管显像的原理和方法。

神经核医学（nuclear neurology）是利用核素示踪技术对神经、精神疾病进行诊治及开展脑科学研究的一门分支学科。近年来，随着新型显像剂的不断研制成功和显像设备的逐步更新，神经核医学得到了迅速的发展，尤其是 PET/CT、PET/MR 这些能同时反映解剖结构和功能代谢的先进核医学仪器的问世，使我们在了解神经系统复杂形态学改变的同时，还获得了脑组织血流、代谢、受体分布以及脑脊液循环改变的信息。神经核医学常用的显像方法包括脑血流灌注显像、脑代谢显像及脑神经递质和受体显像，广泛应用于脑血管疾病、癫痫、痴呆、运动障碍性疾病、脑肿瘤等多种神经精神疾病的临床和脑功能研究中。

第一节 | 常用显像方法和原理

一、脑血流灌注显像

脑血流灌注显像（cerebral blood flow perfusion imaging）是目前临床最常用的脑功能显像方法之一，常被应用于脑血管性疾病的诊断、病情评估、疗效监测，也被应用于药物难治性癫痫致痫灶的定位、疗效评价以及运动障碍性疾病、痴呆和精神性疾病等的脑功能研究。由于脑血流灌注 SPECT 显像较简便、经济效益比更高，在我国临床应用普及率较脑血流灌注 PET 显像更高。

（一）原理

脑血流灌注显像剂能通过血脑屏障被脑细胞所摄取，摄取的量与局部脑血流量（regional cerebral blood flow，rCBF）呈正相关，在体外通过 SPECT 或 PET 进行断层显像，即可得到局部脑血流灌注的图像。

（二）显像剂

SPECT 显像常用显像剂有 ^{99m}Tc 标记双半胱乙酯（^{99m}Tc-ethyl-cysteinate dimer，^{99m}Tc-ECD）、^{99m}Tc 标记六甲基丙二胺肟（^{99m}Tc-hexamethyl-propyleneamine oxime，^{99m}Tc-HMPAO）、^{123}I 标记 N-异丙基安非他明（^{123}I-N-isopropyl-P-iodoamphetamine，^{123}I-IMP）和 ^{133}Xe 气体等。

^{99m}Tc-ECD 和 ^{99m}Tc-HMPAO 是目前最常用的脑血流灌注显像剂，均为电中性、脂溶性小分子，进入脑细胞后转变为极性化合物，不能再扩散回血液中。^{99m}Tc-ECD 体外稳定性好，体内清除快，图像质量好，但在脑组织的分布随时间有轻微的变化；^{99m}Tc-HMPAO 在脑组织内滞留时间长、稳定，但体外稳定性差，必须在标记后 30 分钟内使用。两种显像剂在脑组织的分布也略有不同：^{99m}Tc-ECD 在正常人顶叶和枕叶皮质中分布较高；而 ^{99m}Tc-HMPAO 则在额叶、基底神经节和小脑中分布较高。^{123}I-IMP 在脑细胞中摄取快，而且摄取率高，适宜做定量分析，但需回旋加速器生产，价格昂贵；^{133}Xe 为脂溶性惰性气体，吸入后经血液循环能自由通过正常血脑屏障，其在脑组织的清除率与 rCBF 成正比，可用于局

部脑血流定量,但因使用不方便,国内少用。

^{15}O-H$_2$O 是 PET 脑血流灌注显像常用显像剂,需回旋加速器生产。因脑组织摄取 ^{15}O-H$_2$O 与局部血流灌注量呈线性正相关,常被用于脑血流定量研究;^{15}O 物理半衰期为 2.07 分钟,因而可以在短期内对同一受检者进行重复显像,适用于各种激活试验的脑功能显像研究。然而,由于其半衰期短,且需采集患者动脉血样,故 ^{15}O-H$_2$O 很少应用于临床。

(三)显像方法

使用不同的显像剂,显像前的准备和显像时间会有所差别。

1. 脑血流灌注 SPECT 显像

(1)显像前准备:在静脉注射 ^{99m}Tc-ECD 或 ^{99m}Tc-HMPAO 前 30 分钟至 1 小时,口服过氯酸钾 400mg 以封闭脉络丛、甲状腺和鼻黏膜;注射前 5 分钟患者处于安静环境中,戴眼罩和耳塞封闭视听。检查室应保持安静,调暗光线。

(2)药物注射和图像采集、处理:静脉注射 740~1 110MBq(20~30mCi)^{99m}Tc-ECD 或 ^{99m}Tc-HMPAO,15~30 分钟后进行断层采集。受检者仰卧位,眦耳线尽量与地面垂直。采集条件:低能高分辨或汇聚型准直器,能峰 140keV,矩阵 128×128,探头旋转 360°,6°/帧,25~35 秒/帧,共采集 60 帧。采集数据经滤波处理、衰减校正,计算机重建出横断面、冠状面和矢状面三维图像。

2. 脑血流灌注 PET 显像

静脉注射 ^{15}O-H$_2$O 后行 PET 脑血流灌注显像,经计算机处理获得三个断面图像以及脑血流相关定量参数。

3. 介入试验

脑组织血供丰富,脑血管储备能力较强,当脑储备血流轻度下降时,常规脑血流灌注显像常常难以发现异常,而介入试验(interventional test)可以提高缺血性脑血管病的阳性检出率;同时,介入试验也可用于研究大脑生理、病理活动对不同刺激的反应。介入试验包括药物负荷试验(drug stress test)和刺激试验(stimulating test)。用于负荷试验的药物有乙酰唑胺(acetazolamide)、双嘧达莫、腺苷等,其中乙酰唑胺试验最常用。乙酰唑胺是碳酸酐酶抑制剂,可以使脑组织中二氧化碳与水分子结合生成碳酸的过程受阻,导致脑内二氧化碳浓度增高,正常脑血管扩张而使 rCBF 增加 20%~30%,而病变血管扩张反应减弱,在缺血区或潜在缺血区 rCBF 增加不明显,影像表现为放射性分布稀疏或缺损区。该试验需进行两次显像,第一次行常规脑血流灌注显像(基础显像,basic imaging),第二次静脉注射乙酰唑胺 1g,10 分钟后行介入显像,将两次的显像结果对比分析后进行诊断。刺激试验常用的有:视、听、语言、认知、运动负荷等生理性刺激(physiological stimulation)和中医针刺穴位(Chinese traditional puncture point),通过 SPECT 或 PET 显像,进行大脑的各种功能研究。

(四)影像分析

从横断面、矢状面及冠状面三个断面进行分析。正常脑血流 SPECT 影像(图 11-1):大脑和小脑皮质、基底神经节、丘脑及脑干等灰质放射性摄取较高,其中尤以小脑、基底神经节和枕叶皮质为著;白质和脑室系统放射性分布相对稀疏;左、右两侧基本对称。介入试验后,正常脑血管扩张,血流灌注明显增加。

异常影像:在两个或两个以上断面的同一部位呈现放射性分布异常;可以表现为放射性分布稀疏、缺损或增高,两侧不对称,白质区扩大,脑中线偏移,以及介入试验后病变区血管不扩张而致其相应支配区血流灌注相对减低等。有一些病变还可以出现失联络征,最常见的是交叉性小脑失联络征(crossed cerebellar diaschisis),即在大脑原发病灶的对侧小脑同时出现血流灌注的减低;此外,大脑各皮质之间,以及大脑与基底神经节和丘脑之间也存在失联络征。PET 空间分辨力高于 SPECT,其影像更清晰,图像分析与 SPECT 相同。

二、脑代谢显像

(一)葡萄糖代谢显像

1. 原理与方法

脑组织需要消耗大量的能量,而葡萄糖几乎是其唯一的能量来源。^{18}F-氟代脱

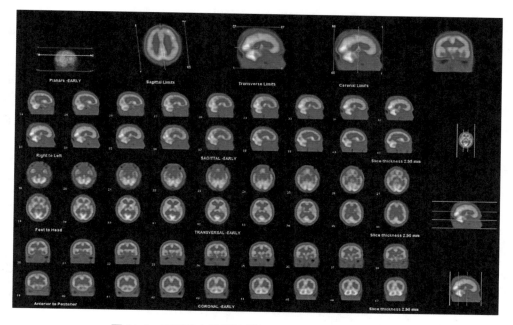

图 11-1　正常脑血流灌注 ^{99m}Tc-ECD SPECT 显像图

双侧大脑皮质、基底神经节、丘脑、小脑显像剂对称分布,基底神经节、枕叶皮质及小脑分布较高。

氧葡萄糖(^{18}F-fluorodeoxyglucose, ^{18}F-FDG)是葡萄糖的类似物,静脉注射后,被脑组织摄取,摄取的量反映了脑组织功能的高低。进入脑细胞的 ^{18}F-FDG 在己糖激酶作用下,磷酸化为 6-磷酸- ^{18}F-FDG,此后不能进一步代谢而滞留于脑细胞内,在体外通过 PET 显像,即可得到反映局部脑组织对葡萄糖利用和脑功能的图像。

　　注射显像剂前应禁食 4 小时以上,注射 ^{18}F-FDG 前后 30 分钟患者在安静、避光环境中保持休息状态,以避免对患者的视听觉和运动的刺激。静脉注射 ^{18}F-FDG 185~370MBq(5~10mCi)后在安静、避光环境中休息,40~60 分钟后进行显像。

　　2. 影像分析　正常脑葡萄糖代谢影像:脑皮质呈明显放射性浓聚,其中前额叶外侧皮质、后扣带回皮质和楔前叶、尾状核、壳核、丘脑、颞叶初级听觉皮质和枕叶初级视觉皮质表现出相对高代谢,双侧颞叶(包括海马)、顶叶及小脑代谢程度与最活跃的大脑皮质相比较低,左右两侧对称(图 11-2)。可

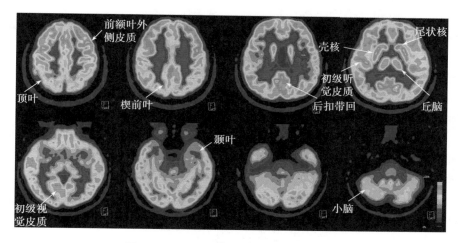

图 11-2　正常脑 ^{18}F-FDG PET 显像图

前额叶外侧皮质、后扣带回皮质和楔前叶、尾状核、壳核、丘脑、颞叶初级听觉皮质和枕叶初级视觉皮质表现出相对高代谢,双侧颞叶(包括海马)及小脑代谢程度与最活跃的大脑皮质相比较低,左右两侧对称。

以通过计算脑皮质的 SUV 值、左/右两侧计数比值、大脑各叶与小脑计数比值等方法进行半定量分析。异常影像表现为：局部放射性增高或减低/缺损、失联络征、脑室扩大、脑外形失常、中线移位等。

(二) 氧代谢显像

以 $C^{15}O_2$、$^{15}O_2$ 气体吸入法进行 PET 显像，可以测定脑氧代谢率（cerebral metabolic rate of oxygen，$CMRO_2$）、氧提取分数（oxygen extraction fraction，OEF）等反映脑组织对氧利用的参数。脑氧代谢显像对于脑功能研究以及脑血管病、痴呆等的诊断有重要意义。但由于显像技术和设备较为复杂，临床应用很少。

(三) 氨基酸代谢及其他代谢显像

近年来，以 ^{11}C-甲基-L-甲硫氨酸（^{11}C-methyl-L-methionine，^{11}C-MET）和 ^{18}F-氟代乙基酪氨酸（^{18}F-fluoroethyl tyrosine，^{18}F-FET）为代表的氨基酸代谢显像、^{11}C-乙酸盐（^{11}C-acetate）氧化代谢显像、^{11}C 或 ^{18}F 标记的胆碱（^{11}C/^{18}F-choline）和 ^{11}C-胸腺嘧啶（^{11}C-thymine）、^{18}F-氟代胸腺嘧啶（^{18}F-thymine）代谢显像越来越多地被应用于临床。这些显像剂与 ^{18}F-FDG 相比，具有更高的靶/非靶比值（target to nontarget ratio，T/NT），能反映细胞的氨基酸代谢、增殖或细胞膜的磷脂代谢等，对于脑肿瘤的诊断、分期以及治疗后的疗效评价等都具有重要的意义。

三、脑受体显像

放射性核素标记的神经递质或配体引入人体后，能选择性地与靶器官或组织细胞的受体相结合，通过 PET 或 SPECT 显像，显示受体的特定结合位点及其分布、密度、亲和力和功能，称为神经受体显像（neuroreceptor imaging）。利用脑受体显像，可以在活体内从分子水平显示各种神经受体的分布状态，了解其病理改变，揭示神经精神疾病的病因和发病机制，有助于临床的早期诊断、鉴别诊断、疗效观察、预后判断以及认知功能（cognitive function）的研究。

(一) 多巴胺能神经递质系统显像

多巴胺（dopamine，DA）是脑中最重要的神经递质之一，它参与运动、情感以及神经内分泌的调节，与多种运动障碍性疾病和精神性疾病相关。多巴胺能神经递质系统显像在脑受体显像中研究最早，也最有成效，已在临床逐步应用于运动性疾病和精神性疾病的诊断、鉴别诊断和疗效观察。多巴胺能神经递质系统显像包括多巴胺递质、多巴胺转运蛋白（dopamine transporter，DAT）、囊泡单胺转运体（vesicular monoamine transporter，VMAT）和多巴胺受体（D_1、D_2、D_3、D_4 和 D_5 受体）显像。

1. **多巴胺递质显像** 显像剂 ^{18}F-多巴（^{18}F-dopamine，^{18}F-FDOPA），为左旋多巴（L-多巴）的类似物，是一种芳香族氨基酸脱羧酶的底物，静脉注射后，穿透血脑屏障进入脑内，经多巴脱羧酶脱羧后转变为 6-^{18}F-氟-L-多巴胺（DA 类似物），并被摄取、贮存、释放及代谢，摄取的量反映芳香族氨基酸脱羧酶活性。

2. **多巴胺转运蛋白（DAT）显像** DAT 是位于突触前膜的单胺特异转运蛋白，可以调控突触间隙的 DA 浓度，因此其功能和密度的变化较受体的变化更为敏感、直接，是反映多巴胺递质系统功能的一个重要指标，在神经精神活动的调节中发挥着极其重要的作用。DAT 显像所用的显像剂是以放射性核素标记与 DAT 有高亲和力的配体如 ^{99m}Tc-TRODAT-1、^{123}I-FP-CIT、^{11}C-CFT、^{18}F-FP-CIT 等。临床主要用于帕金森病和药物成瘾（drug addiction）。

3. **囊泡单胺转运体显像** VMAT 是结合于囊泡膜上的糖蛋白，依靠 H^+-ATP 酶泵产生电化学梯度，将单胺类递质从细胞质转运并贮存于分泌囊泡中。VMAT 有 $VMAT_1$ 和 $VMAT_2$ 两种亚型，其中后者被用于显像。$VMAT_2$ 主要存在于中枢神经系统的单胺能神经元中，包括多巴胺能、5-羟色胺能、去甲肾上腺素能和组胺能神经元。目前研究报道的 $VMAT_2$ 显像剂主要为丁苯那嗪（tetrabenazine，TBZ）类衍生物，如 ^{11}C-二氢丁苯那嗪（^{11}C-dihydrotetrabenazine，^{11}C-DTBZ）、^{11}C-甲氧基丁苯那嗪（^{11}C-methoxytetrabenazine，^{11}C-MTBZ）和 ^{18}F-FP-DTBZ 等，用于早期诊断帕金森病，具有很高的灵敏度，且代谢稳定性好。

4. 多巴胺受体显像 DA 受体广泛分布于中枢神经系统多巴胺能通路上,其中主要是黑质纹状体系统。DA 受体的密度、表达和功能与多种神经精神疾病、药物成瘾、肥胖等有关。目前已发现 5 种不同的多巴胺受体亚型:D_1、D_2、D_3、D_4 和 D_5,其中 D_1 和 D_5 受体结构同源,在激动后与腺苷酸环化酶耦联而导致 cAMP 增高,统称为 D_1 亚族受体,其中在临床应用较多的 D_1 受体显像剂是 ^{11}C-SCH23390。D_2、D_3 和 D_4 受体性质接近,不与腺苷酸环化酶耦联,与这种酶的抑制有关,统称为 D_2 亚族受体。DA 功能失调主要涉及 D_2 受体,故 D_2 受体显像剂的研究相对较多,主要包括螺环哌啶酮(spiperone)类衍生物如 ^{11}C-N-甲基螺环哌啶酮(^{11}C-N-methyl spiperone,^{11}C-NMSP)、替代基苯甲酰胺类衍生物如 ^{11}C-雷氯必利(^{11}C-raclopride)、麦角乙脲(lisuride)类衍生物如 ^{76}Br-溴代麦角乙脲(^{76}Br-bromolisuride)等,D_2 受体显像有助于 PD、痴呆、癫痫、精神分裂症等多种神经精神疾病的诊断、鉴别诊断和药物治疗效果的监测。

(二)乙酰胆碱受体显像

乙酰胆碱受体包括 M(毒蕈碱)和 N(烟碱)受体,在中枢以 M 受体为主,广泛分布于大脑皮质、新纹状体的尾状核和壳核、隔区、海马、下丘脑、杏仁核、脑干网状结构和小脑皮质等,与运动和意识功能有关。M 受体显像剂 ^{123}I 或 ^{11}C 标记二苯羟乙酸奎宁酯(^{123}I/^{11}C-quinuclidinyl benzilate,^{123}I/^{11}C-QNB)和 N 受体显像剂 ^{11}C-尼古丁(^{11}C-N)已用于人乙酰胆碱受体 SPECT 和 PET 显像。乙酰胆碱受体显像在阿尔茨海默病病因和病理的探讨、早期诊断、疾病进展监测以及疗效观察等方面都有重要的意义。同时研究还发现,纹状体乙酰胆碱与多巴胺神经功能相拮抗,因此该受体显像也有助于阐明 PD 的发病机制。近来一些动物实验及临床研究提示 M 受体可能与部分癫痫发作有关,可用于癫痫的定位诊断,常见的显像剂有 ^{11}C-N-甲基-4-二苯乙醇酸哌啶酯(^{11}C-N-methyl-4-piperidyl benzilate,^{11}C-NMPB)、^{76}Br-溴替米特(^{76}Br-4-bromodexetimide,^{76}Br-BDEX)等。

(三)苯二氮䓬受体显像

苯二氮䓬(benzodiazepine,BZ)受体是脑内最主要的抑制性神经递质受体,在大脑皮质密度最高,其次是边缘系统和中脑,以及脑干和脊髓。BZ 受体显像剂 ^{123}I-碘代马西尼(^{123}I-iomazenil,^{123}I-Ro160154)、^{11}C-氟马西尼(^{11}C-flumazenil,^{11}C-FMZ,^{11}C-Ro151788)及 ^{18}F-氟马西尼(^{18}F-FMZ)分别可用于临床 SPECT 和 PET 显像。在检查前要停用该类药物,并在 48 小时内禁酒。大脑皮质富含 γ 氨基丁酸(GABA)受体,该受体有两个亚型 $GABA_A$ 和 $GABA_B$,与中枢抑制有关的是 $GABA_A$,具有 BZ 受体识别位点,当 BZ 受体激动剂(agonist)与 BZ 受体结合后可以调节氯离子通道的开启功能,增强 GABA 效应,产生抗焦虑、镇静的作用。AD、亨廷顿病(Huntington disease,HD)、躁狂症和原发性癫痫等疾病都与该受体的活性减低有关。AD 患者 BZ 受体显像表现为大脑皮质放射性分布减低;患者癫痫发作间期,可能由于病变区受体数目或密度减少,呈不同程度的放射性分布稀疏或缺损。

(四)其他受体显像

1. 5-羟色胺(5-HT)受体显像 5-羟色胺受体(5-HTR)在中枢内以松果体含量最多,到目前为止,在哺乳动物中已发现 7 个亚家族(5-HT$_1$R~5-HT$_7$R),14 个亚型。5-HT 通过激动不同的 5-HTR 亚型,产生不同的药理作用。已经证明 5-HT 受体与许多精神疾病以及癫痫、AD、PD 等有关。β-CIT 不仅对 DAT 具有很高的亲和力,对 5-HT 转运蛋白(5-HTT)也有较高的亲和力,^{123}I-β-CIT 显像可以同时检测与 DAT 和 5-HTT 有关的神经精神疾病,在 5-HTT 丰富的额叶中部皮质、下丘脑、中脑、枕叶皮质呈明显异常放射性浓聚。此外,D_2 受体显像剂 ^{11}C-NMSP 也可以和 5-HT$_2$R 结合,同时行 D_2 受体和 5-HT$_2$R 显像。

2. 阿片受体显像 脑内的内源性阿片肽以纹状体和下丘脑垂体含量最高。内源性阿片肽释放后通过阿片受体(opioid receptor)作用产生不同的生物效应,对痛觉、循环、呼吸、神经、运动、免疫等功能进行调节。^{11}C-二丙诺啡(^{11}C-deprenorphine,^{11}C-DPN)和 ^{11}C-甲基芬太尼(^{11}C-carfentanil,^{11}C-CFN)已被用于正常人、癫痫和抑郁症患者的阿片受体显像;研究显示 ^{123}I-NH$_2$-甲基芬太尼和 ^{123}I-吗啡(^{123}I-morphine)显像在麻醉药物成瘾患者戒断药物治疗的疗效评价中具有重要意义。

四、脑血管和血脑屏障功能显像

"弹丸"式静脉注射显像剂,如 ^{99m}Tc-DTPA 或 ^{99m}TcO$_4^-$ 555~740MBq(15~20mCi),以 1~2 秒/帧的速度连续采 60 秒,观察显像剂在脑血管充盈、灌注和清除的全过程,此后行前位、后位及侧位静态平面显像。正常情况下,两侧颈内动脉、两侧大脑前动脉、大脑中动脉和颅底大脑动脉环(Willis 环)形成五叉影像;若颈内动脉、大脑前动脉、大脑中动脉和颅底 Willis 环始终不显影,上矢状窦也没有放射性分布,仅显示颈外动脉的头皮灌注,则是脑死亡的典型表现;此外,若脑实质内出现异常放射性浓聚,说明血脑屏障(blood brain barrier,BBB)功能被破坏,临床上可用于血脑屏障功能的评估。

五、脑脊液间隙显像

脑脊液间隙显像(cerebrospinal fluid imaging)可以反映脑脊液生成、吸收和循环的动力学改变,包括脑池、脑室和蛛网膜下腔显像,其中以脑池显像(cisternography)最为常用。常用显像剂为 ^{99m}Tc-DTPA。

(一)脑池显像

脑池显像(cisternography)是指在无菌操作下行腰椎穿刺,以缓慢流出的脑脊液将显像剂稀释至 2~3ml,再缓慢推注到蛛网膜下腔,于注射显像剂后 1、3、6、24 小时分别行头部前、后、侧位显像。疑有脑脊液漏者,在检查前用棉球放在鼻道、耳道或其他可疑部位,显像后取出测定其放射性计数。显像时采用与最大漏出相关的体位,鼻漏通常采用侧位和前位,耳漏常采用后位。

(二)脑室显像

脑室显像(ventriculography)是指在无菌条件下,通过侧脑室穿刺注入显像剂,10 分钟后显像,观察脑室形态、大小以及脑脊液的流动状况。

(三)蛛网膜下腔显像

蛛网膜下腔显像(subarachnoid space imaging)的显像方法基本同脑池显像,于注射显像剂后不同时间连续观察脑脊液流动状况,了解蛛网膜下腔是否通畅。

第二节 | 临床应用

神经核医学在神经精神疾病诊治中的作用已得到肯定,目前已用于脑血管疾病、AD、PD、癫痫、脑肿瘤、抑郁症等多种神经精神疾病的早期诊断、鉴别诊断、疗效监控以及预后评估等方面。

一、脑血管疾病

脑血管疾病是指脑血管病变所引起的脑功能障碍。核医学早期的临床应用就是测定脑血管疾病患者的局部脑血流量,有大量关于脑血流灌注显像在脑梗死(cerebral infarction)、短暂性脑缺血发作(transient ischemic attack,TIA)、蛛网膜下腔出血(subarachnoid hemorrhage,SAH)、脑动静脉畸形(cerebral arteriovenous malformation,CAVM)和其他脑血流动力学紊乱等疾病应用的研究报道。

(一)脑梗死

脑梗死(cerebral infarction)是指各种原因所致脑部血液供应障碍导致局部脑组织缺血、缺氧性坏死而出现相应神经功能缺损的一类临床综合征。血流灌注显像可用于脑梗死的早期诊断、治疗方案的选择、预后评估和疗效监测。梗死灶影像表现为放射性分布稀疏、缺损区,该放射性减低区包括周围的水肿和缺血区,因此常较 CT 显示的低密度区要大。脑血流灌注显像还有助于诊断脑梗死后交叉性小脑失联络征。大量研究表明,脑梗死后尽早进行脑血流灌注显像有助于对患者预后的评估,同时对患者治疗方案的选择也有一定的临床意义。脑梗死约 5 天后,由于局部灌注和代谢的不一致而在脑血流灌注显像出现过度灌注(luxury perfusion)征象,即在梗死灶的周围出现放射性分布增高区,这有可能影响对脑组织损伤面积大小的判断,并可以使显像产生假阴性。此外,脑血流灌注显像对腔隙性脑梗死诊断的敏感度较低,借助药物介入试验可以提高对小梗死灶的检出阳性率。

(二)短暂性脑缺血发作

TIA 是由于局部脑或视网膜缺血引起的短暂性神经功能缺失。症状持续数分钟到数小时,24 小时内完全恢复,可反复发作。TIA 是脑卒中(stroke)及心肌梗死的危险信号,这类患者在第一年内的卒中发病率较一般人群高 13~16 倍,因此应高度重视该病的早期诊断与治疗,防止其发展成为脑卒中。

由于 TIA 发作时间短暂,脑组织结构未发生变化,头颅 CT 和 MR 检查大多正常,MR 弥散加权成像(diffusion weighted imaging,DWI)和灌注加权成像(perfusion weighted imaging,PWI)可显示脑局部缺血性改变。

脑血流灌注 SPECT 或 PET 显像可以显示病变受累部位血流灌注减低,呈放射性分布减低区。通过脑血流灌注显像,有助于确定病变部位,评估可疑的缺血以及发生脑卒中的风险,对于 TIA 患者的早期诊断和治疗决策具有重要临床意义。但诊断的灵敏度随显像时间的推迟而明显下降。若在 TIA 发作后 24 小时内显像,诊断灵敏度为 60%;而 1 周后显像,则下降为 40%。应用药物(如乙酰唑胺)负荷试验,可以提高该病的阳性检出率。

(三)烟雾病

烟雾病(moyamoya disease,MMD)是一种原因不明的进行性脑血管疾病,表现为双侧颈内动脉末端及大脑前、大脑中动脉起始部动脉管腔逐渐狭窄以至闭塞,脑底穿通动脉代偿性扩张,形成烟雾状血管。临床表现为缺血性或出血性卒中。脑血流灌注显像作为一种成熟的非侵入性检查方法,已被广泛用于评估患者脑组织的缺血和梗死情况,并通过半定量分析方法为临床提供更直观及精确的治疗前评估及疗效评价。下图展示了烟雾病患者的脑血流灌注情况(图 11-3)。

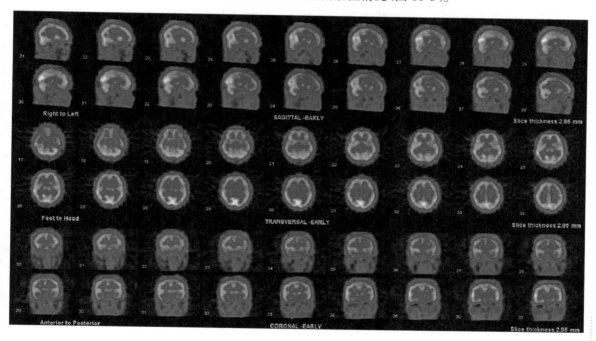

图 11-3　烟雾病患者脑血流灌注图像

烟雾病患者左侧基底神经节放射性分布减低;左侧大脑半球皮质放射性分布轻度减低,以左侧颞叶为明显;右侧小脑放射性分布轻度减低,可符合交叉性小脑失联络征表现。

二、癫痫

癫痫(epilepsy)是多种原因引起脑部神经元高度同步化异常放电所致的临床综合征。一般根据发作时的临床表现和脑电图改变即可确诊。约有 80% 的癫痫患者通过药物治疗可以完全控制发作,但对于一些药物治疗无效的难治性癫痫可以考虑手术或γ刀治疗,因此需要在术前确定致痫灶的位置。常规与动态脑电图(electroencephalogram,EEG)受影响的因素较多,有时难以准确定位;皮质脑电图(electrocorticography,ECoG)定位准确,但因为有创,一般仅用于开颅的患者;CT和MR检查常无法诊断那些不伴有形态学改变的病灶。神经核医学作为一种无创性检查,在癫痫病灶的定位诊断方面有着明显的优势。病变区域的异常放电,导致局部脑血流和代谢发生改变,因而可以通过脑血流灌注或代谢显像对癫痫病灶进行定位;同时近年来研究结果表明,受体显像也有助于该病的定位诊断。

癫痫的脑血流灌注显像表现为:病灶在发作期(ictal)血流灌注增加(图11-4),而在发作间期(interval)血流灌注减低。其优点在于:SPECT显像费用低、简便易行、易普及,尤其在发作期对病灶诊断的灵敏度和特异性很高。

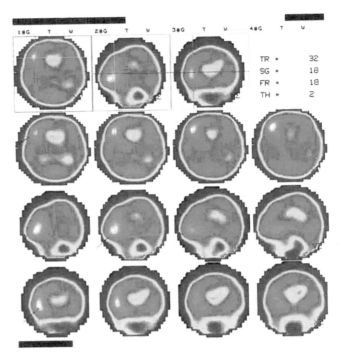

图11-4 癫痫患儿发作期 SPECT 显像示右侧额叶放射性分布增高区

^{18}F-FDG脑代谢显像在癫痫病灶定位中具有重要的意义。在发作期和发作后的短时间内由于局部脑代谢增加,病灶摄取^{18}F-FDG增加;发作间期则因病灶残留的神经元数量较正常组织少,摄取^{18}F-FDG减少(图11-5)。受^{18}F-FDG制备和半衰期的限制,而且静脉注射后,需要40分钟才能达到显像剂摄取平衡,因此进行癫痫发作期的葡萄糖代谢显像很困难,多为发作间期的显像。病灶以颞叶和海马最为多见,在发作间期表现为低代谢;当有多个放射性减低区存在时,一般以放射性减低最明显或减低区最大者为主灶,在手术切除该病灶后,临床发作一般消失或明显较少,而原有的其他放射性减低区也大多恢复正常。

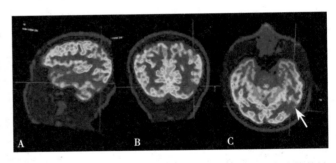

图11-5 ^{18}F-FDG PET 显示发作间期左侧颞叶病灶葡萄糖代谢减低

A. PET 矢状位图;B. PET 冠状位图;C. PET 横断位图。

癫痫的发生与多种神经递质及其受体有关,通过神经受体显像从分子水平研究脑内神经递质及其受体在癫痫发生中的作用,不仅可用于对癫痫病灶的定位诊断,还可用于癫痫发病机制和抗癫痫药物作用机制的研究、新药开发以及抗癫痫疗效的评估。目前临床应用最多的是BZ受体显像,尤以^{18}F-FMZ显像的应用前景为好,多项研究表明其对癫痫病灶定位诊断的灵敏度和准确性较高,是目前临床最常用的BZ受体显像剂。

突触囊泡蛋白2A(SV2A)是突触囊泡膜上的一种糖蛋白,广泛分布于大脑各处。目前已开发出多种SV2A配体用于评估人体内突触密度。迄今为止最成功的显像剂是^{11}C-UCB-J,因为它的摄取量高、代谢适中,并能通过组织间室模型进行有效定量。研究表明,颞叶癫痫患者^{11}C-UCB-J的区域结合情况与^{18}F-FDG摄取情况进行比较,发现患者发作起始阶段^{11}C-UCB-J结合减少,与对侧脑组织摄取的不对称指数较^{18}F-FDG PET更高。这说明^{11}C-UCB-JPET对致痫灶诊断的敏感度更高,可以作为颞叶癫痫（temporal lobe epilepsy，TLE）患者术前评估的生物标志物。

三、阿尔茨海默病

阿尔茨海默病（Alzheimer's disease，AD）是发生于老年和老年前期、以进行性认知功能障碍和行为损害为特征的中枢神经系统退行性病变，是老年期最常见的痴呆类型。AD 的两大特征性病理变化是以 β 淀粉样蛋白（amyloid β，Aβ）为主要成分的特征性老年斑和以过度磷酸化的 tau 蛋白（tau protein，tau）为主要成分的神经原纤维缠结。Aβ PET 显像及 tau PET 显像是目前公认的无创评估 Aβ 蛋白/tau 蛋白脑内沉积的影像学方法，被美国国家衰老研究院-阿尔茨海默病协会（NIA-AA）研究框架与国际工作组（IWG）诊断指南同时推荐为 Aβ 沉积（A）及病理性 tau 蛋白沉积（T）的代表性生物学标志物（图 11-6），用于辅助 AD 的早期诊断与疾病管理。

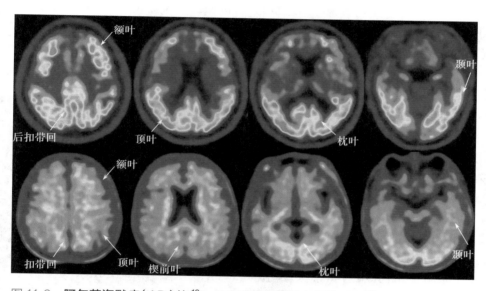

图 11-6　阿尔茨海默病（AD）的 ^{18}F-AV45 淀粉样蛋白显像图和 ^{18}F-APN-1607 tau 蛋白显像图

阿尔茨海默病（AD）患者大脑皮质 ^{18}F-AV45 分布弥漫性增高，提示大脑皮质 Aβ 沉积；大脑皮质 ^{18}F-APN-1607 分布弥漫性增高，以后扣带回及颞叶为明显，提示大脑皮质 tau 蛋白沉积。

（一）AD 核心病理 PET 显像：Aβ 蛋白 PET 显像

^{11}C-标记的匹兹堡化合物 B（^{11}C-PiB）被认为是最经典的 Aβ 蛋白显像剂，但由于 ^{11}C 半衰期短，不利于临床应用及推广。相较而言，^{18}F 标记的显像剂半衰期较长，有利于运输及临床应用。目前已有 3 种 ^{18}F 标记的正电子显像剂，即氟贝他吡（florbetapir/AV45）、氟贝他苯（florbetaben/AV-1）、氟美他酚（flutemetamol），被美国食品与药品监督管理局批准用于临床，显示出了高灵敏度（^{18}F-氟贝他吡为 96%，^{18}F-氟贝他苯为 98%，^{18}F-氟美他酚为 88%）和高特异性（^{18}F-氟贝他吡为 100%，^{18}F-氟贝他苯为 89%，^{18}F-氟美他酚>80%）。

典型的 Aβ 蛋白 PET 阴性图像表现为由白质显像剂滞留、灰质显像剂洗脱而导致的灰白质显著对比。典型的 Aβ 蛋白 PET 阳性图像则表现为由灰质摄取增高而导致的灰白质摄取对比明显减弱。在绝大多数病例中，小脑皮质因未被疾病累及，仍保留灰质低信号、白质高信号的摄取差异，因而被用于视觉读图参考。AD 患者在临床症状出现之前脑内即开始出现 Aβ 蛋白异常沉积，在 AD 临床阶段患者可出现大脑皮质弥漫性的 Aβ 蛋白异常沉积。虽然 Aβ 蛋白对于 AD 病理诊断是必要的，但是它的密度和分布与临床特征的相关性较弱，且与神经变性无关；相较而言，病理性 tau 蛋白沉积与临床表现和神经变性密切相关。

(二) AD 核心病理 PET 显像:tau 蛋白 PET 显像

根据不同结合靶点研发了多种 tau PET 显像剂,主要有 ^{18}F-芳基喹啉衍生物(^{18}F-THK5117、^{18}F-THK5317、^{18}F-THK5351)、^{18}F-苯并咪唑嘧啶衍生物[^{18}F-AV680(又名 ^{18}F-T808)、^{18}F-氟罗西吡(又名 ^{18}F-flortaucipir、^{18}F-AV1451、^{18}F-T807)]等。上述为第一代 tau 蛋白显像剂,其中 ^{18}F-AV1451 是目前唯一被 FDA 批准用于临床的 tau 蛋白显像剂。近年来,在第一代显像剂的基础上又开发了拥有更高结合选择性和更佳药代动力学的新一代 tau 蛋白显像剂,包括 ^{18}F-florzolotau(又名 ^{18}F-APN-1607、^{18}F-PM-PBB3)、^{18}F-MK-6240、^{18}F-RO-948、^{18}F-GTP1 等,它们在 AD 中的临床应用价值已被多项临床研究证实。

AD 中病理性 tau 蛋白沉积部位主要为内侧颞叶、外侧颞叶和顶叶,病程后期可进展为广泛大脑皮质的受累。大量研究数据显示 tau 蛋白 PET 显像可精准捕捉上述时空分布模式,在最新 AA 诊断框架中,tau PET 显像提示内侧颞叶 tau 蛋白异常沉积被认为是 AD 早期生物标志物(early stage biomarker)。此外,多项研究表明 PET 显示的 tau 蛋白沉积与认知障碍的临床症状相关,且特定脑区 tau 蛋白负荷与特定认知损害显著相关。

(三) AD 非特异性病理改变 PET 显像:^{18}F-FDG PET 显像

除了 Aβ 及 tau 病理,神经退行性变是 AD 重要的非特异性病理改变。因此,作为神经变性(neurodegeneration,N)诊断的代表标志之一的 ^{18}F-FDG PET 显像亦被纳入 AD 诊断框架,AD 的 ^{18}F-FDG PET 脑显像主要表现为颞叶及顶叶皮质 FDG 代谢减低,包括角回、后扣带回皮质和楔前叶(图 11-7),而 AD 的初级运动、感觉皮质和枕叶视皮质 ^{18}F-FDG 代谢基本保留,其中后扣带回的 ^{18}F-FDG 代谢减低是诊断 AD 早期且灵敏的指标之一。此外,通过对 ^{18}F-FDG PET 脑显像图像在痴呆症中的各个类型疾病特征性表现分析,可在一定程度上进行鉴别诊断,如:行为变异型额颞叶痴呆(behavioural variant frontotemporal dementia,bvFTD)表现为偏侧性的额叶及颞叶 ^{18}F-FDG 代谢减低;进行性非流利性失语(progressive

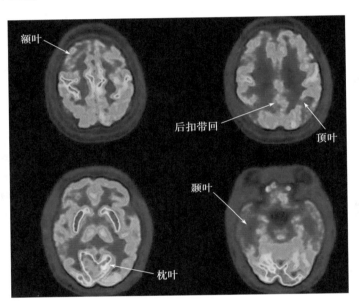

图 11-7 典型 AD 患者 ^{18}F-FDG PET 脑显像图
典型 AD 患者 ^{18}F-FDG PET 显像表现为双侧额叶、双侧顶叶、双侧颞叶及后扣带回葡萄糖代谢明显减低。

nonfluent aphasia,PNFA)可表现为偏侧性的额叶 ^{18}F-FDG 代谢减低,往往包括 Broca 区在内;典型语义性痴呆(semantic dementia,SD)表现为颞叶前部 ^{18}F-FDG 代谢减低,有偏侧性;路易体痴呆(dementia with Lewy body,DLB)表现为视觉皮质(包括初级和关联区域)^{18}F-FDG 代谢减低。虽然基于病理学特征性改变的 Aβ、tau 蛋白 PET 显像具有很好的特异性,但由于其制备及生产过程较 ^{18}F-FDG 更为复杂,^{18}F-FDG 在临床应用方面的可得性优于 Aβ 及 tau 蛋白显像剂。

四、帕金森病

帕金森病(Parkinson's disease,PD)是一种常见于中老年的神经系统变性疾病,主要病理基础是黑质多巴胺(dopamine,DA)能神经元和黑质纹状体通路的变性,临床表现为静止性震颤(tremor)、运动迟缓(bradykinesia)、肌强直(muscle rigidity)和姿势步态异常等,有 20%~30% 的患者会导致痴呆。

很多疾病或因素可以产生类似 PD 的临床症状和病理改变,称为帕金森综合征(Parkinsonism),如进行性核上性麻痹(progressive supranuclear palsy,PSP)、多系统萎缩(multiple system atrophy,MSA)和皮质基底节变性(corticobasal degeneration,CBD)等。

目前帕金森病临床诊断和研究最常用的核医学方法是 DA 能神经递质系统显像,包括评价芳香族 L-氨基酸脱羧酶(aromatic L-amino acid decarboxylase,AADC)活性、囊泡单胺转运体(vesicular monoamine transporter 2,VMAT$_2$)和多巴胺转运蛋白(dopamine transporter,DAT)功能的突触前 DA 能显像以及评价 DA 受体功能的突触后 DA 能显像。国际帕金森和运动障碍协会(International Parkinson and Movement Disorder Society,MDS)提出的 PD 诊断标准将突触前多巴胺能指标正常列为 PD 的绝对排除标准,具有很高的阴性预测价值。不同显像靶点的突触前多巴胺能显像呈现一致特征,健康人表现为双侧纹状体对显像剂的摄取最为显著;在横断面上,显像剂主要分布在双侧尾状核头部及壳核(呈类"八"字形),中脑黑质次之,左右形状对称、显像剂分布均匀;大脑皮质及小脑呈"本底"性摄取。PD 的突触前多巴胺能损伤通常从一侧壳核后部开始,逐渐向前扩展并累及对侧,而尾状核相对保留。因此,其 PET 图像表现为从后向前梯度减低和左右不对称 2 个基本特征(图 11-8)。然而 MSA 和 PSP 患者均可出现突触前 DA 能显像异常,难以与 PD 相鉴别。即使临床症状最轻度的 PD 患者突触前多巴胺能 PET 显像也表现为双侧突触前多巴胺能异常,即无症状肢体对侧的基底神经节也存在多巴胺减少,反映了 PET 显像的高灵敏度。临床上突触后 DA 能显像主要为多巴胺 D$_2$ 受体显像,帕金森病患者可表现为早期显像剂摄取增高,然后恢复到正常水平,而 MSA 和 PSP 患者摄取减低,这一点可以鉴别帕金森病和不典型帕金森综合征。

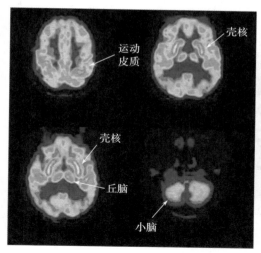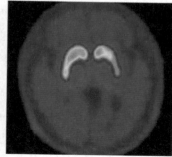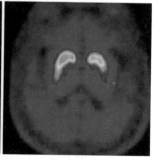

图 11-8　PD 患者 ^{18}F-FDG PET(左)及 ^{18}F-FP-CIT(右)脑显像图

PD 患者 ^{18}F-FDG PET 表现为双侧纹状体(以壳核为明显)、双侧小脑、双侧丘脑、双侧运动皮质葡萄糖代谢增高,伴双侧前额叶和双侧后顶枕叶葡萄糖代谢轻度减低。^{18}F-FP-CIT PET 表现为多巴胺转运蛋白分布从后向前梯度减低且左右不对称。

^{18}F-FDG 脑显像可以反映由突触功能障碍、神经元变性和伴随的补偿网络改变引起的疾病特异性脑葡萄糖代谢改变,有助于 PD 和帕金森综合征的鉴别诊断,其鉴别诊断效能优于多巴胺 D$_2$ 受体显像。PD 患者脑内葡萄糖代谢特征为双侧纹状体(以壳核为明显)、双侧小脑、双侧丘脑、双侧运动皮质的代谢增高,伴双侧前额叶和双侧后顶枕叶的代谢轻度减低。MSA-小脑共济失调型(MSA-C)脑内葡萄糖代谢特征为双侧小脑代谢减低,而 MSA-帕金森型(MSA-P)脑内葡萄糖代谢特征为双侧壳核和双侧小脑代谢减低。PSP 脑内葡萄糖代谢特征为双侧前额叶内侧皮质、双侧纹状体(以尾状核为明显)和中脑的代谢减低。CBD 脑内葡萄糖代谢特征为运动受累严重肢体对侧大脑半球皮质、纹状体和丘脑的代谢广泛减低。

PD 的病理过程并不局限于多巴胺能系统,近年来也有越来越多的研究专注于其他分子病理机制的影像学探究,主要包括异常蛋白显像、氧化应激与炎症显像。α 突触核蛋白(α-synuclein,α-Syn)是路易小体的主要成分,是 PD 的核心致病病理蛋白,类似于阿尔茨海默病中的 Aβ 蛋白。目前大部分已报道的 α-Syn 显像剂同时显示出与 Aβ 的亲和性。有研究报道了第一个能对小鼠和非人灵长类动物大脑中的 α-Syn 沉积物进行活体成像且不与 Aβ 结合的 PET 显像剂 ^{18}F-F0502B,但其在人体内的应用价值还有待进一步研究。神经炎症方面,通过 ^{18}F-FEPPA、^{11}C-PK11195 及 ^{18}F-DPA714 显示转运蛋白(transport protein,TSPO),可在体化反映 PD 患者脑内异常激活的小胶质细胞。

五、脑积水、脑脊液漏、脑脊液分流术后疗效观察

(一)脑积水

脑室系统或蛛网膜下腔脑脊液(cerebrospinal fluid,CSF)病理性增加伴脑室扩大一般分为两类:脑室系统阻塞引起的梗阻性脑积水;CSF 形成过多或吸收循环障碍,以及颅内蛛网膜下腔本身阻塞所致的交通性脑积水。脑室显像可了解脑积水的部位及程度,并可用于临床对梗阻性脑积水及交通性脑积水的鉴别。但因其为侵入性检查,目前临床应用较少。

(二)脑脊液漏

脑脊液鼻漏或耳漏常发生于头部外伤或手术(如鼻内镜下经蝶窦手术)后,也可以由于肿瘤或炎症破坏以及脑水肿和先天性缺陷而引起。脑脊液漏多来自基底池,一般行脑池显像,在漏口及漏管部位出现逐渐增强的异常放射性浓聚区。若鼻腔或外耳道显示放射性分布,堵塞鼻孔或外耳道的棉球也有放射性,可以定位诊断脑脊液漏。对少数来自脑室的脑脊液漏(如蝶鞍先天性裂缝),则只能以脑室显像进行诊断。

(三)脑脊液分流术后疗效观察

脑脊液改道分流被广泛应用于临床治疗各种脑积水。根据手术形式的不同,采用不同的方式注入显像剂,以了解分流导管是否通畅、梗阻部位,评价分流术的疗效。该检查安全、可靠、简便易行,不仅可以定性,而且可以定量,是一种可以评价脑脊液改道分流术的检查方法。

六、脑功能研究

神经核医学利用放射性示踪技术,从分子水平揭示与脑功能活动相关的局部脑血流、代谢、各种神经受体以及神经递质的变化。SPECT 虽然空间分辨力不高,但价廉,所用的放射性示踪剂半衰期相对较长,使用方便;而 PET 可以用构成人体基本生命元素的超短半衰期放射性核素,在短时间内进行多次显像,宜用于认知激活显像,从多层面、多角度进行脑功能研究,与 CT 融合后的图像,使解剖定位更加明确。

脑血流灌注显像可以研究在各种生理刺激下 rCBF 的变化及与解剖结构的关系,如通过视觉、听觉、语言等刺激,观察枕叶视觉中枢、颞叶听觉中枢以及额叶语言中枢或精神活动区脑血流量变化。

代谢显像用于研究在特定刺激下脑局部的能量代谢,如对触觉功能的研究发现,当快速敲打手指或用毛刷刷手时,对侧皮质中央后回的葡萄糖代谢明显较同侧增高;在接受温热性疼痛刺激时,对侧皮质第一感觉皮层(SⅠ)、第二感觉皮层(SⅡ)和前扣带回皮质葡萄糖代谢率增高明显。胃肠道疾病方面脑功能显像研究可能有助于了解功能性肠胃失调的原因,从而帮助这些患者的诊断与治疗。在情景记忆衰退的大脑 PET 功能显像研究中发现,海马功能和记忆表现之间存在各种因素的联系,包括神经血管因素、灰白质结构的改变、多巴胺能神经传递和葡萄糖代谢等,通过对这些因素的认识,可以指导治疗,以加强老年人特别是患痴呆症风险较高者的记忆力。

七、其他

神经核医学在脑肿瘤、脑外伤、脑死亡、精神疾病、药物成瘾、颅内感染等方面也有着重要的应用价值。

（一）脑肿瘤

CT、MRI 是脑肿瘤诊断的主要方法,神经核医学在脑肿瘤方面的应用主要在于:肿瘤的良恶性判断与分级、鉴别术后瘢痕或坏死组织与残留病灶或复发、疗效评价和预后判断等。

脑肿瘤葡萄糖代谢的活跃程度与肿瘤的恶性度相关,良性和低度恶性肿瘤对葡萄糖的摄取较低,而恶性度高者则大多葡萄糖代谢活跃,依此可以对肿瘤进行分级,并且有助于活检部位的确定。葡萄糖代谢显像还能够鉴别术后或放疗后的瘢痕、坏死组织与肿瘤残留或复发病灶:瘢痕或坏死组织 FDG 代谢不增高,或在放疗后肿瘤周围呈环形轻度或中度增高;而残留或复发病灶则表现为异常放射性浓聚。但 ^{18}F-FDG PET 在诊断胶质瘤方面存在不足:①正常脑组织与低级别胶质瘤的 ^{18}F-FDG 摄取值差异不大,使得 ^{18}F-FDG PET 在低级别胶质瘤成像中敏感度不高;②^{18}F-FDG 显像缺乏特异性,炎性病变中也可出现代谢增高;③^{18}F-FDG 在正常脑组织中也有较高的摄取,所以很难显示肿瘤确切的边界以及侵入正常细胞的肿瘤部分。因此近年来,氨基酸类正电子显像剂如 ^{11}C-甲硫氨酸(^{11}C-MET）、^{18}F-酪氨酸(^{18}F-FET）等在脑肿瘤 PET 显像中有较为广泛的应用。细胞增殖和蛋白质合成有着密切关系,而氨基酸是蛋白质合成的重要底物,因此氨基酸的跨膜运输也是表达细胞增殖的一个重要特征,氨基酸跨膜运输和糖代谢升高一样被发现与早期致癌作用密切相关。^{11}C-MET 和 ^{18}F-FET 作为氨基酸类显像剂可以反映人体内的氨基酸转运、代谢和蛋白质合成,临床上常用于脑肿瘤的早期诊断、分级、鉴别坏死与复发,还可辅助放疗靶区的勾画及判断预后等,对临床诊疗有较大的价值(图11-9）。与 ^{18}F-FDG 相比,氨基酸 PET 显像在对低级别胶质瘤检出、术后残留或复发病灶诊断、脑肿瘤分级、疗效评价和预后评估等方面均优于 ^{18}F-FDG。

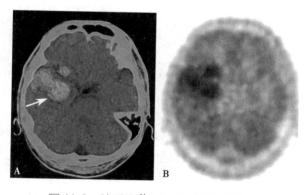

图 11-9　胶质瘤 ^{11}C-MET PET 显像图
A. 融合横断位图;B. PET 横断位图。
^{11}C-MET PET 显像显示右侧颞叶病灶甲硫氨酸代谢异常增高。

（二）脑外伤

在脑外伤后的随访和预后评估中,功能性脑显像有着较为重要的临床价值。对轻度或中度闭合性脑外伤(closed cerebral injury）患者,脑血流灌注和代谢显像较 CT、MRI 更为敏感,可以探查到 CT、MRI 表现正常的创伤所致的局部脑血流和代谢的异常。部分闭合性脑外伤患者,在恢复期后长时间存在一些非特异的神经或精神症状如头痛、头晕和记忆障碍等,脑血流灌注显像表现为放射性分布减低,显像的阳性率明显高于 CT,更符合临床的实际情况,尤其是在症状轻、病灶小的患者;同时,在 CT、MRI 异常的病变,血流灌注显像所显示的病灶范围也要大于前者。

（三）脑死亡

临床和法定脑死亡的标准是脑功能的永久性丧失,即脑和脑干的功能与反射完全丧失,脑电图无信号,脑循环终止。X 射线脑血管造影(X-ray cerebral angiography）可以准确判断脑循环状态,但这种复杂的有创性检查不适用于濒于死亡或已经死亡的患者;而核医学检查安全、无创,通过脑血流灌注显像或血脑屏障功能显像,有条件者还可以使用可移动的 γ 相机进行床边显像,简单、快速、易行,不受药物中毒和低体温的影响,在辅助诊断脑死亡方面有重要的临床应用价值,尤其是当脑电图和临床诊断不确切的时候。

（四）精神疾病

精神疾病近年来已引起人们的重视,但目前主要还是根据病史和临床症状进行诊断和治疗,缺乏客观的生物学检查依据。神经核医学可以探测局部脑组织的血流、代谢和受体的分布,在活体水平了解大脑的功能活动,从而为精神疾病的研究开辟新的天地。

1. **精神分裂症**(schizophrenia) 是一种比较常见而严重的精神疾病,表现形式多种多样,不仅不同的患者症状不一样,就是同一患者,每次患病及同次患病的不同时期也表现得不一样,因此对该病与大脑不同区域血流和代谢关系的研究也非常复杂。目前的研究结果存在一些差异,但最常见的是额叶血流灌注和代谢的降低,其次是颞叶,并且以左侧为明显;各研究报道的基底神经节的改变不同。多巴胺能神经递质系统显像对精神分裂症患者发病机制的研究具有重要的意义。通过多巴胺受体显像,可以帮助临床选择治疗药物、调整治疗剂量和观察疗效,同时对于新药的开发和研究也有重要的意义。

2. **抑郁症**(depression) 现代社会常见的情感障碍性精神疾病。SPECT、PET 脑功能显像可以用于探讨抑郁症的病因、病理生理和脑功能状态。研究表明,抑郁症患者存在着不同程度的脑血流灌注和/或代谢减低,根据所累及的大脑皮质和皮质下结构,大致可分为两种类型,即额叶和颞叶灌注减低区(最为常见)、前额叶和边缘系统灌注减低区(注意力不集中、情感低落、思维阻滞和认知障碍等有关)。一些有关抑郁症对治疗反应的研究发现,基础显像(治疗前)前扣带回高代谢预示着患者对抗抑郁药物治疗会有积极的反应。神经受体显像研究表明,抑郁症与 5-羟色胺能、多巴胺能神经递质及受体功能密切相关,该显像研究在探讨抑郁症病因、发病机制和神经传递中也具有重要价值。

(五)药物成瘾

药物滥用(drug abuse)已成为危害人类健康和社会安定的全球性问题,一旦形成药物成瘾或药物依赖(drug dependence),则变为疾病。药物依赖是反复使用成瘾药物所引起的生理和心理上对药品的依赖状态,是由于滥用成瘾药物所造成的脑损害。自 20 世纪 90 年代以来,脑功能显像逐渐被应用于药物成瘾研究中,从活体在分子水平上动态观察脑血流、代谢和神经受体的变化,将生物因素与行为、药物滥用成瘾有机地结合起来,为该病的神经病理基础研究、临床治疗和新药研制提供客观依据。

脑血流灌注显像研究表明,低剂量亚甲基双氧甲基苯丙胺(俗称"摇头丸")可能不会引起明显、持久的 rCBF 的改变;但长期使用海洛因和可卡因,虽然 CT、MRI 均正常,大脑结构没有异常,却可以出现多处脑血流灌注减低,以额叶、颞叶和顶叶为明显,在停药后部分可逆。

脑代谢显像可以观察药物滥用和药物戒断对脑功能代谢的影响,同时也可以用于成瘾药物心理依赖性和渴求感与局部脑功能代谢相关性的研究。DAT 是可卡因在脑内的作用位点,^{123}I-β-CIT DAT 显像发现,可卡因滥用患者脑内 DAT 结合位点减少。

(六)颅内感染性疾病

颅内感染性疾病是一类由病毒、细菌、真菌、立克次体、螺旋体、寄生虫等多种感染原引起的中枢神经系统的常见、多发性疾病。中枢神经系统的实质、被膜及血管等组织均可成为感染原的侵犯对象。该病的影像学诊断以 MRI 为首选,神经核医学的应用以 PET/CT 对脑实质感染/炎症性疾病的鉴别诊断为主。

化脓性脑脓肿(purulent abscess of brain)的 ^{18}F-FDG PET 典型影像表现是:病灶中心为脓液,呈放射性缺损或减低区;外周是炎性细胞和肉芽肿组织,呈环形异常放射性浓聚,边界大于 MRI 或 CT 影像上的环形病灶。

颅内肉芽肿性病变的 ^{18}F-FDG PET 显像呈显著异常放射性浓聚,但缺乏特异性,与脑肿瘤鉴别诊断较困难,结合 ^{11}C-MET/^{18}F-FET 显像和 CT 影像改变可能有助于临床的判断。

第三节 | 与相关影像学的比较

20 世纪 80 年代以来,随着 SPECT 和 PET 的逐步推广应用以及新的脑显像剂的研制成功,神经核医学发展迅速,其在神经精神疾病诊治中的应用已取得了令人瞩目的成就。但近年来,神经核医学面临着 CT、MR 等医学影像新技术的挑战,这些技术在清晰显示解剖结构的基础上也在努力探测脏器的血流灌注和功能。

脑 CT 灌注成像可获得脑血容量（cerebral blood volume，CBV）、脑血流量（cerebral blood flow，CBF）、平均通过时间（mean transit time，MTT）和达峰时间（time to peak，TTP）等定量分析参数，主要应用于急性脑缺血患者（发病 6 小时以内）或超急性脑缺血患者（发病 3 小时以内）的早期诊断。脑 CT 灌注成像具有较好的空间分辨力和时间分辨力，检查简便、迅速，适合急诊患者；但它仅能反映脑组织血流灌注的生理或病理生理状况，不能反映脑组织或神经元的代谢状况，尤其是对脑缺血半暗区（可恢复的缺血灶）和梗死区的判断有较大困难，同时缺乏对脑循环储备功能的判断。而放射性核素脑血流灌注显像可弥补 CT 灌注成像代谢信息缺失的不足。此外，少数患者也存在对 CT 对比剂过敏的问题。

脑 MR 成像技术发展迅速。磁共振灌注加权成像（perfusion weighted imaging，PWI）与 MR 血管成像（MRA）同时进行，既可以获得局部脑组织的缺血信息，又可以获得相应脑血管狭窄或阻塞的具体解剖定位，且可以用于治疗前后的疗效评估。PWI 与核医学脑代谢显像相比，单纯 PWI 还不能确定脑组织是否存活，且急诊患者体内外金属物品或器械也限制了其临床应用范围。DWI 可以鉴别扩散受限的细胞毒性水肿和扩散不受限的血管源性水肿，在脑梗死的早期诊断上占有较大优势，但对 TIA 或脑血流灌注储备状况降低的检出却不如脑血流灌注显像敏感。fMRI 可以观察脑功能的变化，在神经认知科学和中医经络学研究方面有很大的发展空间，它与放射性核素脑显像最主要的区别是：其功能信号并不是来自功能区脑细胞直接的功能活动，而是来自功能区活动引起的局部毛细血管床和小静脉内的血流量或脱氧血红蛋白含量的变化，其高信号区并非真正意义上的脑功能区。磁共振波谱（MRS）或 MR 化学位移成像（magnetic resonance chemical shift imaging，MRCI）是近年来 MRI 应用的新技术，^{31}P-MR 波谱（^{31}P-MRS）能对磷酸肌酸（PCr）、无机磷（Pi）进行半定量分析，氢质子 MR 波谱（^{1}H-MRS）能对 N-乙酰天冬氨酸（NAA）、肌酐（Cr）、胆碱（Cho）、乳酸（Lac）等代谢物进行半定量分析。临床研究表明，MRS 可以对癫痫进行准确定位，其测得代谢物的变化与癫痫发作频率有密切关系，同时还可以用于评估难治性癫痫术后效果及抗癫痫药物研究等，但目前阳性率较低，而且当双侧结果差别不大时，对致痫灶的定位较困难。MRS 在脑肿瘤的研究中发现 PCr/Pi、NAA/Cr、Cho/Cr 和 Cho/NAA 有异常改变，因而有助于脑肿瘤治疗后复发与假性进展或放射性损伤的鉴别诊断。脑磁图（magnetoencephalography，MEG）或磁源性成像（MSI）显示的是脑组织内的磁场状况及异常改变，具有高时间和空间分辨力，与脑电图相比，病变局部的脑磁改变早于脑电的改变，因此这是较有发展前景的一项技术，对癫痫病灶定位的准确性高于其他无创性检查方法，同时还可以在术前进行功能区定位，减少手术创伤。

随着 SPECT/CT、PET/CT 及 PET/MR 这些具有同时反映解剖结构和功能代谢的最先进仪器的问世和运用，现代影像核医学迅速发展。它将能够对神经系统病变进行更精确的定位和准确的定量，从分子水平显示人脑生理和病理的变化状态。

（左传涛）

?

思考题
1. 神经核医学的常见显像方法及临床应用有哪些？
2. 简述脑血流灌注显像的正常表现、常用显像剂及其原理。
3. 简述癫痫的常用核医学显像方法及影像学表现。
4. 简述帕金森病、阿尔茨海默病的常用核医学显像方法及影像学表现。
5. 简述神经受体显像的常用显像剂及其原理。

本章目标测试

第十二章 | 骨骼系统

教学目的与要求

【掌握】骨显像的原理、临床应用。

【熟悉】骨显像的方法及图像分析。

【了解】骨密度的测定。

【拓展】SPECT/CT 断层显像与相关影像技术比较。

放射性核素骨显像(radionuclides bone imaging)是国内临床使用频率最高的核医学检查项目之一,也是体现核医学影像技术优势的项目。放射性核素骨显像不仅能显示骨骼的形态,同时能反映骨骼和病变的局部血流及代谢情况。在疾病的早期诊断方面具有很高的灵敏度。放射性核素骨显像的另一独到优势是可一次进行全身扫描而不增加额外的辐射剂量,克服了其他影像检查只能对某一部位或区域成像的局限性,观察范围更大,因此更加经济实用,并能有效防止漏诊或误诊。近年来,SPECT/CT、PET/CT 等图像融合技术的发展和应用,对加速放射性核素骨显像的发展及扩大其临床适应证起到了巨大的推动作用。此外,骨密度测定也是核医学在骨骼系统中常用的检查方法之一,对骨质疏松的预防、诊断和疗效评价具有重要价值。

第一节 | 骨显像的原理、方法及图像分析

一、原理

骨组织由有机物、无机盐和水等化学成分组成。有机物包含骨细胞、细胞间质和胶原纤维等。无机物由占骨骼组织干重 2/3 的矿物质组成,主要成分为羟基磷灰石晶体 $[Ca_{10}(PO_4)_6(OH)_2]$,其表面积相当大。全身骨骼如同一个巨大的离子交换柱,通过离子交换和化学吸附两种方式从体液中获得磷酸盐和其他元素来完成骨的代谢更新。利用骨的这一特性,将放射性核素标记的特定骨显像剂(如 ^{99m}Tc 标记的膦酸盐),经静脉注射后,随血流到达全身骨骼,与骨的主要无机盐成分羟基磷灰石晶体发生离子交换、化学吸附以及与骨组织中有机成分相结合而沉积于骨组织内,利用核医学仪器探测骨显像剂在骨骼内的分布情况而获得全身骨骼的影像。

骨骼各部位摄取显像剂的多少主要与以下因素有关:①骨的局部血流灌注量;②无机盐代谢更新速度;③成骨细胞活跃的程度。当骨的局部血流灌注量和无机盐代谢更新速度增加、成骨细胞活跃和新骨形成时,可较正常骨骼聚集更多的显像剂,图像上表现为异常的显像剂浓聚区(称为"热区");反之,当骨的局部血流灌注量减少、无机盐代谢更新速度减慢、成骨细胞活跃程度降低或发生溶骨性改变(lytic lesion)时,骨显像剂在病变区聚集减少,呈现显像剂分布稀疏或缺损(称为"冷区"),如图 12-1 所示。因此,当某些骨骼部位发生病理性改变时(如炎症、肿瘤、骨折等),均可导致局部血流、代谢和成骨过程的变化,于相应部位呈现出影像改变,从而为骨骼疾病提供定位、定性及定量的诊断依据。

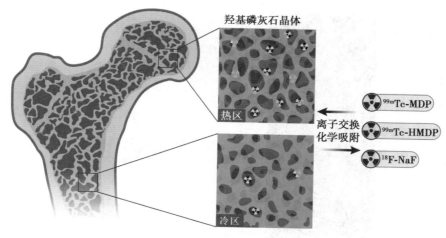

羟基磷灰石晶体

热区

冷区

离子交换
化学吸附

^{99m}Tc-MDP

^{99m}Tc-HMDP

^{18}F-NaF

图 12-1　骨显像原理示意图

二、显像剂

常用的骨显像剂主要有两大类，即 ^{99m}Tc 标记的磷酸盐和膦酸盐。前者在化学结构上含无机的 P—O—P 键，以 PYP（焦磷酸）为代表，其在软组织中清除较慢，本底高，并且 P—O—P 键在血液、软组织及骨骼表面易被磷酸酶水解，所以影像质量差，现临床已较少将其用于骨显像。后者分子结构中含有机的 P—C—P 键，以 ^{99m}Tc-MDP（亚甲基二膦酸盐）和 ^{99m}Tc-HMDP（亚甲基羟基二膦酸盐）为代表，其不易被磷酸酶水解，在体内稳定性好，且具有血液清除率高、骨组织摄取迅速的特点，静脉注射后 2~3 小时 50%~60% 的显像剂沉积在骨骼中，其余经肾脏排出，靶/非靶比值较高，是较为理想的显像剂，也是目前临床主要使用的骨显像剂。

^{18}F-氟化钠（^{18}F-sodium fluoride，^{18}F-NaF）近年亦被应用于骨显像。^{18}F 与羟基磷灰石晶体中 OH$^-$ 化学性质类似，可与之进行离子交换而具有很好的亲骨性。与 ^{99m}Tc 标记的显像剂比较，^{18}F-NaF 在骨骼中摄取更高，血液清除快，具有更佳的骨/本底放射性比值，显示解剖结构更为清晰（图 12-2）。

三、显像方法

放射性核素骨显像可分为：①骨静态显像（包括全身骨显像和局部骨显像）；②骨动态显像；③骨断层显像；④骨多模态融合显像（如 SPECT/CT 图像融合显像、PET/CT 图像融合显像）。

（一）骨静态显像

包括全身骨显像和局部骨显像。

1. 全身骨显像　全身骨静态显像（whole body bone static imaging）是目前临床最常用的骨显像方式，它是应用大视野的 γ 相机或 SPECT 及全身扫描装置分别获得全身骨骼前位和后位的影像，对全身骨骼病灶的寻找及诊断等具有重要价值（图 12-3）。

2. 局部骨显像　局部骨显像是使用低能高分辨或低能通用准直器对骨骼局部进行显像的方法，其更能充分显示局部骨骼的病损及状态（图 12-4）。

（二）骨动态显像

骨动态显像（bone dynamic imaging）通常也被称为三时相骨显像（three-phase bone imaging），它是指经静脉注射骨显像剂后分别于不同时间进行显像，获得局部骨及周围组织的血流、血池及延迟骨显像的数据和图像，分别称为血流相、血池相及延迟相。血流相反映的是较大血管的血流灌注和通畅情况；血池相反映软组织的血液分布情况；而延迟相（即静态相）则反映局部骨骼的代谢状况（图 12-5）。如果在三时相骨显像的基础上加做 24 小时的静态影像，则称为四时相骨显像。通过骨动态显像能更准确地诊断骨髓炎等骨骼疾病，也有助于骨疾病良恶性的鉴别。

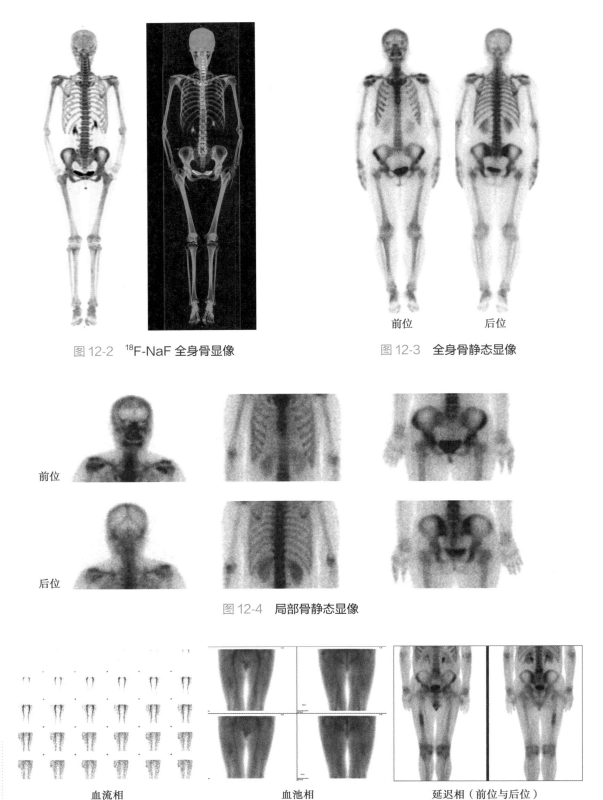

图 12-2 ^{18}F-NaF 全身骨显像

图 12-3 全身骨静态显像

前位　　　　　后位

前位

后位

图 12-4 局部骨静态显像

血流相　　　　　血池相　　　　　延迟相（前位与后位）

图 12-5 骨动态显像（三时相骨显像）

（三）骨断层显像

骨断层显像（bone tomography imaging）是在平面显像的基础上，以病灶或感兴趣部位为中心，利用 SPECT 的探头沿人体纵轴旋转，连续采集不同方向的信息，经计算机重建处理后获得局部骨骼的横断面、矢状面及冠状面的断层影像(图 12-6)。骨断层显像克服了平面显像结构重叠信息干扰的不足,可改善图像的对比度和分辨力,尤其对深部病变的检测更为灵敏和准确。

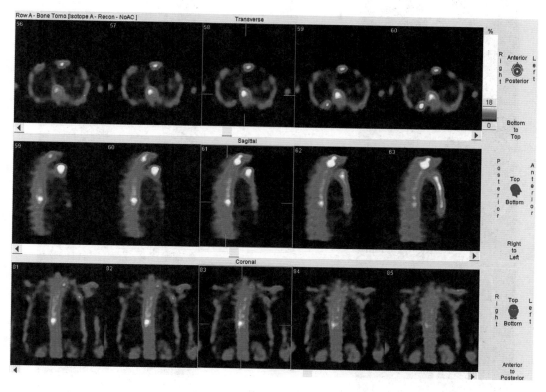

图 12-6　骨断层显像

(四)多模态融合显像

　　SPECT/CT、PET/CT 等图像融合技术在骨关节系统中的应用逐渐增多(图 12-7)。SPECT 骨显像诊断灵敏度高,但特异性有限、空间分辨力低,将其与反映精细解剖信息为主的 CT 断层影像进行融合,可以大大提高其特异性,并有助于确定病灶大小、范围及其与周围组织的关系,对病灶的精准定位有重要作用,同时辅助定性诊断,对指导肿瘤放疗、选择活检部位及监测疗效等均具有重要价值。

四、图像分析

(一)骨静态显像

　　1. 正常图像　正常成人全身骨骼显影清晰,放射性分布左右基本对称。由于不同部位的骨骼在结构、代谢活跃程度及血流灌注等方面可能存在差异,因此放射性浓度的分布亦存在差异。通常密质骨或长骨(如四肢骨)的骨干放射性分布相对较低,而松质骨或扁骨(如颅骨、肋骨、椎骨、骨盆及长骨的骨骺端等)放射性分布则相对较多。图像质量好的骨显像图能清晰分辨肋骨与椎骨,软组织不显影。骨显像剂通过肾脏排泄,双肾及膀胱显影(图 12-8)。

　　成人骨显像通常可见一些正常的放射性摄取增高的表现,如鼻咽部、鼻窦区血流丰富,放射性摄取增高;上、下颌骨的牙槽部位常可见点状显像剂浓聚灶;老年人颈椎下段及膝关节可因退行性改变致放射性增高;肩胛骨下角与肋骨重叠处常形成放射性浓影,可通过抬高上臂、局部显像来鉴别;胸锁关节的胸骨端常显影较浓;肌腱附着部位亦可出现放射性摄取增高。

　　正常儿童、青少年由于处于生长发育期,成骨细胞代谢活跃,且骨骺未愈合,骨骺的生长区血流灌注量和无机盐代谢更新速度快,因此骨显像与成人有差异,全身骨骼影像较成人普遍增浓,尤以骨骺部位明显(图 12-9),在 10 岁以下的儿童尤为明显。

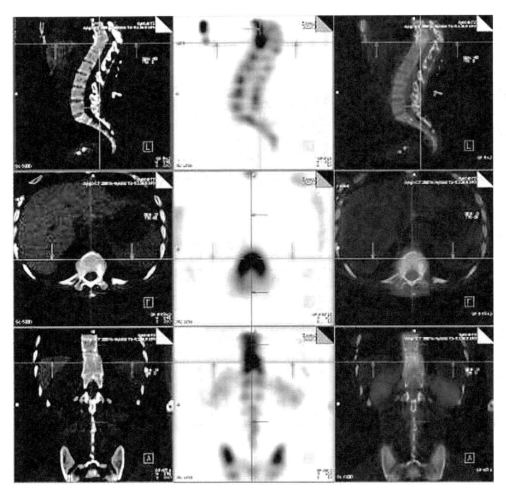

图 12-7 融合显像

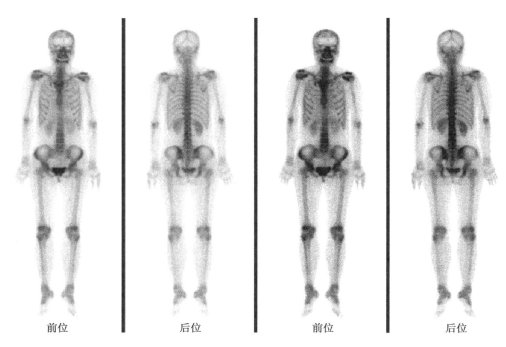

| 前位 | 后位 | 前位 | 后位 |

图 12-8 正常成人全身骨静态显像

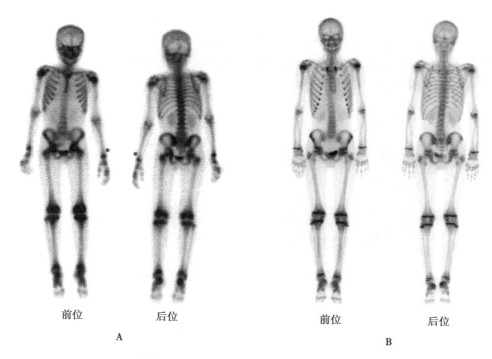

前位　　　后位　　　　　　　　　　前位　　　后位

A　　　　　　　　　　　　　　　　B

图 12-9　正常儿童的全身骨静态显像

A. 9 岁；B. 12 岁

2. 异常图像

（1）放射性异常浓聚：是骨显像图中最常见的异常影像，表现为病灶部位显像剂的浓聚明显高于正常骨骼，呈放射性"热区"，提示局部骨质代谢旺盛，血流丰富。见于多种骨骼疾病的早期和伴有破骨、成骨过程的进行期，如恶性肿瘤、创伤及炎性病变等（图 12-10）。

（2）放射性稀疏或缺损：表现为病变部位放射性分布明显减低或缺失，呈放射性"冷区"，较为少见，多提示骨骼组织局部血供减少或发生溶骨性改变，可见于骨囊肿、梗死、缺血性坏死、多发性骨髓瘤、转移性骨肿瘤以及激素治疗或放疗后患者（图 12-11）。

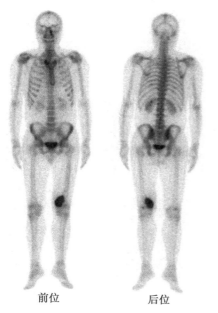

前位　　　后位

图 12-10　全身骨显像显示左侧股骨下段异常显像剂浓聚病灶

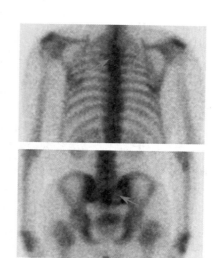

图 12-11　异常放射性稀疏或缺损

（3）"超级骨显像"（super bone scan）：放射性显像剂在全身骨骼分布呈均匀、对称性的异常浓聚，骨骼影像非常清晰，而双肾常不显影，膀胱不显影或仅轻度显影，软组织内放射性分布极低，这种影像称为"超级骨显像"（图 12-12），其产生机制可能与弥漫的反应性骨形成有关，常见于恶性肿瘤广泛性骨转移（如肺癌、乳腺癌及前列腺癌）或代谢性骨病（如甲状旁腺功能亢进症）患者。

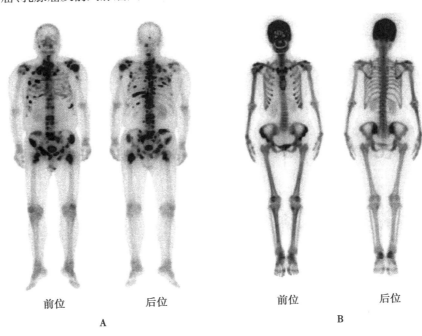

前位　　　　　　　后位　　　　　　　前位　　　　　　　后位

A　　　　　　　　　　　　　　　　B

图 12-12　超级骨显像

（4）显像剂分布呈"混合型"：骨显像图上病灶中心显像剂分布稀疏或缺损，呈明显的"冷区"改变，而环绕冷区的周围则出现显像剂分布异常浓聚的"热区"改变，即呈现"冷区"和"热区"同时存在的混合型图像，通常称为"炸面圈"样改变（图 12-13）。这是因为在骨代谢中，骨质的合成、破坏和溶解常常同时存在，二者互相影响，在破骨细胞活跃导致溶骨性破坏时，邻近损伤的周边部位伴随成骨细胞活性增加，以对骨的损伤进行修复，从而形成显像分布浓聚和稀疏/缺损共存的影像。混合型影像多见于骨无菌性坏死、镰状细胞病、骨膜下血肿、不愈合的骨折、急性骨髓炎、关节感染、骨巨细胞瘤，以及来自甲状腺滤泡癌、神经母细胞瘤、多发性骨髓瘤、肾细胞癌等的骨转移灶。

（二）骨动态显像

1. 正常图像

（1）血流相：静脉注射骨显像剂后 8~12 秒，可见局部大动脉显影，随后软组织轮廓影逐渐显示。左右两侧动脉显影时间及放射性强度基本对称、一致，软组织显像剂分布基本均匀，骨骼部位没有或仅见少许显像剂分布。血流相主要反映大动脉血流灌注和通畅情况。

（2）血池相：静脉注射骨显像剂后 1~5 分钟显像，显像剂仍大部分停留在血液中，软组织显影更加清晰，放射性分布基本均匀、对称，大血管影像仍可见。血池相主要反映软组织血液分布情况，骨骼部位放射性分布仍较低。

（3）延迟相：骨骼影显像基本清晰，软组织影消退，图像表现同骨静态显像（图 12-14）。

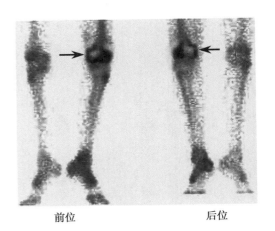

前位　　　　　　　　　　　后位

图 12-13　左股骨下端骨纤维肉瘤

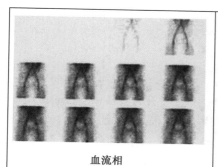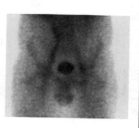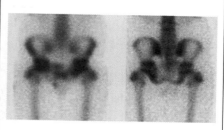

| 血流相 | 血池相 | 延迟相（前位与后位） |

图 12-14 骨动态显像（三时相骨显像）

2. 异常图像

（1）血流相：局部放射性增高伴显影提前（图 12-15），提示该部位动脉血流灌注增强、增快，常见于原发性骨肿瘤和急性骨髓炎；局部放射性减低则表明动脉血流灌注减少，常见于股骨头缺血性坏死、骨梗死及一些良性骨骼疾病。

（2）血池相：放射性增高提示局部软组织或骨骼病变部位处于充血状态，见于急性骨髓炎、蜂窝织炎等；放射性减低则提示局部血供减少。

（3）延迟相：与骨静态显像的异常表现相同。

（三）骨断层显像与融合显像

骨断层显像是在平面显像的基础上进行的，对平面显像发现的可疑病灶、特殊部位或难以定性的病灶等均可进行断层显像或融合显像。与平面骨显像相比，它具有增加图像对比度、提高深层病变检出率、改善病变定位、更准确诊断疾病的优点（图 12-16）。目前骨断层显像及融合显像应用逐渐增多，其对骨骼系统病变（特别是单发病灶）良恶性的鉴别、特殊部位（如手足的小关节、脊柱等）病变的诊断与鉴别诊断、疾病的早期发现等均有重要价值。骨断层显像与融合显像的正常图像和异常影像的分析解读同平面静态显像。

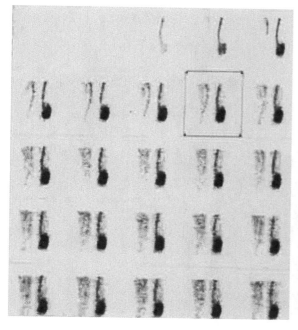

图 12-15 双侧股动脉血流灌注相（左股动脉显影提前，下端异常显像剂浓聚）

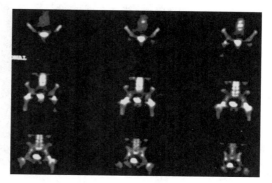

图 12-16 骨盆的正常冠状断层显像

第二节 | 骨显像的临床应用

一、转移性骨肿瘤

骨骼是恶性肿瘤转移的好发部位。进行骨显像的肿瘤患者,约有一半存在骨转移(bone metastasis)。最易发生骨转移的原发恶性肿瘤包括肺癌、乳腺癌、前列腺癌、胃癌、甲状腺癌、结肠癌、神经母细胞瘤等,尤其是肺癌、乳腺癌、前列腺癌,常以骨转移为首发症状,因此这三种肿瘤也常被称为"亲骨性肿瘤"。了解恶性肿瘤患者有无骨转移对于疾病分期、治疗方案的选择和预后判定等都至关重要。

《原发性肺癌诊疗规范(2018 年版)》指出骨显像检查是用于判断肺癌骨转移的常规检查。放射性核素骨显像被认为是诊断肿瘤骨转移最常用且最有效的一种检查手段,它可以较 X 射线检查提前 3~6 个月发现转移病灶,且可以发现 CT 及 MRI 等检查范围以外的病灶,目前已成为早期诊断恶性肿瘤骨转移的首选方法。恶性肿瘤患者全身骨显像出现多发、散在的异常显像剂浓聚,是骨转移的常见表现(图 12-17)。转移性骨肿瘤的好发部位为脊柱、肋骨和骨盆等,如为单个的显像剂浓聚(图 12-18),虽可能是恶性肿瘤早期骨转移的一个征象,但却不能明确诊断为骨转移,因为有许多良性的骨病变也会出现单个的显像剂浓聚,如骨关节增生性病变、活动性关节炎以及外伤等,应结合临床病史判断并密切随访观察。SPECT/CT 融合显像对单个异常显像剂浓聚灶的良恶性鉴别诊断具有重要价值(图 12-19)。个别转移灶也可能以溶骨性改变为主,呈放射性缺损区或"冷""热"混合型改变。弥漫性骨转移则可呈"超级骨显像"表现。

放射性核素骨显像对于骨转移病灶的疗效评价及预后判断等也有重要价值。一般而言,治疗过程中全身骨显像病灶显影变淡、范围缩小及数量减少,均提示病情改善(图 12-20)。但需注意,部分患者在接受外照射放疗、放射性核素靶向治疗或化疗等后,病灶可呈一过性放射性摄取增加而显像增浓,即所谓的"闪烁现象"(flare sign),这并不代表患者病情恶化,是骨愈合和修复的表现,此时应在治疗后 3~6 个月再次评价。

常见的易发生骨转移的恶性肿瘤及骨显像特点如下所示。

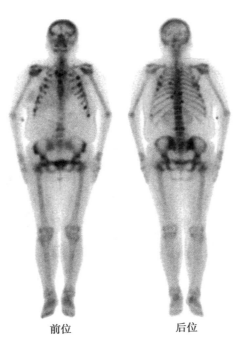

前位　　　　　　后位

图 12-17　全身骨多处异常显像剂浓聚

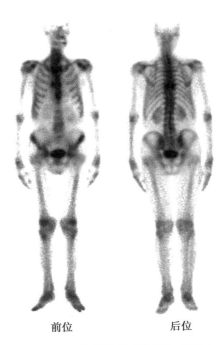

前位　　　　　　后位

图 12-18　椎体单个异常显像剂浓聚

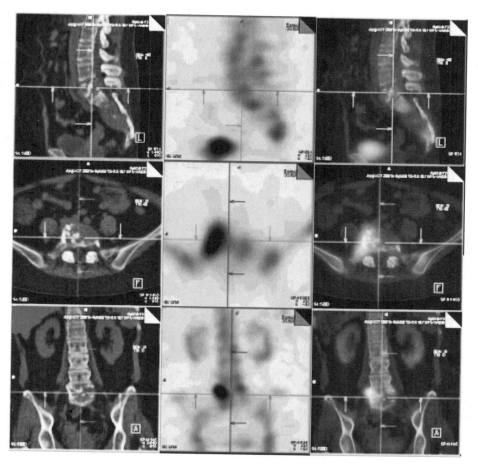

图 12-19　椎体（L₅）单个异常显像剂浓聚

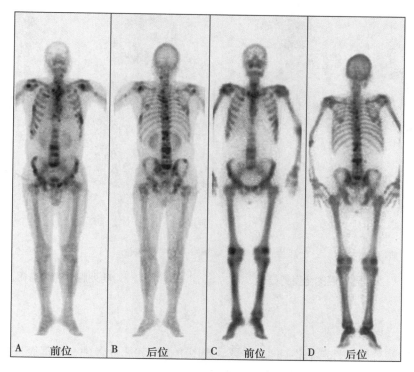

图 12-20　前列腺癌多发骨转移治疗前后比较

A、B. 治疗前；C、D. 治疗后。

（一）肺癌

肺癌（pulmonary carcinoma）骨转移常通过直接扩散、淋巴转移、血行转移三种途径到达骨骼。肺癌的骨转移以肋骨、胸椎为最多，其次为骨盆、腰椎和其他部位。肺癌骨转移的典型骨显像类型可分为三种：①广泛播散，为肺癌骨转移骨显像时最常见的类型，全身骨骼多处都有异常的显像剂浓聚（图12-21）；②直接扩散，肺癌可通过直接扩散转移至胸壁，使肋骨受累，相应部位出现异常显像剂浓聚；③"冷区"改变，肺癌的全身骨显像出现放射性显像剂部分缺损，提示该处已出现溶骨性损害。

（二）乳腺癌

乳腺癌（breast cancer）骨转移患者骨显像异常，经常表现为多发的显像剂异常浓聚区（图12-22），可发生在全身骨骼的任何部位，但以中轴骨为多发部位，通常以肋骨转移灶最多，其次是胸骨、腰椎、骨盆，也可出现在头颅和下肢骨等部位。

（三）前列腺癌

前列腺癌（prostate carcinoma）可经血行转移到骨骼，以骨盆、腰椎及股骨的转移最为常见。由于本病发病的隐匿性，部分患者就诊时就已有骨转移。前列腺癌骨转移患者的放射性核素骨显像征象以骨盆和脊柱多发显像剂异常浓聚最多见（图12-23），单一转移灶少见。

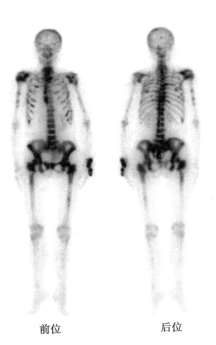

前位　　　　　后位

图 12-21　**肺癌骨转移的全身骨显像**

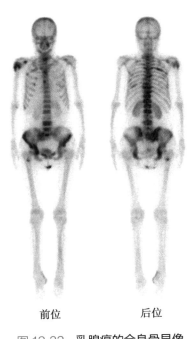

前位　　　　　后位

图 12-22　**乳腺癌的全身骨显像**

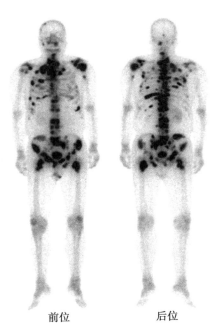

前位　　　　　后位

图 12-23　**前列腺癌的全身骨显像**

二、原发性骨肿瘤

原发性骨肿瘤分为良性和恶性两类，在骨显像图上良性和恶性骨肿瘤常都表现为异常显像剂浓聚，缺乏特征性表现，而 X 射线平片、CT 或 MRI 等常可依据一些特征性影像表现对病变作出准确诊断。因此，骨显像对于原发性骨肿瘤的诊断、良恶性鉴别等并非首选方法。但骨显像对于原发性骨肿瘤的意义在于:①早期检出病变;②准确显示原发性肿瘤的累及范围;③全身骨显像有利于发现原发病灶以外的骨转移病灶;④有助于手术或其他治疗后疗效的监测与随访。

(一)原发性恶性骨肿瘤

常见的原发性恶性骨肿瘤包括骨肉瘤(osteosarcoma)、软骨肉瘤(chondrosarcoma)、尤因肉瘤(Ewing sarcoma)、多发性骨髓瘤(multiple myeloma)等。在骨显像图上原发性骨肿瘤一般均表现为明显的异常显像剂浓聚(图12-24),病灶内显像剂分布均匀,有时也可呈病灶中心放射性分布稀疏缺损、周边放射性异常浓聚的"炸面圈"样表现,提示中心部位有骨坏死或溶骨性改变。多发性骨髓瘤是浆细胞异常增生的恶性肿瘤,起源于骨髓单核吞噬细胞系统,以多发性为主,主要累及中轴骨(脊柱、胸骨、骨盆等),呈片状、条索状、点状显像剂浓聚,部分病灶亦可呈"炸面圈"样改变。由于溶骨或肿瘤细胞浸润出现较多的放射性"冷区"是本病的特征(图12-25),结合CT骨显像出现"穿凿"样改变,有助于本病的诊断。

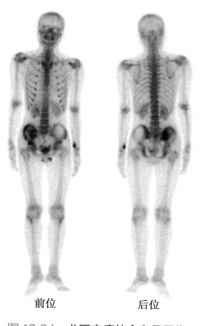

前位　　　　　后位

图12-24　尤因肉瘤的全身骨显像

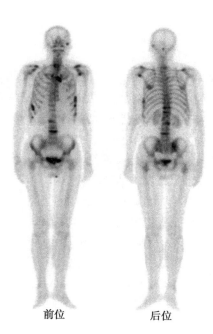

前位　　　　　后位

图12-25　多发性骨髓瘤

由于恶性骨肿瘤多血供丰富,在骨三时相显像时,血流相及血池相病灶部位也常表现为明显的异常显像剂浓聚。有研究表明,三时相骨显像对评价原发性恶性骨肿瘤治疗效果及判断预后等亦有一定的临床价值,如治疗后肿瘤部位血供减少、代谢降低均是病情好转、预后较好的征象。

(二)良性骨肿瘤

包括骨样骨瘤(osteoid osteoma)、骨软骨瘤(osteochondroma)、成软骨细胞瘤、纤维性骨结构不良及骨囊肿等。骨样骨瘤是一种良性成骨细胞的病变,常见于儿童和青少年,由于病变周围有反应骨形成,骨显像的典型表现是显像剂浓聚灶,并且可以有双密度表现(double-density sign),即病变部位显示为边界清楚的显像剂浓聚区,其周围还可见弥散性放射性增加。对于一些特殊部位且X射线诊断有困难的骨样骨瘤,根据骨显像表现和临床特征,可进行辅助诊断(图12-26)。但是由于骨显像特异性较差,联合患者的病史、临床症状、多种影像检查以及必要的活检,对于明确病变性质十分重要。

三、代谢性骨病

代谢性骨病(metabolic bone disease)是指一组以骨代谢异常为主要表现的疾病,如骨质疏松症、骨软化症、原发性和继发性甲状旁腺功能亢进症、畸形性骨炎（Paget 病）及肾性骨营养不良综合征等。代谢性骨病的放射性核素骨显像常有下列共同特征：①全身骨骼的放射性分布对称性增浓；②中轴骨显像剂摄取增高；③四肢长骨显像剂摄取增高；④颅骨显影明显，形成"头盔征"；⑤关节周围组织显像剂摄取增高；⑥胸骨显影明显，呈"领带征"样放射性积

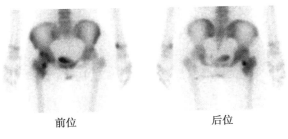

前位　　　　　后位

图 12-26　骨样骨瘤的静态显像

聚；⑦肋骨软骨连接处有明显的显像剂摄取，呈"串珠样"改变；⑧肾显影不清晰或不显影，呈"超级骨显像"表现。但是，各种代谢性骨病在各自的骨显像上又有其自身的特点：骨质疏松症的典型表现为骨普遍放射性减低，如伴有个别椎体的放射性增浓，为压缩性骨折所致。畸形性骨炎活动期骨显像比 X 射线平片检查灵敏，骨显像表现为长骨或扁平骨呈大片状明显的显像剂浓聚，边界整齐，骨外形增宽或弯曲；静止期骨显像摄取正常，而 X 射线平片却可出现异常。

（一）骨软化症

骨软化症（osteomalacia）是新形成的骨基质（类骨质）不能正常进行矿化的一种代谢性骨病。目前诊断主要依据临床病史以及 X 射线表现和实验室检查。骨软化症的骨显像通常强烈提示代谢性骨病的存在，几乎所有代谢性骨病的显像特征均可见于本病的骨显像图中。进展期的骨软化症常常发生假性骨折，骨显像可灵敏地显示骨折处局灶性显像剂摄取增高，常对称分布于肩胛骨、股骨颈、骨盆和肋骨。假性骨折的发现是骨显像在骨软化症最有价值的应用。

（二）甲状旁腺功能亢进症

甲状旁腺功能亢进症（hyperparathyroidism）主要分为原发性和继发性两种，前者是由于甲状旁腺本身病变（肿瘤或增生）引起甲状旁腺素（parathyroid hormone，PTH）合成与分泌过多，通过其对骨与肾的作用，导致高钙血症和低磷血症。继发性甲状旁腺功能亢进症是由各种原因所致的低钙血症，刺激甲状旁腺，使之增生肥大，分泌过多 PTH，常见于肾功能不全、骨软化症。原发性甲状旁腺功能亢进症早期骨显像通常无阳性发现，随着病情进展，骨显像除了 8 种"代谢性"骨病的特征外（见图 12-12B），可出现软组织钙化灶显影，且具有迁徙性。

（三）Paget 病

Paget 病即畸形性骨炎（osteitis deformans），是一种病因不明的、慢性进行性的局灶性骨代谢异常疾病。早期病变多局限于单一骨，随着病程发展大多累及多个骨，但累及全身者少见。病变部位以骨盆最为常见，其次为腰椎与胸椎、骶骨、股骨、肩胛骨、颅骨和肱骨等。Paget 病骨显像的特征可归纳如下：病灶摄取显像剂增强，最高可达正常的 10 倍；病变轮廓清晰，非对称性（图 12-27）。

（四）肾性骨营养不良综合征

肾性骨营养不良综合征（renal osteodystrophy）是由于慢性肾衰竭、钙磷代谢障碍和维生素 D 代谢障碍等导致的骨代谢功能紊乱。病理改变主要为骨样组织增生而矿化不良，出现广泛性骨质疏松；骨质软化，可出现对称性假性骨折；多发生于颅骨、骨盆及脊椎。偶尔在骨显像上可见到胫骨和股骨影像呈"双轨征"（double strips sign）改变，这是由于骨膜下新骨形成所致。此种征象亦可见于肥大性肺性骨关节病、关节炎、恶性肿瘤骨转移和原发性甲状旁腺功能亢进症等。

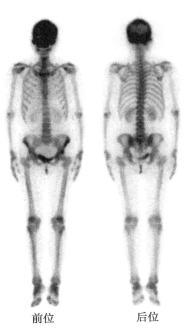

前位　　　　　后位

图 12-27　**Paget 病骨显像**

NOTES

四、骨感染性疾病

骨感染性疾病可引起早期血管供血的改变,并伴发由于局部骨感染所致的局部高血供和快速成骨反应,因此骨显像上病变部位常呈显像剂高度异常浓聚。任何部位的骨关节在感染过程中骨显像剂摄取很快明显增加。因此骨显像对于发病后1~2周或更长时间内感染性疾病的早期诊断具有重要价值。此时,X射线检查尚未发现有骨破坏和骨膜新骨形成。

骨感染性疾病包括化脓性和非化脓性两种:前者包括化脓性骨髓炎和骨脓肿,后者主要包括结核性骨髓炎或骨结核。

(一)化脓性骨髓炎

骨髓炎(osteomyelitis)是常见的骨感染性疾病,依据病程可分为急性和慢性骨髓炎,以急性骨髓炎最常见,多见于儿童。X射线平片对早期诊断此病有困难,一般要在发病1~2周后发生溶骨性病变、新骨形成等征象才能作出诊断,但骨显像却能在骨髓炎发病后的24小时内显示出异常。最常见的征象是在病变部位出现局限性的放射性示踪剂异常浓聚灶。

急性骨髓炎和蜂窝织炎在临床症状上较难区别,可采用三时相骨显像的方法进行鉴别。因骨髓炎病变部位在骨骼,故三时相骨显像上可见血流相、血池相和延迟相放射性的异常浓聚部分主要局限在骨髓的病变部位,并随时间延长在病变区的骨骼内显像剂浓聚更加明显(图12-28);而蜂窝织炎病变在软组织,三时相骨显像在血流相、血池相时表现为病变区弥漫性的放射性增强,且随时间延长而逐渐减低,延迟相时主要见放射性弥散在病变区的软组织内,骨的摄取很少,甚至几乎不显影(图12-29)。另外,核素标记的白细胞(如 ^{99m}Tc-HMPAO-WBC 或 ^{111}In-oxine-WBC)或 ^{67}Ga 等在骨感染性疾病的诊断与鉴别诊断中也具有一定价值。

(二)骨与关节结核

骨与关节结核好发于儿童和青少年,是一种继发性病变,大约90%继发于肺结核。涉及部位多

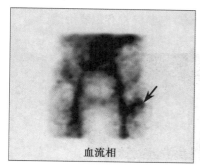
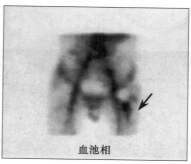
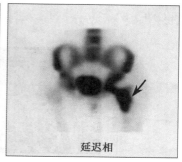

血流相　　　　　　血池相　　　　　　延迟相

图12-28　骨髓炎的三时相骨显像

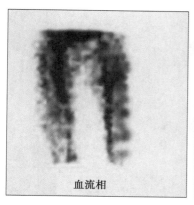
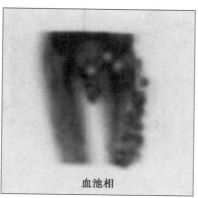
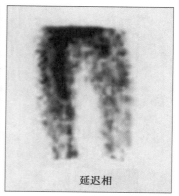

血流相　　　　　　血池相　　　　　　延迟相

图12-29　蜂窝织炎的三时相骨显像

为脊柱,其次为髋关节、膝关节和肘关节。骨显像对骨与关节结核的探查灵敏度高,但特异性差。多发的骨结核病灶在骨显像上可呈现多发性显像剂异常浓聚,这与转移性骨肿瘤的骨显像表现相似。因此在诊断骨结核时,骨显像不是首选方法,需要结合患者的临床症状、其他影像检查以及实验室检查(如结核菌素试验、结核抗体等)联合诊断。

五、骨缺血性疾病

缺血性骨坏死(ischemic osteonecrosis)又称无血管性骨坏死(avascular osteonecrosis),是临床常见的骨关节病之一,好发于股骨头、远端股骨髁和肱骨头等部位,其发病机制是多种原因导致邻近关节面骨组织血液供应缺失,造成成骨细胞和骨髓生血细胞的缺血性坏死,临床上以股骨头缺血性坏死最为常见。骨显像对于该症的诊断明显优于 X 射线,在症状出现早期甚至在症状出现之前即可发现一些特征性的异常改变,从而有助于早期进行治疗而避免远期并发症。

(一)股骨头缺血性坏死

股骨头缺血性坏死又称无菌性坏死,是成年人最常见的一种骨坏死,其确切发病机制尚不清楚,凡使股骨头产生血液循环障碍的因素,比如外伤性股骨颈骨折、髋关节脱位、长期服用大剂量糖皮质激素和酗酒等均可导致股骨头缺血性坏死。

临床疑为股骨头缺血性坏死的患者常进行三时相骨显像,其影像表现与病程有关。疾病早期(无症状期或发病 1 个月左右),因局部血供减少或完全中断,三时相骨显像的血流、血池及延迟相均表现为局部放射性减低,周围无浓聚反应,但此期改变一般在临床上较少检出。随着病程进展,因股骨头与髋臼表面的损伤、骨膜炎症反应、血管再生与修复等因素,在股骨头放射性稀疏缺损区(坏死区)的周边可出现显像剂浓聚影,形成典型的"炸面圈"样改变,为本病的特征性表现,利用断层显像更易显示此征象(图 12-30)。到疾病发展的中后期,股骨头周围的成骨反应更为活跃,平面显像显示整个股骨头和髋臼部位呈异常显像剂浓聚,但此时行断层显像仍可能显示"炸面圈"样改变。相对 X 射线检查而言,骨显像应用于本症的诊断具有明显优势,特别是三时相骨显像结合 SPECT 骨断层显像、SPECT/CT 融合显像等的综合应用,对该病的早期诊断、疗效评估及预后判断等均有重要价值。

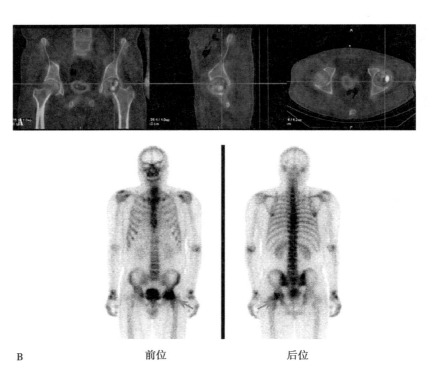

B   前位   后位

图 12-30 股骨头缺血性坏死的 SPECT/CT 断层显像及前后位平面显像

（二）儿童股骨头骨软骨病

儿童股骨头骨软骨病（osteochondrosis of capitular epiphysis of femur）又称为无菌性股骨头骨骺坏死症或骨软骨炎、Legg-Calvé-Perthes 病或 Legg-Perthes 病等。此病通常发生于 4~8 岁男孩，其病理机制尚不清楚，可能与全身性疾病导致的股骨头血供受损有关，常表现为骨软骨炎和股骨头缺血性坏死，多为单侧病变，髋部发生轻度疼痛并可涉及膝关节。

骨显像对此病诊断的灵敏度和特异性可达 98% 和 95%。骨显像的特征性表现为股骨头骨骺部位显像剂摄取减低，髋臼部位由于伴随滑膜炎而呈现显像剂摄取增高。骨显像可早于 X 射线检查数月发现异常改变，且骨显像对于预测股骨头存活有重要意义。

六、骨创伤

（一）创伤性骨折

虽然骨显像对骨折诊断的灵敏度极高，但在临床上大多数骨折通过 X 射线平片即可作出准确的诊断，无需骨显像。对于骨折而言，放射性核素骨显像的用途主要表现在以下几个方面：一是对 X 射线难以发现的一些细小骨折和部位比较隐蔽的骨折进行诊断，比如发生在肋骨、胸骨、腕骨、跗骨、肩胛骨、骶骨等特殊部位的骨折，这些部位骨折时 X 射线诊断常有困难，而骨显像则可显示骨折部位有异常放射浓聚（图 12-31）；二是评价骨折的修复和愈合过程，正常情况下，随着骨折的愈合，骨折部位的显像剂浓聚程度逐渐减弱，60%~80% 的患者 1 年左右骨显像可恢复正常，部分患者可延迟到 2~3 年才能完全恢复正常，延迟愈合常表现为骨折部位持续性异常显像剂浓聚；三是对新发骨折和陈旧性骨折的鉴别，新发骨折常显示为局部较强的显像剂浓聚，而陈旧性骨折骨显像多正常或有较淡的放射性摄取增加，对新、旧骨折的鉴别在法医学上具有重要意义。

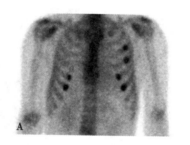
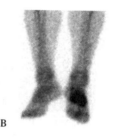

图 12-31　特殊部位骨折的骨静态显像
A. 肋骨多处骨折；B. 左足跗骨骨折。

（二）应力性骨折

应力性骨折（stress fracture）又称疲劳性骨折（fatigue fracture）或行军性骨折，常发生于军事训练、运动或劳动过程中，是一种超负重引起的骨折。应力性骨折与急性骨折不同，应力性骨折并未出现骨皮质的断裂，而是损伤部位发生骨的再吸收、骨小梁萎缩和微小骨折骨的重塑。在重塑过程中骨质被吸收而变薄，此时如继续增加负荷，可使原来细微的骨折加重为明显的骨折。应力性骨折通常发生在胫骨和腓骨干、股骨颈的内侧面、耻骨支下面、跖骨、跟骨、籽骨和舟骨等部位，但胫骨干上 1/3 更多见（图 12-32）。对应力性骨折，X 射线检查阳性率较低，在患者出现症状的 6 周内多为阴性。骨显像则可在早期灵敏地检查出异常并作出诊断，其特征性改变是在三时相骨显像的血池相显示局部血流增加，延迟相骨折部位出现卵圆形或梭形的显像剂浓聚影。

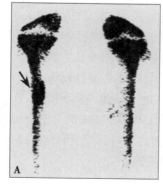
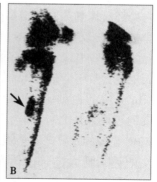

图 12-32　胫骨上 1/3 应力性骨折的局部骨显像

七、骨关节疾病

骨关节疾病时，骨显像或关节显像常在出现临床症状之前即可见到在关节部位有异常放射性积聚,因此较 X 射线平片敏感。骨显像或关节显像常用于类风湿关节炎、退行性骨关节病变、肥大性肺性骨关节病等的辅助诊断,以及人工关节置换术和其他金属假体植入术后的随访、评价等。

(一)类风湿关节炎

类风湿关节炎(rheumatoid arthritis,RA)是一种自身免疫性疾病,主要表现为周围对称性的多关节慢性炎症性的疾病,可伴有关节外的系统性损害。类风湿关节炎早期当关节骨和软骨仍未破坏时,骨显像就能先于 X 射线检查出异常,表现为关节区域显像剂摄取明显增加,但该征象是非特异性的,必须结合临床表现进行诊断。当骨显像出现整个腕部有弥漫性的显像剂摄取增加,伴发指(趾)间和掌指间关节的侵犯时,可考虑类风湿关节炎的诊断(图 12-33)。骨显像还可显示全身关节受累情况和范围。

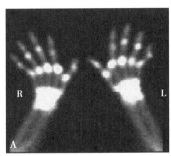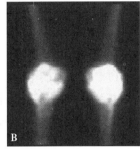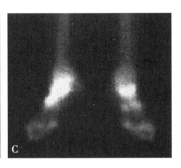

图 12-33 **类风湿关节炎见关节部位异常显像剂浓聚**
A. 双手及双腕关节;B. 双膝;C. 双踝。

(二)骨关节炎或退行性关节病

骨关节炎或退行性关节病在中老年人中较普遍存在,病变常累及手、足、膝、骶髂、颈椎和腰椎等。由于病变部位软骨破坏、局部充血以及局部骨生成增加等,骨显像时局部显像剂摄取增加;同时,滑膜毛细血管渗透性增加也可以使骨显像剂透过滑膜扩散,并与滑液内的蛋白结合而显影。关节显像常表现为关节部位中等程度的显像剂浓聚。第一腕掌关节显像剂分布明显增浓是骨关节炎的特异性征象,远端指(趾)间关节显像剂分布亦可增高,同时可见到更多关节受累。

(三)人工关节

关节显像可用于全关节置换术或其他金属假体置入患者术后随访,鉴别诊断假体松动或感染与骨髓炎,二者是关节置换术后最常见的并发症,临床采取的治疗方法截然不同,因此对这两种情况的鉴别诊断非常重要。正常情况下股骨头假关节置入后 6~9 个月内局部显像剂分布仍增高,如果在此之后见到假关节处显像剂仍异常浓聚,说明人工关节假体有松动或感染。人工髋关节假体松动的典型骨显像特征呈假体两端局限性显像剂浓聚(图 12-34),而人工髋关节感染则表现为假体周围弥漫性显像剂浓聚(图 12-35)。^{111}In 标记的白细胞(^{111}In-WBC)显像是鉴别假体置入后是否感染的较好方法之一,因为 ^{111}In-WBC 仅浓聚于感染部位。但 ^{111}In-WBC 显像的主要缺陷是难以区分蜂窝织炎和化脓性关节炎。

(四)肥大性肺性骨关节病

肥大性肺性骨关节病(hypertrophic pulmonary osteoarthropathy,HPO)的发生机制不明,一般认为与组织缺氧感染产生的有毒物质和局部血液循环量增加有关,多继发于胸部疾病,如慢性感染、良性或恶性肿瘤、先天性心脏病等。此病为多发性和对称性,以小腿和前臂受累最为常见。X 射线检查示四肢长骨有骨膜下新

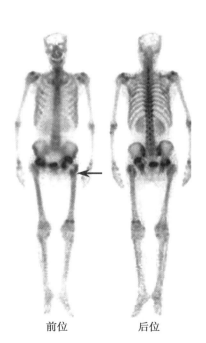

前位　　后位

图 12-34 **假体松动的全身骨显像**

NOTES

骨增生,呈葱皮状或花边状,可波及全部骨干,以骨干远端最明显,骨皮质和髓腔正常。骨显像的特征性表现是管状骨骨皮质显像剂摄取对称性增高,呈"双轨征"改变,多见于肘以下的前臂骨和膝以下的下肢骨(图 12-36)。

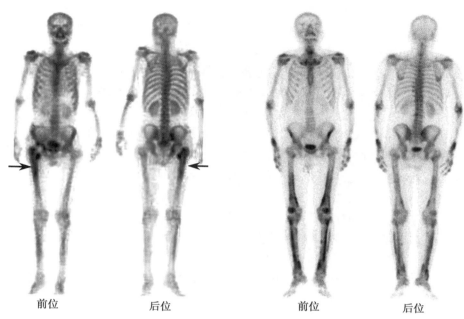

图 12-35　假体感染的全身骨显像　　　图 12-36　肺癌患者伴肥大性肺性骨关节病

八、骨显像与相关影像学检查的比较

X 射线平片检查是最常用的骨关节疾病检查方法,用于肿瘤骨转移的初筛以及当骨显像可疑四肢骨肿瘤骨转移时的进一步诊断。X 射线平片对早期骨骼疾病的诊断有困难,因其对病变的检出取决于病变脱钙或钙质沉积导致骨密度变化的程度,一般当局部骨钙含量的变化大于 30%~50% 时,X 射线平片才开始表现异常。骨显像反映的是局部骨的血流和骨盐代谢情况,这些变化使得骨显像往往在发生病变的早期(反应期)即可显示异常,通常比 X 射线平片早 3~6 个月发现病灶;当病变进入进行期(3~6 个月),骨显像和 X 射线平片检出骨病变的阳性率也就逐渐接近;在病变的静止期(陈旧性病变),骨显像多数转为阴性而 X 射线平片常呈阳性。X 射线平片对于骨折的诊断灵敏度和准确率均很高,尤其是四肢骨干骨折;而骨显像在细小骨折、应力性骨折和急性与陈旧性骨折的鉴别诊断方面优于其他影像检查。X 射线平片在骨疾病的早期往往是阴性的,骨显像可以早期诊断骨疾病,如早期诊断股骨头缺血性坏死、感染性骨病及代谢性骨病等。由于投照技术的原因,X 射线平片对于脊柱、骨盆、颅骨等部位的显示不如 CT 和 MRI 清晰。

CT 可以发现肿瘤骨转移病灶的骨质变化及破坏,断层的显示方法避免了骨质重叠及肠气的影响。CT 诊断出肿瘤骨转移病灶数目多于 X 射线平片,并且观察范围更加广泛。应用多层螺旋 CT 可获得骨骼的冠状断面及矢状断面图像,更有利于观察骨盆病变。CT 对骨肿瘤基质矿化、液平面的显示优于 X 射线平片及 MRI,有利于骨样骨瘤及动脉瘤样骨囊肿等的诊断和鉴别。但 CT 显示骨皮质和骨小梁的细节不如 X 射线平片,软组织对比不如 MRI 清楚。

MRI 可清晰显示骨髓的情况,能够很好地判断肿瘤在骨髓腔内的侵犯范围。由于骨转移病灶的发生最早是从骨髓开始的,所以当肿瘤细胞浸润还处在骨髓阶段时,MRI 即可出现阳性表现。近年来,随着快速脉冲序列技术的发展,多平面、多序列及全身 MRI 已成为可能,这些技术有可能成为肿瘤骨转移诊断的发展方向。但是全身 MRI 采集时间较长,约需 1 小时。

^{99m}Tc-MDP 全身骨显像、^{18}F-FDG PET/CT、^{18}F-NaF PET/CT 等三种功能影像各有优势。全身骨显

像应用放射性核素 ^{99m}Tc,价廉易得、显像方便,绝大多数患者可以完成检查,耐受性好,图像可重复性高,但灵敏度和特异性稍欠佳。目前,全身骨显像已经成为多种恶性肿瘤诊断及分期、随访监测的主要影像方法之一,纳入多种恶性肿瘤(如肺癌、乳腺癌、前列腺癌等)诊疗指南,具有较好的临床价值。^{18}F-FDG PET/CT 显像诊断骨肿瘤的灵敏度及特异性均高于骨显像,能更早期发现骨病灶,同时还可观察骨外组织的病变(原发灶及远处转移灶等),但是其价格昂贵,限制了其推广应用。在评价肿瘤骨转移疗效方面,^{18}F-FDG PET 显像较 CT 及全身骨显像更早显示病灶对于治疗的反应。^{18}F-NaF PET/CT能灵敏地检查到骨转移病灶,图像质量也明显优于单光子骨显像,尤其适合于怀疑有骨转移的患者,使患者从诊治中获益。研究表明,^{18}F-FDG PET/CT 和 ^{18}F-NaF PET/CT 在多种类型肿瘤(肺癌、乳腺癌、前列腺癌等)的骨转移中的诊断效能优于 ^{99m}Tc-MDP 全身骨显像。

在临床诊断中,骨显像与 X 射线平片、CT、MRI 及正电子显像等各种影像技术具有互补性。全身骨显像一方面可以为临床提供原发性和转移性骨肿瘤的位置、数目,另一方面可以判断肿瘤的浸润范围,从而有助于术前确定手术范围以及合理制订放疗照射野,尤其是对 X 射线平片判断较困难的部位(如骨盆、胸骨等处)的肿瘤意义更大。近年来,研发的全身骨显像定量和半定量指标,用于肿瘤骨转移病灶治疗前后、随访观察的对比研究,对指导疾病治疗具有一定的价值。例如,骨显像半定量分析指标靶/非靶比值对诊断前列腺癌骨转移具有很高的价值,有研究表明,当 T/NT 取 3.11 时诊断准确性最高,其灵敏度和特异性为 89.1% 和 75.4%。定量 SPECT/CT 中 SUV 对肿瘤骨转移病灶的诊断也可能有一定的意义,SUV_{max} 和 SUV_{avg} 在诊断骨转移病变方面的灵敏度及特异性较好;对于骨转移病灶,有能够动态评估肿瘤骨转移的临床疗效的潜在价值。

第三节 | 骨密度的测定

生理状况的改变和许多病变及其他原因都会导致的骨矿物质丢失,例如:衰老、妇女绝经、疾病、药物和营养缺乏都可引起骨矿物质的丢失而导致骨密度(bone mineral density,BMD)的降低,造成骨质疏松。骨质疏松症分为原发性与继发性两类。原发性又可分为绝经后骨质疏松症(Ⅰ型)和老年性骨质疏松症(Ⅱ型)。继发性骨质疏松症是由肾病、甲状腺功能亢进症、甲状旁腺功能亢进症、库欣综合征、药物、营养、遗传、生活习惯等因素引起的骨矿物质减少,骨显微结构(主要是小梁骨)退化,骨脆性增加,严重者可造成骨折、残疾,甚至发生并发症而死亡。骨质疏松症患者的骨质丢失往往是全身性的,骨质一旦丢失,目前尚无有效的治疗措施来使骨质恢复正常。因此早期诊断骨质疏松对确定治疗方案、监测疗效、判断预后和随访均有重要意义。骨矿物质含量(bone mineral content,BMC)即骨密度测定,能反映不同生理和病理状态下,骨质代谢和骨量的变化,是诊断骨质疏松症最常用的方法。

一、原理与方法

(一) 原理

目前国内外测定 BMD 的基本原理是,测定各种放射源释放的 γ 光子或 X 射线,通过人体后从所剩的射线和被吸收的射线多少计算出骨矿物质的含量。

(二) 方法

常用的骨密度测量方法有下列几种。

1. 单光子吸收法(single photon absorptiometry,SPA)。
2. 双光子吸收法(dual photons absorptiometry,DPA)。
3. 双能 X 射线吸收法(dual energy X-ray absorptiometry,DXA)。
4. 定量 CT(QCT)测量法。
5. 定量超声(QUS)测量法。

目前应用最多且被认为是骨密度测量"金标准"的方法是双能 X 射线吸收法（图 12-37）。双能 X 射线以高、低两种能量 X 射线对骨骼及软组织进行测定和计算。此方法的优点是图像分辨力高（1mm），图像清晰度相当于甚至高于 X 射线椎体摄片，检查时间短（1 分钟），不仅可检查 BMD 还可测量人体脂肪含量和肌肉含量等；且避免了用 γ 光子测定 BMD 需定期更换放射源的麻烦。

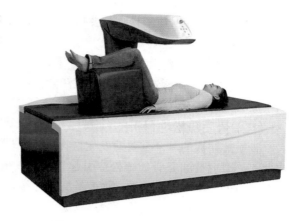

图 12-37　双能 X 射线骨密度测定仪

二、影响因素和诊断标准

（一）影响骨矿物质含量的因素

1. 检查方法与设备　不同方法测得的 BMD 或 BMC 难以直接定量比较，相同方法而设备不同所得的结果也可有差异。

2. 年龄　人类的骨量随年龄的不同而有不同的变化。正常情况下，骨松质密度在 25~30 岁达高峰，骨皮质密度在 35~40 岁达高峰，以后随着年龄增加而递减。50 岁以后，男性 BMC 每年降低 0.25%~1%，女性为 2%~3%。

3. 性别　一般女性的 BMD 低于男性，尤其是绝经期女性 BMD 可显著下降。

4. 体重和身高　较大体重和较高身材的人骨矿物质含量相对较高，反之亦然。

5. 运动　体力运动多者 BMD 可增加，反之 BMD 减少。

6. 其他　种族、饮食、营养状况、哺乳等差异亦可对 BMD 产生影响。

（二）诊断标准

1. BMD　以 BMD 来定量表示，单位为 g/cm^2。根据体内诸骨的矿物质含量、骨结构和年龄不同可测得诸骨的正常 BMD 量。

2. 诊断标准　骨质疏松症的诊断基于详细的病史采集、体格检查、骨折风险评价、骨密度测量，以及影像学和实验室检查。骨质疏松症的诊断标准基于 DXA 骨密度和/或脆性骨折。

（1）基于骨密度的诊断：DXA 骨密度是目前通用的骨质疏松症诊断依据。对于绝经后女性、50 岁及以上男性，建议参照 WHO 推荐的诊断标准。DXA 测量的骨密度通常需要转换为 T-值（T-score）后再用于诊断，T-值 =（骨密度的实测值 – 同种族同性别正常青年人峰值骨密度）/同种族同性别正常青年人峰值骨密度的标准差。推荐使用骨密度 DXA 测量的中轴骨（第 1~4 腰椎椎体、股骨颈或全髋部）骨密度或桡骨远端 1/3 骨密度的 T-值 ≤−2.5 作为骨质疏松症的诊断标准。

诊断标准：T-值 ≥−1.0 为正常；−2.5<T-值<−1.0 为骨质减少；T-值 ≤−2.5 为骨质疏松；T-值 ≤−2.5 且有一次或多次脆性骨折为严重骨质疏松症。

对于儿童、绝经前女性和 50 岁以下男性，其骨密度水平的判断建议用同种族的 Z-值表示。Z-值 =（骨密度测量值 – 同种族同性别同龄人骨密度均值）/同种族同性别同龄人骨密度的标准差。将 Z-值 ≤−2.0 视为"低于同年龄段预期范围"或低骨量。

（2）基于脆性骨折的诊断：髋部或椎体脆性骨折，不依赖于骨密度测定，临床上即可诊断骨质疏松症；肱骨近端、骨盆或前臂远端脆性骨折，且骨密度测定显示骨质减少（−2.5<T-值<−1.0），就可诊断骨质疏松症。

三、临床应用

（一）骨质疏松症的诊断

骨质疏松症主要分为两大类：原发性骨质疏松症和继发性骨质疏松症。

1. 原发性骨质疏松症　诊断首先排除继发性骨质疏松症，通常以 X 射线平片及化验检查等加以鉴别诊断。原发性骨质疏松症主要指老年性骨质疏松症,尤其是妇女绝经后由于雌激素减少而导致的骨质疏松症。

2. 继发性骨质疏松症 最常见于甲状腺功能亢进症、甲状旁腺功能亢进症、糖尿病和长期服用激素(长期服用皮质激素的患者,皮质激素促进分解代谢,使电解质丢失)或卵巢切除术后(此类患者由于雌激素骤减而引起继发性骨质疏松症)等。

(二) 骨质疏松性骨折的预测

骨质疏松症的一个重要并发症是骨折,导致骨折的因素有多方面,其中 BMD 降低是最重要的因素之一。骨盆骨折是骨质疏松症引起骨折中数量最大、程度最严重的一种。无论是男性还是女性,骨盆骨折的发生率随年龄的增加而升高。骨盆骨折者 1 年内的病死率比无骨盆骨折者高 15%~20%。因此对于骨盆骨折危险性的预测具有更重要的意义。

BMD 测定可预测骨折危险性的理由为:①骨的强韧性取决于骨密度;②骨折危险性的增加与 BMC 减少的水平相一致;③不论丢失情况如何,预防性药物(如雌激素)可以减少髋部和脊柱的骨折。一般认为,BMD 每降低 $1SD$,骨折的相对危险性即可增加 1.5~3 倍。

(三) 随访及对治疗效果的评价

女性在绝经期开始进行雌激素补充治疗,可减缓骨老化过程并减少 50% 左右的骨折发生,但长期进行雌激素补充治疗有副作用,骨密度测量可以指导临床医师根据治疗反应不断调整治疗方案。通过对服药者 BMD 的连续监测,可以得到一个雌激素治疗的最佳剂量,既能最大限度防止骨量丢失,又不致产生严重的不良反应。

(兰晓莉)

本章目标测试

思考题

1. 放射性核素骨显像的基本原理是什么? 有哪些不同的显像方法?
2. 简述放射性核素骨显像在诊断转移性骨肿瘤中的价值。
3. 放射性核素骨显像应用于原发性骨肿瘤的主要优势有哪些?
4. 放射性核素骨显像与其他影像检查方法比较,优缺点是什么?
5. 简述骨密度测定的主要方法和临床意义。

NOTES

第十三章 | 内分泌系统

本章数字资源

教学目的与要求

【掌握】甲状腺功能测定的原理；甲状腺显像的原理；甲状旁腺显像的原理。

【熟悉】甲状腺功能测定的临床应用；甲状腺显像的临床应用；甲状旁腺显像的临床应用。

【了解】肾上腺显像的基本原理；肾上腺显像的临床应用。

内分泌系统（endocrine system）由垂体、甲状腺、甲状旁腺、肾上腺、松果体、胰岛、胸腺和性腺等腺体及分布于其他组织器官中的内分泌细胞团组成，担负着机体诸多重要的生理功能，当发生功能性或器质性病变时，可引起机体多系统功能异常，引发多种疾病。早在 20 世纪 30 年代后期，人类即已基于放射性核素示踪技术，将放射性核素碘-131（^{131}I）应用于甲状腺疾病的诊断工作，核医学现已成为内分泌系统疾病诊断和研究不可缺少的重要方法。2019 年，我国全年核医学显像检查中开展的内分泌系统显像检查例次多达 40 万，位居 SPECT 各类显像检查的第二位，成为核医学临床工作的主要内容之一。本章将重点介绍甲状腺、甲状旁腺以及肾上腺相关的核医学功能测定和显像检查原理、方法及临床意义。

第一节 | 甲状腺功能测定

甲状腺功能测定包括应用免疫分析技术进行的体外分析测定和体内检查，后者包括 ^{131}I 甲状腺功能测定和碘有机化障碍试验。

（一）体外分析测定

甲状腺是体内重要的内分泌器官之一，甲状腺素（thyroxine，T_4）和三碘甲状腺原氨酸（triiodothyronine，T_3）是其合成、储存和分泌的重要甲状腺激素。在临床工作中，核医学通过放射免疫分析（radioimmunoassay，RIA）方法或通过建立在放射免疫分析技术原理基础之上的化学发光免疫分析技术，测定体内甲状腺激素水平，为评价甲状腺功能状态提供有效的方法。此处主要介绍和讲解放射免疫分析技术。

1. 甲状腺激素测定原理 甲状腺合成和分泌 T_4 和 T_3。T_3 和 T_4 统称为甲状腺激素（thyroid hormone）。血液中的 T_4 和 T_3 绝大部分与血浆蛋白结合，仅约 0.04% 的 T_4 呈游离状态，称为游离 T_4（free T_4，FT_4），0.3%~0.5% 的 T_3 呈游离状态，称为游离 T_3（free T_3，FT_3）。与蛋白结合的甲状腺激素与 FT_3、FT_4 之间处于动态平衡状态，使血中 FT_3、FT_4 保持相对稳定，以维持正常的生理功能。血清总 T_3 和总 T_4 分别称为 TT_3 和 TT_4。正常情况下，只有游离的甲状腺激素才能发挥生理效应。

由于 T_3 和 T_4 绝大部分是以结合形式存在，因此血中 TT_3 和 TT_4 的水平除了受甲状腺功能的影响，还受甲状腺结合球蛋白（thyroxine binding globulin，TBG）含量变化及其与甲状腺激素结合力大小的影响。

在临床上，分别建立了标准的碘［^{125}I］三碘甲状腺原氨酸放射免疫分析药盒、碘［^{125}I］甲状腺激素放射免疫分析药盒、碘［^{125}I］游离三碘甲状腺原氨酸放射免疫分析药盒和碘［^{125}I］游离甲状腺激素放射免疫分析药盒。

2. 测定方法 测定仪器为放射免疫分析仪。受检测方法、试剂盒和实验条件等因素的影响,各实验室间 TT_4、TT_3、FT_4 和 FT_3 测定值可有差异。TT_3 的正常血清参考值为 0.9~2.2ng/ml,TT_4 的正常血清参考值为 45~135ng/ml,FT_3 的正常血清参考值为 3.18~9.22pmol/ml,FT_4 的正常血清参考值为 8.56~25.60pmol/ml。

3. 临床意义 临床上,血清甲状腺激素水平升高主要见于甲状腺功能亢进症(hyperthyroidism),简称甲亢。在诊断甲亢时,TT_3、FT_3 较 TT_4、FT_4 灵敏。在评价抗甲亢药物疗效、调整用药剂量时主要监测 TT_4、FT_4 的变化。血清甲状腺激素水平降低主要见于甲状腺功能减退症(hypothyroidism),简称甲减。在甲减诊断中,TT_4、FT_4 较 FT_3、TT_3 更灵敏。

(二)体内功能测定

1. ^{131}I 甲状腺功能测定

(1)测定原理:^{131}I 甲状腺功能测定(^{131}I thyroid function test)是放射性核素示踪技术在疾病诊断中应用的典型代表,即利用 ^{131}I 与体内生理元素 ^{127}I 间相同的生化性质和微量放射性核素可示踪特点展开甲状腺功能检查。^{131}I 甲状腺功能测定即通常所说的甲状腺摄 ^{131}I 率(radioactive iodine uptake,RAIU)测定。

碘是合成甲状腺激素的原料之一,人体可通过日常饮食摄入 ^{127}I 满足机体的生理需求。位于甲状腺滤泡上皮细胞基底侧细胞膜上的钠碘转运体(sodium-iodide symporter,NIS)可将摄入的碘逆浓度差转运到滤泡细胞内。在过氧化物酶的参与下碘被活化,活化的碘可碘化甲状腺球蛋白上的酪氨酸残基并存储在甲状腺滤泡腔内。在蛋白水解酶等一系列酶的作用下,甲状腺合成 T_3 和 T_4,并在促甲状腺激素(TSH)的调节下释放入血。甲状腺摄取、浓聚和释放碘的数量及释放速率与甲状腺功能状态密切相关。^{131}I 进入体内后与稳定性碘具有相同的生化和生物学特性,可被甲状腺摄取、浓聚和释放。临床上在体外应用甲状腺功能测定仪,选择不同的时间探测甲状腺内 ^{131}I 发射的 γ 光子,获得不同时间点甲状腺的放射性计数,得到时间-放射性曲线。临床上可根据 ^{131}I 在甲状腺内摄取的速率、浓聚的量和释放的快慢判定甲状腺功能状态。

(2)测定方法

1)患者准备:检查前数天至数周停用富含碘的食物和药物(表 13-1)。服用 ^{131}I 前、后禁食 2 小时以上。

表 13-1 影响 ^{131}I 甲状腺功能测定的因素

影响因素	建议检查或治疗前停用时间
甲巯咪唑	>3 天
丙硫氧嘧啶	>2 周
含碘复合维生素	7~10 天
海带、琼脂、卡拉胶、复方碘溶液、含碘中草药	2~3 周
外科皮肤消毒用碘(聚维酮碘)	2~3 周
静脉用含碘增强造影剂	6~8 周(水溶性造影剂),1~6 个月(脂溶性造影剂),3~6 个月(胺碘酮)
核素显像	^{99m}Tc 标记药物显像>1 周,^{131}I 及其标记药物显像>2 周

2)方法:口服 $Na^{131}I$ 74~370kBq,继续禁食 2 小时。服药后 2 小时、4 小时(6 小时)和 24 小时应用甲状腺功能测定仪测定本底、标准源计数及甲状腺部位的放射性计数率,按下列公式计算出不同时间甲状腺摄 ^{131}I 率:

$$甲状腺摄 \ ^{131}I \ 率(\%) = \frac{甲状腺部位计数率(cpm) - 本底(cpm)}{标准源计数率(cpm) - 本底(cpm)} \times 100\%$$

以摄取率为纵坐标,时间为横坐标作图,绘制 ^{131}I 甲状腺功能测定曲线(图 13-1)。

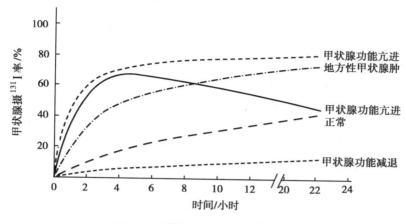

图 13-1 ^{131}I 甲状腺功能测定曲线

由曲线可见,碘在甲状腺内摄取的速率、浓聚的状态和释放的速率体现在甲状腺放射性活度在各个时间点测定值的高低、曲线上升的斜率、高峰出现的时间和峰值及曲线下降的速率等方面,反映了甲状腺合成甲状腺激素各个环节的功能状态。当机体自身甲状腺调节功能失调致甲状腺滤泡上皮细胞上的钠碘转运体(NIS)表达的数量增多和功能增强时, ^{131}I 甲状腺功能测定试验结果则表现为测量数值升高,如同时出现测量值高峰前移意味着甲状腺激素合成和存储周期缩短,释放速率加快。由此可见, ^{131}I 甲状腺功能测定试验全面涵盖和反映了甲状腺主动转运碘进入甲状腺滤泡上皮细胞至甲状腺激素合成和释放入血多个环节的功能状态。

(3)结果分析:正常生理状态下, ^{131}I 甲状腺功能测定试验各时相测定值随时间延长逐渐升高,24小时达峰值。测定正常参考值因地区、年龄、性别以及测定仪器和方法的不同而有所差异。所以,各地区乃至各单位应建立自己的正常参考值及其诊断标准。一般情况下,儿童及青少年的正常参考值高于成人,女性高于男性,但差异不显著。食用加碘盐后,测定值一般较服用前降低 11%~28%。

(4)适应证

1)甲状腺毒症病因的鉴别。

2) ^{131}I 治疗剂量的计算及疗效预测。

3)甲状腺功能减退症的辅助诊断。

4)其他甲状腺疾病的辅助诊断。

(5)临床意义

1)甲状腺毒症病因的鉴别:甲亢患者血液中异常的刺激性 TSH 受体抗体(TRAb)可上调 NIS 的表达和功能,导致甲状腺激素合成功能异常活跃。 ^{131}I 甲状腺功能测定试验结果表现为:①各次测定结果高于正常值上限;②测定高峰前移(在 24 小时前出现);③2 小时与 24 小时测定结果之比大于 0.8,或 4 小时与 24 小时测定结果之比大于 0.85。凡符合①+②或①+③两项指标者提示甲亢。当各次测定值升高但无高峰前移时,既可见于甲亢,也可见于单纯性甲状腺肿。

急性或亚急性甲状腺炎时甲状腺滤泡结构破坏,大量甲状腺激素释放入血。过高的甲状腺激素通过负反馈机制下调 NIS 表达和功能,抑制甲状腺对碘的摄取。这时,尽管血中甲状腺激素水平增高,但 ^{131}I 甲状腺功能测定试验测定值可明显低于正常参考值。同时,病变引起的甲状腺滤泡破坏也可使 ^{131}I 甲状腺功能测定试验测定值降低。

在临床,血中 TRAb 测定是鉴别甲亢和无痛性甲状腺炎的有效方法。但约 1%~25% 的甲亢患者TRAb 为阴性,而约 5% 的无痛性甲状腺炎患者 TRAb 表现为阳性。这时, ^{131}I 甲状腺功能测定试验有助于二者的鉴别诊断。

2）^{131}I 治疗剂量的计算及疗效预测：临床上根据 ^{131}I 甲状腺功能测定试验测定值来计算和确定甲亢患者 ^{131}I 治疗剂量和预测疗效。^{131}I 甲状腺功能测定试验可判定 ^{131}I 在甲状腺中的有效半衰期，如果 ^{131}I 在甲状腺内的有效半衰期明显缩短，预示按常规剂量进行 ^{131}I 治疗的效果不佳。

3）甲状腺功能减退症的辅助诊断：甲减时，^{131}I 甲状腺功能测定试验各时间点测定值均低于正常值下限，且高峰延迟至 48 小时后出现。

4）其他甲状腺疾病的辅助诊断：地方性甲状腺肿、呆小病代偿期患者，甲状腺处于"碘饥饿"状态，^{131}I 甲状腺功能测定试验各时间点测定值均高于正常值，但无高峰前移，呈典型的"碘饥饿"曲线。慢性甲状腺炎，特别是慢性淋巴性甲状腺炎，^{131}I 甲状腺功能测定试验测定值可正常、偏低或略高。一些非甲状腺疾病，如垂体功能低下、肾上腺皮质功能低下、希恩综合征等疾病的大部分患者 ^{131}I 甲状腺功能测定试验测定值降低。

2. 碘有机化障碍试验

（1）试验原理：正常生理情况下，甲状腺滤泡上皮细胞摄取的无机碘离子（I^-）在过氧化物酶的作用下可被迅速活化，碘化甲状腺球蛋白的酪氨酸残基，形成碘化酪氨酸。过氯酸盐具有类似卤族元素的作用，可阻止甲状腺摄取 I^- 并使已进入甲状腺但尚未有机化的 I^- 从甲状腺中置换洗脱出来。当甲状腺内过氧化物酶缺乏时，进入甲状腺的 I^- 无法有机化。此时如口服过氯酸盐，过氯酸盐的 ClO_4^- 可置换甲状腺内的 I^-，使其释放入血并阻止甲状腺自血液中摄取无机 I^-。碘有机化障碍试验（iodide organization defect test），即通常所说的过氯酸钾释放试验（perchlorate washout test），通过测定并比较口服过氯酸盐前后两次 ^{131}I 甲状腺功能测定试验测定结果，计算释放率，判断是否存在甲状腺碘有机化障碍。

（2）方法和结果判定：患者准备同 ^{131}I 甲状腺功能测定试验。按常规 ^{131}I 甲状腺功能测定试验方法测定 2 小时的结果，然后口服过氯酸钾 400~800mg（小儿按 10mg/kg），2 小时后再次测定。正常者释放率≤10%，若>10% 为试验阳性，提示存在碘有机化障碍。

（3）适应证：可引起碘在甲状腺内有机化障碍的多种甲状腺疾病的辅助诊断。

（4）临床应用：慢性淋巴细胞性甲状腺炎、先天性甲状腺过氧化物酶缺乏和结构缺陷、耳聋-甲状腺肿综合征和高碘性甲状腺肿患者的试验结果常为阳性。因试验的灵敏度不足，轻度慢性淋巴细胞性甲状腺炎患者可有假阴性。

第二节 | 甲状腺显像

一、甲状腺静态显像

甲状腺显像（thyroid imaging）是核医学在临床开展最为广泛的显像技术之一，其中甲状腺静态显像最为常用。

（一）显像剂和显像原理

静态显像是核医学在临床常用显像方式之一。在正常生理状态下，碘可特异性浓聚于甲状腺，甲状腺与周围组织器官的碘浓度差可达数十倍。将放射性 ^{131}I 引入体内后，甲状腺滤泡上皮细胞的 NIS 可将血液中的 ^{131}I 逆浓度差主动转运到甲状腺内，通过一系列酶的作用，^{131}I 可参与甲状腺激素的合成和储存过程中。通常在服用 ^{131}I 24 小时后进行甲状腺静态显像。通过观察 ^{131}I 的浓聚和分布情况，评价甲状腺整体和局部的功能状态及位置、大小和形态，并测算其重量。

与放射性核素 ^{131}I 一样，将 $^{99m}TcO_4^-$ 引入体内后，表达于甲状腺滤泡上皮细胞上的 NIS 可将血液中的 $^{99m}TcO_4^-$ 逆浓度差转运到甲状腺内。相比于 ^{131}I，^{99m}Tc 具有良好的物理特性，更适合 SPECT 显像。因此，临床上常使用 $^{99m}TcO_4^-$ 进行甲状腺静态显像。由于 $^{99m}TcO_4^-$ 浓聚于甲状腺后不参与甲状腺激素的合成过程，因此，应用 $^{99m}TcO_4^-$ 进行甲状腺显像的实质为靶向甲状腺 NIS 的分子功能显像，即

$^{99m}TcO_4^-$ 在甲状腺内的浓聚和分布情况反映了 NIS 的表达、功能和完整性。

由于 ^{131}I 在甲状腺内的浓聚与一系列蛋白和酶的表达及功能状态密切相关,因此该显像具有典型的分子功能影像特征。

需要指出的是,甲状腺静态显像显示的是有关甲状腺组织的功能信息。所以,其图像上显示的大小、形态等解剖学特征可能会与结构影像有所差异。

在我国,临床使用的显像剂为 $^{99m}TcO_4^-$ 和 ^{131}I,前者更为常用。

(二)显像方法

^{131}I 显像的检查前准备同 ^{131}I 甲状腺功能测定试验。哺乳期患者在 $^{99m}TcO_4^-$ 显像检查后终止哺乳 4 小时;^{131}I 甲状腺显像检查后终止哺乳 3 周;^{131}I 分化型甲状腺癌转移灶显像后应完全终止哺乳,禁用于妊娠患者。

进行分化型甲状腺癌转移灶显像时,患者需停服甲状腺素制剂 2~4 周或 T_3 制剂 2 周,使患者血清 TSH 测定值>30mU/L。也可无需停药,显像前使用重组人 TSH(recombinant human thyroid stimulating hormone,rhTSH)。手术的患者一般需在术后 4 周进行。^{131}I 治疗后的患者,在服用 ^{131}I 2~10 天内行 ^{131}I 局部和全身显像。

(三)图像分析

1. 正常影像　甲状腺呈"蝴蝶"或"H"形(图 13-2),但可有多种形态变异。甲状腺两侧叶显像剂分布均匀,中央高于周边,边缘较齐整;峡部较薄,显像剂分布稍稀疏。在 $^{99m}TcO_4^-$ 显像图像上,甲状腺清晰显示的同时可见到甲状腺外组织本底及唾液腺影像。

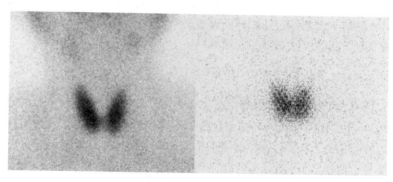

图 13-2　正常甲状腺 $^{99m}TcO_4^-$(左)和 ^{131}I(右)静态显像图

2. 异常影像　异常影像主要表现为甲状腺体积增大、位置异常、形态失常,甲状腺内显像剂分布局限性或弥漫性增高或降低,甚至缺如。

在甲状腺静态显像图像上,根据甲状腺结节对显像剂的摄取是否高于、等同于和低于周围正常甲状腺组织,将结节分为高功能结节(hyperfunctional nodule)、功能正常结节和低功能结节(hypofunctional nodule),高功能结节和功能正常结节统称为功能结节。通常将高功能结节称为热结节(hot nodule),功能正常结节称为温结节(warm nodule),低功能结节称为冷(凉)结节(cold/cool nodule)。在临床上,低功能结节是恶性病变的概率明显高于其他类型的结节。甲状腺恶性病变中绝大多数是分化型甲状腺癌。在分化型甲状腺癌的综合治疗中,多数分化型甲状腺癌具有不同程度摄碘功能。因此,"冷结节"的理论表述与后续治疗中的临床实践存在明显的相悖。因此,将冷(凉)结节称为低功能结节更适合诊疗一体化的临床实践。

(四)适应证

1. 甲状腺毒症的鉴别诊断。

2. 术后残留甲状腺的判别。

3. 分化型甲状腺癌复发灶或转移灶的诊断和碘代谢功能评价。

4. 异位甲状腺的诊断。

5. 甲状腺结节功能的鉴别诊断。

6. 观察甲状腺的形态与大小。

7. 估算功能性甲状腺组织或结节的质量。

8. $^{99m}TcO_4^-$ 显像用于评价甲状腺滤泡上皮细胞 NIS 的表达与功能。

二、甲状腺肿瘤阳性显像

1. 显像原理 甲状腺肿瘤阳性显像（thyroid tumor positive imaging）是指甲状腺病变组织对显像剂的摄取量明显高于周围正常组织，又称"热区"显像。常用于甲状腺肿瘤阳性显像的显像剂是 ^{99m}Tc-甲氧基异丁基异腈（^{99m}Tc-MIBI）。^{99m}Tc-MIBI 是亲脂性阳离子，依赖细胞膜和线粒体膜两侧的跨膜电位差进入细胞，90% 聚集于线粒体内。因此，^{99m}Tc-MIBI 多浓聚于线粒体丰富的组织或器官，肿瘤组织即是其中之一。

2. 显像方法 甲状腺肿瘤阳性显像通过静脉注射 ^{99m}Tc-MIBI，应用 SPECT 进行静态或多时相显像，观察显像剂在甲状腺病变组织中分布和排泌的变化，对甲状腺病变进行诊断和鉴别诊断。

3. 图像分析

（1）正常情况下，在早期影像上可见甲状腺显像剂分布较均匀，且随时间延迟影像逐渐变淡。

（2）如常规甲状腺静态显像上低功能结节呈现显像剂浓聚时，可视为异常。

4. 适应证

（1）无摄碘功能的甲状腺癌转移灶及复发灶诊断。

（2）低功能甲状腺结节良恶性鉴别的辅助诊断。

（3）高功能结节与甲状腺单叶变异的鉴别诊断。

三、甲状腺肿瘤的 ^{18}F-FDG PET/CT 显像

1. 显像原理 ^{18}F-FDG PET/CT 显像的特点主要为：① ^{18}F-FDG 为肿瘤广谱显像剂，可被绝大多数肿瘤摄取和浓聚；②一次检查可完成局部和全身断层代谢和解剖显像；③可用于绝大多数组织和器官的多种病理类型的肿瘤检查；④可通过标准摄取值（SUV）测定，进行半定量分析。甲状腺癌的组织细胞具备肿瘤的基本生物学特征，糖酵解活跃，细胞膜葡萄糖转运蛋白表达和功能上调。因此，可不同程度聚集肿瘤显像剂 ^{18}F-FDG。PET 显像图上，肿瘤组织显像剂分布明显增多。

2. 显像方法 ^{18}F-FDG PET/CT 显像检查前，患者需禁食 4~6 小时，可饮用无糖分的饮料，空腹血糖水平控制在 3.9~11.1mmol/L。注射显像剂前安静休息 10~15 分钟，天冷时注意保暖。注射显像剂后安静避光休息 45~60 分钟。

3. 图像分析 与常规 ^{18}F-FDG PET/CT 肿瘤显像检查的图像分析方法相同，请参见相关章节。

4. 适应证

（1）分化型甲状腺癌 Tg 水平升高而全身 ^{131}I 显像阴性时复发灶及转移灶检出。

（2）甲状腺髓样癌和未分化癌术前的诊断并了解全身转移情况，评价疗效、监测复发及转移。

四、甲状腺显像的临床应用

1. 甲状腺毒症的鉴别 源于急性和亚急性甲状腺炎导致甲状腺滤泡破坏引起的甲状腺毒症，甲状腺静态显像表现为甲状腺影像明显减淡（图 13-3）。其机制是甲状腺摄取显像剂的基本条件为甲状腺滤泡上皮细胞 NIS 的表达及功能状态。甲

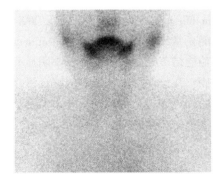

图 13-3 **亚急性甲状腺炎甲状腺** $^{99m}TcO_4^-$ 显像图

状腺炎导致的甲状腺滤泡上皮细胞破坏会降低甲状腺摄取显像剂的能力,同时产生的甲状腺毒症引起的 TSH 降低会抑制未破坏的甲状腺滤泡上皮细胞 NIS 的表达和功能。

源于甲亢的甲状腺毒症,甲状腺静态显像表现为甲状腺影像明显增浓,即显像剂在甲状腺内的分布明显增高。其机制是甲亢患者体内刺激性 TRAb 可使甲状腺滤泡上皮细胞 NIS 表达和功能明显上调,甲状腺摄取甲状腺静态显像剂的能力增强(图 13-4)。

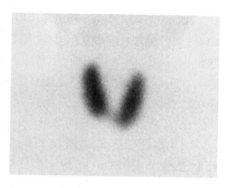

图 13-4　甲亢甲状腺 $^{99m}TcO_4^-$ 显像图

2. **术后残留甲状腺的判别**　判断甲状腺术后,尤其是全切术后是否有甲状腺残留或还有多少甲状腺残留,评价清甲治疗效果,甲状腺静态显像具有良好的特异性。

3. **甲状腺癌复发灶或转移灶的诊断和碘代谢功能的评价**　由于部分分化型甲状腺癌组织细胞的细胞膜也可表达 NIS,因此,可利用 ^{131}I 局部或全身显像进行转移或复发病灶的诊断及病灶摄碘功能的判定,为治疗方案的制订提供依据(图 13-5、图 13-6)。同时,甲状腺显像也可以用于病灶治疗效果的评价,动态监测病灶摄碘功能的变化。通过提高自身 TSH 或使用外源性 TSH 上调 NIS 的表达和功能,可增加病灶摄取 ^{131}I 的量,有益于检出较小的病灶。治疗剂量下的 ^{131}I 局部和全身显像可较常规显像发现更多的病灶。判读图像时应注意排除某些正常组织和炎症等病变对 ^{131}I 的摄取。

^{99m}Tc-MIBI 显像可用于诊断无摄碘功能的甲状腺癌转移灶及复发灶,且显像不受患者近期服用碘制剂、甲状腺激素等因素的影响。

甲状腺癌分化较好,其 ^{18}F-FDG PET/CT 显像上常不易与一些甲状腺良性病变相区别。同时,一些良性病变因糖代谢活跃,也可摄取和浓聚 ^{18}F-FDG。因此,临床上不建议把 ^{18}F-FDG PET/CT 显像作为甲状腺良恶性疾病原发灶的诊断和鉴别诊断的常规检查方法。目前该显像主要用于甲状腺癌根治术及术后 ^{131}I 清除正常残留甲状腺治疗后患者血清甲状腺球蛋白水平升高而全身 ^{131}I 显像阴性时复发灶及转移灶的检出(图 13-7),为进一步治疗提供依据。对于已经明确病理类型的甲状腺髓样癌、未分化癌,^{18}F-FDG PET/CT 显像可用于手术治疗前的诊断并了解全身转移情况,评价疗效、监测复发及转移。

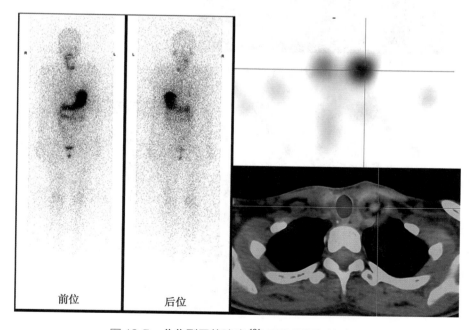

前位　　后位

图 13-5　分化型甲状腺癌 ^{131}I 显像示颈部转移灶

4. 异位甲状腺的诊断 异位甲状腺多位于胸骨后（图13-8）和舌根部（图13-9）。少数人还可在卵巢区发现甲状腺组织。建议应用 ^{131}I 进行甲状腺静态显像诊断异位甲状腺。在正常甲状腺位置外发现显像剂异常分布影像，对异位甲状腺的诊断有很高的价值。

5. 甲状腺结节的鉴别诊断

（1）高功能结节：此类结节显像剂分布高于周围正常甲状腺组织（图13-10）。绝大多数的高功能结节为良性。当出现伴有 TSH 降低的甲状腺结节时，建议行 ^{131}I 甲状腺静态显像。

自主功能亢进性甲状腺腺瘤或结节性甲状腺肿的自主功能亢进性结节，致血中甲状腺激素水平升高，通过负反馈抑制垂体分泌 TSH，甲状腺滤泡上皮细胞 NIS 表达和功能下调，常使结节外甲状腺组织摄取 ^{131}I 或 $^{99m}TcO_4^-$ 的功能受到明显抑制，静态显像上多表现为孤立的热结节，这时需与甲状腺先天一叶缺如及气管前不分叶甲状腺相鉴别。显像剂 $^{99m}Tc\text{-}MIBI$ 在甲状腺的摄取不受 TSH 降低的影响，$^{99m}Tc\text{-}$

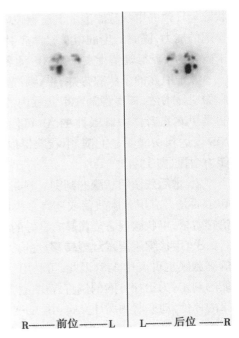

R———前位———L   L———后位———R

图 13-6 ^{131}I 全身显像显示多发肺转移

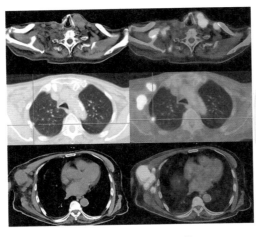
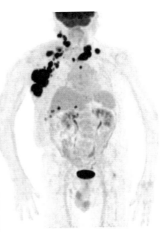

图 13-7 甲状腺乳头状癌 $^{18}F\text{-}FDG$ PET/CT 显像示多发转移灶

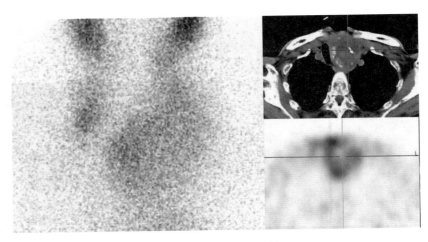

图 13-8 胸骨后甲状腺肿的 ^{131}I 显像图

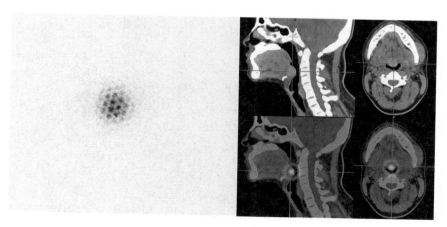

图 13-9 舌根部甲状腺 ^{131}I 显像图,正常部位未见甲状腺显影

MIBI 显像可使腺瘤周边功能受抑制的正常甲状腺组织显影,有助于上述情形的鉴别。

当结节存在碘有机化障碍时,可出现 $^{99m}TcO_4^-$ 和 ^{131}I 静态显像结果的不一致,即 $^{99m}TcO_4^-$ 显像表现为功能结节,而 ^{131}I 显像为低功能结节。其原因在于病变结节存在碘有机化障碍但尚具有摄取 $^{99m}TcO_4^-$ 和 ^{131}I 的能力。由于 $^{99m}TcO_4^-$ 显像多在注射显像剂后 20~30 分钟进行,而 ^{131}I 显像多在口服显像剂 24 小时后进行,未能有机化的 ^{131}I 难以长时间停留于甲状腺结节内,因此显像上会出现上述改变。临床上如果在 $^{99m}TcO_4^-$ 显像时出现热结节,建议进一步行 ^{131}I 显像加以确认。

(2)功能正常结节:由于这类结节显像剂分布与周围正常甲状腺组织相同(图 13-11),尽管临床上甲状腺触诊可扪及结节,但在图像上无法辨认。在平面显像上,结节直径小于 1cm 且位置较深的结节多呈此表现。此类结节多为良性结节。

(3)低功能结节:静态显像的图像上显示结节处显像剂分布低于周围正常甲状腺组织,提示结节摄取显像剂的功能降低(图 13-12、图 13-13)。临床上,建议对低功能结节进一步行甲状腺肿瘤阳性显像或超声检查。

6. 观察甲状腺的形态与大小 单纯性甲状腺肿时,腺体外形增大,显像剂分布特征与正常甲状腺类似(图 13-14);毒性弥漫性甲状腺肿时,NIS 的表达和功能上调,腺体弥漫性增大的同时显像剂分布明显增多,甲状腺外组织本底、唾液腺不显影(图 13-15);先天性无甲状腺或甲状腺一叶缺如者,在显像图上可表现为完全不显影或一侧叶不显影,左叶缺如者较多见。

7. 估算功能性甲状腺组织的质量 可用于估算甲状腺组织及腺瘤的质量。由于甲状腺静态显像显示的是甲状腺功能组织,因此与其他影像手段相比更有利于准确评价功能性甲状腺组织的体积和质量。应用平面显像计算甲状腺质量的公式为:

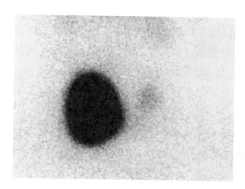

图 13-10 甲状腺高功能结节显像图

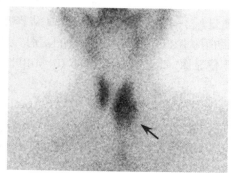

图 13-11 甲状腺功能正常结节(箭头所指处)显像图

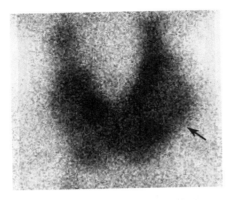

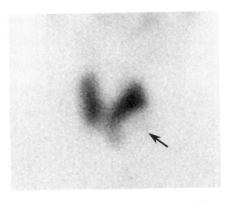

图13-12 甲状腺低功能(凉)结节(箭头所指处)显像图

图13-13 甲状腺低功能(冷)结节(箭头所指处)显像图

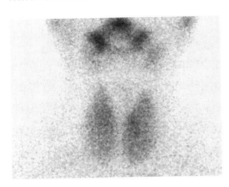

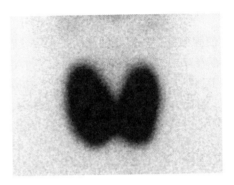

图13-14 单纯性甲状腺肿静态显像图

图13-15 毒性弥漫性甲状腺肿静态显像图

$$V = 面积 \times 0.75 \times b \tag{1}$$
$$V = 面积 \times c \tag{2}$$

式(1)中 V 为甲状腺一侧叶体积,b 为该侧叶宽度,以 $0.75 \times b$ 作为一侧叶厚度的估测值;式(2)中 c 为通过侧位像获得的甲状腺平均厚度。

在临床上,常采用更为简化的下列公式计算甲状腺质量:

甲状腺质量(g)=甲状腺正面投影面积(cm^2)× 甲状腺两叶的平均高度(cm)× k

k 为常数,介于 $0.23\sim0.32$,随显像条件不同而有差异,各单位可建立特定仪器条件的 k 值。

静态平面显像方法测定甲状腺质量的准确性受甲状腺大小、腺体厚度、腺体与周围本底核素摄取比值等多种因素的影响。采用 SPECT 断层显像替代平面显像、进行衰减和散射校正等可改进平面核素显像在测定甲状腺质量中的准确性。

甲状腺静态显像也可用于功能自主性甲状腺腺瘤结节质量的计算:

结节质量(g)=$4/3\pi \cdot X \cdot Y^2$,其中 X=1/2 结节长径(cm),Y=1/2 结节短径(cm)。

8. 辅助甲状腺低功能结节良恶性的鉴别 当甲状腺静态显像发现低功能结节时,可进一步行甲状腺肿瘤阳性显像,如结节显著浓聚 ^{99m}Tc-MIBI 时,需注意结节恶性病变的可能。

五、甲状腺显像相关技术的比较

核医学甲状腺显像技术是指基于显像剂或分子探针靶向甲状腺滤泡上皮细胞的某一特定分子表达、正常和异常甲状腺组织细胞的碘代谢、糖代谢和线粒体功能等特征,进行甲状腺特异性靶向显像,为甲状腺相关疾病的诊断提供功能代谢信息,具有其独特的优势。

超声显像对甲状腺结节的诊断和鉴别诊断具有很好的价值,是临床上甲状腺结节性疾病首选的显像检查方法。

CT 有助于拟进行手术的患者的观察,为判别甲状腺疾病与周围组织和器官的解剖关系提供重要的组织结构信息。

第三节 ｜ 甲状旁腺显像

甲状旁腺功能异常可引起较严重的全身矿物质代谢异常。核医学甲状旁腺显像可在甲状旁腺病变诊断、定位等方面为临床提供重要依据。

一、显像剂和显像原理

甲状旁腺显像(parathyroid imaging)常用的显像剂是 ^{99m}Tc-MIBI。^{99m}Tc-MIBI 在代谢活跃的组织中有较高的浓聚,其生物学基础是细胞内线粒体含量丰富和功能活跃,如肿瘤组织。功能亢进或增生的甲状旁腺组织细胞内线粒体丰富,同时 ^{99m}Tc-MIBI 在正常组织和甲状旁腺功能亢进或增生组织中的代谢速率不同。多数情况下,正常组织对 ^{99m}Tc-MIBI 的清除较快,进行双时相(dual phase)显像时可更清晰地显示甲状旁腺病变。利用双核素显像技术减去甲状腺影像,能获得较清晰的功能亢进或增生的甲状旁腺影像。进行 SPECT 断层显像,有利于纵隔及甲状腺深部病灶的检出。

二、显像方法

(一) ^{99m}Tc-MIBI 双时相法

静脉注射 ^{99m}Tc-MIBI 222~296MBq,15~30 分钟后甲状腺影像较明显;2~3 小时后再次显像,可见甲状腺影像明显减淡,而甲状旁腺腺瘤(图 13-16)或增生病灶则可较清晰显示。

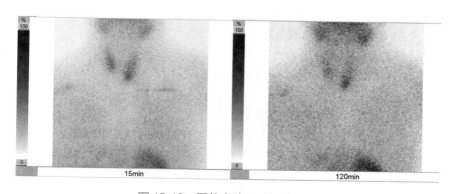

图 13-16　甲状旁腺双时相显像图

(二) 同步双显像剂 ^{99m}Tc-MIBI/^{99m}TcO$_4^-$ 减影法

行常规 ^{99m}TcO$_4^-$ 甲状腺静态显像后,患者保持体位不动,静脉注射 ^{99m}Tc-MIBI 555~740MBq,30 分钟后显像。由 ^{99m}Tc-MIBI 图像减去 ^{99m}TcO$_4^-$ 甲状腺影像获得异常甲状旁腺影像(图 13-17)。

针对甲状旁腺功能亢进或增生的诊断而言,有多种影响因素可导致甲状旁腺显像出现假阳性或假阴性。导致假阳性的因素有甲状腺结节、甲状腺癌及转移的淋巴结等。假阴性多由于病灶较小或部位较深。行断层显像及术中 γ 光子探测有利于对小病灶进行诊断和定位。另外,当甲状旁腺腺瘤位置低于胸骨切迹时,采用平行孔高分辨准直器可较针孔型准直器更灵敏发现病变和准确定位。进行 SPECT/CT 断层和融合显像,有利于纵隔及甲状腺深部病灶的检出。

三、图像分析

功能正常的甲状旁腺不显影,双时相法显像仅见甲状腺显影,颈部无异常浓聚灶;甲状旁腺功能亢进、组织增生及甲状旁腺癌时可见病变处显像剂分布异常浓聚。

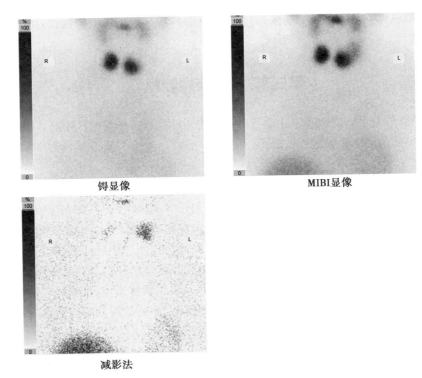

铒显像

MIBI显像

减影法

图 13-17　甲状旁腺同步双显像剂 $^{99m}Tc\text{-}MIBI/^{99m}TcO_4^-$ 减影显像图

四、适应证

1. 甲状旁腺功能亢进或增生的诊断与定位。
2. 甲状旁腺病变的定性诊断。

五、临床应用

（一）甲状旁腺功能亢进或增生的诊断与定位

原发性甲状旁腺功能亢进多由单发的甲状旁腺腺瘤（约 80%）或主细胞增生（约 1.5%）引起。腺瘤多位于甲状腺区，亦可在纵隔、气管和食管间及颌下等甲状腺区以外部位。显像时如颈部未发现异常浓聚灶，而临床又高度怀疑甲状旁腺功能亢进，应扩大显像范围，以免漏诊。继发性甲状旁腺功能亢进时，通常四个腺体均增大而显影。

（二）甲状旁腺癌的鉴别诊断

约有 1% 的原发性甲状旁腺功能亢进症可由甲状旁腺癌引起，从核素显像上不易与腺瘤相鉴别，诊断时须与临床相结合。

第四节 ｜ 肾上腺显像

一、肾上腺髓质显像

（一）显像剂和显像原理

间碘苄胍（MIBG）是肾上腺素能神经元阻滞剂溴苄胺和胍乙啶的类似物，也是去甲肾上腺素（norepinephrine, NE）的功能类似物。^{131}I-MIBG 作为肾上腺髓质显像剂，经静脉注射进入体内后可浓集在肾上腺髓质细胞的嗜铬储存囊泡内；在肾上腺素能神经末梢，^{131}I-MIBG 可通过再摄取（reuptake）进入其儿茶酚胺储存囊泡而浓聚于富含交感神经组织或病变中。应用 SPECT 可进行肾上腺髓质显像(adrenal medullary imaging),使富含交感神经的组织或病变显影。临床上,可为嗜铬细胞瘤和肾上腺髓质增生等病变的定性和定位诊断、分期和疗效评价提供有效的手段。

(二)显像方法

1. 患者准备 检查前 3 天至检查结束,口服复方碘溶液,每次 5~10 滴,每日 3 次,封闭甲状腺。1~3 周前停用阻断或减少 MIBG 摄取的药物。

2. 显像方法 静脉缓慢注射(>30 秒)^{131}I-MIBG 18.5~74.0MBq。注药过程中注意患者的不良反应。注射后 24 小时、48 小时,必要时 72 小时行后位和前位显像,范围包括头部、胸部、腹部和骨盆,疑有肾上腺外或恶性嗜铬细胞瘤时,应进行全身显像。对于平面显像有可疑病灶者,加做断层和融合显像。

(三)图像分析

正常情况下,肾上腺髓质不显影或稀疏显示。^{131}I-MIBG 静脉注射后部分由肾脏和肝胆排泄,部分经唾液腺分泌进入肠道。因此,正常情况下,交感神经分布丰富的组织如唾液腺、心脏等显影,或显像剂代谢和排泄的途径如肝脏、肠道、膀胱可显影。

(四)适应证

1. 嗜铬细胞瘤的诊断。

2. 恶性嗜铬细胞瘤的诊断和分期。

游离的 ^{131}I 可以通过胎盘屏障浓聚在胎儿甲状腺,尤其在妊娠 10~12 周后。^{131}I 也可以由乳汁分泌,故妊娠妇女和哺乳期患者禁用 ^{131}I 显像。

(五)临床应用

1. 嗜铬细胞瘤的诊断 嗜铬细胞瘤的定位与定性诊断具有较大的临床意义。成人嗜铬细胞瘤约 20%~25% 位于肾上腺外,儿童嗜铬细胞瘤约 30% 位于肾上腺外。肾上腺外嗜铬细胞瘤(副神经节瘤)几乎可见于身体的各个部位,较常见的部位为胸、腹部大动脉旁,其他如膀胱、颈动脉、心脏周边等。当病变组织摄取显像剂较多时,心脏可不显影,这一征象可作为诊断嗜铬细胞瘤的间接依据。

静脉注射 ^{131}I-MIBG 24 小时后,随着本底的降低,病变可清晰显影,^{131}I-MIBG 诊断嗜铬细胞瘤的敏感度为 85%~88%,特异性为 70%~100%;诊断副神经节瘤的敏感度为 56%~75%,特异性为 84%~100%。无功能性头颈部的副神经节瘤、腹膜后肾上腺外的副神经节瘤、病灶较小、出血坏死较多等因素可影响探测效能。

2. 恶性嗜铬细胞瘤的诊断和分期 约 10% 的嗜铬细胞瘤为恶性,通常在早期即可转移至肝、骨、肺和淋巴结等处。^{131}I-MIBG 局部和全身显像可确定恶性嗜铬细胞瘤转移范围。通过显像可判断病灶摄取 ^{131}I-MIBG 的状况,为 ^{131}I-MIBG 治疗适宜病灶的筛选及观察疗效提供依据。

^{131}I-MIBG 显像诊断成神经细胞瘤的敏感度为 81.3%,特异性为 100%,准确性为 89.5%。另外,在副神经节瘤、甲状腺髓样癌和多发性内分泌瘤病等肿瘤的诊断中 ^{131}I-MIBG 显像也有较好的临床价值。

二、肾上腺皮质显像

(一)显像剂和显像原理

以放射性核素标记的胆固醇作为显像剂,其可作为合成皮质激素的原料被肾上腺皮质细胞摄取并酯化,摄取的速率和浓聚量与肾上腺皮质的功能相关。通过肾上腺皮质显像(adrenal cortex imaging),可观察肾上腺皮质的位置、形态、大小和显像剂分布的变化,判断其功能状态。

(二)显像方法

1. 患者准备 注射显像剂前 3~7 天至检查结束,口服复方碘溶液,每次 5~10 滴,每日 3 次,封闭甲状腺。检查前停用可减少或增加肾上腺皮质摄取显像剂的药物,停用时间一般为 2~6 周。高胆固醇血症也可减少肾上腺皮质对显像剂的摄取。在显像的前一天晚上服用缓泻剂,以清除肠内放射性胆固醇的代谢产物产生的放射性,排除对图像分析的干扰。

2. **方法** 常用的显像剂有 ^{131}I-6-碘甲基-19-去甲基胆固醇(NP-59)、^{131}I-6-碘代胆固醇(^{131}I-6-IC)和碘化固醇酮(^{131}I-adosterol)等。静脉缓慢注射显像剂 37~111MBq,并注意观察患者有无不良反应。少数人可出现短暂的面部潮红、胸闷、心悸和腰背酸胀等反应,可自行消失,无需特殊处理。

注射显像剂后第 3、5、7 和 9 天行肾上腺显像。显像时探头尽量靠近患者背部肾区,必要时可行左、右侧位及前位显像。

在鉴别肾上腺皮质增生和腺瘤时,在常规显像结束一个月后可进行地塞米松抑制试验(dexamethasone suppression test),即再次注射显像剂前 2~3 天开始口服地塞米松,每天 1~2mg(低剂量)或每 6 小时 2mg(高剂量),直至检查结束。其显像时间和方法与常规肾上腺皮质显像相同。

(三) 图像分析

1. **正常图像** 正常情况下,双侧肾上腺皮质于注药后 5~9 天显影。右侧位置高于左侧者占 69%,左、右两侧在同一水平者占 30%。右侧影像浓于左侧者占 62.5%,两侧相同者占 32.5%。右侧肾上腺形状多呈三角形(64%)或椭圆形(25%),左侧多呈椭圆形(64%)或三角形(25%)。

2. **异常图像** 包括:①双侧影像增大,显像剂浓聚增强或提前显影;②双侧不对称显影,一侧明显浓于另一侧;③双侧不显影;④单侧显影;⑤异位显影。

(四) 适应证

1. 肾上腺皮质增生和腺瘤的诊断与鉴别诊断。

2. 肾上腺皮质腺癌的辅助诊断。

3. 异位肾上腺的定位诊断。

游离的 ^{131}I 可以通过胎盘屏障浓聚在胎儿甲状腺,尤其在妊娠 10~12 周后。^{131}I 也可以由乳汁分泌,故妊娠妇女和哺乳期患者禁用 ^{131}I 显像。

(五) 临床应用

1. **肾上腺皮质增生和腺瘤的诊断与鉴别** 肾上腺皮质显像时,肾上腺皮质增生和肾上腺皮质腺瘤均可表现为肾上腺影像增大、显像剂分布增加或提前显影;单侧显影多为腺瘤,双侧显影多为增生,应用地塞米松抑制试验可以对两者加以鉴别。皮质腺瘤不受抑制,再次显像的影像上仍显示清晰,而肾上腺增生常可被地塞米松抑制,服用地塞米松后,肾上腺不显影。

2. **肾上腺皮质腺癌的辅助诊断** 肾上腺皮质腺癌表现为患侧肾上腺皮质不显影或显影不良。当病变分泌多量皮质激素入血,通过反馈抑制垂体 ACTH 的分泌,继而可抑制健侧皮质摄取胆固醇的功能,导致健侧显影不清或不显影。

3. **异位肾上腺的定位诊断** 全身显像有助于异位肾上腺的定位诊断。行同机 CT 断层融合显像可提高诊断的准确性。

(李亚明)

本章目标测试

> **?**
>
> **思考题**
> 1. 简述 ^{131}I 甲状腺功能测定试验的临床意义。
> 2. 简述甲状腺显像的基本原理及临床意义。
> 3. 简述甲状旁腺显像的基本类型及临床应用。

NOTES

本章数字资源

第十四章 | 泌尿系统

教学目的与要求

【掌握】肾动态显像的原理及其临床应用;正常肾图的表现及异常肾图类型。

【熟悉】卡托普利介入试验及利尿剂介入试验原理及临床应用。

【了解】肾静态显像及膀胱输尿管反流显像。

泌尿系统(urinary system)由肾脏、输尿管、膀胱和尿道组成,具有排泄体内代谢产物,维持水、电解质和酸碱平衡的作用。放射性核素示踪技术于 20 世纪 50 年代开始用于测定肾脏功能。随着核医学显像技术、设备的发展与普及,以及 ^{99m}Tc 标记各种示踪剂的广泛应用,目前放射性核素肾显像与肾功能测定已成为临床上评价泌尿系统疾病的常用检查。本章主要介绍肾动态显像(dynamic renal imaging)、肾静态显像(static renal imaging)、膀胱输尿管反流显像(vesicoureteric reflux imaging)的原理、方法及其主要的临床应用。

第一节 | 肾动态显像

肾动态显像包括肾血流灌注显像和肾动态功能显像两部分,具有无创、安全、操作简便和提供信息全面等优点。该检查既可显示双肾位置、大小及有功能的肾组织形态,也能对肾脏血流、功能及上尿路排泄的通畅性进行评价和分析,特别在判断肾实质功能方面具有敏感性高、准确性好的优点。肾动态显像是泌尿系统主要的核医学检查方法,也是临床常用的检查项目之一。

在肾动态显像的基础上还可测定肾小球滤过率(glomerular filtration rate,GFR)和肾有效血浆流量(effective renal plasma flow,ERPF)。根据临床鉴别诊断的需要可以进行利尿剂、血管紧张素转化酶抑制剂等介入试验,临床应用肾动态显像可进行间接法膀胱输尿管反流显像。

一、原理与方法

(一)原理

经静脉"弹丸"式注射经肾小球滤过或肾小管上皮细胞摄取、分泌,而不被重吸收的显像剂,启动SPECT 或 γ 相机进行连续动态采集,可获得显像剂经腹主动脉、肾动脉灌注,迅速浓聚于肾实质,然后随尿液流经肾盏、肾盂、输尿管并进入膀胱的全过程的系列影像。通过勾画 ROI 技术对双肾系列影像进行处理,得到显像剂通过肾的时间-放射性曲线(time activity curve,TAC),即肾图。通过对系列影像及 TAC 的分析,可为临床提供有关双肾血供、实质功能和上尿路通畅性等方面的信息。

肾动态显像的同时,可以进行 GFR 和 ERPF 的估算。静脉注射仅从肾小球滤过而不被肾小管重吸收的放射性示踪剂(如 ^{99m}Tc-DTPA),肾早期摄取该示踪剂的速率与肾小球滤过率成正比。通过测定系列影像中肾摄取示踪剂的放射性计数,利用相应的数学公式可计算出 GFR 值,并且能提供左、右肾 GFR 及双肾总 GFR。血浆中的某种物质(如 ^{131}I-OIH、^{99m}Tc-MAG3 或 ^{99m}Tc-EC)一次流过肾脏时,完全被清除而不被重吸收,该物质每分钟通过尿液排出的量等于肾血浆流量,因此可以用该方法测定肾有效血浆流量。放射性核素测定 GFR 和 ERPF 操作简便、灵感度高、准确性与重复性好。

（二）方法

肾动态显像的显像剂根据浓聚及排泄机制不同,分为肾小球滤过型和肾小管分泌型两类,临床常用的显像剂见表 14-1。

表 14-1　常用肾动态显像剂及剂量

显像剂类型	肾动态显像剂		剂量/MBq	
	英文缩写	中、英文全称	成人	儿童
肾小球滤过型	^{99m}Tc-DTPA	^{99m}Tc-二乙撑三胺五乙酸 ^{99m}Tc-diethylenetriaminepentaacetic acid	185~740	74~370 或 7.4/kg
肾小管分泌型	^{99m}Tc-MAG$_3$	^{99m}Tc-巯基乙酰基三甘氨酸 ^{99m}Tc-mercaptoacetyltriglycine	296~370	37~185 或 3.7/kg
	^{99m}Tc-EC	^{99m}Tc-双半胱氨酸 ^{99m}Tc-ethulenedicysteine	296~370	37~185 或 3.7/kg
	^{131}I-OIH	^{131}I-邻碘马尿酸钠 ^{131}I-orthoiodohippurate	11.1	
	^{123}I-OIH	^{123}I-邻碘马尿酸钠 ^{123}I-orthoiodohippurate	37	

受检者检查前 30~60 分钟饮水 300~500ml,显像前排空膀胱。取坐位或仰卧位,常规采集后位影像,尽量贴近体表,视野包括双肾及膀胱,必要时可采集前位影像,如移植肾或异位肾者采用双探头同时采集前位及后位图像。采用低能通用型准直器(显像剂为 ^{99m}Tc 的标记物)或高能准直器(显像剂为 ^{131}I 的标记物)。"弹丸"式注射显像剂(体积小于 1.0ml),同时启动采集程序,进行连续动态采集。肾血流灌注显像:以 1~2 秒/帧速度采集 60 秒。肾动态功能显像:随后以 30~60 秒/帧的速度采集 20~30 分钟。必要时可采集延迟影像。

通过 ROI 技术从上述动态系列影像中分别获取双肾血流灌注和实质功能的 TAC,即肾图,并得到分肾高峰时间、半排时间等肾功能参数。应用肾小球滤过型示踪剂(如 ^{99m}Tc-DTPA),测量注射前、后注射器放射性计数,勾画肾动态影像中肾脏及本底 ROI,可计算出左、右肾和双肾总 GFR。应用肾小管分泌型显像剂(如 ^{131}I-OIH、^{99m}Tc-MAG$_3$ 或 ^{99m}Tc-EC),通过仪器配置的专门采集与处理程序,可计算出左、右肾和双肾总 ERPF。

（三）介入试验

泌尿系统介入试验主要包括利尿剂介入试验及卡托普利介入试验等。

1. 利尿剂介入试验　利尿剂介入试验(diuresis intervention test)能有效鉴别机械性梗阻与非梗阻性尿路扩张,尿流量足够大时诊断准确率可达 90%。当肾盂、输尿管肌肉松弛、结构异常或尿路感染等非梗阻性因素引起上尿路扩张时,因其局部容积增加,尿流动力学发生改变,尿流速率减慢,尿液潴留于扩张尿路的时间延长。动态显像及肾图检查显示上尿路有示踪剂持续滞留的假性梗阻征象。应用利尿剂后,短时间内由于尿量明显增多,尿流速率加快,可迅速排出滞留在扩张尿路中的示踪剂。而机械性梗阻所致的尿路扩张,应用利尿剂后虽然尿流速率增加,但由于梗阻未解除,示踪剂仍不能有效排出。

目前利尿剂介入试验大多采用单次法:常规肾图检查表现为急剧上升型曲线或肾动态显像 15~20 分钟肾盂有明显放射性滞留且影像增大(即梗阻)时,嘱受检者保持原有体位,静脉缓慢注射利尿剂,并继续描记肾图 15 分钟或动态采集影像 20 分钟。常用利尿剂为呋塞米(furosemide)。

2. 卡托普利介入试验　血管紧张素转化酶抑制剂(angiotensin converting enzyme inhibitor,

ACEI）介入试验对肾血管性高血压（renovascular hypertension，RVH）有较好的诊断价值，其中卡托普利（captopril）是最常用的血管紧张素转化酶抑制剂。卡托普利通过抑制血管紧张素转化酶使 AT Ⅱ 生成减少，阻断正常代偿机制，解除出球小动脉的收缩，使肾小球毛细血管滤过压降低和 GFR 下降。而正常肾血管对卡托普利则无反应。因此，应用卡托普利后，患侧肾动态显像和肾图出现异常或原有异常加剧，从而提高对 RVH 诊断的灵感度和准确性。

对临床疑 RVH 者，首先进行卡托普利介入肾动态显像。受检者需停用 ACEI 类药物 3~5 天，检查当日早晨可进食液体食物。建立静脉通道，检查前 1 小时口服卡托普利，成人 25~50mg，儿童 0.5mg/kg（最大剂量 25mg）。服用卡托普利后每隔 15 分钟测量并记录血压直至检查结束，当出现血压严重下降时，可静脉输注生理盐水。服药 1 小时后进行肾动态显像，即卡托普利介入肾动态显像。若介入试验正常，则无需进一步检查。若介入试验出现任何异常，则需于 24 小时后在无卡托普利介入的条件下再次进行肾动态显像（即基础肾动态显像）。

二、图像分析

（一）视觉分析

1. 肾血流灌注显像

（1）正常影像："弹丸"式静脉注射显像剂后，于腹主动脉上段显影后 2~4 秒双肾几乎同时显影，并逐渐清晰，而主动脉影开始消淡。此时反映肾内小动脉和毛细血管床的血流灌注，双肾影出现的时间差小于 2 秒。双肾影大小基本一致，形态完整，放射性分布均匀且对称。双肾血流灌注曲线：双肾峰时差小于 2 秒，峰值差小于 25%（图 14-1）。

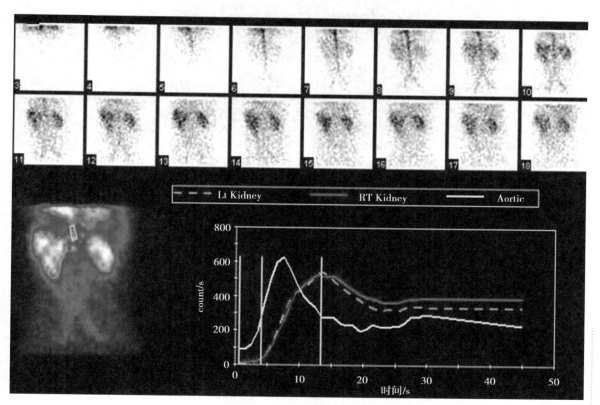

图 14-1　正常 ^{99m}Tc-DTPA 肾血流灌注显像（后位）及双肾 TAC

（2）异常影像：主要表现为肾区无灌注/低灌注影像；肾灌注显影时间延迟，影像缩小，放射性分布减低；肾内局限性灌注缺损、减低或增强。

2. 肾动态功能显像

（1）正常影像：肾血流灌注显像后，肾影逐渐增浓，2~4分钟肾实质内显像剂分布达到高峰，双肾影像最清楚，形态完整，呈蚕豆形，显像剂分布均匀且对称，此期为皮质功能相（cortical function phase）。此后，随着放射性尿液离开肾实质，肾盏、肾盂处显像剂聚集逐渐增高，肾皮质影像逐渐减弱，随后膀胱逐渐显影、增浓。20~25分钟双肾影基本消退，大部分显像剂排入膀胱。输尿管一般不显影（图14-2），此为清除相（clearance phase）。

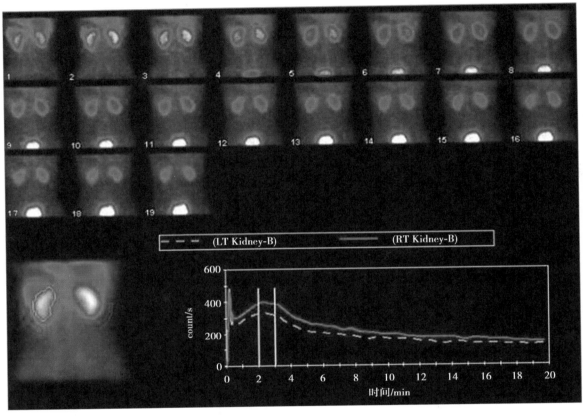

图14-2 正常^{99m}Tc-DTPA肾动态功能显像（后位）及双肾TAC

（2）异常影像：包括患侧肾实质不显影；患侧肾皮质影减淡，肾实质高峰摄取、清除时间延迟；肾实质持续显影，集合系统及膀胱无放射性浓聚；皮质功能相肾盂放射性减低区扩大，皮质影变薄，实质清除相肾盂影持续浓聚，或延迟显像肾盂明显放射性滞留，可伴输尿管清晰显影和增粗。

（二）定量分析

主要应用ROI技术分别勾画出双肾及本底，通过显像仪器所配有的专门处理程序获取肾图（renogram）及其他定量参数。

1. **肾图** 是指示踪剂到达和经过双肾的时间-放射性曲线，是最常用的泌尿系统体内非显像核素诊断技术，用于评价分肾的血供、实质功能和上尿路通畅性。肾图目前多通过ROI技术从肾动态显像中获得，也可由肾图仪获得（本章以^{131}I-OIH为示踪剂。不同示踪剂，肾图曲线有差别）。

（1）正常肾图：由a、b、c三段组成，各段反映肾脏的不同生理功能，左、右两侧肾图曲线形态和高度基本一致（图14-3）。

1）a段：显像剂出现段。静脉注射显像剂后10秒左右，肾图中呈急速上升的一段曲线，时间约30秒，其高度在一定程度上反映肾动脉的血流灌注量，又称为血管段。

2）b段：显像剂聚集段，是继a段之后逐渐斜行上升的曲线，通常2~4分钟达到高峰，此段曲线

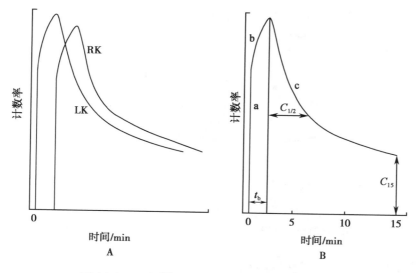

图14-3　正常 ^{131}I-OIH 肾图（A）及肾图分析（B）

的上升斜率和高度反映显像剂在肾内聚集的速度和数量,主要与肾有效血浆流量、肾小球或肾小管的功能有关。

3）c 段:显像剂排泄段,是继 b 段之后的下降段曲线,曲线初始部分下降较快,其斜率与 b 段上升斜率相近,后部曲线下降较慢。c 段下降的快慢主要反映显像剂随尿液排出肾脏的速度,主要与尿路通畅程度和尿流量有关。因尿流量的多少受肾有效血浆流量、肾小管功能及肾小球滤过率的影响,因此在尿路通畅情况下,c 段能反映肾血流量和肾功能。

经典的(^{131}I-OIH)肾图定量分析参数见表 14-2。

表 14-2　　^{131}I-OIH 肾图定量分析参数及其正常参考值

指标	计算方法	正常参考值	临床意义
高峰时间(t_b)	从注射药物到肾内放射性计数最高的时间	<4.5min	评价尿路通畅时的肾功能
半排时间($C_{1/2}$)	从高峰下降到峰值一半的时间	<8min	评价尿路通畅时的肾功能
肾脏指数(RI)	$[(b-a)^2+(b-C_{15})^2]/b^2 \times 100\%$	>45%	评价尿路通畅时的肾功能
15 分钟残留率	$(C_{15}/b) \times 100\%$	<50%	评价尿路通畅时的肾功能
分浓缩率	$[(b-a)/a \cdot t_b] \times 100\%$	>6%	评价尿路不畅时的肾功能
肾脏指数差	$[|RI_右-RI_左|/RI] \times 100\%$	<25%	观察左、右两侧肾功能之差
峰时差	$|t_{b右}-t_{b左}|$	<1min	观察左、右两侧肾功能之差
峰值差	$[|b_右-b_左|/b] \times 100\%$	<30%	观察左、右两侧肾功能之差

注:a 为肾图中血流灌注峰的计数率,b 为高峰时的计数率,C_{15} 为注射药物后 15 分钟时的肾内计数率。

（2）异常肾图:包括单侧肾图曲线的自身异常和两侧肾图曲线的对比异常。常见的肾图自身异常类型有以下七种。

1）急剧上升型:曲线 a 段基本正常,b 段持续上升,至检查结束也未见下降的 c 段(图 14-4)。单侧出现时,多见于急性上尿路梗阻;双侧同时出现时,多见于急性肾性肾衰竭和继发于下尿路梗阻所致的上尿路引流障碍。

2）高水平延长线型:曲线 a 段基本正常,b 段上升不明显,b、c 段融合呈近似水平线,未见明显下降的 c 段(图 14-5)。多见于上尿路不全梗阻、肾盂积水并伴有肾功能损害。

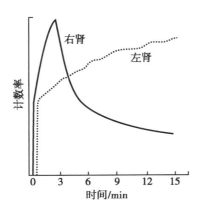

图 14-4 左肾图呈急剧上升型

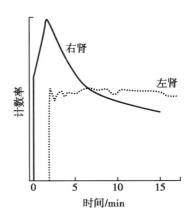

图 14-5 左肾图呈高水平延长线型

3）抛物线型：曲线 a 段正常或稍低，b 段上升，c 段下降缓慢，峰时后延，峰形圆钝，呈不对称的抛物线状（图 14-6）。主要见于脱水、肾缺血、肾功能损害和上尿路引流不畅伴轻、中度肾盂积水。

4）低水平延长线型：曲线 a 段明显降低，b、c 段融合呈一水平直线（图 14-7）。常见于肾功能严重损害、慢性上尿路严重梗阻以及急性肾前性肾衰竭；偶见于急性上尿路梗阻，当梗阻原因解除后肾图曲线可很快恢复正常。

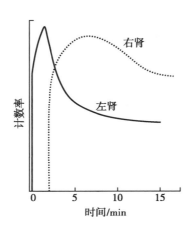

图 14-6 右肾图呈抛物线型

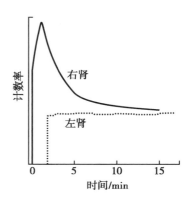

图 14-7 左肾图呈低水平延长线型

5）低水平递降型：曲线 a 段显著降低，低于健侧的 1/3 以上，无 b 段，a 段后即呈斜行向下的递降型直线（图 14-8）。可见于肾脏无功能、肾功能极差、肾缺如等。

6）阶梯状下降型：曲线 a、b 段正常，c 段呈规则或不规则的阶梯状下降（图 14-9）。多见于输尿管反流或因疼痛、精神紧张、尿路感染、少尿或卧位等因素引起的输尿管痉挛，此型重复性差。

7）单侧小肾图：患侧曲线幅度明显减低，比健侧低 1/3 至 1/2，但曲线形态正常，a、b、c 段都存在（图 14-10）。多见于单侧肾动脉狭窄，也可见于游走肾坐位采集者和先天性小肾脏。

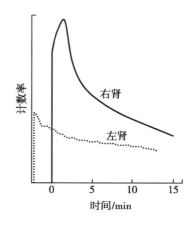

图 14-8 左肾图呈低水平递降型

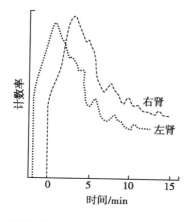

图 14-9　双肾图呈阶梯状下降型

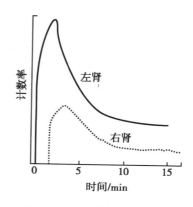

图 14-10　右肾图呈小肾图

两侧肾图形态差别显著,或定量分析指标两侧差值超过正常值的 30%,即为两侧对比异常,如单侧肾动脉狭窄引起的小肾图。双肾深度不一致亦可引起两侧对比异常,必要时需行肾脏深度校正以解释异常结果。

各类异常肾图的临床意义有一定的交叉,必须结合受检者的症状和体征进行综合分析。因此,临床实践中,不能只根据一个异常肾图进行病理生理的解释和疾病的诊断。

2. 肾小球滤过率　正常人群中,GFR 随着年龄的增加有所下降(表 14-3),40 岁以后大约平均每年下降 1%。

表 14-3　显像法测定各年龄组 GFR 的正常参考值($\bar{X} \pm S$)

单位:ml/min

年龄组	分肾 GFR	总 GFR
20~29 岁	57.9 ± 9.0	115.9 ± 16.5
30~39 岁	57.3 ± 10.3	113.1 ± 17.7
40~49 岁	55.3 ± 8.5	110.5 ± 11.1
>50 岁	44.1 ± 7.0	88.1 ± 14.4
混合组	52.9 ± 10.6	105.6 ± 18.7

GFR 是反映肾功能的重要指标之一,也是评价分肾和总肾功能比较敏感的指标。对肾功能受损者,当其总 GFR 下降 40~50ml/min 时才会出现血浆肌酐、尿素氮水平升高,GFR 的随访则能较早期发现肾小球功能的异常变化。因此,GFR 可作为判断肾功能受损程度、选择治疗方法、观察疗效及监测移植肾术后肾功能的客观指标。

3. 肾有效血浆流量　ERPF 是反映肾血流动力学比较敏感的指标,也是判断肾功能的重要指标之一,可因测定方法不同有一定差异,并随年龄增加有所下降。推荐 ^{131}I-OIH 显像法测定 ERPF 正常参考值为:左肾(281.51 ± 54.82)ml/min,右肾(254.51 ± 65.48)ml/min,总肾(537.85 ± 109.08)ml/min。

三、临床应用

(一)肾实质功能的评价

肾动态显像在评价肾实质功能方面具有灵敏度高、简便安全和无创等优点,明显优于静脉肾盂造影,并可提供相关定量参数和半定量分析指标。有助于判断肾功能受损程度及评价治疗效果。肾功能受损程度不同,在血流灌注和动态功能影像上有不同的表现。轻度受损者可仅表现为肾功能定量指标的异常;随着损伤程度的加重,肾血流灌注减低及皮质摄取显像剂逐渐减少,肾影可变小,肾实质影消退延缓,甚至整个肾不显影,此时延迟显像有助于明确肾的功能状态,对于延迟显像仍不显影者,需与先天性肾缺如相鉴别。另外,通过肾动态显像得到的 GFR 及 ERPF 是反映肾功能的重要指标,能用于评价分肾及总肾功能。

与实验室检查指标反映总肾功能存在重要区别,肾动态显像可以评价分肾功能是其独特优势。对于单侧肾积水、肾肿瘤、肾结核、肾动脉狭窄等病变,肾动态显像除了能判断患侧肾功能损害程度,还能提供对侧肾功能的情况,对临床治疗方案的选择具有重要的指导价值。另外,对于肾移植的供体,肾动态显像可以评估其分肾及总肾的功能状况,在活体供肾的术前评估中占有非常重要的地位。

(二)上尿路梗阻的诊断

上尿路梗阻的原因很多,包括功能性(动力性)梗阻和机械性梗阻。肾动态显像可以显示上尿路的通畅情况。上尿路梗阻时,根据梗阻部位、程度、持续时间及患侧肾功能状态的不同,肾动态显像有不同的表现。功能性尿路梗阻的典型影像表现为注射利尿剂后 2~3 分钟,滞留在肾区的放射性浓聚影快速消退,肾图曲线相应表现为排泄段明显下降(图 14-11)。机械性尿路梗阻表现为应用利尿剂后,肾动态影像与肾图曲线无明显变化,甚至肾盂放射性浓聚影有增强,肾图曲线进一步上升(图 14-12)。注意轻度梗阻对利尿剂的反应与单纯性肾盂扩张相似,而且肾功能状态对利尿剂的利尿效果有明显影响,因此需结合临床资料综合评估。

(三)肾血管性高血压的诊断

肾血管性高血压是指继发于肾动脉主干或其主要分支狭窄,肾动脉低灌注而引起的高血压,常由动脉粥样硬化、纤维肌性发育不良及大动脉炎引起,狭窄的肾动脉经外科方法矫正后,其高血压恢复正常或缓解。临床上,部分高血压患者合并有与其高血压无关的肾动脉狭窄,即使经外科方法解除了肾动脉狭窄,也需终身服药控制高血压。因此,对于高血压合并有肾动脉狭窄的患者,正确鉴别高血压是否与肾动脉狭窄有关至关重要。卡托普利介入试验对肾血管性高血压有较好的诊断价值,能够解决上述问题。

将基线对照和介入试验的检查结果进行对比分析,正常肾和与肾动脉狭窄无关的高血压者的两

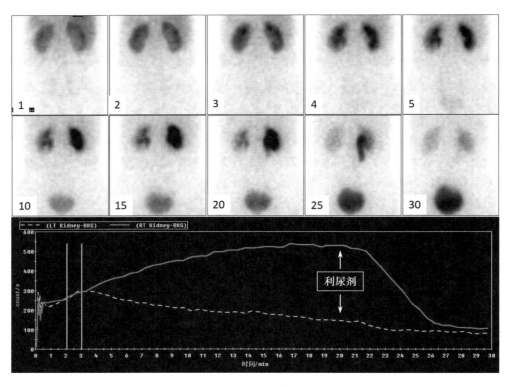

图 14-11 右侧功能性上尿路梗阻 ^{99m}Tc-DTPA 肾动态显像

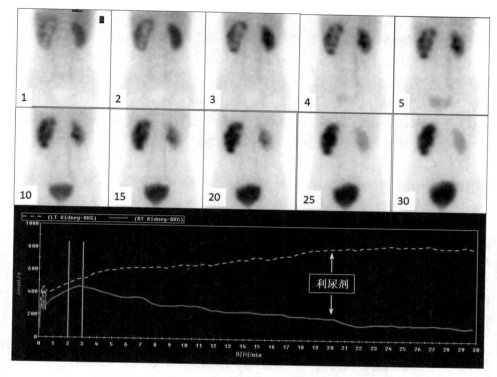

图 14-12 左侧机械性上尿路梗阻 ^{99m}Tc-DTPA 肾动态显像

次检查结果无明显变化。单侧肾血管性高血压的典型表现为:介入试验显示患侧肾脏显影延迟、影像减弱、消退延缓、GFR 降低,肾图表现为峰值降低、峰时后延及 c 段下降缓慢;而基础肾动态显像示双肾显像剂的聚集及排泄基本正常,双侧肾图曲线基本一致(图 14-13)。注意严重病损及萎缩的肾由于长期不依赖肾素,对卡托普利可无反应。

卡托普利介入试验异常能够准确反映肾脏低灌注对肾素-血管紧张素-醛固酮系统的激活,诊断 RVH 的灵敏度为 80%~94%,特异性为 93%~100%,假阳性结果极少,为临床实施肾动脉成形术等治

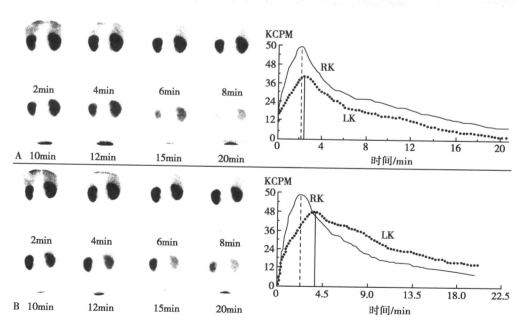

图 14-13 左侧肾血管性高血压 ^{99m}Tc-MAG$_3$ 显像(后位)
A. 基础显像;B. 卡托普利介入试验显像。

疗提供可靠的依据,同时能预测 RVH 的手术疗效和评价其治疗效果。其次,卡托普利介入试验能有效地区别单纯性肾动脉狭窄,避免不必要的侵入性检查或手术。此外,在指导 ACEI 的应用方面具有同样重要的作用,介入试验阳性者严禁使用 ACEI,而阴性者使用 ACEI 则不会影响肾功能。

(四)移植肾的监测

肾移植术后常见的并发症主要有急性肾小管坏死(acute tubular necrosis,ATN)、急性排斥(acute rejection,AR)、慢性排斥(chronic rejection,CR)、尿瘘、尿路梗阻及环孢素 A 肾中毒等。这些并发症均可危及移植肾的存活,早期、准确的诊断和及时采取正确的治疗措施有助于防止不可逆肾损伤。肾动态显像已广泛用于监测肾移植术后移植肾的并发症。

1. **移植肾正常影像** 肾脏血流灌注影像清楚,动态功能影像早期肾实质轮廓清晰、形态完整、放射性分布均匀;清除相皮质影明显消退,膀胱放射性逐渐增浓,输尿管通常不显影(图 14-14)。

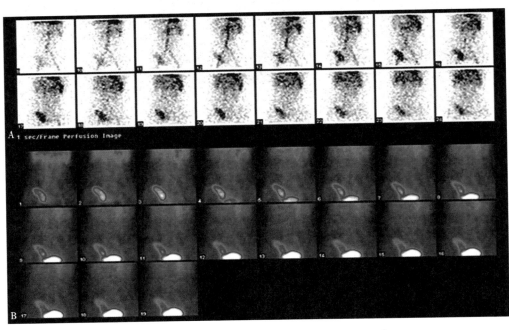

图 14-14 **正常移植肾 ^{99m}Tc-DTPA 显像(前位)**
A. 血流灌注显像;B. 动态功能显像。

2. **急性肾小管坏死** ATN 通常发生于移植术后 24 小时,其主要病理特征为肾小管上皮细胞的胞质空泡变性,而移植肾血流动力学相对保持正常。肾动态显像的典型表现为移植肾灌注影像清楚,肾实质影明显减弱,软组织本底增高,膀胱持续无放射性浓聚。

3. **排斥反应** AR 大多发生于术后 5 天至 3 个月,典型 AR 出现于术后 5~7 天,病理改变主要累及肾血管,移植肾血流动力学显著降低。肾动态显像主要表现为灌注减低或不显影,肾实质影明显减弱,轮廓模糊,清除延缓。CR 通常发生在移植手术 3 个月后,肾动态显像表现为肾灌注减低,实质影减弱,显影时间延迟,肾缩小。移植肾功能正常者,20 分钟时膀胱与肾放射性计数比值 B/K>1,存在排斥时 B/K<1。

4. **尿瘘** 是肾移植并发症之一,发生率为 2%~5%,最常见的原因为输尿管缺血引起的输尿管-膀胱吻合口瘘。超声检查虽能敏感探测到积液,但不能明确其来源及性质。肾动态显像具有很高的敏感性,表现为移植肾血流灌注与功能正常,泌尿系统外出现形状不规则、边界不清的持续放射性浓聚影,膀胱可呈放射性稀疏/缺损区。

5. **移植肾上尿路梗阻** 发生率为 3%~10%,原因有尿道囊肿、输尿管吻合口狭窄、外源性积液压迫等。超声检查能准确诊断肾积水,但不能评价积水对肾功能损伤的程度。肾动态显像和利尿剂介入试验能准确探测移植肾上尿路梗阻,鉴别单纯性肾盂扩张,判断梗阻对移植肾功能损伤的严重程度,客观评价梗阻治疗效果及肾功能恢复情况。

(五)其他疾病应用

肾血管疾病时,肾动态显像主要用于评价患侧肾功能。影像表现取决于肾血管狭窄的程度、时间及肾功能的状态。典型影像表现为:血流灌注显像示患侧肾显影时间延迟,影像缩小,显像剂分布稀疏,轮廓欠清晰;动态功能显像示患肾影小,肾图曲线明显低于健侧肾脏而呈小肾图。肾功能明显受损时,肾实质摄取与清除显像剂缓慢。若肾脏不显影,肾图呈无功能曲线,提示肾功能丧失,但应注意与先天性孤立肾鉴别。

肾动态显像可用于判断创伤对肾血流和功能造成的损害,敏感地探测肾外包膜或输尿管破裂出现的尿瘘,评价治疗效果及随访预后。肾内占位性病变时,肾动态功能显像表现为病灶局部放射性缺损区或稀疏区,若血流灌注显像也呈放射性缺损区或稀疏区,大多为囊肿、脓肿等良性病变;而若血流灌注显像呈放射性分布正常或增高,则肾内占位为恶性病变可能性大。鉴于肾动态显像探测肾内占位的灵敏度和特异性均低于超声、CT等其他影像学方法,故常规不做首选。

第二节 | 肾静态显像

一、原理与方法

(一)原理

肾静态显像(static renal imaging)又称肾皮质显像(renal cortical scintigraphy),是利用缓慢通过肾脏的显像剂(表14-4)随血液流经肾脏后分别由肾小管分泌或肾小球滤过,其中部分被近曲小管上皮细胞重吸收并与细胞质内巯基结合,从而较长时间滞留于皮质内,通过平面显像或断层显像能够清晰显示肾皮质影像,以了解肾的位置、大小、形态与实质功能,并可显示占位病变。

表14-4　常用肾静态显像剂及剂量

肾静态显像剂		剂量	
英文缩写	中、英文全称	成人	儿童
^{99m}Tc-DMSA	^{99m}Tc-二巯基丁二酸 ^{99m}Tc-dimercaptosuccinic acid	185MBq	1.85MBq/kg 或最小 22.2MBq
^{99m}Tc-GH	^{99m}Tc-葡庚糖酸盐 ^{99m}Tc-glucoheptonate	555~740MBq	74~370MBq 或 7.4MBq/kg

(二)方法

受检者一般无需特殊准备,检查前排空膀胱。静脉注射显像剂后1~3小时进行显像,必要时可行延迟3~6小时显像,受检者取仰卧位或坐位,探头视野覆盖腹腔及盆腔,常规行平面采集和断层采集。

二、图像分析

(一)正常影像

双肾呈蚕豆状,轮廓清晰,边缘整齐。双肾纵轴呈"八"字形,位于腰椎两侧,肾门平第1~2腰椎,右肾常较左肾稍低和宽,但短于左肾,大小约为11cm×6cm,两肾纵径差<1.5cm,横径差<1.0cm。肾影的外带放射性较高,肾门区和中心处稍低,双肾显像剂分布无明显差异(图14-15)。

(二)异常影像

不同肾脏疾病会引起局部或整体的肾功能损害,可表现为肾脏位置、形态、数目异常,局部显像剂分布稀疏或缺损,局部显像剂增高,整体肾影浅淡或不显影。

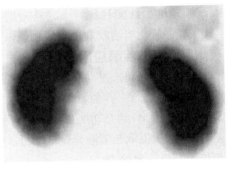

图 14-15　正常肾静态 ^{99m}Tc-DMSA 显像

三、临床应用

(一) 肾先天性异常的诊断

　　肾静态显像通过获取肾实质影像,可明确显示先天性异常,优于超声和 CT 等影像学检查方法,还可用于鉴别腹盆腔肿物与肾的关系。常见异常包括:①肾脏数目异常,如先天性独肾,表现为一侧肾不显影,对侧肾代偿增大,需与单侧肾功能丧失或肾切除相鉴别。②肾脏位置异常,各体位肾影中心下降>3.0cm 者属于肾下垂(图 14-16)。坐位时肾影明显下移,而卧位时则在正常位置者为游走肾。正常肾区仅有一侧肾影,而在下腹部或盆腔存在另一形态失常或体积缩小的肾影,即异位肾。③肾脏形态异常,马蹄肾表现为双肾下极相连,跨越脊柱,形似马蹄状(倒 "八" 字形)(图 14-17)。

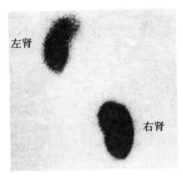

图 14-16　先天性肾异常 ^{99m}Tc-DMSA 显像:右肾下垂(后位)

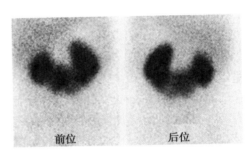

图 14-17　先天性肾异常 ^{99m}Tc-DMSA 显像:马蹄肾

(二) 肾盂肾炎的诊断

　　急性肾盂肾炎时,肾静态影像表现为肾内局限性放射性稀疏或缺损区,可为单发或多发,可发生于一侧或双侧,优于静脉肾盂造影(intravenous pyelography,IVP)、CT 及超声检查,显示病灶数目较超声、IVP 多。慢性肾盂肾炎则表现为肾影缩小,瘢痕形成的部位显像剂摄取减低,整个肾脏放射性分布不均匀。肾静态显像既能诊断急性肾盂肾炎,又能了解病变范围和严重程度,还可用于评价疗效及判断预后(图 14-18)。

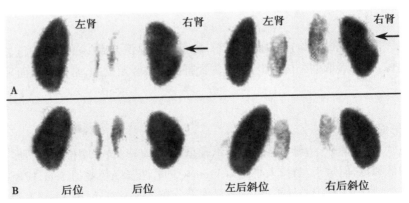

图 14-18　急性肾盂肾炎 ^{99m}Tc-DMSA 显像
A. 治疗前;B. 治疗后。

（三）肾占位病变

肾肿瘤、囊肿、脓肿或血管瘤等病变,肾静态显像表现为肾内单发或多发局限性放射性分布稀疏或缺损区,在结构的细节显示上,分辨力低于超声、CT 和 MRI,但在功能的显示上有优势。

第三节 │ 膀胱输尿管反流显像

膀胱输尿管反流(vesicoureteric reflux,VUR)是指由于膀胱输尿管连接部瓣膜功能不全,导致患者排尿过程中尿液反流至输尿管和/或肾区,是反复泌尿系统感染的重要原因,多见于儿童。尿液反流除影响儿童生长发育外,感染性尿液反流还是引起上尿路反复感染的原因,严重者可造成肾功能损害、肾脏瘢痕、高血压甚至肾衰竭。尽早明确诊断 VUR,并对反流患者进行随访,监测有无反流加重或缓解等,可为选择治疗方案提供依据。膀胱输尿管反流显像是诊断 VUR 的方法之一。

一、原理与方法

（一）原理

将放射性显像剂引入膀胱,待膀胱充盈后,患者用力排尿或膀胱区加压致使尿液反流到输尿管和/或肾区,通过体外显像仪器动态采集该过程,可获得膀胱充盈、排尿过程和排尿后的膀胱输尿管影像。进而判断膀胱输尿管反流情况,为某些泌尿系统疾病的诊断和鉴别诊断提供信息。

（二）方法

1. 直接法　是指通过导尿管将显像剂注入膀胱内,在膀胱不断充盈和排尿过程中观察输尿管和/或肾区是否有显像剂的异常出现,由此来判断是否存在膀胱输尿管反流。

（1）患者准备:显像前排尿。按无菌操作将导尿管插入膀胱,导管末端连接一瓶 500ml 生理盐水,在证实盐水可顺利进入膀胱和无外漏时,用止血钳夹闭导尿管。

（2）显像剂:Na^{99m}TcO$_4$ 或其他 ^{99m}Tc 标记药物均可使用,如 ^{99m}Tc-DTPA,^{99m}Tc-硫胶体等,剂量为 37~74MBq。

（3）图像采集:受检者取仰卧位,后位采集。视野包括膀胱、双侧输尿管和双肾。探头配置低能通用型准直器,能峰为 140KeV,窗宽 20%,矩阵 64×64 或 128×128。①膀胱充盈期:将 500ml 生理盐水瓶悬挂于患者上方,松开止血钳,经导管直接注入显像剂,随后快速滴入生理盐水。同时进行动态采集,10 秒/帧,直至液体滴注明显减慢或反流回输液管内,或受检者诉说膀胱已充盈到难以忍受为止。②排尿期:于排尿前采集一帧 30 秒静态图像。嘱受检者用力排尿(年龄较大的儿童和成人排尿时拔去导管,婴幼儿排尿时不拔导管),同时动态采集排尿全过程,2 秒/帧。排尿后再采集一帧 30 秒静态图像。

本法的优点是:①与 X 射线膀胱造影灵敏度相近且性腺辐射剂量小(仅为 X 射线的 1%),结果不受肾功能的影响;②不需要长时间憋尿,更适于难以配合的儿童、尿失禁患者及因肾功能不良或肾积水(肾区显像剂排泄缓慢)而无法行间接法显像者。缺点是:①经尿道插管,存在造成尿路感染的可能性;②显示膀胱细微结构异常的分辨力较 X 射线差。

2. 间接法　间接法膀胱输尿管反流显像可作为肾动态显像的一部分。受检者显像前 30 分钟饮水 300ml,不排尿,检查前半部分同常规肾动态显像。显像剂为 ^{99m}Tc-DTPA、^{99m}Tc-MAG$_3$ 或 ^{99m}Tc-EC,剂量为 74~185MBq。受检者取坐位,探头后置,视野包括双肾、输尿管和膀胱区,探头配置低能通用型准直器。肾动态显像结束后,或待静脉注射的显像剂大部分排至膀胱时,肾影和输尿管影基本消退后,受检者憋尿至接近无法耐受时,开始进行显像。5 秒/帧连续采集 40 帧。采集 1~8 帧时嘱受检者放松静坐;9~16 帧时嘱受检者增加腹压但不排尿;17 帧时嘱受检者用力排尿,保持体位不动直至结束,观察该过程中输尿管和肾内有无异常的显像剂增多。

间接法的优点是不用插导尿管,并能同时提供肾动态影像。缺点是需要长时间憋尿,儿童和尿失禁患者难以配合;检查结果受肾功能影响。需注意行间接法显像尽可能前两天不进行静脉肾盂造影,且显像前要训练受检者良好配合显像过程。

二、图像分析

用 ROI 技术勾画膀胱、双侧输尿管(全程或某段)和双肾轮廓,获得各自不同时相的放射性计数,绘制 TAC,观察曲线上是否出现上升段。

(一)正常影像

1. **直接法** 各期影像中仅见膀胱显影,双侧输尿管和肾脏区域不显影。

2. **间接法** 肾脏和输尿管影像进一步减弱,相应曲线呈进行性下降。

(二)异常影像

1. **直接法** 在各期影像中,除膀胱显影外,还可见双侧输尿管和/或肾脏区域出现异常的显像剂分布。

2. **间接法** 显像过程中双侧输尿管和/或肾脏区域显像剂分布明显增高或曲线呈上升表现。

三、临床应用

反复泌尿系统感染、下尿路梗阻及神经源性膀胱患者,可用本法判断有无膀胱输尿管尿反流及其反流程度,以决定治疗方案。还可用本法评价膀胱输尿管反流的治疗效果,如抗感染或抗反流手术治疗的效果评价。输尿管和/或肾区出现显像剂增高影像或曲线出现上升段即可诊断膀胱输尿管反流。无论是直接法还是间接法,根据显像剂反流的部位及其形态,反流程度都可分为:①轻度:显像剂反流仅限于输尿管,未能到达肾脏;②中度:少量显像剂经输尿管反流至肾盂,有显像剂浓聚,肾盂无扩张;③重度:大量显像剂反流至肾盂,且伴有肾盂及输尿管扩张。

(韩星敏)

本章目标测试

思考题

1. ^{131}I-OIH 正常肾图分几段?各段分别反映什么生理功能?异常肾图有哪些类型,各有何临床意义?

2. 肾动态显像的原理是什么?常用显像剂有哪些?肾动态显像的临床应用有哪些?

3. 肾动态显像中两种介入试验各是什么?原理分别是什么?各有什么临床应用价值?

4. 肾静态显像的原理是什么?常用显像剂有哪些?肾静态显像的临床应用有哪些?

5. 膀胱输尿管反流显像的原理是什么?直接法和间接法显像的优缺点有哪些?

第十五章 消化系统

教学目的与要求

【掌握】肝胆动态显像、消化道出血显像、异位胃黏膜显像以及唾液腺显像的临床应用。

【熟悉】消化系统各种显像的原理和图像分析。

【了解】消化系统各种显像的方法、显像剂种类和显像前患者准备。

既往放射性核素显像在消化系统部分疾病诊断中具有重要临床价值,但随着超声、CT、MR 等现代影像技术的进步和内镜技术的广泛应用,放射性核素显像在消化系统疾病诊断中的应用呈下降趋势。然而,在肝胆功能与胆汁排泄的评价、消化道出血的定位、唾液腺分泌与排泄功能的评价、异位胃黏膜以及胃肠动力障碍性疾病的诊断等方面,放射性核素显像依然具有独特优势。

第一节 | 放射性核素肝胆动态显像

放射性核素肝胆动态显像(radionuclide hepatobiliary dynamic imaging)可反映肝细胞的功能和胆汁排泄状态,在新生儿黄疸、成人肝细胞性黄疸和梗阻性黄疸的鉴别诊断、肝胆手术后的疗效观察和随访、胆汁漏的诊断等方面具有重要临床应用价值。

一、原理与方法

(一)显像原理

主要来源于血红蛋白的胆红素以游离胆红素的形式与血清白蛋白结合,经血液循环运至肝脏,被肝细胞摄取,并在肝细胞内形成结合胆红素。结合胆红素为水溶性,能够经毛细胆管随胆汁排入肠道。放射性核素肝胆动态显像采用的显像剂能被肝细胞自血液中选择性摄取,在肝细胞内进行近似于胆红素的代谢过程,随后被分泌入胆汁并排泄至肠道。

肝胆动态显像常用的显像剂主要有两大类。一类是 ^{99m}Tc 标记的乙酰苯胺亚氨二乙酸类化合物(^{99m}Tc-iminodiacetic acide, ^{99m}Tc-IDAs),其中以 ^{99m}Tc 标记的二乙基乙酰苯胺亚氨二乙酸(^{99m}Tc-EHIDA)、二异丙基乙酰苯胺亚氨二乙酸(^{99m}Tc-DISIDA)和三甲基溴乙酰苯胺亚氨二乙酸(^{99m}Tc-mebrofenin)常用。另一类为 ^{99m}Tc 标记的吡哆氨基类化合物(^{99m}Tc-pyridoxylidene amino acide, ^{99m}Tc-PAA),常用的是 ^{99m}Tc 标记的吡哆-5-甲基色氨酸(pyridoxyl-5-methyl tryptophan, ^{99m}Tc-PMT)。这两类显像剂都可与血清白蛋白结合,被肝细胞摄取,具有肝细胞摄取率高、肝胆排泄速度快、胆管系统显影清晰并受血清胆红素浓度影响小的优点。

(二)显像方法

检查前患者禁食 4~12 小时,保证胆囊充盈;进食可引起胆囊收缩素分泌,导致胆囊收缩不显影。停用对 Oddi 括约肌有影响的药物 6~12 小时。

受检者取仰卧位,探头视野应包括全部肝脏、部分肠道和心脏。静脉注射显像剂。成人注射185~370MBq(5~10mCi),儿童注射 7.4MBq/kg(0.2mCi/kg)。静脉注入显像剂后即刻以 1 帧/分钟(或每 3~5 分钟一帧)连续显像至 60 分钟或于 5、10、20、30、45、60 分钟分别行动态显像。胆囊 60 分钟未显影时应在 3~4 小时后进行延迟显像，也可进行胆囊收缩试验或吗啡介入试验，观察胆囊是否显影及显影时间。诊断胆汁漏时，多次延迟影像、多体位显像和行 SPECT/CT 融合显像有助于确诊。

二、影像分析

自静脉注射显像剂后 30~45 秒以内，心脏、双肺、肾脏、大血管、肝脏依次显影。按照动态显像顺序，正常肝胆显像常分为以下三个时相（图 15-1）。

1. **肝实质相**（liver parenchyma phase）注射后 3~5 分钟心影消退，肝脏已清晰显影并持续浓聚放射性，15~20 分钟左右肝脏达摄取高峰，然后肝影逐渐变淡。正常肝脏放射性分布均匀，肝右叶体积大，右叶放射性高于左叶，左、右叶之间的肝裂放射性稀疏。此期以肝细胞摄取为主。

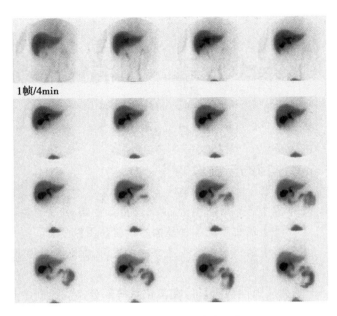

图 15-1　**正常肝胆动态显像**

肝实质相（第 1~4 帧）、胆管排泄相（第 5~9 帧）和肠道排泄相（第 10~16 帧）。

2. **胆管排泄相**（bile duct excretion phase）　随着肝细胞将放射性显像剂分泌入胆道，肝影逐渐变淡，注射后 5 分钟胆管即显影，依次显示左右肝管、肝总管、胆囊管和胆囊影像。胆囊一般在 45 分钟内显影。胆系影像随肝影变淡而更清晰，典型的可见"胆道树"结构。

3. **肠道排泄相**（intestine excretion phase）　30~60 分钟显像剂逐渐排入肠道。肠道显影时间一般不会超过 45~60 分钟。若评价胆囊收缩功能，可服脂餐后继续显影 30 分钟（或肌内注射胆囊收缩素 0.2~0.3μg/kg），并计算排胆分数（gallbladder ejection fraction，GBEF），正常参考值在 35% 以上，低于 35% 则认为胆囊收缩功能异常。

$$GBEF（\%）=［胆囊收缩前计数率-胆囊收缩后 30（或 15）分钟计数率］\div$$
$$胆囊收缩前计数率 \times 100\%。$$

说明：服脂餐后 30 分钟、肌内注射胆囊收缩素后 15 分钟测定排胆分数。

分析肝胆显像图像时应注意观察：①心影、肝脏显影和消退的时间；②胆道系统影像的形态、是否有胆管扩张；③胆囊是否显影、显影时间和收缩功能；④肠道出现放射性的时间等。

三、临床应用

超声、CT 和 MR 等是肝、胆、胰等器官疾病的首选检查方法。放射性核素肝胆动态显像可反映肝细胞的功能与代谢，具有方法简便、安全、无创等优点，且辐射量低，是超声、CT 和 MR 等解剖影像的重要补充。主要适应证：①新生儿黄疸的鉴别诊断，如新生儿肝炎综合征、先天性胆道闭锁、先天性胆总管扩张等；②成人肝细胞性黄疸、梗阻性黄疸的鉴别诊断；③肝胆管手术、支架置入后的疗效观察和随访、胆汁漏的诊断；④急、慢性胆囊炎，特别是非结石性慢性胆囊炎的诊断；⑤十二指肠胃反流的诊断（见本章第四节）。

（一）新生儿黄疸的鉴别诊断

新生儿黄疸较其他任何年龄的儿童黄疸常见。主要病因有新生儿肝炎综合征、先天性胆道闭锁、先天性胆总管扩张等。新生儿胆管系统细小，超声检查不理想。放射性核素肝胆动态显像通过观察肝实质显像、胆管、胆囊和肠道排泄等可进行上述疾病的鉴别诊断。

新生儿肝炎综合征（neonatal hepatitis syndrome）是指起病于新生儿期并延续至婴儿期的一组临

床综合征,以黄疸、肝脾肿大和肝功能异常为特征。常因肝细胞功能受损导致肝脏摄取放射性减少,肝实质相肝脏显影欠清晰,心影放射性持续存在。由于肝外胆管通畅,一般 24 小时内可见胆囊或肠道内出现放射性分布(图 15-2)。

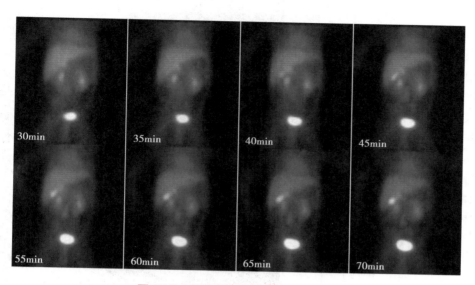

图 15-2　新生儿肝炎综合征动态显像

患儿,男性,53 天,发现皮肤黄染 4 周。静脉注射 ^{99m}Tc-EHIDA 30 分钟后开始显像。肝影尚清晰,30 分钟后肝总管显影,40 分钟后胆囊显影,45 分钟后肠道出现放射性浓聚影,并逐渐增多。诊断为新生儿肝炎。

先天性胆道闭锁肝细胞功能正常,因此肝实质显影和心影消退正常。肝脏的放射性呈均匀分布,放射性消退缓慢;各级胆管、胆囊和肠道持续不显影,并且需延迟显像观察至 24 小时。肠道持续未见放射性显像剂的患儿,给予口服苯巴比妥,每次 2.5mg/kg,每日 2 次,连续 7 天。苯巴比妥能诱导肝微粒体葡萄糖醛酸转移酶活性,促进胆红素与葡萄糖醛酸结合,进而促进胆汁分泌、降低血浆胆红素浓度。然后再次进行肝胆动态显像,24 小时后肠道内仍无放射性,则诊断为先天性胆道闭锁(图 15-3)。

先天性胆总管扩张是临床上最常见的一种先天性胆道畸形,主要是指胆总管的一部分呈囊状或梭状扩张,有的可伴有肝内胆管扩张。超声、CT 或 MR 可发现肝内或肝外胆管走行区囊状或梭状囊性结构,但大多不能判断囊性结构与胆道的关系。肝胆动态显像可在扩张的胆管内见到排泄迟缓或持续滞留的显像剂,形成椭圆形或梭形放射性浓聚影,放射性可在肝影、胆囊影消退甚至进餐后仍持续存在。有时因为胆道梗阻较重,胆囊内压力过高而没有放射性浓聚。

(二)成人黄疸的鉴别诊断

肝细胞性黄疸患者的肝细胞功能受损,对显像剂的摄取减低,肝脏显影不清晰,心影持续存在。

胆管癌或胰腺癌等肿瘤引起的梗阻常表现为无痛性逐渐加重的黄疸,胆管结石引起的黄疸多有严重的急性或反复性腹痛或伴发热,临床上一般首选超声、CT 或 MR 检查,以下情况可选择肝胆动态显像:①疑有胆总管梗阻,超声检查正常者;②曾有胆总管扩张史或手术史的患者,胆管结构解剖异常;③不完全性胆总管梗阻。

肝胆动态显像可通过观察从胆道至肠道的显影情况来鉴别梗阻性和非梗阻性黄疸。超声、静脉胆道造影,甚至 CT、MRCP 等检查时因胆总管可能不扩张,而很难发现不完全性胆总管梗阻。肝胆动态显像可以通过显像剂从胆道至肠道的通过时间延迟(大于 60 分钟)诊断不完全性胆总管梗阻。

(三)肝胆管手术后评价

肝、胆、胰及胃、十二指肠手术后和肝移植术后,胆管结构重构,解剖影像如超声、CT 等难以显示。肝胆动态显像可提供以下信息：①术后有无胆囊管残留；②胆道、肠道吻合术（Roux-Y 手术）后吻合口的通畅性及 Billroth Ⅱ式手术的胆汁通畅情况，有无胆汁-胃、食管反流；③有无胆汁漏（图 15-4）；④肝移植术后有无排斥反应、感染或胆道梗阻等。

（四）急、慢性胆囊炎

急、慢性胆囊炎目前临床多结合超声、CT、内镜逆行胰胆管造影（endoscopic retrograde cholangiopancreatography，ERCP）检查进行诊断与鉴别诊断。放射性核素肝胆动态显像目前已较少用于急、慢性胆囊炎的诊断，但在非结石性胆囊炎的诊断中有一定意义。非结石性胆囊炎是由细菌、病毒感染或胆盐与胰酶引起的慢性胆囊炎。患者胆囊管因炎症闭塞致使胆汁淤积，进而导致胆囊管或胆总管梗阻，肝胆显像可表现为胆囊显影延迟至 1~4 小时，肠道显影早于胆囊，这是慢性胆囊炎的一个特异性征象。给予脂餐后胆囊收缩功能的改善不明显。胆囊显影越滞后，诊断慢性胆囊炎的符合率越高。

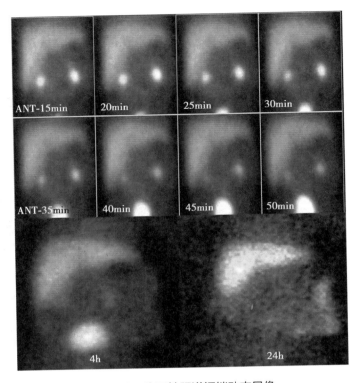

图 15-3　先天性胆道闭锁动态显像

患儿，男性，45 天，发现皮肤黄染 3 周。静脉注射 ^{99m}Tc-EHIDA 10 分钟后开始显像。肝脏放射性持续存在，于 50 分钟后、4 小时后和 24 小时后未见肠道放射性浓聚。诊断为先天性胆道闭锁。

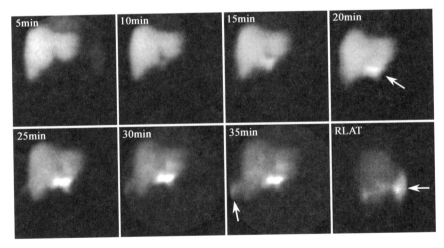

图 15-4　肝胆动态显像诊断术后胆汁漏

第二节 | 消化道出血显像

消化道出血是临床常见问题之一，病因复杂，确定出血的来源、部位和出血严重程度是诊治过程中的首要任务。当胃镜、肠镜检查阴性时，消化道出血显像（gastrointestinal bleeding imaging）对胃肠道出血，特别是小肠出血的定位诊断具有重要价值。

一、原理与方法

（一）显像原理

在生理状态下，经静脉注入血管腔内的显像剂不会逸出血管床。胃肠道壁破裂、出血时，显像剂自血管破裂处进入胃肠道并持续聚集，显像剂分布随肠壁蠕动并沿着肠腔走行变化，从而对出血点进行诊断、定位和判断出血程度。

常用的显像剂有两类：①^{99m}Tc 标记红细胞（^{99m}Tc-RBC）；②^{99m}Tc-胶体（^{99m}Tc-硫胶体或植酸钠）。前者能较长时间存在于血液循环中，可进行多次延迟显像，用于慢性、间歇性胃肠道出血。后者常用于急性活动性出血，因腹部本底低，可清晰显示出血病灶，但不能进行延迟显像，不适用于间歇性出血。

（二）显像方法

显像前 1 小时口服过氯酸钾（$KClO_4$）200~400mg 封闭胃黏膜，减少其摄取、分泌和排泄高锝酸盐（$^{99m}TcO_4^-$），避免干扰出血灶的识别而造成假阳性。

1. **^{99m}Tc-RBC 显像** 体内标记法静脉注射 ^{99m}Tc-RBC 555~740MBq（15~20mCi）后，立即 1 帧/5 分钟动态采集至 30~60 分钟。如未能显示出血病灶，需要在 2、4、6 或 24 小时内进行多次延迟显像，以提高间歇性出血的检出率。怀疑出血部位与大血管或脏器重叠时，可增加侧位或最佳位置显像或进行局部 SPECT/CT 融合显像。

2. **^{99m}Tc-硫胶体或植酸钠显像** 静脉注射显像剂 370MBq（10mCi）后，立即开始 1 帧/2 分钟动态采集 20~40 分钟。必要时可重复注射再显像。

二、影像分析

（一）正常影像

1. **^{99m}Tc-RBC 显像** 患者腹部可见大血管影像及血管床丰富且含血量多的器官，如肝、脾、肾等显影，盆腔内可见膀胱逐渐显影，胃肠等不显影。

2. **^{99m}Tc-硫胶体或植酸钠显像** 仅肝、脾清晰显影，腹部放射性本底低，大血管、肾及肠道均不显影。

（二）异常影像

胃肠道任何部位有一定量的活动性出血，均可见到相应部位异常放射性浓聚（出血影）（图 15-5）。动态显像时最先见到的放射性浓聚点就是出血部位。判定胃肠道出血应掌握三个要点：①在腹部正常大血管及脏器组织之外发现异常放射性浓聚灶；②随时间延长出血量增加，放射性浓聚的范围逐渐扩大；③放射性沿肠道蠕动方向延伸，走向与肠道一致。

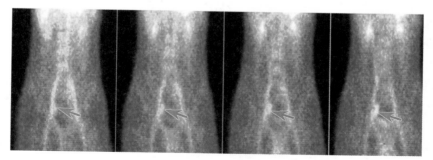

图 15-5 ^{99m}Tc-RBC 消化道出血显像
右下腹右侧髂血管内侧见异常放射性浓聚，且放射性浓聚的范围随时间逐渐扩大。

根据出血部位异常放射性浓聚灶的范围及放射性的强弱可判断出血量。

1. **少量出血** 出血部位见放射性小浓聚灶，时隐时现，看不到远端肠腔放射性增高影。

2. **中等量出血** 出血部位放射性明显浓聚,范围不断扩大,并随胃肠蠕动,逐渐拉长变形,向下移动,使远端肠腔内放射性陆续增高。

3. **大量出血** 出血部位放射性快速增浓且扩大成团块,出现明显的肠影。

三、临床应用

消化道出血显像主要针对内镜检查的盲区,即空回肠出血的定位诊断有重要的临床实用价值。认真分析系列动态图像的特征,可对胃肠道出血作出诊断,并可大致判断出血的部位与程度。其灵敏度为 93%、特异性为 95%、准确性为 84%~95%。小肠少量活动性或间歇性出血,出血速度为 0.05~0.1ml/min,出血量达到 2~3ml,消化道出血显像即能检出。图像分析时应注意可能出现的假阳性,如小肠或结肠出现放射性浓聚,首先,要除外因体内标记红细胞标记率不高,$^{99m}TcO_4^-$ 被胃黏膜摄取并分泌排入肠道,需观察胃、甲状腺及唾液腺有无显影进行鉴别;其次,常见的假阳性原因是异位肾脏、盆腔输尿管放射性浓聚、腹腔静脉曲张、动脉瘤等。假阴性的原因包括:显像时患者没有活动性出血;出血速度小于 0.05ml/min;平面显像因膀胱放射性影响对盆腔小肠或直肠出血的诊断。消化道出血显像可作为各种原因所致下消化道出血的首选检查方法,具有简便、无创、灵敏、准确且便于动态观察的特点。

第三节 | 异位胃黏膜显像

异位胃黏膜(ectopic gastric mucosa)是指胃黏膜组织异位至胃以外消化道的先天性胚胎残余疾病,可分布于从口腔到直肠的任意部位。常见于十二指肠胃黏膜异位症、Barrett 食管、梅克尔憩室和小肠重复畸形等疾病。发生在胃以外部位的异位胃黏膜由含胃上皮、主细胞和壁细胞的基底腺组成,异位胃黏膜同样具有分泌胃酸和胃蛋白酶的功能,可引起病变部位的黏膜形成溃疡,导致狭窄、出血、穿孔。异位胃黏膜显像可对异位胃黏膜进行定性和定位诊断,也可协助内镜检查,在某些部位,某种程度上可代替内镜检查。

一、梅克尔憩室显像

(一) 显像原理

异位胃黏膜黏液细胞同正常胃黏膜一样也具有从血液中摄取高锝酸盐($^{99m}TcO_4^-$)并分泌入胃肠道的特性。梅克尔憩室(Meckel 憩室)多发生于回肠末端,距回盲瓣约 60cm 处,是最常见的胃黏膜小肠异位症。在静脉注射 $^{99m}TcO_4^-$ 后,异位胃黏膜很快聚集 $^{99m}TcO_4^-$ 而呈现放射性浓聚影像,据此可特异性地诊断梅克尔憩室存在。腹部胃以外其他部位则呈低放射性分布。

(二) 显像方法

1. **显像剂** 用新鲜 $^{99m}TcO_4^-$ 洗脱液作为显像剂,静脉注射,剂量:成人 370~555MBq(10~15mCi),小儿 1.1~3.7MBq(30~100μCi)/kg。

2. **患者准备** 患者禁食 4 小时以上,检查前禁止使用过氯酸钾、水合氯醛、阿托品等药物,其可抑制异位胃黏膜摄取 $^{99m}TcO_4^-$,导致胃液下排,影响图像分析。检查前三天可用西咪替丁(cimetidine)10mg/(kg·d)、五肽胃泌素和胰高血糖素,其作用是抑制胃酸分泌,有利于提高阳性率。

3. **显像方法** 采用动态或间隔显像方式采集。动态显像 1 帧/分钟,连续采集 30 分钟,于 60 分钟采集静态像。间隔显像于注射药物即刻、5 分钟、10 分钟、30 分钟、60 分钟各采集一帧。总的观察时间可为 60~120 分钟。对定位困难者可应用 SPECT/CT 融合显像。

(三) 影像分析

1. **正常影像** 胃腔内大量放射性浓聚,肾及膀胱逐渐显影。腹部其他部位无放射性浓聚。有时胃液中的放射性进入肠道可致十二指肠及小肠区域呈现形态不固定的放射性分布。

2. 异常影像 除胃、肾脏、结肠脾曲等显影外,腹部出现位置相对固定不变的局限性放射性异常浓聚区,多位于右下腹小肠区,且和胃影像同时显现,可考虑为异位胃黏膜病灶(图 15-6)。多时相动态显像,其位置、形态比较固定,随时间延长显影渐浓。

(四)临床应用

本方法是目前诊断梅克尔憩室最简便、最有效的方法,但阴性结果并不能完全排除诊断。造成假阴性因素有:少量出血或分泌物较多产生稀释或洗脱作用;憩室含胃黏膜太少;异位胃黏膜因缺血、坏死、纤维化等引起功能减退等。

造成假阳性的因素有:异位肾、肾积水、动静脉瘘、血管瘤、肠套叠、局部肠道炎症或肠梗阻等。SPECT/CT 融合显像可以有助于鉴别诊断。据报道在有临床症状的梅克尔憩室患者中异位胃黏膜的出现率为 60%,而在合并出血的患者中异位胃黏膜的出现率则高达 98%。下消化道出血的患儿,多首选异位胃黏膜显像。也可根据出血活动情况选择消化道出血显像或异位胃黏膜显像,先后进行这两项检查或重复检查可减少漏诊。

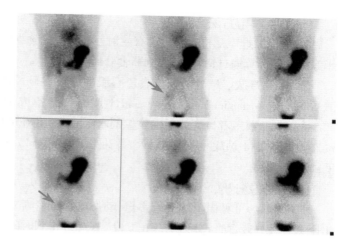

图 15-6 异位胃黏膜显像

1 帧/5 分钟。10 分钟时右下腹髂血管外侧见异常放射性浓聚影,并随时间延长放射性分布范围逐渐扩大,放射性减低。手术病理证实为小肠梅克尔憩室。

二、Barrett 食管显像

长期的胃食管反流可以引起食管鳞状上皮被化生的柱状上皮(壁细胞)所取代。当静脉注射 $^{99m}TcO_4^-$ 后,$^{99m}TcO_4^-$ 被病变局部的异位胃黏膜所摄取,故可显像而作出诊断。显像剂、显像方法及检查前患者准备等同异位胃黏膜显像。正常人静脉注射 $^{99m}TcO_4^-$ 后食管不显影。如果在胃显影同时,贲门以上食管内出现放射性浓聚,则可作出 Barrett 食管的诊断。该浓聚灶随时间可增强,且饮水后放射性不消失。现今 Barrett 食管常由内镜检查及黏膜活检诊断,但核素显像简便、灵敏、无创,是内镜检查的重要补充。

第四节 │ 消化道动力学测定

胃肠动力障碍性疾病(disorder of gastrointestinal motility,DGIM)主要指因胃肠动力功能紊乱引起的以各种消化道症状为临床表现的疾病,是临床常见病。包括消化系统本身的动力障碍性疾病,如贲门失弛缓症、胃食管反流病、慢传输型便秘等;也可以是消化系统以外的疾病累及消化系统所致,如糖尿病胃轻瘫、结缔组织病导致的胃肠动力障碍等。由于没有明显结构性病变,因此,DGIM 很难通过解剖影像、内镜和血液学指标检测来明确诊断,需要通过消化道动力学测定来协助诊断。

核医学消化道动力学显像是在人体的生理状态下观察胃肠道功能活动,具有无创、无痛或不适、无需插管的特点以及患者易于接受并可重复应用的优势。通过计算机技术可获取一系列生理参数,是研究消化道功能独特而有价值的方法。

一、食管通过显像

核素食管通过显像(esophageal transit imaging)是一种简便易行的评价食管运动功能的方法。不影响食管生理状态,并且可得到定量资料,用于食管运动障碍疾病的诊断及临床治疗效果的监测。

（一）原理与方法

1. 显像原理 受检者吞食含有放射性显像剂的食物团后，应用SPECT连续采集食团通过食管时影像变化并计算通过食管时间，判断食管通过功能。

2. 显像方法 患者隔夜禁食。吞服的放射性显像剂为^{99m}Tc-硫胶体或^{99m}Tc-二乙烯三胺五乙酸（diethylene-triamine pentaacetic acid，DTPA）。制备成水溶液或半固体食物，剂量为18.5~37MBq（0.5~1mCi）。嘱患者口含放射性显像剂水溶液（食团）15ml，做"弹丸"式吞咽，同时启动SPECT进行动态影像采集，1帧/秒，采集30秒。并让患者每间隔15~30秒干咽1次，共4次，采集5分钟，获得时间-放射性曲线。

（二）影像分析

自咽部起，可见向下的食管影像，动态电影可清晰显示食团通过食管过程。通过ROI技术勾画出全食管及分段食管（分为上、中、下段），经处理得到时间-放射性曲线。定量分析食管内残留率或食管通过时间（total esophageal transit time，TETT）。TETT是指放射性食团初次进入食管至90%放射性被清除的时间。正常参考值小于15秒，通过率应>90%。

食管内残留率计算公式：食管残留率 =（E_{max}–E_t）÷ E_{max} × 100%。

E_{max}为吞咽后15秒内食管内最大计数率，E_t为经过t次吞咽后计数率。

（三）临床应用

食管贲门失弛缓症（achalasia of cardia and esophagus）又称贲门痉挛或巨食管，是因食管贲门部的神经肌肉功能障碍，导致食管功能障碍，继而引起食管下端括约肌弛缓不全，食物无法顺利通过而滞留。因食管张力及蠕动逐渐减低、食管扩张在食管通过显像时多表现为食管通过时间延长，通过率<90%。主要是食管蠕动减弱和食管下段括约肌松弛障碍导致食物在食管内滞留，多数患者表现为吞咽困难、自发性胸痛、呕吐等。放射性核素食管通过显像对于诊断食管贲门失弛缓症有较高诊断敏感性，是以生理学原理为基础，简便、准确、客观的检查方法，并具有非创伤性、辐射剂量小、快速等特点。但其由于受到图像分辨力的限制，尚不宜作为首选检查。

二、胃食管反流显像

胃食管反流性疾病（gastroesophageal reflux disease，GERD）是由于各种因素造成的上消化道动力障碍性疾病，最突出的症状是上腹部剑突下烧灼感或伴有胃内容物反流至口腔。其并发症有食管炎、出血、食管狭窄、食管溃疡、Barrett食管和癌症。儿童症状不同，通常可出现呼吸道症状、缺铁性贫血、营养不良等。婴儿7~8月龄前可出现生理性的轻度胃食管反流，但约有5%~10%的患者因持续反流状态存在，可伴有食管狭窄、反复肺炎及营养不良等并发症。

（一）方法及结果判断

患者隔夜禁食，将^{99m}Tc-硫胶体或^{99m}Tc-DTPA 18.5~37MBq（0.5~1mCi）加到150ml橘子水及150ml 0.1mol/L HCl酸性混合溶液中，制备成液体放射性试餐。患者通过吸管吸入放射性试餐后，再给予30ml水以清除食管内残余放射性。5~10分钟后开始采集，1帧/5~10秒，采集60分钟。针对婴幼儿，可将上述显像剂加入牛奶中，牛奶量按300ml/1.7m²体表面积计算，活度为7.4~11.1MBq（200~300μCi）/kg。在放射性试餐进入胃以后，成人常规腹部加压，每次给予不同压力后采集30秒，如果贲门上方出现异常放射性浓聚，为胃食管反流的典型表现（图15-7）。如未发现反流，必要时作2~4小时延迟显像。婴幼儿经鼻饲管将放射性混合液引入胃，也可将其滴入患儿舌根部，腹部不用加压。患儿多次吞咽后，进行显像，注意观察显像剂是否进入肺内。

每次增压后按公式计算胃食管反流指数（gastroesophageal reflux index，GERI）：GERI=（E_t–E_b）÷ G_o × 100%。

其中E_t是t时间的食管计数，E_b是食管内本底计数，G_o为检查开始时胃内的计数。婴幼儿不用加腹带和增加腹压。

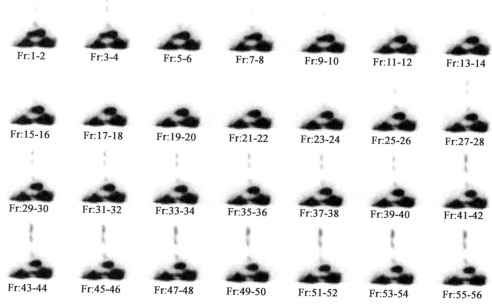

图 15-7　**胃食管反流显像**

站立位,1 分钟内口服 2.0mCi^{99m}Tc-DTPA 酸性液体 50ml,然后继续口服 250ml 酸性液体,即刻进行静态显像,采集 1 分钟。随后行仰卧位前后位动态显像,30 秒/帧,采集 30 分钟。动态显像示 2 分钟内食管内可见少量放射性分布,随后放射性逐渐减少、消失;约 12 分钟时,食管下段再次出现放射性,且随时间延长食管放射性增加,诊断为胃食管反流。Fr:1-2 表示从 1 分钟到 2 分钟采集的图像。

(二)临床应用

正常人食管内无放射性浓聚。在成年人群中,本方法常用于反流性食管炎的诊断和胃大部切除术后观察。GERI 为 3%~4%,提示 GERD 可疑;如果 GERI>4%,提示存在 GERD。在婴幼儿期,胃食管反流是引起肺部异物吸入、反复肺炎、难治性肺炎甚至是难治性哮喘的病因。胃食管反流显像对诊断儿童胃食管反流有很大价值,灵敏度为 75%~88%。

三、胃排空显像

核素胃排空显像(gastric emptying imaging)是诊断胃动力障碍的金标准。X 射线胃肠道造影能诊断明显的胃排空迟缓和机械性梗阻,但是诊断胃轻瘫不够敏感且不能进行定量分析。

(一)原理与放射性药物

将放射性核素加入到食物中制备成不被胃黏膜吸收的放射性试餐,用 SPECT 连续记录食团通过胃蠕动排入十二指肠的过程,分析不同时间内的放射性计数变化,计算胃排空时间,反映胃的运动功能。放射性核素必须牢固地与食物相结合,以组成放射性试餐。试餐包括液体试餐、固体试餐。常用的药物是 ^{99m}Tc-硫胶体和 ^{99m}Tc-DTPA。

如果仅作一种食物的胃排空测定,建议采用固体试餐。液体试餐胃排空显像对隐匿性异常的检出敏感性不如固体试餐。如果条件允许,建议采用双核素固体-液体混合试餐。常使用 ^{111}In-DTPA 作为液体食物的标记物,因为 ^{111}In 具有较高的能峰(171 和 247keV)。用 ^{99m}Tc 标记固体食物,考虑到在大多数临床研究中都需要了解固体食物的胃排空,固体食物胃排空正常时,液体食物胃排空一般都正常;而固体食物胃排空延迟时,液体食物的胃排空有可能正常,也有可能延迟,因此,推荐首先进行固体食物的胃排空测定。单纯的液体食物胃排空测定只适用于各种原因无法进食固体食物的患者。

1. **固体试餐的制备** 将 37MBq（1mCi）^{99m}Tc-硫胶体或 ^{99m}Tc-DTPA，加入到 120g 鸡蛋中搅匀，加热煎炒至固体状，夹入两片面包中备用。^{99m}Tc-硫胶体或 ^{99m}Tc-DTPA 与鸡蛋内的乳清蛋白结合。

2. **液体试餐的制备** 取 37~74MBq（1~2mCi）^{99m}Tc-硫胶体或 ^{99m}Tc-DTPA，加入到 5% 葡萄糖溶液（糖尿病患者用生理盐水）300ml 中混匀备用。

3. **双核素固体-液体混合试餐** 常用 ^{111}In-DTPA 作为液体食物的标记物，用 ^{99m}Tc-硫胶体标记固体食物。

患者隔夜禁食，停用影响胃动力的药物 1~2 周。口服试餐后用 SPECT 动态采集前后位和后前位图像。1 帧/15 分钟，60 秒/帧，连续 2 小时。计算胃排空半排时间（$T_{1/2}$）和排空率（%/min）。

胃排空率：$GE_t(\%) = (C_{max} - C_t) \div C_{max} \times 100\%$。

式中，GE_t 为时间 t 时的胃排空率，C_{max} 为胃区内最大计数率；C_t 为时间 t 时胃内的计数率。

（二）影像分析及临床应用

食物由胃排入十二指肠的过程称为胃排空。正常人固体试餐 2 小时和 4 小时的胃排空率分别为 40% 和 90%。半排时间平均为 90 分钟（45~110 分钟）。单纯液体试餐半排时间为 10~20 分钟。固体-液体混合试餐的液体食物胃排空速率较单纯液体试餐慢，且液体试餐排空率不受固体试餐排空率的影响。胃排空受多种因素影响，如放射性试餐的种类、配制方法、检查时的体位、性别、检查时患者的身体状况等。

当患者有消化系统症状，通过一系列的检查已排除器质性病变，且有下列情况时，应考虑进行胃动力功能检查：①不明原因胃潴留；②功能性消化不良伴有明显的胃排空延迟症状者；③伴有影响胃动力的全身性疾病，如糖尿病胃轻瘫。胃排空过快或延缓在临床症状上有较大的重叠，均表现为上腹胀、早饱、上腹痛、恶心等症状，而两者在治疗上有差异，因此，鉴别诊断很重要。

1. **胃排空加速** 常见于迷走神经切断术后、幽门成形术后、十二指肠溃疡、萎缩性胃炎、Zollinger-Ellison 综合征、Chagas 病、胰腺功能低下以及甲状腺功能亢进症等疾病。患者可伴随心悸、发汗、虚弱和腹泻（倾倒综合征）。

2. **胃排空延缓** 胃排空延缓可由器质性梗阻或功能性胃动力不足引起。器质性梗阻常见于成人消化道溃疡、小儿先天性肥厚型幽门狭窄、胃窦部及邻近器官的癌症侵犯压迫所致的幽门梗阻。功能性胃动力不足多是由胃、肠手术引起的胃动力障碍、中枢神经系统疾病、糖尿病胃轻瘫、反流性胃炎、反流性食管炎、结缔组织病、甲状腺功能减退症及迷走神经切断术等导致。胃动力不足是造成胃排空延缓的最常见因素。应用甲氧氯普胺可鉴别机械性或功能性梗阻。甲氧氯普胺加速胃的正向排空和加速肠内容物从十二指肠向回盲部推进。如为功能性梗阻，胃排空率增高或基本恢复正常；如为机械性梗阻，胃排空率不增高或部分增高。

四、十二指肠胃反流显像

十二指肠内容物、胆汁、胰酶及碱性肠内容物反流入胃称十二指肠胃反流（duodenogastric reflux，DGR），碱性反流或胆汁反流是一种常见的病理现象。放射性核素十二指肠胃反流显像（duodenogastric reflux imaging）为诊断肠胃反流和探讨其致病机制提供了一种简便、无创和可靠的方法。

（一）原理和方法

利用肝细胞快速摄取肝胆显像剂，并将其分泌入胆道系统后逐渐排至十二指肠的特点，可观察生理状态下十二指肠内的放射性分布情况。在正常的情况下，进入十二指肠的肝胆显像剂不能进入胃内，显像时胃部检测不到放射性。当存在十二指肠胃反流时，进入十二指肠的显像剂可逆流入胃，造成胃显影，借此可诊断十二指肠胃反流。

常用显像剂是 ^{99m}Tc-EHIDA。静脉注射 ^{99m}Tc-EHIDA 即刻开始显像。常规肝胆显像动态采集完成，如放射性显像剂进入十二指肠后，继续进行动态显像，连续 30~60 分钟。如肠道未见放射性可给予脂餐或 300ml 牛奶促进胆汁排泄，根据情况适当延长显像时间。勾画 ROI，可作出十二指肠胃反流

的时间-放射性曲线。肠胃反流指数(enterogastric reflux index,EGRI)根据下列公式计算:

$$EGRI(\%) = 胃内最高计数率 \div 全肝最高计数率 \times 100\%$$

(二)影像分析

正常情况下胆汁不进入胃,表现为十二指肠空肠区以上的胃区无放射性浓聚。服脂餐后,胃部仍无放射性出现。当存在十二指肠胃反流时,排至十二指肠的显像剂逆流入胃,胃区出现放射性异常浓聚,造成胃显影,即可判断为十二指肠胃反流(图 15-8)。

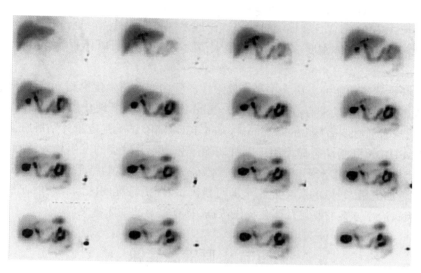

图 15-8　**十二指肠胃反流显像**
1 帧/5 分钟。45 分钟时胃内出现明显放射性浓聚。

如果胃区难以判断有无反流,可在检查结束前口服 3.7~7.4MBq(0.1~0.2mCi)^{99m}TcO$_4^-$,然后再次显像以确定胃的位置和形态轮廓。

(三)临床应用

病理性十二指肠胃反流多发生在术后,如胃大部分切除术后、胆囊切除术或胆肠吻合术后。慢性胃炎、胃溃疡、胃癌、反流性食管炎及某些消化不良疾病均可导致十二指肠胃反流。以往检查十二指肠胃反流的方法,大多数依靠胃管抽取胃液检查或胃镜检查,既不方便、又不够准确。由于机械插入的刺激,其本身即可能导致十二指肠胃反流。本法为符合生理状况的一种简便、安全有效和无创的检查方法,并可进行定量测定,优于胃液检查和胃镜检查。

五、小肠通过显像

小肠通过时间定义为放射性核素标记的食物从十二指肠到盲肠的时间。小肠功能紊乱有多种临床表现,如消化不良、上腹和脐周疼痛、餐后饱胀、恶心、呕吐和腹泻。其与胃排空障碍症状有重叠,因治疗方法不同,应进行鉴别。

给受检者食入不被胃肠黏膜吸收的放射性试餐后,试餐进入胃,经过胃的蠕动排到十二指肠,在体外用 SPECT 连续观察其通过小肠排至结肠的全过程,勾画出胃和结肠 ROI 后计算出小肠通过时间及小肠残留率等参数,以了解小肠运动功能。小肠通过时间正常参考值为(4.2±2.5)小时。

肠易激综合征、短肠综合征、倾倒综合征、甲状腺功能亢进症、运动功能障碍性疾病等均可导致小肠通过时间变短。其中肠易激综合征是最常见的肠道功能紊乱性疾病,患者有腹痛、腹胀、肠鸣、腹泻和便秘等症状。小肠假性梗阻者可见扩张的肠管及小肠通过时间明显延长。小肠机械性肠梗阻、Crohn 病、小肠性便秘患者的小肠通过时间延长。糖尿病、硬皮病患者可有小肠通过时间的异常。小肠通过显像还可用于胃肠动力药物治疗前后的疗效监测。

六、^{99m}Tc-GSA 肝功能评价

去唾液酸糖蛋白受体（asialoglycoprotein receptor，ASGPR）是肝细胞表面的特异性受体，能够特异性摄取血液中的糖蛋白，ASGPR 的数量与肝脏功能密切相关。慢性肝炎、肝硬化、门静脉高压和肝癌等疾病可导致 ASGPR 减少，肝脏储备功能下降。肝叶切除或肝移植手术前需精准评估肝脏储备功能，肝脏储备功能是选择手术方式、手术范围和降低手术并发症的重要依据。

^{99m}Tc-半乳糖基人血清白蛋白（^{99m}Tc-galactosyl human serum albumin，^{99m}Tc-GSA）具有快速被肝细胞摄取、特异性与 ASGPR 结合且缓慢经过胆道和泌尿系统排泄的特点。通过 SPECT 显像，建立多室药代动力学模型，可获得受体密度、受体数量、最大清除率、功能性肝脏体积等参数，可用于临床评估肝脏储备功能。

目前，评估肝脏储备功能的方法大多具有局限性。肝功能血清生化检测，可反映肝脏整体器官的综合功能，但判断肝脏储备功能存在较大偏差。Child 评分是评估肝硬化患者预后较可靠的方法，但不适合非肝硬化患者。吲哚菁绿（indocyanine green，ICG）清除试验是定量评估肝脏储备功能较为准确的方法，^{99m}Tc-EHIDA 肝胆动态显像用于肝脏切除量和预测并发症的发生较为敏感，但上述两种方法受到肝脏血流异常、胆红素水平升高、胆汁排泌障碍等的影响，试验结果存在不确定性。^{99m}Tc-GSA SPECT/CT 显像更加灵敏，轻微的肝功能不全即可检出，能提供精准的区域肝功能评估，且操作简便，可为多种肝脏疾病治疗方案的制订及优化提供依据，具有重要的临床意义。

第五节 | 唾液腺显像

唾液腺是产生和分泌唾液的外分泌腺，辐射、自身免疫性疾病、病毒感染及肿瘤等，均可导致唾液分泌功能受限或完全丧失，从而影响口腔功能。临床上治疗原发病的同时，恢复唾液腺功能或实现唾液腺再生是主要目标。唾液腺显像可通过唾液腺摄取和排泄高锝酸盐（^{99m}TcO$_4^-$）的量和速度以及其形态特征来评价其功能。

一、原理与方法

唾液腺的间叶导管上皮细胞能够将血液中的 ^{99m}TcO$_4^-$ 主动摄取到细胞内，而后逐渐分泌到管腔内并随腺泡分泌的唾液一起进入口腔。通过静脉注射 ^{99m}TcO$_4^-$，可获得唾液腺放射性核素影像和时间-放射性曲线，其反映了唾液腺细胞对 ^{99m}TcO$_4^-$ 的摄取、分泌和排泄，可对唾液腺位置、大小、形态和功能进行全面的观察。

受检者预约检查后，无需特殊准备。静脉注射 185~370MBq（5~10mCi）^{99m}TcO$_4^-$ 后，即可快速动态显像观察唾液腺血流灌注并于 5、10、20、40 分钟时进行静态显像。然后舌下含服维生素 C 300~500mg，促使唾液分泌，漱口清洗口腔中的放射性唾液后，再行静态显像。采用前后位和/或左右侧位，显像视野包括甲状腺。前后保持同一体位可作出时间-放射性曲线，并定量分析。

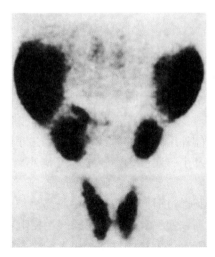

图 15-9 **正常唾液腺影像**

二、影像分析

（一）正常影像

腮腺、颌下腺显影清晰，两侧对称；舌下腺显影较淡（图 15-9）。酸刺激引起放射性唾液显著分泌并很快被引流。正常时唾液腺和甲状腺摄取 ^{99m}TcO$_4^-$ 的速率相同，甲状腺影像可作为唾液腺影

像的参照。定量测定的时间-放射性曲线近似呈反"S"形,其反映了唾液腺细胞对 $^{99m}TcO_4^-$ 的摄取、分泌和排泄。

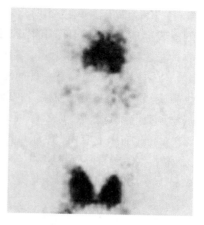

(二)异常影像

异常影像包括:双侧唾液腺摄取功能亢进或低下,摄取不对称、不均匀,单一唾液腺局灶性放射性摄取增高或降低。腺管梗阻时表现为放射性唾液潴留,酸刺激时更显著。

临床上病毒或细菌感染、放射性治疗后的炎症反应等常可导致两侧唾液腺摄取亢进。干燥综合征导致唾液腺摄取低下,严重时双侧唾液腺可不显影(图 15-10)。良性唾液腺肿瘤一般具有分泌功能,多表现为摄取显像剂增多;恶性肿瘤无分泌功能,表现为放射性摄取缺损,即"冷区"。

图 15-10 双侧唾液腺不显影

三、临床应用

$^{99m}TcO_4^-$ 核素显像作为一种无创的唾液腺功能评价方法,已被广泛应用到临床。核素唾液腺显像不仅安全,而且患者具有很好的耐受性,可用于评价多种疾病的唾液腺功能,包括干燥综合征、唾液腺肿瘤、阻塞性唾液腺疾病及放疗后的放射性损伤等。唾液腺分泌功能受多种因素影响,可导致核素显像结果不同。

第六节 │ 肝血流灌注和肝血池显像

肝脏是血供丰富的器官,具有肝动脉(占 25%)和门静脉(占 75%)双重血供系统。静脉"弹丸"式注射 740~1 110MBq(20~30mCi)^{99m}Tc-RBC(红细胞)后,采集肝脏血流灌注的整个过程称为肝血流灌注显像;显像剂在血循环中达到平衡后,集聚在肝脏血管腔和血窦时再次成像,称为肝血池显像。显像时分别采集肝血流灌注相、血池相和延迟相,采集的时间点与多层螺旋 CT 动态增强的动脉期、静脉期和平衡期(或延迟期)一致。

放射性核素肝血流灌注和肝血池显像可评价肝脏病变的血供特点,既往临床上常用于肝脏富血供肿瘤(如肝细胞癌、肝腺瘤等)与乏血供疾病(如肝囊肿、肝硬化结节等)的鉴别诊断、肝海绵状血管瘤的诊断、肝血流量测定等。目前,超声、CT 和 MR 等医学影像技术的进步使得其对病变的密度分辨力、时间分辨力和空间分辨力显著提高。CT、MR 和超声的动态增强或灌注成像技术具有无创、安全、快速、便捷、图像优质等优点,已经替代了放射性核素肝血流灌注和肝血池显像。

第七节 │ 呼气试验

一、^{13}C 或 ^{14}C-尿素呼气试验诊断幽门螺杆菌感染

幽门螺杆菌(*Helicobacter pylori*,HP)是急性和慢性胃炎、消化性溃疡的重要致病因素,与胃癌有密切关系。我国普通人群感染率达 50%~60%,部分地区更高。幽门螺杆菌能产生活性较高的尿素酶,尿素酶可分解尿素产生氨气和 CO_2,分解产生的 CO_2 进入血液,经肺排出体外,没有被分解的尿素从粪便排出或吸收后以原型从尿液排出。

当口服一定量的 ^{14}C-尿素后,如果胃内存在幽门螺杆菌,^{14}C-尿素被幽门螺杆菌产生的尿素酶分解,示踪碳以 $^{14}CO_2$ 形式经肺呼出。采集呼出的 $^{14}CO_2$ 含量可判断胃内有无幽门螺杆菌感染。采用专用液体闪烁计数仪测量试验前和试验后呼气计数,计算计数比值,大于 3~5 倍为阳性。

准备进行呼气试验的受检者必须停用抗生素和铋剂至少 30 天,停用硫酸铝和质子泵抑制剂至少

2 周。检查前禁食 4~12 小时。^{14}C 原子经 $β^-$ 衰变转变为 N 原子。^{14}C-尿素虽有少量放射性,但产生的射线穿透力弱、辐射作用很小,受试者和医护人员均不用采取防护,^{14}C 在孕妇和儿童中慎用,但并非禁忌。目前,^{14}C-尿素呼气试验已被生态环境部确认为豁免检查。

^{14}C-尿素呼气试验是一种简便、无创、敏感而可靠的诊断幽门螺杆菌感染的方法,适用于:①急、慢性胃炎,胃和十二指肠溃疡者;②幽门螺杆菌根除治疗后的疗效评价和复发诊断;③幽门螺杆菌流行病学调查与筛选。^{14}C-尿素呼气试验无明确禁忌证。

目前,临床上应用 ^{13}C-尿素呼气试验测定幽门螺杆菌较多,是因为 ^{13}C 是 ^{12}C 天然稳定性同位素,无辐射。^{13}C-尿素呼气试验和 ^{14}C-尿素呼气试验检测幽门螺杆菌的灵敏度、特异性和准确率完全一致,两种方法均值得临床推广,但是 ^{13}C-尿素呼气试验需要使用质谱仪。

二、^{14}C-氨基比林呼气试验评价肝功能

氨基比林在肝细胞微粒体内代谢。^{14}C-氨基比林吸收入体内后经肝脏被微粒体 P_{450} 酶氧化产生甲醛,甲醛进一步氧化变成甲酸,最后以 $^{14}CO_2$ 形式经肺呼出。氨基比林的代谢与 P_{450} 酶的数量和活性有关,主要取决于肝细胞的数量,肝细胞的数量直接反映肝脏储备功能。^{14}C-氨基比林的清除率主要与肝脏代谢功能有关,产生的 $^{14}CO_2$ 量反映肝脏对氨基比林的代谢率,可作为评价肝微粒体 P_{450} 酶活性的指标。

受检者空腹,称量体重后嘱呼气并收集本底 CO_2。口服氨基比林胶囊 1 粒($1μCi$),收集 2 小时后呼出的 $^{14}CO_2$,计算 2 小时排出率。2 小时排出率>$(7.5±1.5)$% 为正常。

^{14}C-氨基比林呼气试验能灵敏地反映各种原因引起的肝硬化、急慢性肝炎、酒精性肝病时的肝损害情况,也可评估肝移植后排异反应。^{14}C-氨基比林呼气试验是一种安全、非侵入性且使用方便的实时动态肝储备功能定量检测手段,相比于传统的血清学检查和定量肝功能动态检查,临床上的肝储备功能的定量检测更倾向于采用这种安全无创的手段。

(王振光)

本章目标测试

思考题

1. 怎样应用核医学显像方法鉴别诊断新生儿肝炎和先天性胆道闭锁?
2. 在临床上,什么情况下应用核医学显像的方法判断有无消化道出血和出血的位置及程度?
3. 简述梅克尔憩室显像的原理及其在临床上的应用价值。
4. 十二指肠胃反流的核医学影像特点是什么?
5. 简述唾液腺显像的临床应用适应证和影像表现。

NOTES

第十六章 | 呼吸系统

本章数字资源

教学目的与要求

【掌握】肺通气/灌注显像的原理与方法；肺通气/灌注显像在肺栓塞诊断及治疗监测、慢性阻塞性肺疾病、肺切除术前后肺功能的评价与预测中的应用价值。

【熟悉】肺通气/灌注显像的不同显像方式——平面显像、SPECT 断层显像及 SPECT/CT 融合显像；图像分析与结果判读；上述各种显像方式的优缺点；下肢深静脉显像的图像分析及下肢深静脉血栓的诊断。

【了解】下肢深静脉显像的原理和方法。

呼吸系统显像是通过应用放射性核素或其标记的化合物，来实现呼吸系统疾病的诊断、鉴别诊断以及治疗效果评估的一种方法。其主要包括反映肺血流灌注及分布情况的肺灌注显像（pulmonary perfusion imaging）和评估肺通气功能的肺通气显像（pulmonary ventilation imaging）。随着核医学技术和方法的不断进步，尤其是 SPECT/CT 融合技术的广泛应用，呼吸系统的核医学显像日趋精准，为呼吸系统疾病特别是肺栓塞的诊断和治疗监测提供了有力依据。

第一节 | 肺灌注与通气功能显像

一、肺灌注显像原理与方法

（一）显像原理

肺泡毛细血管直径约为 7~9μm，经静脉注射大于肺泡毛细血管直径的放射性核素标记颗粒（10~60μm）后，这些颗粒随血流进入肺血管，部分暂时嵌顿在肺毛细血管床内，局部嵌顿的颗粒数量与该处的血流灌注量成正比。通过核医学成像设备可以获得肺毛细血管床影像，显像剂的放射性分布反映肺各部位的血流灌注情况，故称为肺灌注显像。一次静脉注射的颗粒数在 20 万~70 万之间，暂时嵌顿的毛细血管数约占肺毛细血管总数的 1/1 500；另外，放射性核素标记的颗粒在体内会很快被降解成小分子，并被吞噬细胞清除，同时，这些颗粒还存在生物半衰期，故肺灌注显像基本不会导致心肺血流动力学和肺功能的异常改变。

（二）显像方法

1. 显像剂 肺灌注显像常用的显像剂为 ^{99m}Tc 标记的大颗粒聚合人血清白蛋白（^{99m}Tc-macroaggregated albumin，^{99m}Tc-MAA），直径为 10~60μm，其在肺内的生物半衰期约 1.5~3.0 小时。经肘静脉注射 ^{99m}Tc-MAA 混悬液，成人注射剂量为 37~185MBq（1~5mCi），体积为 3~5ml。儿童注射剂量为 0.5~2.0MBq/kg。

静脉缓慢注射 ^{99m}Tc-MAA 时禁止回抽血液后再注入，以防止形成血凝块。有严重肺动脉高压、肺血管床极度受损的患者应慎用该显像剂。由右到左分流的先天性心脏病患者进行肺灌注显像时，放射性颗粒可通过右心到左心的分流道进入体循环，进而引起脑和肾等血管栓塞，故应慎用或禁用该显像剂。

2. 图像采集

（1）平面采集：探头配以低能高灵敏度或低能通用型准直器。能峰 140keV，窗宽 20%。常规采集前后位（ANT，简称前位）、后前位（POST，简称后位）、左侧位（L-LAT 或 LL）、右侧位（R-LAT 或 RL）、左后斜位（LPO）和右后斜位（RPO），必要时加做左前斜位（LAO）和右前斜位（RAO），矩阵 128×128，ZOOM 1.5~2.0，采集计数 500K。

（2）断层采集：患者取仰卧位，双臂抱头，探头尽量贴近胸部。探头配低能通用型准直器，旋转 360°，每 3°采集一帧，采集矩阵 128×128。采集过程中嘱患者平稳呼吸，以减少呼吸运动对肺显像的干扰。

（三）图像分析

1. 正常图像 各体位的双肺影像清晰，与解剖投影一致，放射性颗粒分布基本均匀，叶间隙放射性分布相对较少；由于肺尖血流量较肺底部少，故显像剂放射性分布也相对稀疏。双肺间空白区为纵隔和心影（图 16-1）。

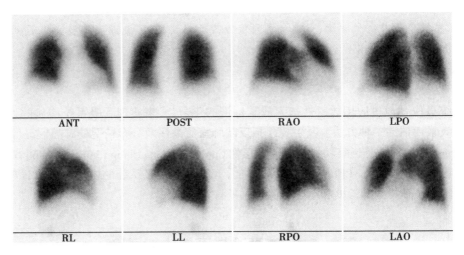

图 16-1　正常肺灌注平面显像

2. 异常图像 表现为局限性或弥散性放射性稀疏或缺损，以及放射性分布逆转等。

（1）局限性放射性稀疏或缺损：包括一侧肺、肺叶、肺段及亚段的放射性稀疏或缺损，多见于肺栓塞，也可见于先天性肺动脉异常、肿瘤压迫和主动脉炎综合征致使肺动脉受累等。

（2）弥散性放射性稀疏或缺损：两肺放射性分布不均匀，有多发散在放射性稀疏或缺损区，多见于慢性阻塞性肺疾病。

（3）放射性分布逆转：肺尖部放射性分布反而高于肺底部，多见于肺源性心脏病和二尖瓣狭窄引起的肺动脉高压。

二、肺通气显像原理与方法

（一）显像原理

放射性气体或放射性气溶胶经患者呼吸道吸入，随呼吸运动进入气道及肺泡内，随后呼出，反复吸入达到动态平衡后，局部的放射性分布与该处的通气量成正比，SPECT 显像可以获得气道主干至全肺肺泡的放射性气体分布影像，故称为肺通气显像。肺通气显像可了解呼吸道的通畅情况及因各种肺部疾病导致的通气功能变化，诊断气道阻塞性疾病；评估药物或手术治疗前后的肺局部通气功能，观察疗效和指导治疗；与肺灌注显像配合鉴别诊断肺栓塞和慢性阻塞性肺疾病；监测患者肺呼吸功能及对治疗的反应等。

（二）显像方法

1. 显像剂 肺通气显像有多种优缺点各异的显像剂，这些显像剂根据性状不同分为放射性气体和放射性气溶胶两类。气体显像剂中的惰性放射性气体,如 ^{81m}Kr 和 ^{133}Xe 在反映局部通气方面最为准确,但也有局限性。^{81m}Kr 的半衰期短(13 秒),在肺通气显像过程中需持续给药才能完成图像采集,且 ^{81m}Kr 发生器的使用寿命短,需经常更换,这些导致其显像成本较高,目前只有少数单位使用。经典的放射性气体 ^{133}Xe 具有半衰期(5.2 天)更长的优势,但长半衰期又使该显像技术对检查房间要求较高,需具有放射性废气排放系统,且放射性废气必须安全规范处理。另外,^{133}Xe 的低 γ 光子能量会导致其显像空间分辨力低,故并不是最理想的选择。

相较于放射性气体类显像剂,^{99m}Tc-二乙烯三胺五乙酸(^{99m}Tc-diethylene-triamine pentaacetic acid,^{99m}Tc-DTPA)或超细碳纳米颗粒 ^{99m}Tc-锝气体(technegas)等锝标记的放射性气溶胶,因易获得、成本低、图像质量好等优势,得到了更广泛的应用。^{99m}Tc-DTPA 肺显像反映的是进入气道的放射性气溶胶分布状态,它与放射性惰性气体吸入显像的根本不同之处在于它无法呼出体外,因而无法判断气道的洗出(清除)功能;另外,^{99m}Tc-DTPA 雾化生成的水性放射性气溶胶颗粒具有直径大小不等的问题,而气溶胶在肺内沉积的部位又与粒径直接相关。当气溶胶微粒大于 10μm 时,主要沉积于细支气管以上部位,粒径越大越靠近大气道;5~10μm 时沉积于细支气管;1~3μm 时主要沉积于肺泡内。雾化的 ^{99m}Tc-DTPA 容易在肺中央部位沉积。锝气体是肺通气 SPECT 显像的理想显像剂,其颗粒直径为30~60nm,可更多抵达肺泡,因而更适于阻塞性肺疾病患者的诊断。

2. 显像前准备 向受检者解释检查流程。接通雾化器各管口,使之处于工作状态。嘱患者用嘴咬住口管,用鼻夹夹住两侧鼻翼试吸氧气,使之适应此种呼吸方式。

3. 吸入微粒

(1)气溶胶雾粒吸入:将体积为 2ml 的 ^{99m}Tc-DTPA 1 480MBq(40mCi)溶液注入雾化器,再注入2ml 生理盐水,调整氧气流速为 8~10L/min,使其充分雾化。经过分离过滤,产生雾粒大小合适的气溶胶,平均雾粒产生率为 6.7%。使受检者尽可能多地吸入气溶胶雾粒,吸入时间为 5~8 分钟。

(2)锝气体吸入:将高比度(>370MBq/0.1ml)的新鲜 ^{99m}TcO$_4^-$洗脱液注入锝气体发生器的石墨坩埚内,在充满氩气的密闭装置内通电加温,在 2 500℃的条件下 ^{99m}TcO$_4^-$蒸发成锝气体,患者通过连接管及口罩吸入 3~5 口锝气体即可。

若同日行肺通气/灌注显像,应按先通气、后灌注顺序进行,且灌注图像的计数率应是相应通气图像计数率的 3~4 倍以上;若行隔日法显像,最好先灌注、后通气,这样有利于肺栓塞疾病的早期诊断和治疗,因为如果灌注显像结果正常,则不需再行通气显像。

4. 图像采集

(1)平面采集:探头配以低能高灵敏度或低能通用型准直器。能峰为 140keV,窗宽为 20%。常规采集前后位、后前位、左侧位、右侧位、左后斜位和右后斜位 6 个体位图像,必要时加做左前斜位和右前斜位,矩阵 128×128,ZOOM 1.5~2.0,采集计数 500K。

(2)断层采集:患者取仰卧位,双臂抱头,探头尽量贴近胸部。探头配以低能通用型准直器,旋转360°,每 3°采集一帧,采集矩阵 128×128。采集过程中嘱患者平稳呼吸,以减少呼吸运动对肺显像的干扰。

(三)图像分析

1. 正常图像 各体位的影像表现为气道和肺内放射性分布大致均匀,除气管和支气管有时因气溶胶或锝气体附壁显影明显以外,余与肺灌注影像相似(图 16-2)。

2. 异常图像 表现为局限性或弥散性放射性分布稀疏或缺损。

(1)局限性放射性稀疏或缺损:包括一侧肺、肺叶、肺段及亚段性放射性稀疏或缺损区,多见于气道狭窄或阻塞、肺泡内存有渗出物或萎陷等。

(2)弥散性放射性稀疏或缺损:两肺放射性分布不均匀,有多发散在放射性稀疏或缺损,多见于慢性阻塞性肺疾病。

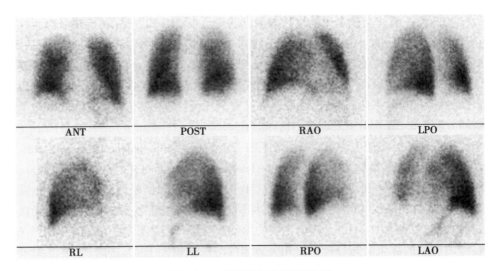

图 16-2　正常肺通气平面显像

第二节 │ 临床应用

一、肺栓塞的诊断与疗效评价

（一）肺栓塞的诊断

肺栓塞（pulmonary embolism, PE）是由内源性或外源性栓子堵塞肺动脉或其分支引起肺循环障碍的临床和病理生理综合征,发生肺出血或坏死者称肺梗死。PE 作为肺动脉或其分支被栓子堵塞而引起的病理过程,会导致许多严重并发症。临床数据显示,能及时获得准确诊断并进行治疗的肺栓塞患者的病死率控制在 2%~8% 范围内,反之病死率可达 30%。因此,早期诊断对肺栓塞极为关键。急性肺栓塞早期病理生理特点常为多发肺血管栓塞,出现血流灌注中断或减低,而肺通气功能正常。故行肺灌注和肺通气显像最能揭示这一征象,即在肺灌注显像时会出现受累肺血管灌注区的放射性稀疏或缺损,而肺通气显像表现为放射性分布正常,称为肺通气/灌注显像不匹配（mismatch）,是诊断肺栓塞的可靠依据（图 16-3）。2018 年中华医学会呼吸病学分会肺栓塞与肺血管病学组等三部门联合发表的《肺血栓栓塞症诊治与预防指南》指出,肺通气/灌注显像凭借其辐射剂量低、显像剂使用少、较少引起过敏反应的优势,可优先应用于临床可能性低的门诊患者、年轻患者（尤其是女性患者）、妊娠妇女、对造影剂过敏以及严重的肾功能不全等患者,推荐强度 2 级。

经典的肺通气/灌注（V/Q）显像多采用平面显像,诊断标准一般沿用肺栓塞诊断前瞻研究（prospective investigation of pulmonary embolism diagnosis, PIOPED）。美国国立心肺血液研究所后续又对 PIOPED 进行了修订,剔除了 PIOPED Ⅰ 中非诊断性病例,并进行了多中心的前瞻性的测试。PIOPED Ⅱ 对肺栓塞诊断标准如下:

1. 高度可能性　大于或等于 2 个肺段的灌注稀疏、缺损区,同一部位的肺通气显像与 X 射线胸片均未见异常,呈不匹配改变。

2. 中度可能性

（1）1 个中等或 2 个较大面积的不匹配稀疏、缺损区,同一部位的 X 射线胸片正常。

（2）单个匹配的稀疏、缺损区,同一部位的 X 射线胸片正常。

（3）难于分类为高或低度可能者。

3. 低度可能性

（1）非节段性灌注缺损。

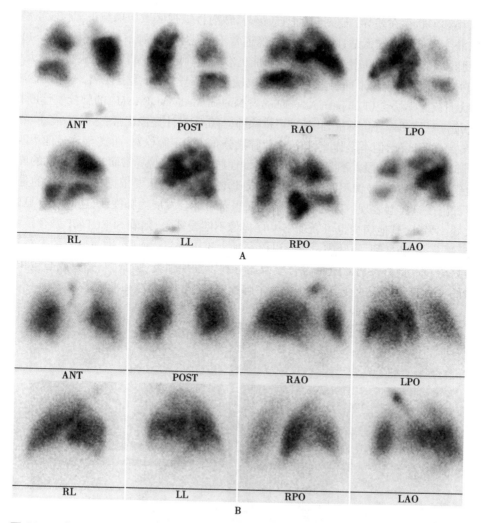

图 16-3　急性肺栓塞 V/Q 显像不匹配：肺灌注显像显示多发节段缺损区，肺通气显像正常

A. 肺灌注显像；B. 肺通气显像。

（2）灌注缺损区面积大于 X 射线胸片病变面积。

（3）多发的"匹配性"稀疏、缺损区，相同部位 X 射线胸片正常。

（4）任何数量的小的灌注缺损，相同部位 X 射线胸片正常。

4. 正常灌注或极低度可能性

（1）非节段性灌注缺损区，例如因肺门突出、心影扩大、膈肌抬高、线性肺不张或者肋膈角积液等导致的肺灌注显像缺损改变；双肺再无其他灌注缺损区，也无相应 X 射线胸片病变。

（2）灌注缺损区面积小于 X 射线胸片病变面积。

（3）1~3 个小的节段性缺损区。

（4）位于肺中野或上野的孤立性灌注缺损区，且同一部位 X 射线胸片呈匹配改变。

（5）条索状灌注稀疏、缺损区（X 射线切线位上显示最佳）。

（6）孤立性大量胸腔积液（胸腔积液占肺容积的 1/3 以上），双肺无其他灌注缺损区。

（7）2 个以上的通气及灌注匹配缺损区，与同一部位 X 射线胸片病变范围相等。

5. 正常　肺形态与 X 射线胸片一致，无灌注稀疏、缺损。

核医学肺平面显像具有无创、辐射剂量低且操作简便的优势，是临床常用的呼吸系统显像技术，但其亦有明显的局限性，如存在解剖部位重叠，难以把放射性缺损区域定位到具体肺段的问题；不同患者间肺段的大小和形状存在差异,难以准确把握;另外,放射性缺损区域如果与正常肺段重叠,又会导致该区域的肺灌注减低程度被低估;此外,平面显像通常不能观察到右肺下叶基底段。肺SPECT断层显像则可避免肺段重叠及邻近肺组织带来的影响,能更准确地确定单个肺段灌注缺损区的大小和位置。

鉴于SPECT断层显像较平面显像有更好的灵敏度和特异性,可重复性高,不明确诊断率大幅降低,2009年欧洲核医学协会(European Association of Nuclear Medicine,EANM)的肺栓塞诊断指南提出了SPECT通气/灌注断层图像评价标准,此标准可排除肺栓塞:①灌注显像正常;②通气/灌注匹配或反向不匹配;③通气/灌注不匹配,但不呈肺叶、肺段或亚肺段分布。确定肺栓塞:通气/灌注显像不匹配,其范围不少于一个肺段或两个亚肺段。不确定肺栓塞:多发性通气/灌注显像异常而非特定疾病的典型表现。

尽管通气/灌注(V/Q)显像不匹配(图16-4)是诊断肺栓塞的重要依据,但需注意的是,并非所有肺栓塞患者都出现该典型表现。因为,部分肺栓塞患者可能会发展为肺梗死,这时V/Q显像放射性缺损呈匹配改变。另外,其他病变也可表现出V/Q显像不匹配征象,随着SPECT/CT融合技术的广泛应用,因放疗后肺改变、肺气肿、肺肿瘤或纵隔淋巴结肿大等压迫邻近血管,进而形成的V/Q显像不匹配表现可被更好分辨。此外,SPECT/CT融合显像还有利于发现肺炎、肺脓肿、胸腔或心包积液、肿瘤和肺梗死所致的V/Q显像匹配改变,进一步提高了肺栓塞诊断的特异性和准确率。

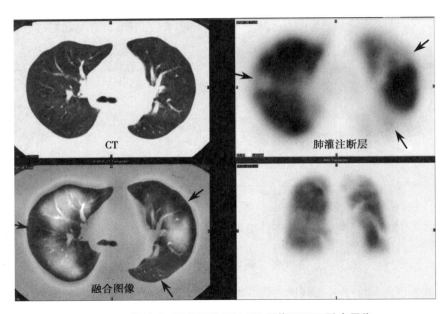

图 16-4　肺栓塞 SPECT/CT V/Q 显像不匹配融合显像

(二)肺栓塞的疗效监测

迄今为止,溶栓疗法已被公认为肺栓塞疾病最有效的治疗方法。肺灌注显像具有方法简便、无创、可重复检查以观察病情演变的优势,是评估肺栓塞治疗效果非常客观和准确的影像技术手段。治疗后原放射性缺损区减小或消失,说明治疗有效(图16-5);无变化甚至病变范围扩大或又出现其他新部位的放射性缺损区,则说明疗效不佳或又有新的栓塞形成。溶栓治疗的一个常见且严重的并发症就是出血,具有极大危险性,尤其在大面积肺栓塞患者的治疗中最易发生该并发症。因此,治疗过程中应进行多次显像以监测疾病进程,为用药剂量评估以及终止治疗时间的选择提供有力依据,有助于临床适时调整治疗方案,避免无效或过度用药。

肺栓塞经溶栓或抗凝治疗后恢复程度及时间长短不一,大多数患者在治疗后10天左右病情明显好转,数月内进一步好转至正常。少数患者的转归还有下列三种情况:①治疗后数日即恢复正常;②治疗后效果不明显而成为陈旧性肺栓塞;③进一步发展成为肺梗死。故多次肺灌注显像动态观察有助于及时掌握病情变化。大量临床数据显示,有30%~60%患者在发病2周内又出现新的栓塞,新

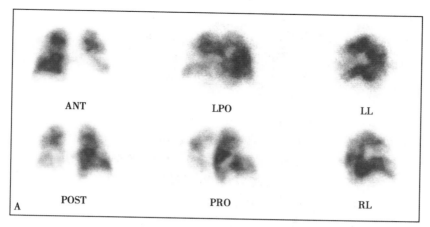

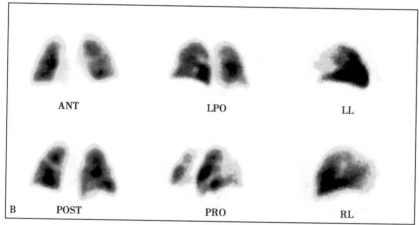

图 16-5　**肺栓塞患者治疗前后 SPECT/CT 灌注显像**
A. 治疗前左肺下叶及右肺上叶见明显放射性缺损和稀疏区；B. 治疗后左肺下叶
及右肺上叶放射性缺损区明显减少及消失。

的栓塞很有可能是原有栓子的解离碎片流向远端血管分支所致，因而肺栓塞的治疗和疗效监测是一
个长期过程。

二、肺减容手术前后肺功能评价与预测

肺 SPECT 和 SPECT/CT 的 V/Q 显像不仅可用于肺栓塞
的诊断，还能为肺减容手术前后肺功能评价与预测提供更为
精准的评估手段。肺癌可直接压迫或浸润邻近肺血管导致
相应肺灌注区血流减少，在肺灌注显像上表现为相应部位的
放射性稀疏区，且其涉及范围比胸部 X 射线平片等显示的
肺癌病灶大。肺癌患者术前行肺灌注显像可评估肿瘤浸润
的范围、肺血管受累的程度、手术的危险性或可行性等。预
测术后残余肺功能，对手术疗效及预后判断等均具有重要意
义。临床上常应用感兴趣区技术计算患侧肺灌注残余量占
健侧肺灌注量的百分数（L）值（图 16-6），L 值越小说明肿块
浸润范围和肺血管受累程度越大。当 L 值>40%，可通过肺
叶切除术将肿瘤切除；若 L 值为 30%~40%，需进行患侧全肺
切除术；如 L 值<30%，则手术切除的成功率很小。

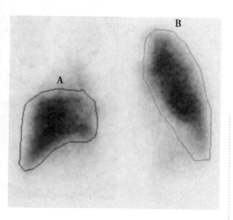

图 16-6　**肺灌注显像评估肺术后残余肺
功能**：L=ROI$_A$/ROI$_B$=62%

尤其是 SPECT/CT 融合显像,其可准确测定每个肺叶或肺节段对总的肺灌注或肺通气的相对贡献,因此肺 SPECT/CT 的 V/Q 显像也可应用于呼吸系统疾病诊断和治疗的多个方面:包括修订放疗照射野以减少正常肺的辐射损伤、确定哮喘时局部肺灌注和肺通气改变及估测间质性肺病的肺功能等。

三、慢性阻塞性肺疾病的诊断

慢性阻塞性肺疾病(chronic obstructive pulmonary disease,COPD)肺灌注显像可见放射性分布呈非肺段性斑片状稀疏缺损区,表明病变已明显而广泛地损伤了肺毛细血管床和毛细血管前动脉。此类患者中,90% 以上合并有不同程度的肺动脉高压,且左侧出现概率明显高于右侧,影像上表现为程度不等的肺内放射性分布逆转。肺灌注显像对 COPD 患者肺血管床损害的部位、范围、程度及药物疗效的判断具有一定价值(图 16-7)。病情严重的 COPD 可形成肺大疱,其表现为肺通气/灌注显像匹配,呈肺叶状分布的放射性缺损区(图 16-8)。

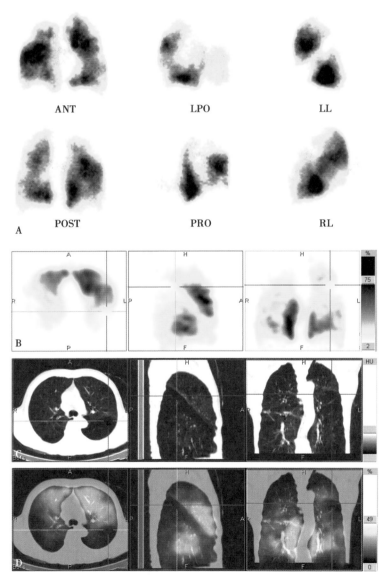

图 16-7 COPD SPECT/CT 肺灌注显像

A 和 B. 肺灌注平面及断层显像见双肺多发散在放射性稀疏及缺损区,以左肺上叶前段、尖后段,下叶上段,右肺上叶尖段,中叶内侧段,下叶上段为著;C. 肺 CT 显像见相应部位肺透亮度增高,肺纹理稀疏;D. 融合图像。

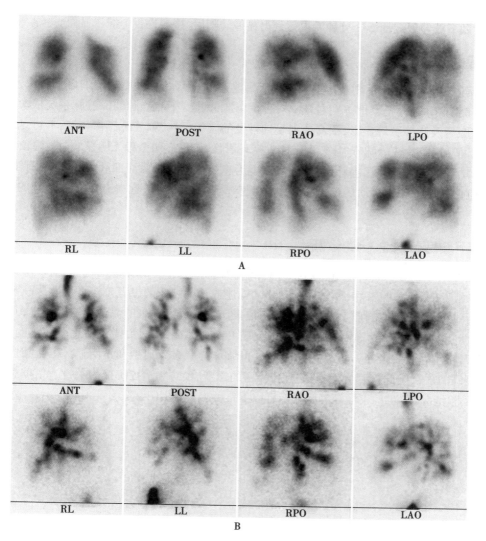

图 16-8　COPD 肺灌注及通气显像表现为匹配

A. 肺灌注显像；B. 肺通气显像。

第三节 ｜ 下肢深静脉显像

一、显像原理

下肢深静脉显像（lower limb deep venography）是指在暂时阻断双下肢踝部浅静脉回流的前提下，应用体外核医学仪器追踪显示经双足背静脉引入的 ^{99m}Tc-MAA 流经腓静脉、腘静脉、股静脉、髂静脉直至下腔静脉的全过程。它主要用于判断下肢深静脉有无回流障碍以及是否存在侧支循环，从而间接提示有无下肢深静脉血栓形成。另外，^{99m}Tc-MAA 可黏附在静脉内壁不平处和血栓上进而显影，表现为点状或条状放射性浓聚，又称"热点"或"热区"，提示血栓存在，在下肢伸展运动后更易出现。

二、显像方法

注射前须将 ^{99m}Tc-MAA 混悬液充分摇匀，2 支注射器各抽取 ^{99m}Tc-MAA 74~148MBq/5ml（2~4mCi/5ml）。嘱患者仰卧于检查床上，于双踝上方 3cm 处适当力度扎止血带阻断浅静脉回流。自双足背静脉同时等速注入等量的 ^{99m}Tc-MAA 后，启动显像仪探头自双踝至肺尖以 30~50cm/min 匀速扫描。结束后松开止血带,做下肢伸展运动2~3分钟后再行延迟显像。随后,接着进行肺灌注显像。

三、图像分析

1. **正常图像** 表现为每侧肢体单根走行于大隐静脉(不显影)外侧的清晰血管影像,连续完整,边缘光滑,略有弯曲,位置及形态左右基本对称。由腓静脉到下腔静脉的深静脉系统依次显影:小腿处有胫前、胫后及腓静脉等显影,腘窝处因受韧带及筋膜等影响,腘静脉影像较淡,上行见股静脉、髂静脉及下腔静脉显影;浅静脉不显影,也无侧支循环影像;延迟显像全程无明显放射性滞留影。

2. **异常图像** 当存在深静脉血栓时,可表现为患侧深静脉影像局部纤细或中断,有浅静脉和病变远端的侧支静脉显影,运动后延迟显像见患侧深静脉异常影像,远端有点状或条状的"热点"或"热区"。

四、下肢深静脉血栓的诊断

深静脉血栓(deep venous thrombosis,DVT)的常见诱因包括静脉血流滞缓、管壁损伤及血液高凝状态等,多见于产后、盆腔术后、外伤、晚期癌肿、昏迷或长期卧床的患者。核素下肢深静脉显像因可全程显示下肢深静脉的解剖形态及血流动力学变化,成为筛查DVT的无创性检查技术,其灵敏度高达90%以上,诊断准确率达80%~90%。急性下肢DVT的临床表现主要包括患侧肢体的突然肿胀,且多伴疼痛和浅静脉曲张等。非急性DVT患者的临床症状多不典型和不明显。引起肺栓塞的血栓80%以上来自DVT,因此探测有无DVT对肺栓塞的诊断、预防和治疗都极为关键。依据患侧深静脉血流回流受阻情况,DVT的下肢深静脉显像有以下三种表现(图16-9)。

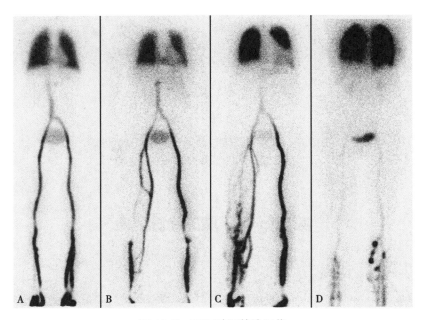

图16-9 **双下肢深静脉显像**
A. 正常;B. 完全阻塞型(右);C. 不完全阻塞型(右);D. 血栓征(左)。

1. **完全阻塞型** 深静脉影像局部中断,远端显像剂明显滞留,侧支静脉循环丰富,即在阻塞部位远端出现多处分支血管影回流入近端静脉。

2. **不完全阻塞型** 深静脉血流回流受阻,可见影像纤细较淡且不规则,有侧支静脉循环形成,显像剂在远端不同程度滞留。

3. **血栓征** 下肢伸展运动后的延迟影像显示,血管径路上有明显的显像剂滞留,为显像剂附着于血栓表面所致。

第四节 | 与其他影像学检查的比较

对于诊断肺栓塞和阻塞性肺疾病,核医学肺灌注和肺通气显像是目前最敏感的检查方法,其能早期反映肺部的血液灌注、气道通畅以及通气功能情况。理论上一旦存在肺栓塞或阻塞性肺疾病发生,肺通气/灌注显像即可发现疾病。同其他检查方法相比,该方法安全、无创、费用低,能早期诊断,且准确率可达 90%~95%。当然,缺乏清晰的解剖定位是核医学肺通气/灌注平面显像的最大不足,但 SPECT/CT 的出现克服了这一缺欠。SPECT/CT 有效提升了肺 V/Q 诊断的灵敏度、特异性和准确率,同时可准确分析和排除导致胸痛和呼吸困难的其他病因。核医学在呼吸系统疾病诊断领域的发展方向还包含新型血栓特异性放射性药物研发及肺栓塞的靶向分子成像应用等。尤其是 PET 成像相关的放射性药物,如 ^{68}Ga 标记的碳纳米颗粒(Galligas)和 ^{68}Ga 标记的大颗粒聚合白蛋白等在肺栓塞诊疗中也进行了初步的探索应用。因而,在呼吸系统疾病的精准诊断中,核医学成像技术正在以其独到的优势在临床应用中发挥着愈加重要的作用。

一、超声心动图

近年来,超声技术在肺栓塞诊断中的应用渐受重视,包括常规经胸超声、经食管超声以及经血管内超声等。经胸超声能显示肺动脉主干及其分支栓塞,间接征象包括右心室扩大、室壁运动异常、三尖瓣反流、肺动脉高压等。但受胸廓和肺等组织器官的影响,经胸超声往往不能清晰地显示图像。经食管超声则可避免这些组织的干扰,提高右心及肺动脉血栓的检出率,相比于螺旋 CT 的高敏感性,经食管超声心动图的特异性较高。经血管内超声借助导管顶端的微小高频超声探头可以直接看到肺动脉内的栓子,而且可以直观揭示血管壁与血管腔的结构状态并进行分析判断。此项技术对于确诊患者是否存在慢性血栓栓塞性肺动脉高压具有极高的诊断价值。

二、胸部 X 射线平片

该方法对诊断肺栓塞和肺部阻塞性疾病有着重要的临床意义,配合核医学的肺灌注、肺通气显像,更能增加疾病诊断的准确性。但是,X 射线胸片是依靠脏器密度不同的原理来进行成像的,在肺栓塞早期患者中,X 射线平片检查往往表现为阴性。

三、CT 肺血管造影

CT 肺血管造影(CT pulmonary angiography,CTPA)可以直接显示肺段以上血管的管腔、腔内血栓部位、形态与管壁的关系及内腔受损等情况,可提供肺栓塞的直接确诊证据和鉴别诊断依据,是诊断肺栓塞的首选影像检查方法。同时,其也可为肺栓塞的治疗和疗效评价提供可靠的影像学信息。但 CTPA 也存在诸多局限性,第一,有研究数据表明 CTPA 在肺栓塞诊断的灵敏度方面仍有待提高;第二,因成像伪影导致的不明确诊断率略高(约为 5%~11%),该比率在孕妇群体中甚至更高;第三,患者在 CTPA 成像过程中存在使用碘类造影剂发生不良反应事件的风险;第四,CTPA 扫描过程中患者接受辐射剂量偏高。而较之 CTPA,SPECT 肺 V/Q 显像技术不达标率低、无造影剂相关不良事件、灵敏度高、辐射剂量低,可作为多数肺栓塞患者筛查的首选手段。

四、磁共振肺血管造影

磁共振肺血管造影属于磁共振血管造影(magnetic resonance angiography,MRA)技术,是利用血液流动的 MR 成像特点,对血管和血流信号特征显示的一种无创成像检查方法。血液在 MRA 影像上的表现取决于其组织特征、流动速度、流动方向、流动方式及所使用的成像序列参数。常用的 MRA 方法有飞行时间(time of flight,TOF)法和相位对比(phase contrast,PC)法。MRA 与 CT、肺动脉造影检查以及核医学肺显像相比具有诸多特殊优势:其利用内源性流体的流动特性作为磁共振成像固有的生理对比剂,可不需引入外源性对比剂;MRA 检查不存在电离辐射,安全性更高;MR 还具有极高的软组织对比度,可反映组织特征和成分变化,包括直接显示血栓及区分其新鲜度等。但是,MRA 在 PE 诊断的敏感性和特异性方面仍相对较低;另外,磁共振成像技术多参数的特点及成像对象信号变化的复杂性等也对结果判读提出了更高的要求,阅片者需具有丰富的磁共振成像理论基础及诊断经验,以提高磁共振肺血管造影诊断的可靠性。

五、肺动脉造影检查

肺动脉造影检查(catheter pulmonary angiography,CPA)是目前诊断肺栓塞的"金标准"。CPA 对肺动脉亚段以上(包括亚段)分支栓塞的诊断极为确切,但因受到解剖变异及影像重叠等因素影响,对于直径≤2mm 的亚段以下分支的诊断具有一定局限性,但如能辅以局部放大及斜位照片,CPA 技术甚至可显示直径为 0.5mm 的血管内的栓子。尤其是在肺栓塞发生的 72 小时内,CPA 诊断具有极高的敏感度和特异性,一般不易发生漏诊。当然,CPA 检查费用相对昂贵,且属于有创检查,需要引入碘类对比剂,有相关不良事件发生的危险性,故应慎重选择对象。目前,CPA 主要用于临床上高度怀疑肺栓塞且无创性检查又不能确诊的患者。

(孙夕林)

本章目标测试

思考题
1. 简述核医学肺灌注显像和肺通气显像的原理。
2. 简述核医学肺通气/灌注显像诊断肺栓塞的依据。
3. 简述肺栓塞的肺通气/灌注平面显像、SPECT 断层显像及 SPECT/CT 融合显像的临床应用价值。
4. 简述核医学肺通气/灌注显像在 COPD 的评估和肺减容手术前后功能评价与预测中的重要作用。

第十七章 | 造血与淋巴系统

教学目的与要求

【掌握】骨髓显像、脾显像、淋巴显像的原理及临床应用。
【熟悉】骨髓显像、脾显像、淋巴显像的图像分析。
【了解】骨髓显像、脾显像、淋巴显像的显像方法。

骨髓显像（bone marrow imaging）可在活体条件下显示红骨髓的分布及活性等情况，具有无创、全身评价人体造血功能及其变化的特点，能够弥补局部活检和骨髓穿刺的不足。脾显像（spleen imaging）可显示脾脏生理功能，用于脾血管瘤、脾破裂的诊断及脾脏移植的监测等。淋巴显像（lymphoscintigraphy）在淋巴系统疾病诊断方面具有方法简便、图像清晰、灵敏度高、特异性强等优点，主要用于转移性淋巴结探测、乳糜性胸腹水的辅助诊断以及淋巴水肿的鉴别诊断等。

第一节 | 骨髓显像

一、原理与显像剂

（一）原理

骨髓是人体重要的造血器官，由具有造血功能的红骨髓和无造血功能的黄骨髓组成。新生儿全部骨髓腔充满红骨髓，随着年龄增长，外周红骨髓逐渐被黄骨髓取代，正常成人红骨髓主要分布于中轴骨、双侧肱骨和股骨近心端 1/3 处。采用不同的显像剂进行骨髓显像，可观察各系造血细胞及单核吞噬细胞的分布情况，了解全身造血骨髓活性、分布及功能变化。

（二）显像剂

根据放射性药物的作用靶细胞，显像剂分为以下三类。

1. **放射性胶体** 常用的有 ^{99m}Tc-硫胶体和 ^{99m}Tc-植酸钠，尤以 ^{99m}Tc-硫胶体最为常用。在正常人和大多数血液病患者中，骨髓的单核吞噬细胞活性与骨髓的红细胞生成活性一致，因此，可通过放射性胶体骨髓显像来间接反映红骨髓的造血功能和分布情况。

2. **红细胞生成骨髓显像剂** 一些可与转铁蛋白结合并参与红细胞生成代谢的放射性药物（如 ^{52}Fe、^{59}Fe 等），能够在红细胞生成相关细胞中大量聚集进而沉积于红骨髓中，基于此原理直接反映骨髓内的造血功能和分布情况。氯化铟（InCl$_3$）与 ^{52}Fe、^{59}Fe 在骨髓中的摄取机制略有不同，其与转铁蛋白也有很强的结合能力，但不参与血红蛋白合成。

3. **粒细胞生成骨髓显像剂** 利用核素标记的粒细胞抗体与粒细胞结合显示造血活性骨髓。包括：抗粒细胞单克隆抗体和 ^{99m}Tc-HMPAO（六甲基丙二胺肟）-白细胞显像。近年来主要反映细胞代谢活性和细胞增殖活性的 PET 骨髓显像逐渐进入临床应用。

二、显像方法

患者无需特殊准备，显像前排空膀胱，仰卧位行前、后位全身显像，根据需要对感兴趣区部位行局部断层或 CT 融合显像。

三、影像分析

正常成年人具有造血功能的红骨髓主要分布于中轴骨,称为中央骨髓;少量分布于四肢骨,称为外周骨髓。对患者全身骨髓影像进行分析时,应注意骨髓内的显像剂分布情况和集聚程度、外周骨髓是否扩张、有无髓外造血等(以放射性胶体显像为例)。

(一) 正常图像

放射性胶体在骨髓内的分布与具有造血活性的红骨髓相对应,正常成年人主要集中在中轴骨、肱骨和股骨的上 1/3 部位,呈均匀性分布。因所注射的造影剂绝大部分会被肝脾所摄取,仅有 5% 左右能在骨髓浓聚,故骨髓影像的清晰度较差,尤其受肝脾影响,下位胸椎、上段腰椎骨髓无法清晰显示(图 17-1)。正常情况下,胸骨和肋骨虽含有红骨髓,但常常显影不清楚。

正常婴幼儿的全身骨髓均为有活性的红骨髓,因此,除中央骨髓外,全身各个部位的骨髓也能清晰显影,如四肢骨髓。5~10 岁时尺骨、桡骨、胫骨和腓骨部分显影或不显影;10~18 岁时肱骨和股骨下段开始不显影;18~20 岁以上为成人骨髓像。

(二) 异常图像

骨髓异常通常表现在骨髓分布异常和活性异常两个方面。异常骨髓影像常见于以下类型。

1. 中央骨髓和外周骨髓均不显影或明显显影不良,提示全身骨髓量普遍减低或功能受到严重抑制(图 17-2)。

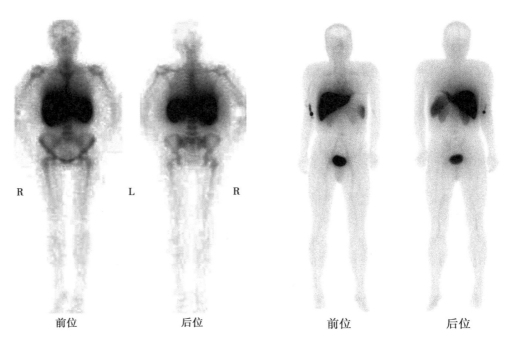

R   L   R

前位   后位   前位   后位

图 17-1　正常成人放射性胶体骨髓显像　　　图 17-2　中央骨髓和外周骨髓功能均受到抑制

2. 中央骨髓和外周骨髓显影增强,影像清晰,甚至向四肢远心端扩张,提示全身骨髓增生活跃,称为骨髓增生活跃型(图 17-3)。

3. 中央骨髓显影不良,而肱骨和股骨骨髓显影并向远心端扩张,称为外周骨髓扩张型,提示中央骨髓受抑制,外周骨髓功能代偿性增生。

4. 骨髓局部显像剂分布减低、缺损或增高,提示局部骨髓功能减低、缺失或增强。

5. 中央骨髓显影不良,而外周骨髓、肝、脾等其他部位出现显像剂局灶性分布增高,提示有髓外造血,为一种造血功能的代偿性现象(图 17-4)。

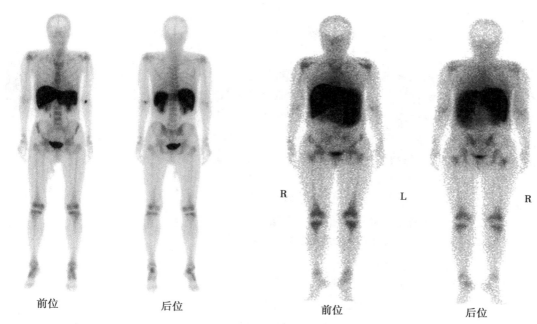

前位　　　　　　　后位

图 17-3　中央骨髓和外周骨髓功能增强和扩张

前位　　　　　　　后位

图 17-4　中央骨髓受抑制而外周骨髓功能扩张

四、临床应用

（一）再生障碍性贫血

再生障碍性贫血是由各种原因致造血干细胞数量减少和/或功能异常,引起全血细胞减少的疾病。主要病理特征改变是全身性造血组织总容量减少,在造血功能抑制的骨髓组织中存有散在的岛状增生灶。骨髓显像呈多样性改变,通常有以下几种类型。

1. 荒芜型　全身骨髓不显影,仅见肝脾影像,表明全身骨髓造血功能受到广泛性的严重抑制,见于重度再生障碍性贫血。

2. 抑制型　全身骨髓活性低于正常,中央骨髓分布稀疏,容量减少,显影不良。骨髓抑制程度与病情轻重一致。

3. 灶型　全身不同程度受抑制的中央骨髓中,可见界限清楚的灶状显像剂分布增高影或外周骨髓活性明显扩张。扩张的外周骨髓多见于股骨和胫骨干中段。常见于慢性再生障碍性贫血和青年再生障碍性贫血患者,预后较好。

4. 正常型　少数病情较轻的再生障碍性贫血患者的骨髓影像基本正常,该类患者预后佳。

在化疗后所致的再生障碍性贫血中,骨髓内的单核吞噬细胞和红细胞生成功能不一致。应用放射性胶体进行单核吞噬细胞骨髓显像,可见到骨髓影;放射性核素 Fe(^{52}Fe、^{59}Fe)完成的红细胞生成骨髓显像则表现为全身骨髓受抑制。

（二）白血病

骨髓显像呈多样性改变。主要特点为中央骨髓活性严重抑制,外周骨髓明显扩张。中央骨髓的抑制程度与白血病的病期有关,而与类型无关。外周骨髓扩张多始于膝关节和踝关节的骨骺端,随后沿四肢长骨髓腔向远端扩张。骨髓显像与白血病的病理类型、病程长短、疾病的严重程度、是否治疗以及治疗后效果有直接关系。

慢性白血病的骨髓影像与急性白血病结果相类似,即中央骨髓明显受抑制,而外周骨髓扩张。而随病情进展,外周骨髓也出现明显的抑制,并伴有脾脏肿大。

（三）骨髓栓塞

常见于镰状细胞贫血和镰状细胞性血红蛋白病,临床主要表现为局部关节疼痛、肿胀。急性期 X

射线检查结果正常。骨髓影像表现为病灶部位放射性分布缺损，其周边骨髓显像剂分布正常或呈增浓的典型征象。栓塞部位多见于双下肢，其次为双上肢。

（四）骨转移或多发性骨髓瘤的辅助诊断

恶性肿瘤骨转移时肿瘤细胞首先侵袭骨髓，在骨髓腔内种植。即在骨皮质肿瘤浸润之前首先出现骨髓肿瘤细胞浸润（图 17-5）。因此骨髓显像能比普通骨显像更早发现肿瘤的骨转移。多发性骨髓瘤可表现为全身骨髓活性不均匀减低，伴散在局灶样扩张、双侧肱骨及股骨远段骨髓明显扩张性分布。骨髓显像可见中央骨髓内有单个或多个显像剂局灶性分布缺损区，常伴有外周骨髓扩张。骨髓显像诊断敏感性略高于骨骼显像，结合断层显像可提高诊断灵敏度。

（五）真性红细胞增多症

早期骨髓影像示中央骨髓正常，随病情进展中央骨髓活性明显增强，外周骨髓扩张，骨髓影像非常清晰。至晚期，因骨髓纤维化，骨髓影像示中央骨髓严重抑制，外周骨髓进一步扩张，脾脏肿大。而继发性红细胞增多症的骨髓影像表现基本正常。

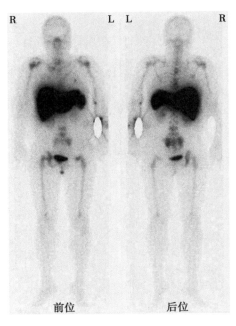

前位　　　后位

图 17-5　消化系统恶性肿瘤骨髓转移

第二节 ｜ 脾显像

一、原理与显像剂

（一）原理

脾脏是单核吞噬细胞系统的重要组成部分，具有造血、储血和滤血功能。脾脏也是人体内最大的淋巴器官，具有免疫和防御功能，能生成淋巴细胞、单核细胞，分泌激活因子，吞噬和清除异物。脾显像是基于脾脏的各项功能，如吞噬作用、储血、滤血功能，对脾脏进行的显影。其对脾脏生理功能的显示有独特价值，在脾破裂、功能性无脾的诊断及脾脏移植监测方面具有不可替代的作用。

（二）显像剂

^{99m}Tc-硫胶体和 ^{99m}Tc-植酸盐最为常用。该类显像剂制备简单、使用方便，能使肝（80%~90%）、脾（5%~10%）和骨髓（5%）同时显影，通过分析显像剂在三个组织器官中的浓度分布情况，间接判断各自的功能和结构状态。

^{99m}Tc 标记的热变性红细胞为另一种脾脏显像剂，制备方法复杂。但可以只显示脾脏，免除了肝脏显影的干扰。

二、显像方法

患者无需特殊准备。静脉注射 74~185MBq（2~5mCi）显像剂后 10~15 分钟进行前位、后位和左侧位显像，必要时加做左前斜位、左后斜位和 SPECT/CT 融合显像。若进行脾动脉灌注显像，应行"弹丸"式静脉注射，即刻以 1 秒/帧的速度连续采集 60 秒。

三、影像分析

1. **动脉灌注显像**　静脉推注显像剂后，约 8~10 秒腹主动脉开始显影，随后脾脏和双肾影像出现，再经 12~18 秒后肝脏显影。

2. **静态显像** 正常脾脏的形态有较大差异。正常脾前位影像较小,一般观察后位。后位影像上脾影多呈卵圆形或逗点形,也有呈三角形、分叶形或半球形;左侧位脾影呈椭圆形或逗点形;左前斜位脾影呈椭圆形。前位脾影下缘不超过肋弓。后位脾脏纵径为(10.0±1.5)cm,横径为(6.5±1.0)cm,平均面积为(52.8±14.6)cm²。后位脾影较前位明显清晰,显像剂分布均匀,脾门凹陷处略稀疏(图17-6)。

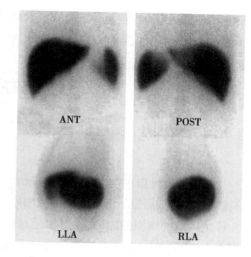

图 17-6 成人放射性胶体正常脾影像

四、临床应用

(一)脾脏存在、大小和功能的探查

核素脾显像能够准确地显示脾脏是否存在及其位置、大小和形态。绝大多数人为单脾,少数可出现脾脏缺如或多脾。需注意,儿童脾显像图像可出现脾脏因餐后胃内容物较多,饱胀的胃对其造成一定压力而使之移位,脱离正常位置的现象。脾显像对游走脾有很高的诊断价值,可用于和左上腹其他肿物的鉴别诊断。

后位脾影的纵径超过13cm,横径大于8cm;或左侧位脾影纵径超过11cm,横径大于8cm时被认为脾大(图17-7)。

脾影缩小分为假性小脾和真性小脾。囊肿、血肿或其他病因的挤占可导致有功能的脾组织明显减少,称为假性小脾。真性小脾多见于儿童期脾脏、脾发育不良、脾血管堵塞和手术、外伤后的残留脾组织或种植脾。

通过计算脾脏对放射性胶体摄取比率可判断脾脏功能的强弱。正常情况下,单核巨噬细胞在脾内呈均匀性分布,摄取放射性胶体约占注射总剂量的10%,肝脏为80%~85%,骨髓为5%。脾肝比值为10/80或0.13。而后位放射性胶体的脾肝摄取比值略大于或等于1。当脾肝摄取比值远大于或小于1时,说明放射性胶体的分布有明显转移,也代表着脾脏功能的增强或减弱。

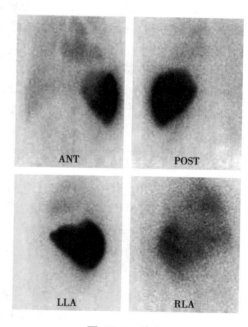

图 17-7 脾大

(二)解剖性无脾和功能性无脾

解剖性无脾为先天性发育畸形,在各种影像学图像中,如CT、MRI、B超及核素脾显像中均表现为脾脏缺失。功能性无脾则指在CT、MRI、B超等影像学检查中脾脏存在,而核素脾显像表现为脾影消失,该现象多见于脾脏血流供应障碍或单核巨噬细胞系统功能严重受损。

(三)脾梗死和脾外伤

脾梗死可为单发或多发,脾显像表现为脾脏内单个或多个楔形显像剂分布缺损影。脾外伤常伴有脾破裂和/或脾内血肿,在血肿处没有或仅有少量显像剂分布,脾影像中表现为显像剂分布稀疏或缺损影。

(四)种植脾的探测及存活情况判断

种植脾多见于脾外伤或手术后,脾脏碎片在自体腹腔和/或胸腔组织中播散或种植成活。脾显像能观察和诊断原位和/或异位种植脾的存活情况。

(五)脾内占位性病变的辅助诊断

脾内各种占位性病变,如脾内囊肿、血管瘤、脓肿、脾肿瘤等病变在脾显像(显像剂为 ^{99m}Tc-硫胶体)中均表现为局限性显像剂分布稀疏或缺损区。如脾血池显像(显像剂为 ^{99m}Tc 标记的热变性红细胞)时在相应部位呈异常放射性浓聚区,则提示脾血管瘤。

第三节 | 淋巴显像

一、原理与显像剂

(一) 原理

毛细淋巴管由单层内皮细胞构成,其基底膜不完整。许多大分子物质不能穿透毛细血管基底膜,只能经过淋巴系统的引流和/或内皮细胞吞噬进入淋巴系统。淋巴显像就是利用该原理,在皮下或某一特定区域的组织间隙内,注射标记有放射性核素且大小适宜的大分子或胶体物质(分子量>37 000 或 4~5nm<颗粒直径<100nm),该物质不能透过毛细血管基底膜入血,经毛细淋巴管吸收后,随淋巴液沿其流向回流到各级淋巴结区,最后进入体循环。在淋巴循环过程中,部分显像药物会被其流经的淋巴窦内单核巨噬细胞吞噬而滞留在该处,部分入血显像剂也会被肝脾内的单核巨噬细胞吞噬清除。此时,利用 γ 相机可探测到该部位引流的各级淋巴链和淋巴结区的分布、形态及引流功能状态影像。

(二) 显像剂

淋巴显像剂有特殊要求,为一些大分子或胶体物质,应具有不能透过毛细血管基底膜、直径小于 100nm、颗粒分散度小、稳定性高、局部注射后淋巴清除速度快、淋巴结摄取率高、在淋巴系统中滞留时间相对较长等特点。最适宜的淋巴显像剂颗粒为 4~5nm<直径<25nm。常用淋巴显像剂见表 17-1。

表 17-1 常用淋巴显像剂

显像剂类型	放射性显像剂	颗粒大小/nm	特点	常用剂量/MBq(mCi)
胶体类	^{99m}Tc-SC	3~5 000	颗粒大小适宜,体内稳定	37~74(1~2)
	^{99m}Tc-PHY	4~12		37~74(1~2)
	^{99m}Tc-硫化锑	3~25	局部清除慢	37~74(1~2)
蛋白类	^{99m}Tc-HAS		移行快	74~222(2~6)
高分子聚合物类	^{99m}Tc-脂质体	20	不被肝摄取	37~74(1~2)
	^{99m}Tc-DX	6~7	颗粒小,移行速度快	37~74(1~2)

注:^{99m}Tc-SC:^{99m}Tc-硫胶体;^{99m}Tc-PHY:^{99m}Tc-植酸钠;^{99m}Tc-HAS:^{99m}Tc-人血清白蛋白;^{99m}Tc-DX:^{99m}Tc-右旋糖酐。

二、显像方法

(一) 注射部位

淋巴显像可以了解某一区域或组织器官正常淋巴回流的生理性分布,也可用于观察肿瘤周边淋巴回流是否通畅、确定恶性肿瘤是否侵及周边淋巴组织。显像剂注射点需要依据检查部位、范围要求来确定。

(二) 体表标志

为了准确进行淋巴结解剖位置定位,常需确定体表标志,常用体表解剖标志如表 17-2 所示。

表 17-2 淋巴显像体表解剖标志

显像部位	前位标志点	侧位标志点
颈淋巴	下颌尖、胸骨上缘	外耳孔
腋淋巴	肩峰、胸骨上缘	腋窝前、后缘中心
胸廓内淋巴	剑突、胸骨上缘	—

续表

显像部位	前位标志点	侧位标志点
腹股沟淋巴	耻骨联合、脐、剑突	尾骨尖、髂嵴
盆内淋巴	耻骨联合、脐、剑突	尾骨尖、坐骨结节

（三）给药方式

淋巴显像可采用皮下、组织内、黏膜下或皮内等给药方式。检查前向患者解释清楚，取得配合。一般选用 4~6 个注射部位，每一注射位点的显像剂剂量为 0.1mCi，体积 0.05~0.10ml。进针后注药前应回抽针芯，确认针头不在血管内。肢体淋巴水肿的患者，注射显像剂后鼓励患者主动运动该肢体，有助于显像剂随淋巴回流。

（四）显像时间

因选用的示踪剂和临床检测目的不同，显像时间不一，以 ^{99m}Tc-硫化锑为例：盆腔、颈部、特殊部位在注射显像剂后 30 分钟、60 分钟和 120 分钟分别显像；必要时行延迟显像。腹膜后、腋窝、胸廓内部位在注射后 120 分钟或 180 分钟分别显像，必要时加做 4 小时甚至 6 小时延迟显像。

三、影像分析

（一）正常图像

正常人体内淋巴系统，尤其在淋巴结数量、形态、大小及分布等方面变异较大。因此，在对正常淋巴图像进行判断时，应密切结合显像部位的淋巴系统解剖特点，进行两侧对比分析，观察其走势、连贯性和显像剂分布状况。通常正常淋巴影像较清晰，淋巴结呈圆形或卵圆形，其内显像剂分布均匀，两侧基本对称；淋巴链影像连贯，无中断现象（图17-8）。

1. 颈部淋巴结　乳突注射点向下可见左右两侧颈深和颈浅两组淋巴结，每组约 2~7 个。颈深淋巴结位于内下方，沿气管两侧分布；颈浅淋巴结于颈外侧皮下向下延伸，两侧基本对称。侧位像见"人"字形分布的两条淋巴链，颈深淋巴结在前，颈浅淋巴结在后。

2. 腋窝及锁骨下淋巴结　前位像呈"八"字形分布，两侧淋巴链和淋巴结群对称地从腋下斜向内上延伸至颈根部。侧位像见腋窝淋巴结基本呈菱形分布。锁骨上淋巴结一般不显影。

3. 胸廓内淋巴结　胸骨旁 1~3cm 处肋间隙的淋巴结上下呈链状分布，每侧约有 3~7 个，在胸廓上部分布较为集中。约 20% 正常人可见两侧间有交通支。注射点至肋弓水平可见膈淋巴结，此为注射是否成功的重要标志。

4. 腹股沟及腹膜后淋巴结　呈倒"Y"字形排列，从下向上依次为两侧腹股沟深、浅淋巴结，髂外、髂总淋巴结和位于中线的腹主动脉旁淋巴结。两侧淋巴结分布大致对称，淋巴结链连续性好，乳糜池和胸内淋巴结系基本不显影。

5. 盆腔淋巴结　后位像可见每侧 1~2 个闭孔淋巴结和/或直肠旁淋巴结。前位像见骶前、髂内、髂外、髂总淋巴结和腹主动脉旁淋巴结，但影像清晰度差。

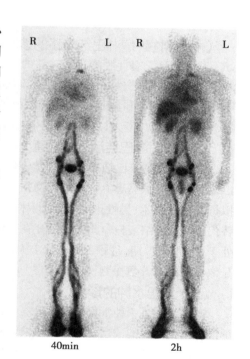

40min　　2h

图 17-8　**成人双下肢淋巴 ^{99m}Tc-DX 正常影像**

6. **局部淋巴结** 应依据局部引流淋巴结的解剖结构对影像进行解释。

(二)异常图像

1. 显影明显延迟,2~4小时后仍不见明确的淋巴结和/或淋巴管显影。

2. 两侧淋巴结明显不对称,一侧淋巴管扩张,淋巴结增大,显像剂摄取增多或缺失。

3. 单处或多处淋巴结影像明显增大,显像剂分布降低。

4. 单处或多处淋巴结影像缺失或显像剂分布明显减少。

5. 淋巴链中断,局部显像剂滞留或有明显的侧支淋巴通路,淋巴管扩张、迂曲,显像剂外漏或向皮肤反流,提示淋巴系统严重梗阻。

6. 4~6小时后肝不显影。

(三)前哨淋巴结显像

前哨淋巴结显像的目的是识别和定位拟手术活组织检查的所有前哨淋巴结(sentinel lymph node,SLN)。根据原发肿瘤的位置,显像必须包括所有可能引流的部位。在识别SLN方面,断层显像优于平面显像,可根据需要加做局部断层显像。平面或断层显像可看到除瘤周注射点有放射性分布,淋巴引流区可见多处放射性摄取灶,即为前哨淋巴结。因原发灶可有多个引流方向,每位患者可有数个SLN,显著摄取放射性示踪剂的淋巴结有可能全部或单独发生癌细胞转移。因此,对上述淋巴结均要手术切除并进行病理分析。

四、临床应用

(一)恶性肿瘤淋巴结转移的诊断

淋巴转移是恶性肿瘤远处转移的主要方式之一。许多恶性肿瘤早期就会出现局部淋巴结转移。淋巴显像能了解恶性肿瘤的淋巴引流途径、局部和远处淋巴结受累状况,对恶性肿瘤患者的临床分期、治疗方案制订和预后判断有一定帮助。淋巴转移影像表现为受累淋巴结肿大模糊、边缘不清或缺损,正常淋巴链中断,淋巴液引流不畅,出现远端淋巴管扩张,局部显像剂分布增加等。

(二)前哨淋巴结活组织检查

已证实前哨淋巴结活组织检查(SLN biopsy,SLNB)可显示乳腺癌或黑色素瘤患者是否有局部淋巴结转移。乳腺癌患者临床上已确立SLNB可用于下列情况:原发肿瘤为T_1期、T_2期或原位导管癌;拟行乳房切除术;男性患者;计划行术前系统性治疗。在SLN未见转移的黑色素瘤患者中,SLNB可替代区域淋巴结清扫。此外,SLNB在头颈部鳞状细胞癌中的应用前景广阔。口腔鳞状细胞癌患者如处于T_1期或T_2期,且颈部触诊、CT、MR或PET/CT检查均为阴性时,应接受SLNB,使用术前淋巴结显像和术中γ计数探测仪进行定位。

(三)淋巴水肿的诊断

淋巴水肿是一种常见良性淋巴疾病,以下肢淋巴水肿比较多见(图17-9),是由淋巴液回流受阻或淋巴液反流所致的浅层软组织内体液蓄积。长时间的淋巴水肿可继发产生纤维增生、脂肪硬化、筋膜增厚以及患肢变粗等病理改变。原发淋巴水肿多为先天性或遗传性淋巴系统缺陷所致。继发淋巴水肿可发生于外伤、手术、肿瘤、感染或辐射损害等。淋巴显像可见局部淋巴引流缓慢甚至停滞,淋巴管显影中断,多伴有扩张,有时可见多条侧支淋巴管显影。

(四)乳糜外溢的定位

淋巴显像可显示瘘管影像,随后见胸腔(乳糜胸)、腹盆腔(乳糜腹)、肾和膀胱(乳糜尿)内显像剂分布明显增多。乳糜外溢者,需在术前对瘘管进行准确定位,便于手术根治。

(五)其他良性疾病

淋巴显像时,淋巴管炎的图像特点:淋巴结肿大,局部淋巴引流加快和增强,炎性淋巴管显影增粗,其邻近肿大的淋巴结呈放射性浓集。

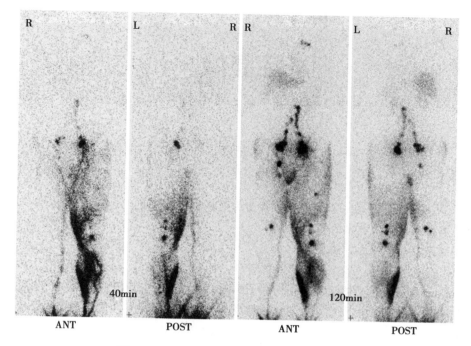

图 17-9 左下肢象皮肿 ^{99m}Tc-DX 淋巴显像

皮下淋巴可见弥漫性浓聚,呈"袜筒症",右下肢腹股沟及髂淋巴结显影缓慢,淋巴回流缓慢。

（武志芳）

思考题

1. 骨髓显像的临床价值有哪些?
2. 如何选择淋巴显像的注射部位? 试举例说明。

本章目标测试

第十八章 | 炎症显像

教学目的与要求

【掌握】^{18}F-FDG PET/CT 在一些常见炎性疾病的表现和临床应用。

【熟悉】各种炎症显像技术的原理。

【了解】常用炎症显像的方法。

炎症(inflammation)是活体组织对损伤因子的防御性反应,因其病因和类型繁多,发病过程和临床表现复杂多变,易造成诊治困难。放射性核素炎症显像是利用特异性显像剂聚集于炎症病灶的特点,实现早期发现病变、准确评估疗效的目的,是炎症病灶检测的有力手段。

第一节 | ^{18}F-FDG 炎症显像

一、原理与方法

在各种炎性病灶中,活化的白细胞(如粒细胞、单核巨噬细胞、淋巴细胞等)为炎症细胞主要成分,具有葡萄糖代谢水平升高的特点。^{18}F-FDG 炎症显像利用炎症细胞对葡萄糖高摄取的特性,通过 PET 显像,即可呈现炎性病灶的显像剂浓聚。具体检查方法和正常图像分析参见第九章第一节。

二、临床应用

(一)感染性炎症

感染性炎症是由致病微生物(细菌、病毒、衣原体等)侵入机体引起的炎症,可累及多个器官,临床表现复杂。

1. **不明原因发热和深部隐匿感染灶的检测** 不明原因发热(fever of unknown origin,FUO)是指持续发热超过 3 周而原因不明。感染是 FUO 的主要病因之一,另两大病因为肿瘤和自身免疫性疾病。深部隐匿的感染灶常给临床诊断造成困难。研究表明,FUO 患者通过 ^{18}F-FDG PET/CT 检查能有效进行诊断,诊断价值高于 ^{67}Ga 显像。由于 ^{18}F-FDG PET/CT 具有很高的阴性预测值,对于 FUO 患者,阴性显像结果往往提示局灶性感染病灶的可能性较小。对于恶性肿瘤的鉴别而言,^{18}F-FDG PET 因不能区分炎症而被视为不足。不过,这对于 FUO 查找病因而言反而有利,因为 ^{18}F-FDG PET/CT 对于 FUO 三大主要病因中的两大病因(肿瘤和感染)具有较高的灵敏度(图 18-1)。

2. **结核病** 结核病(tuberculosis)在我国仍为常见病。在病理上结核病是由结核分枝杆菌引起的肉芽肿性炎性病变。典型的结核肉芽肿(tuberculous granuloma)中央为干酪样坏死,周围伴有增生的上皮样细胞和朗汉斯巨细胞,并伴有淋巴细胞和成纤维细胞围绕。结核灶中炎症细胞葡萄糖代谢高而导致对 ^{18}F-FDG 高摄取。^{18}F-FDG PET/CT 对于如结核性心包炎、腹膜结核、深部脓肿、脊柱结核等肺外结核灶的探测具有优势(图 18-2)。肺结核在 ^{18}F-FDG PET/CT 图像上呈多样性,结核病灶多表现为斑片状,边界较模糊,病灶内显像剂分布欠均匀,结合好发部位和病史、实验室检查等相关临床资料有助于判断。但肺部球形结核灶呈均匀显像剂摄取并不少见,与肿瘤鉴别困难。

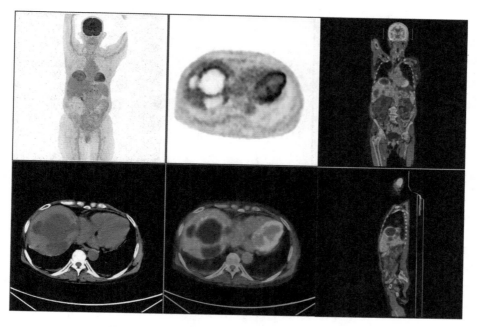

图 18-1　不明原因发热 ^{18}F-FDG PET/CT 显像

女性,68 岁,不明原因发热。诊断:多囊肝合并感染。

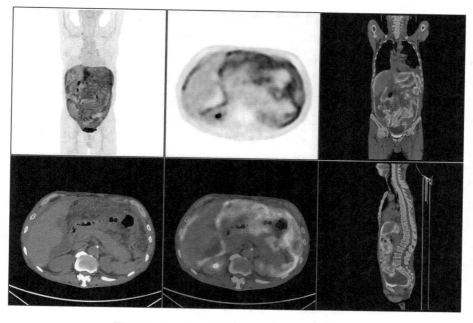

图 18-2　肺外结核灶 ^{18}F-FDG PET/CT 显像

男性,64 岁,腹部不适,低热。诊断:腹盆腔结核。

3. **侵袭性真菌病**　侵袭性真菌病(invasive fungal disease,IFD)是指真菌侵入人体组织、血液,并在其中生长繁殖,导致组织损害、器官功能障碍和炎症反应的病理改变及病理生理过程。近年来,IFD 发生率呈逐年上升趋势。例如,重症监护病房内患者的发病率约为 8%~15%,器官移植受者的发病率为 20%~40%,血液系统肿瘤患者的发病率达 31%。IFD 病灶中炎症细胞葡萄糖代谢高而导致对 ^{18}F-FDG 高摄取,表现为受累器官多发或单发结节高代谢病灶,边界较清楚,放射性尚均匀,或合并全身多发高代谢肿大淋巴结(图 18-3),与肿瘤鉴别困难。结合病史、好发部位、实验室检查和患者免疫功能状态,有助于 IFD 诊断。^{18}F-FDG PET/CT 对于临床隐匿性 IFD 感染灶和全身播散病灶的探测具

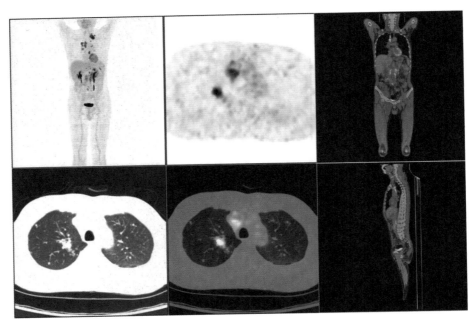

图 18-3　**侵袭性真菌病 ^{18}F-FDG PET/CT 显像**
男性,55 岁,HIV 合并真菌感染。诊断:马尔尼菲篮状菌病。

有优势,利于选取活检部位、引导活检手术和评估抗真菌治疗效果。

4. **骨髓炎**　对于急性骨髓炎(osteomyelitis),^{18}F-FDG PET/CT 虽然能够准确诊断,但相比于临床体检、实验室检查、三相骨扫描和 MR,^{18}F-FDG PET/CT 并不增加更多的诊断效益。而慢性骨髓炎的诊断往往更加复杂,^{18}F-FDG PET/CT 则显示了很好的诊断价值,其诊断的准确性与抗粒细胞抗体核素扫描和 ^{111}In-白细胞扫描相当,对于中轴骨的病灶诊断,^{18}F-FDG PET/CT 具有更高的准确性。

5. **人工关节感染**　人工关节感染的诊断往往较为困难,放射影像检查和核素三相骨扫描常难以鉴别感染与人工关节松动。人工关节感染在 ^{18}F-FDG PET/CT 较为特征的表现是沿着人工假体和骨骼的接触面呈显像剂的高摄取。^{18}F-FDG PET/CT 诊断人工关节感染虽具有很高的灵敏度,但特异性欠佳,文献报道的特异性为 50%~95%。

6. **血管感染**　移植血管感染表现为移植部位的 ^{18}F-FDG 高摄取。^{18}F-FDG PET/CT 对于移植血管感染的诊断与常规影像检查相比具有更高的灵敏度和特异性。^{18}F-FDG PET/CT 亦可诊断其他的血管内感染,如感染性血栓静脉炎或感染性动脉炎等。有研究报道单纯的急性或慢性血栓形成不会出现 ^{18}F-FDG 摄取增加。

(二) 非感染性炎症

非感染性炎症通常是指免疫相关性炎症,是一类以皮肤、关节、血管、肌肉等受累为特征的全身性疾病,病变主要累及结缔组织,主要分为自身炎症性疾病和自身免疫性疾病。此外,一些物理化学因素引起的炎症亦属非感染性炎症。

1. **非感染性血管炎性疾病**　^{18}F-FDG 高摄取见于大动脉炎(Takayasu arteritis)、巨细胞性动脉炎、韦格纳肉芽肿、结节性多动脉炎、白塞综合征等。此类疾病由于无特异性自身抗体及其他可供检测的标记物,且病理标本难以获取,诊断十分困难。^{18}F-FDG PET/CT 能够更加全面地显示病变性质和病变范围,有利于诊断和随访评估(图 18-4)。

2. **炎性肠病**　炎性肠病(inflammatory bowel disease,IBD),包括克罗恩病(Crohn disease,CD)和溃疡性结肠炎(ulcerative colitis),为病因不明的慢性肠道炎症性疾病,症状常为反复的腹痛、腹泻、黏液血便。前者病变好发于回肠末端及邻近结肠,病理以全壁性炎症和非干酪样肉芽肿为特征;后者病变则好发于直肠、乙状结肠,以黏膜溃疡形成为特征。在病变肠段 ^{18}F-FDG 高摄取而呈现条状放射性

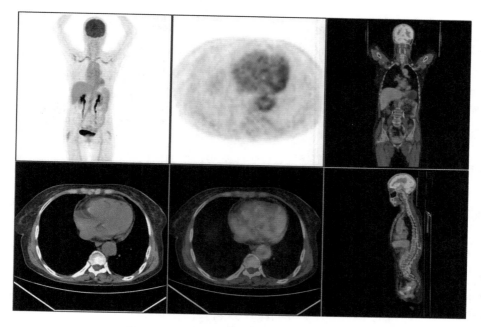

图 18-4　大动脉炎 ^{18}F-FDG PET/CT 显像

女性,68 岁,面色苍白、乏力、食欲下降 2 月余。诊断:大动脉炎。

浓聚,较具有特征性,且可直观显示病变范围。不过要注意区别生理性肠道摄取,通过结合临床资料和比较延迟显像结果有助于鉴别分析。一组对于克罗恩病的研究结果显示, ^{18}F-FDG PET/CT 的特异性与 MR 和抗粒细胞抗体核素扫描相当,而灵敏度高于后二者。有人认为 ^{18}F-FDG PET 可成为随访评价 IBD 活动性的检查方法,不过存在肠道非特异性 ^{18}F-FDG 摄取的问题,是否常规用于临床还有待深入研究。

3. **结节病**　结节病(sarcoidosis)是一种多系统、多器官受累的肉芽肿性疾病。双肺、双侧肺门淋巴结是常见病变部位,其次是皮肤和眼,浅表淋巴结、肝、脾、肾、骨髓、大脑、神经、心脏等几乎全身器官均可受累。 ^{18}F-FDG PET/CT 显示为双侧肺门及纵隔淋巴结对称肿大和 ^{18}F-FDG 高摄取,伴或不伴有肺内结节状或片状病灶。 ^{18}F-FDG PET/CT 在初诊时并不具有特异性,需结合其他临床资料和检查结果分析;但 ^{18}F-FDG 的价值在于描述病变范围且能反映病变的活动性,有助于治疗、随访评价。

4. **IgG4 相关性疾病**　IgG4 相关性疾病(IgG4 related disease,IgG4 RD)是一种与 IgG4 相关、累及多器官或组织、慢性进行性自身免疫性疾病,又称 IgG4 阳性多器官淋巴细胞增生综合征。其特征性病理改变为多个器官及组织中广泛的 IgG4 阳性淋巴细胞浸润,进而导致硬化和纤维化。IgG4 RD 最常累及胰腺,又称自身免疫性胰腺炎(autoimmune pancreatitis,AIP),AIP 是一种特殊类型的慢性胰腺炎,以血清 IgG4 升高、胰腺肿大、主胰管不规则狭窄、淋巴细胞炎性浸润及纤维化为特征。AIP 主要的 PET/CT 表现为胰腺实质弥漫性或局灶性 FDG 高代谢,相应 CT 上表现为胰腺头、颈、体、尾部弥漫性肿大,轮廓平直,胰腺"羽毛状"结构消失,代之"腊肠样"外观。此外,IgG4 RD 还可以单独或同时累及淋巴结、涎腺、腹膜后、胆道、肾脏、肺、垂体、动脉、前列腺等组织器官。相应的,在 ^{18}F-FDG PET/CT 上可表现为相应受累器官的弥漫或局灶性 ^{18}F-FDG 摄取增高,不仅可结合临床提供诊断线索,还有助于选取活检部位。

5. **成人斯蒂尔病**　斯蒂尔病本是指系统型起病的幼年型关节炎,但相似的疾病也可发生于成年人,称为成人斯蒂尔病(adult-onset Still's disease,AOSD)。临床特征为发热、关节痛和/或关节炎、皮疹、肌痛、咽痛、淋巴结肿大、白细胞总数和中性粒细胞增多以及血小板增多,严重者伴全身多系统损害。在 ^{18}F-FDG PET/CT 上可表现为受累组织器官如淋巴结、骨髓、脾脏、肌肉等弥漫或局灶性 ^{18}F-FDG 摄取增高(图 18-5)。淋巴结病理常表现为淋巴结反应性增生。 ^{18}F-FDG PET/CT 不仅可为临床提供诊断线

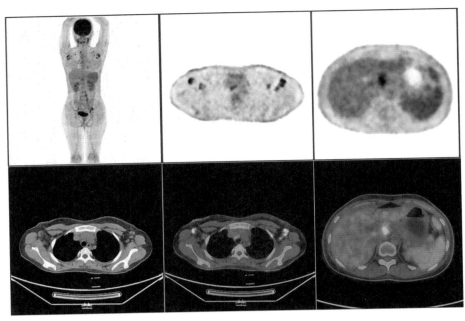

图 18-5 成人斯蒂尔病 ^{18}F-FDG PET/CT 显像

女性,31 岁,关节痛、发热。诊断:成人斯蒂尔病。

索,还有助于选取活检部位。成人斯蒂尔病由于无特异诊断标准,常常需排除感染、肿瘤和其他结缔组织病后才考虑其诊断。因此,[18]F-FDG PET/CT 在成人斯蒂尔病的诊断和鉴别诊断中十分重要。

第二节 | 其他炎症显像

一、[67]Ga 显像

(一)原理与方法

[67]Ga(gallium-67)生物特性与铁相似,经静脉注射后 [67]Ga 即与转铁蛋白(transferrin)结合被运送到炎症部位,其后在炎症病灶的聚集定位则与多种因素有关,如病灶的血流灌注即为首要因素。局部血流灌注增加和毛细血管通透性增加使 [67]Ga 转铁蛋白复合物进入炎症组织。其他被认为有关的因素尚有:炎症部位细菌摄取 ^{67}Ga;中性粒细胞在炎症部位释出大量乳铁蛋白(lactoferrin),[67]Ga 与乳铁蛋白结合而滞留于炎症灶。

显像方法:静脉注射 [67]Ga-枸橼酸 74~220MBq(2~6mCi),给药后 4~8 小时及 24 小时进行全身显像和病灶局部平面或 SPECT 显像。

(二)临床应用

1. **发热待查** 对于发热待查患者,尤其是局部症状不明显时,[67]Ga 显像可揭示急性、慢性和隐匿性感染病灶以及肉芽肿性病灶,乃至肿瘤病灶。病灶部位表现持续存在的放射性异常浓聚表现。

2. **肺部感染和炎性病变** [67]Ga 在许多肺部感染性病变、炎性病变、间质性病变和肉芽肿性病变均有聚集,可协助临床诊断。如结节样浓聚灶可见于结核、真菌感染、淋巴瘤、结节病等;局灶性浓聚可见于细菌性肺炎;弥漫性摄取增加可见于巨细胞病毒感染、真菌感染、间质性肺炎、肺孢子菌肺炎等。

3. **骨髓炎** 骨髓炎部位显示 [67]Ga 摄取增加。由于正常骨质可摄取 ^{67}Ga,故当出现骨质修复或重塑过程时,亦可出现 [67]Ga 摄取异常增加表现。与常规的骨显像结果结合分析有助于提高诊断特异性。病变处 [67]Ga 摄取高于骨显像上的放射性摄取或分布形态不一致则提示骨髓炎,[67]Ga 无摄取或与骨显像上放射性摄取一致则不支持骨髓炎。

4. 腹部与盆腔感染　B 超和 CT 检查更为常用。^{67}Ga 显像有助于探查深部脓肿、鉴别腹水性质、诊断肝脓肿等。对于腹腔感染,则核素标记白细胞显像更为优越。

二、放射性核素标记白细胞显像

(一)原理与方法

当机体存在炎症病灶时,核素标记的白细胞进入体内循环后即向炎症病灶迁移聚集。如同体内白细胞趋化机制,首先,标记白细胞由于炎症局部黏附分子表达增高的机制而黏附于血管内皮;随后,通过细胞渗出过程(diapedesis)透过内皮细胞和基底膜,在化学趋向(chemotaxis)机制作用下迁移至炎症病灶。通过体外探测放射性分布即可显示炎症病灶的部位。因此,核素标记白细胞是特异性的炎症示踪剂,但其显像仅反映局部病灶白细胞浸润聚集这一病理学变化,而不一定表示病灶为感染性。

显像方法:采受检者血液分离白细胞,标记制备 ^{111}In-oxine-白细胞(^{111}In-oxine-WBC)或 ^{99m}Tc-HMPAO-白细胞(^{99m}Tc-HMPAO-WBC)。静脉注射 ^{111}In-oxine-WBC 后,分别于 4、24 小时显像;或静脉注射 ^{99m}Tc-HMPAO-白细胞 370MBq(10mCi)后;于 1、4、24 小时显像。

(二)临床应用

1. 探测炎性病灶　上述正常放射性分布之外的局灶性浓聚即为异常。核素标记白细胞对于感染性炎性病灶可作准确诊断,敏感性超过 95%,对于急性或慢性感染灶同样敏感。

2. 骨髓炎　在伴有其他基础骨质病变、人工植入物或其他易干扰骨髓炎诊断情况病例中,核素标记白细胞显像确定或排除骨髓炎的准确性大于 90%。对于含骨髓的骨骼部位(如髋部和膝部)疑诊骨髓炎,核素标记白细胞显像与胶体骨髓显像联合检查可提高诊断准确率,受累骨髓在骨髓显像上表现为放射性缺损区而在核素标记白细胞显像上呈放射性摄取增加,二者联合诊断的准确性可达 95%。

3. 腹部感染　因腹部感染具有高发病率和高病死率,快速诊断甚为重要。^{111}In-oxine-白细胞不经肠道清除,故具优势。几项大宗病例研究显示其诊断腹部感染总灵敏度为 90%。

4. 炎性肠道病变　对于炎性肠道病变,核素标记白细胞显像结果与钡剂肠道造影检查和结肠内镜检查结果有很好的一致性。核素显像不仅可以探查内镜难以查及的部位,还可以用来评价疗效。活动性肠炎表现为呈肠型分布的异常浓聚灶,非活动性的结肠炎核素显像呈阴性结果。利用核素标记白细胞显像显示炎性病变的分布特点还可对克罗恩病和溃疡性结肠炎进行鉴别。如直肠无病变、小肠受累,病变呈非连续性,提示克罗恩病;而结肠至直肠连续性病变且不伴小肠受累,则提示溃疡性结肠炎。

5. 其他　核素标记白细胞显像对于肾脏感染(如急性肾盂肾炎、局灶性肾炎以及肾脓肿或肾周脓肿等)、动脉修补移植物的感染等有较好的诊断价值。

三、其他显像方法

其他显像方法还有如放射性核素标记人免疫球蛋白显像、放射性核素标记抗粒细胞抗体显像、放射性核素标记亲粒细胞多肽显像等。

（孙　龙）

?

思考题

1. 简述 ^{18}F-FDG PET/CT 在 FUO 的临床应用价值。
2. 炎症显像主要有哪几种方法?各自的原理是什么?

本章目标测试

第十九章 | 儿科核医学

教学目的与要求

【掌握】儿科核医学在骨骼、泌尿、消化系统中的临床应用。

【熟悉】儿科核医学在内分泌、神经、循环、呼吸、造血与淋巴系统以及肿瘤与炎症中的临床应用。

【了解】儿科核医学检查特点。

儿童按年龄分为新生儿期（自胎儿娩出脐带结扎时开始至28天之前）、婴儿期（自出生至1周岁之前）、幼儿期（自1周岁至满3周岁之前）、学龄前期（自3周岁至6~7岁入小学前）、学龄期（自6~7岁入小学始至青春期前）、青春期（10~20岁）。不同年龄阶段儿童的解剖、生理、生化、病理、免疫、代谢不同于成人，疾病种类也与成人有很大差别。核医学核素示踪技术具有简便、安全、灵敏、无创等特点，可用于儿科疾病的诊断、治疗、随访与预后评价，已成为儿科临床不可缺少的诊疗技术。然而，儿科核医学（pediatric nuclear medicine）在常用诊疗项目、适应证、诊疗操作流程、药物剂量、图像判读等方面与成人核医学不同，了解这些差别，对于儿科核医学的科学合理应用具有重要意义。

第一节 | 儿科核医学检查特点

儿科核医学检查旨在短时间内以低辐射剂量获取高质量的诊断信息。与成人核医学相比，儿科核医学从检查前准备到检查结束通常需要投入更多的时间和耐心，因此需要儿科核医学医师、技师、护士等医务人员，受检者及其父母的共同参与和密切配合。

一、儿科核医学检查的特殊要求

（一）显像前

医务人员必须严格掌握儿科核医学诊疗项目的适应证与禁忌证，严格遵循"实践的正当化"原则，选择最合适的显像流程。

核医学医师应掌握患儿病史、熟悉患儿病情，必要时请临床主治医生陪同检查以便急救处理。检查前医师应与患儿家属沟通，详细告知检查相关注意事项，包括客观说明医疗辐射及其危害等；了解患儿是否有镇静或麻醉的需要；交代建立静脉通道、适当睡眠剥夺、饮水及排尿等特殊注意事项。

患儿需保持体位固定，应分散患儿注意力、缓解患儿恐惧或焦虑情绪，并可允许家长在检查过程中陪伴，必要时制动。

（二）采集

儿科核医学检查应尽可能配备较好的显像设备，以快速显像，提高图像质量。

SPECT/CT、PET/CT应使用低剂量（25~35mAs）CT进行衰减校正及定位。

采集条件的设置应遵循较为固定的常规条件，以保证不同年龄阶段儿童显像结果的可比性。采集的计数量应保证充足；因儿童的器官小，建议使用较大的放大倍数。需在不同时间段进行多次采集时应保证采集位置的相对固定。

（三）显像结束后

技师及时进行图像处理,医师评价图像质量、判断是否达到诊断要求及确定是否需要延迟显像、不同体位显像或断层显像;技师协助患儿离开检查床并移除静脉留置针。

二、放射性药物的应用

儿科核医学所用放射性药物极其微量,对人体无毒副作用、无过敏反应,也不会引起血流动力学和渗透压的改变。至今尚无儿科核医学诊断性放射性药物副作用的报道。

新生儿、婴儿生长发育期间的药代动力学与大龄儿童及成人不同。同成人相比,新生儿和婴儿的肾小球滤过率更低、气体通过肺更快、血液循环时间更短。随着生长发育,其药代动力学逐渐接近成人水平。

1. 最小化剂量　儿科核医学检查用放射性药物剂量,应满足检查所需的最小化剂量。儿科核医学治疗性放射性药物的应用,需考虑体重、体表吸收剂量、检查类型、光子类型、检查时间等因素。儿科核医学显像的显像剂使用剂量见表 19-1。

表 19-1　儿科核医学显像的显像剂使用剂量表　　　　　　　　　　　单位:MBq(mCi)

项目/显像剂	最大剂量	最小剂量	按公斤体重剂量
骨骼 ^{99m}Tc-MDP	740(20.0)	74(2.0)	7.4(0.2)
肾静态 ^{99m}Tc-DMSA	111(3.0)	11.1(0.3)	1.85(0.05)
肾动态 ^{99m}Tc-DTPA	185(5.0)	18.5(0.5)	3.7(0.1)
甲状腺 ^{99m}TcO$_4^-$	370(10.0)	18.5(0.5)	3.7(0.1)
甲状旁腺 ^{99m}Tc-MIBI	370(10.0)	74(2.0)	5.55(0.15)
梅克尔憩室 ^{99m}TcO$_4^-$	370(10.0)	7.4(0.2)	3.7(0.1)
肝胆 ^{99m}Tc-EHIDA	111(3.0)	9.25(0.25)	1.85(0.05)
GER ^{99m}Tc-DTPA(Milk)	37(1.0)	7.4(0.2)	0.55(0.015)
心肌 ^{99m}Tc-MIBI	370(10.0)	74(2.0)	5.55(0.15)
肝脏 ^{99m}Tc-PHY	111(3.0)	3.7(0.1)	1.85(0.05)
脑 ^{99m}Tc-ECD	740(20.0)	37(1.0)	9.25(0.25)
神经母细胞瘤/嗜铬细胞瘤 ^{123}I-MIBG	370(10.0)	37(1.0)	5.18(0.14)

由于儿童特殊的生理特点,实际工作中儿童给药剂量的计算通常采用的是韦伯斯特公式[Webster公式:儿童给药剂量 =(儿童年龄 +1)× 成人给药剂量/(儿童年龄 +7)]和体表面积(body surface area, BSA)计算公式(BSA 计算公式:儿童给药剂量 = 儿童体表面积 × 成人给药剂量/1.78),其中又以后者最为常用。儿童体表面积见表 19-2。

表 19-2　儿童体表面积表

体重/kg	BSA/m^2	成人剂量分数	体重/kg	BSA/m^2	成人剂量分数
2	0.15	0.08	9	0.42	0.24
3	0.20	0.11	10	0.46	0.26
4	0.24	0.13	11	0.49	0.27
5	0.28	0.16	12	0.52	0.29
6	0.32	0.18	13	0.55	0.31
7	0.35	0.20	14	0.58	0.32
8	0.39	0.22	15	0.61	0.34

续表

体重/kg	BSA/m²	成人剂量分数	体重/kg	BSA/m²	成人剂量分数
20	0.74	0.42	45	1.31	0.73
25	0.87	0.49	50	1.41	0.79
30	0.98	0.55	55	1.50	0.84
35	1.10	0.62	60	1.60	0.90
40	1.20	0.68	65	1.69	0.95

注:参照标准成人体重为70kg,体表面积为1.78m²。

2. 放射性药物的给药途径　包括静脉注射、口服、吸入等,其中静脉注射最常用。建立可靠的静脉通道是给药的关键。放置静脉留置针时多选择近端大静脉,如肘静脉等。

第二节 ｜ 常见儿科疾病的核医学诊断应用

一、骨骼系统

放射性核素骨显像敏感性高,是诊断儿童骨骼疾病的常用方法,包括三时相、动态、静态、全身、局部、断层、融合显像等多种显像方法。

儿童骨显像的影像与成人不同。儿童骨骼部位骨显像剂的分布量明显高于成人,特别是骨骺的骨生长区可见较多显像剂分布,其肋骨与肋软骨结合部也可见生理性的显像剂浓聚。

（一）良性骨病

1. 急性骨髓炎　骨髓炎(osteomyelitis)较多见于小儿,常发生于血流丰富的干骺端。骨显像可早期诊断骨髓炎,对新生儿骨髓炎的诊断具有较高的准确性。常规X射线检查需待骨质破坏及新骨形成后才出现异常征象,而三时相骨显像可在骨髓炎发病后的24小时内显示出异常。典型征象是骨病变区血流灌注相、血池相及延迟相局限性显像剂浓聚,尤以延迟相为著。

急性骨髓炎和软组织蜂窝织炎在临床症状上较为相似,可通过三时相骨显像鉴别诊断。主要鉴别点为软组织蜂窝织炎延迟相病变处显像剂分布基本正常。

2. 骨结核　骨与关节结核好发于儿童和青少年,大多继发于肺结核,常累及脊柱、髋关节、膝关节、肘关节等部位。骨显像上主要表现为病灶处显像剂异常浓聚。

3. 儿童股骨头骨软骨病　又称无菌性股骨头骨骺坏死。骨显像可早于X射线检查数月发现异常。在症状出现后的5周内,骨显像上常表现为股骨头显像剂分布稀疏、缺损;中晚期,骨显像的特征性表现为股骨头骨骺部位显像剂分布稀疏、缺损,髋臼部位因滑膜炎而表现为显像剂分布增高。

4. 骨折　骨显像主要用于隐匿性、应力性和功能不全性骨折的诊断。骨显像是诊断应力性骨折的金标准,可早于X射线检查数周发现异常。应力性骨折骨显像的典型表现是骨皮质灶状、梭形或横带状显像剂分布增高。

5. 腰椎峡部裂　多见于青少年。骨显像主要表现为峡部裂部位显像剂分布异常增高。SPECT/CT局部断层显像有助于进一步明确诊断。

6. 骨移植的监测　动态显像对于判断移植骨是否成活具有独特价值,可先于X射线检查3~6周准确判断。骨移植后,骨显像显示移植骨显像剂分布高于周围正常骨组织及对侧相应正常骨组织,骨床连接处显像剂分布增高,提示血运通畅,移植骨存活良好。若移植骨显像剂分布低于周围正常骨组织及对侧相应正常骨组织,则提示血运不良,移植骨存活的可能性较低。

（二）原发性骨肿瘤

骨显像可在X射线检查发现异常或临床症状出现前3~6个月显示肿瘤的存在,为临床提供有关原发性骨肿瘤的位置、侵犯范围以及恶性骨肿瘤有无远处转移等信息。

原发性骨肿瘤分为原发性恶性骨肿瘤和原发性良性骨肿瘤,前者多见。

1. 骨肉瘤 骨肉瘤(osteosarcoma)是儿童期常见的恶性骨肿瘤。好发于长骨的干骺端,股骨远端和胫骨近端最多见。骨肉瘤三时相骨显像的典型表现是病变部位血流灌注增加、血供丰富,延迟相骨轮廓变形,显像剂分布明显增高,但分布不均,可见显像剂分布稀疏、缺损区。骨肉瘤易发生远处转移,特别是骨转移和肺转移,原发灶及转移灶在骨显像上均表现为显像剂分布增高。

2. 尤因肉瘤 尤因肉瘤(Ewing sarcoma)属高度恶性的骨肿瘤。好发于长骨的骨干和干骺端。尤因肉瘤骨显像的典型表现是病变部位显像剂分布增高,分布较均匀。尤因肉瘤易发生转移,转移灶显像剂分布也增高。

3. 骨样骨瘤 骨样骨瘤(osteoid osteoma)属良性的骨肿瘤。多发生于长管状骨的骨干。骨显像的典型表现是肿瘤部位显像剂分布增高,并可见"双密度征",即一大一小两个显像剂浓聚区重叠,显像剂浓聚区(瘤巢)的周围出现显像剂增浓区(反应性骨硬化)。

(三)转移性骨肿瘤

骨显像是转移性骨肿瘤的常规诊断方法,可较 X 射线检查早 3~6 个月发现骨转移病灶。此外,骨显像可用于骨转移病灶治疗后的疗效评估。

儿童恶性肿瘤多为胚胎性肿瘤(图 19-1)和原发性肉瘤,属非上皮性肿瘤,包括神经母细胞瘤(neuroblastoma,NB)、横纹肌肉瘤(rhabdomyosarcoma,RMS)、肾母细胞瘤(nephroblastoma)等。转移性骨肿瘤的好发部位为脊柱、肋骨、骨盆等。神经母细胞瘤易发生骨/骨髓转移,头颅骨转移多见,长骨转移多位于长骨近端和干骺端。此外,骨是多形性横纹肌肉瘤常见的转移部位,而肾母细胞瘤偶转移至骨。大多数骨转移病灶表现为显像剂分布增高。

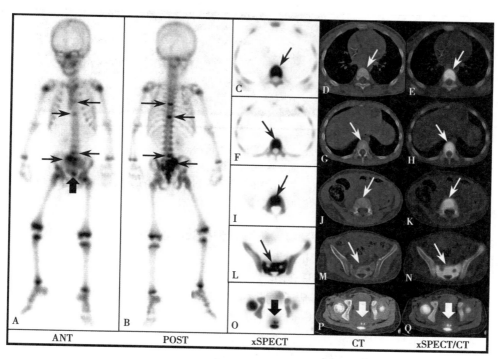

图 19-1 **骶前恶性卵黄囊瘤骨转移 ^{99m}Tc-MDP 骨显像**

A~B. 平面显像;C~Q. 断层显像。

患儿,女性,2 岁。骶前恶性卵黄囊瘤(图 A、O~Q)伴第 7 胸椎(图 A~B、C~E)、第 10 胸椎(图 A~B、F~H)、第 5 腰椎(图 A~B、I~K)、骶骨(图 A~B、L~N)多发骨转移(箭头示病灶)。xSPECT:定量 SPECT(quantitative SPECT)。

二、泌尿系统

泌尿系统显像在诊断小儿泌尿系统疾病方面具有重要作用,可为临床提供功能信息。

(一) 肾静态显像

1. 急性肾盂肾炎与肾瘢痕形成的诊断 肾静态显像主要用于诊断小儿泌尿道感染所致的肾皮质损害。急性肾盂肾炎肾静态显像表现为肾皮质局限性放射性分布稀疏、缺损。这种急性期的局灶性缺血和功能减低灶是可逆性的,经及时有效治疗,可完全恢复。炎症迁延不愈,会造成受累肾组织坏死,导致肾瘢痕(renal scar)形成,"瘢痕征"的典型图像特点是局部肾皮质变薄、变扁,肾轮廓变形甚至缩小,肾皮质楔形放射性分布稀疏、缺损,上、下极近边缘处多见(图19-2)。

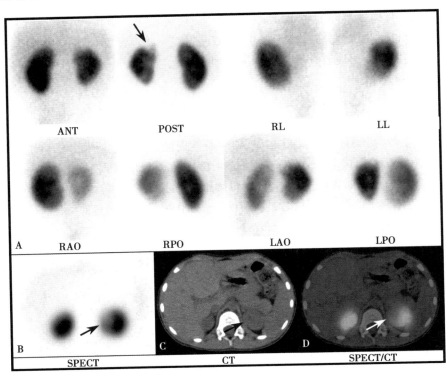

图 19-2　^{99m}Tc-DMSA 肾静态显像

A. 平面显像;B~D. 断层显像。

患儿,女性,7岁。泌尿道感染。^{99m}Tc-DMSA 肾静态显像示:左肾上极肾皮质变薄,楔形放射性分布稀疏、缺损,提示瘢痕形成(箭头示瘢痕征)。

2. 了解相对分肾功能 此外,肾静态显像还用于肾内占位性病变、缺血性病变和破坏性病变(包括瘢痕和外伤)的检测,先天性肾脏畸形的诊断等。

(二) 肾动态显像与 GFR、ERPF 测定

1. 儿童肾积水及上尿路梗阻的诊断与鉴别诊断 肾动态显像在儿童中最广泛的应用就是诊断肾积水。小儿先天性肾积水主要由先天性肾盂输尿管连接部梗阻(ureteropelvic junction obstruction,UPJO)引起,多见于男性,左侧常见。肾积水的典型表现为肾动态显像初期积水区域无显像剂分布,其周围有功能的肾皮质显像剂分布增高,随时间延长,显像剂逐渐进入肾盏、肾盂并滞留其中,表现为肾盏、肾盂内放射性浓聚且消退时间延长。肾图表现为排泄段延长或持续上升。

肾图结合利尿剂介入试验是鉴别上尿路非机械性梗阻与机械性梗阻的可靠方法。非机械性梗阻的典型表现是注射利尿剂后 2~3 分钟,滞留于肾区的放射性浓聚影快速消退,肾图排泄段明显下降(图19-3)。机械性梗阻的典型表现是注射利尿剂后,动态功能相与肾图曲线无明显变化,甚至可见肾盂放射性浓聚影增浓,肾图曲线继续上升(图19-4)。

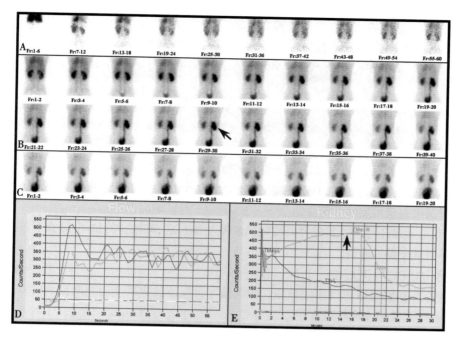

图 19-3　右侧肾盂非梗阻性扩张 ^{99m}Tc-DTPA 利尿肾动态显像（后位）

A. 血流灌注相（1 秒/帧，共 60 秒）；B~C. 动态功能相（30 秒/帧，共 30 分钟）；D. 肾图 a 段；E. 肾图 a~c 段。

患儿，男性，9 岁。右侧肾盂积水伴右侧输尿管扩张。^{99m}Tc-DTPA 利尿肾动态显像示：右侧肾盏、肾盂内放射性浓聚，注射利尿剂后 2~3 分钟，滞留于肾区的放射性浓聚影快速消退，肾图排泄段明显下降，提示为非机械性梗阻（箭头示注射利尿剂）。

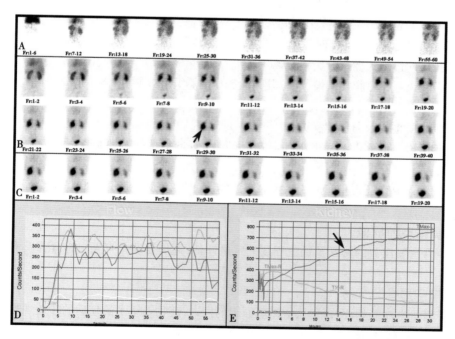

图 19-4　左侧肾盂输尿管连接部梗阻 ^{99m}Tc-DTPA 利尿肾动态显像（后位）

A. 血流灌注相（1 秒/帧，共 60 秒）；B~C. 动态功能相（30 秒/帧，共 30 分）；D. 肾图 a 段；E. 肾图 a~c 段。

患儿，男性，7 岁。左侧肾盂输尿管连接部梗阻。^{99m}Tc-DTPA 利尿肾动态显像示：左侧肾盂输尿管连接处放射性浓聚，注射利尿剂后，放射性持续浓聚，肾图曲线继续上升，提示为机械性梗阻（箭头示注射利尿剂）。

2. **评价小儿肾脏的功能状态** 各种肾血流灌注障碍或肾实质病变均可导致肾脏功能损害。肾脏功能受损根据损伤的严重程度,分为轻、中、重度受损。

（1）轻度受损:肾影清晰,肾实质摄取和清除显像剂的过程明显,但清除时间较正常略延长,伴或不伴有肾盂积水。

（2）中度受损:肾脏轮廓欠清,肾实质有摄取和清除显像剂的过程,肾影略显模糊,本底略增高。

（3）重度受损:肾脏轮廓不清,采集过程中未见肾实质摄取及清除显像剂的过程,肾影不清,本底异常增高。

3. **评价肾实质功能** 通过肾动态显像得到的肾小球滤过率（glomerular filtration rate，GFR）、肾有效血浆流量（effective renal plasma flow，ERPF）分别反映肾小球及肾小管的功能,可用于评价总肾及分肾功能。肾图检查也可反映分肾功能。

此外,肾动态显像还可用于重复肾畸形的诊断及功能判定、移植肾的监测、肾血管性病变的诊断、新生儿未成熟肾的辅助诊断等。

(三) 膀胱输尿管反流显像

主要用于小儿膀胱输尿管反流的诊断。膀胱输尿管反流显像可准确判断反流的方式、部位及程度,也可用于治疗效果的评价和随访等。

三、消化系统

(一) 肝胆动态显像

1. **先天性胆道闭锁和婴儿肝炎综合征的鉴别诊断** 先天性胆道闭锁需早期手术治疗,其预后与手术年龄密切相关,故与婴儿肝炎综合征的鉴别尤为重要。目前二者的主要鉴别手段仍为放射性核素肝胆动态显像。可于检查前口服苯巴比妥 5mg/（kg·d），连续 7~10 天,以促进直接胆红素与显像剂在胆道系统通畅患者中的排泄,提高鉴别诊断的准确性。静脉注射放射性核素肝胆显像剂后进行动态显像,观察有无胆道、肠道排泄。若延迟显像至 24 小时,肠道内持续未见放射性,可行苯巴比妥试验,并再次行肝胆动态显像,24 小时后肠道仍无放射性出现,则诊断为先天性胆道闭锁（图 19-5）。肠道内出现放射性,即诊断为婴儿肝炎综合征。

2. **急性胆囊炎** 在急腹症的情况下,肝胆动态显像示肝脏显影、肝内外胆管显影、肠道排泄相正常,而胆囊持续不显影,即可证实急性胆囊炎的临床诊断。少数患者胆囊和胆总管均不显影,但肠道中可见放射性出现,也提示急性胆囊炎。

3. **慢性胆囊炎** 肝胆动态显像中肠道先于胆囊出现放射性是慢性胆囊炎患者的一个非敏感但却特异的征象。

此外,肝胆动态显像还可用于肝胆系术后胆道情况评价、先天性胆管囊状扩张症等胆道疾病的诊断等。

(二) 胃食管反流显像

主要用于胃食管反流的诊断及反流程度的定量评估,评价婴幼儿有无由胃食管反流所致的吸入性肺炎等。

(三) 胃排空显像

主要用于胃排空功能的评价,胃排空障碍原因的探讨,药物及手术治疗后的疗效观察与随访等。

(四) 异位胃黏膜显像

1. **梅克尔（Meckel）憩室** 梅克尔憩室是小儿较常见的消化道畸形,常导致消化道出血。约 30%的憩室内含有异位胃黏膜。典型表现是在腹部脐周,通常在右下腹出现位置相对固定的灶状放射性浓聚影,与胃黏膜同步显影,随时间延长,影像渐浓（图 19-6）。

2. **肠重复畸形** 肠重复畸形是消化道先天性畸形的一种,常发生于小肠,回肠及回盲部多见。多呈条索肠袢状或团块状放射性浓聚灶,范围较大（图 19-7）。

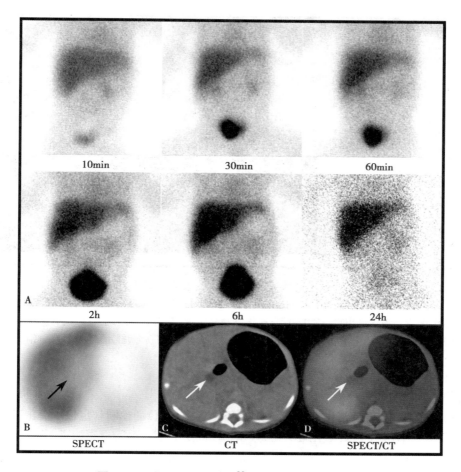

图 19-5　先天性胆道闭锁 ^{99m}Tc-EHIDA 肝胆显像

A. 平面显像（前位）；B~D. 断层显像。

患儿,女性,11 天。黄疸。^{99m}Tc-EHIDA 肝胆显像示:24 小时肠道无放射性出现(图 A);6 小时断层显像:肝门区囊状低密度灶,放射性分布缺损,考虑胆道闭锁(囊肿型)。

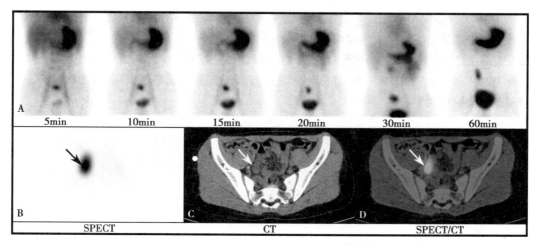

图 19-6　梅克尔憩室 ^{99m}TcO$_4^-$ 异位胃黏膜显像

A. 平面显像（前位）；B~D. 断层显像。

患儿,男性,11 岁。消化道出血。^{99m}TcO$_4^-$ 异位胃黏膜显像示:右下腹小肠局灶性放射性分布增高,与胃黏膜同步显影,随时间延长,影像渐浓而位置及形态变化不显著,提示梅克尔憩室(箭头示异位胃黏膜)。

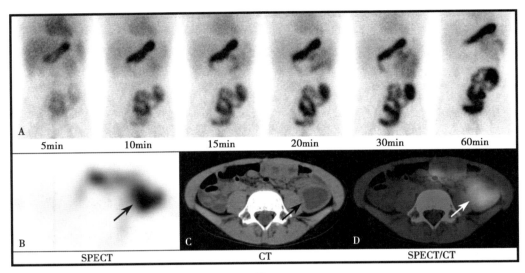

图 19-7 肠重复畸形 $^{99m}TcO_4^-$ 异位胃黏膜显像

A. 平面显像（前位）；B~D. 断层显像。

患儿，男性，8 岁。消化道出血。$^{99m}TcO_4^-$ 异位胃黏膜显像示：左中下腹部条索肠袢状、团块状放射性分布增高，与胃黏膜同步显影，随时间延长，影像渐浓且逐渐出现肠形，提示肠重复畸形（箭头示异位胃黏膜）。

（五）消化道出血显像

主要用于各类急性、慢性消化道出血（尤其是下消化道出血）的诊断与定位。消化道出血显像可探测出血速度低至 0.1ml/min 的消化道出血，其敏感性高于 X 射线血管造影检查，尤其是可用于诊断间歇性出血。消化道出血的典型表现是腹部正常大血管及脏器组织之外放射性异常浓聚，随时间延长，放射性浓聚范围扩大，并沿肠道蠕动方向延伸（图 19-8）。

（六）放射性核素唾液显像

主要用于小儿吸入性肺炎的诊断及随访等。

四、内分泌系统

（一）甲状腺显像

1. 异位甲状腺的定位诊断 异位甲状腺常见部位为舌根部、颈部、纵隔等。行 ^{123}I、^{131}I、$^{99m}TcO_4^-$ 显像时异位的甲状腺组织可摄取显像剂而显影（图 19-9）。

2. 甲状腺结节功能的判定 儿童时期发现的甲状腺结节约 50% 为恶性。甲状腺结节对显像剂的摄取能力，可反映结节的功能状态。根据甲状腺结节摄取显像剂的情况，将其分为热结节、温结节、凉结节和冷结节四种类型。

3. 分化型甲状腺癌转移灶的寻找 儿童及青少年分化型甲状腺癌总体预后较好，但多有进展或转移倾向，复发率也高于成年患者。分化型甲状腺癌可发生淋巴结转移、肺转移和骨转移，其转移灶也具有摄 ^{131}I 的功能，因此清甲治疗后可行 ^{131}I 显像寻找分化型甲状腺癌转移灶。

4. 用于判断颈部肿物与甲状腺的关系。

5. 用于甲状腺炎的辅助诊断等。

（二）甲状旁腺显像

主要用于甲状旁腺功能亢进症的诊断与术前定位、异位甲状旁腺的定位等。

（三）肾上腺髓质显像

1. 神经母细胞瘤原发灶及转移灶的定位诊断 神经母细胞瘤含有肾上腺素能受体，可摄取间碘苄胍（MIBG）而显影。$^{131}I/^{123}I$-MIBG 肾上腺髓质显像对于神经母细胞瘤原发灶的诊断、转移灶的寻找具有较高的敏感性和特异性。神经母细胞瘤的原发灶及转移灶在 ^{131}I/^{123}I-MIBG 显像上均表现为显像剂摄取增高（图 19-10）。

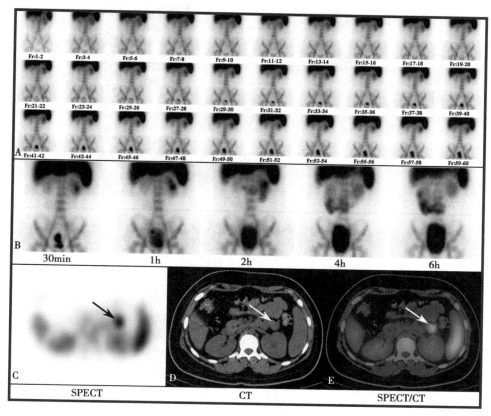

图 19-8　[99m]Tc-RBC 消化道出血显像

A~B. 平面显像（前位）（图 A. 动态显像，30 秒/帧，共 30 分钟；图 B. 静态显像）；C~E. 断层显像。患儿，女性，16 岁。血管性血友病，消化道出血。[99m]Tc-RBC 消化道出血显像示：左上腹左肾投影区放射性异常浓聚，随时间延长，放射性浓聚范围扩大，沿肠道蠕动方向延伸，远处肠腔内放射性分布陆续增高，提示中等量出血，出血点位于近段空肠（约第 2 组小肠）或以上消化道（箭头示出血点）。

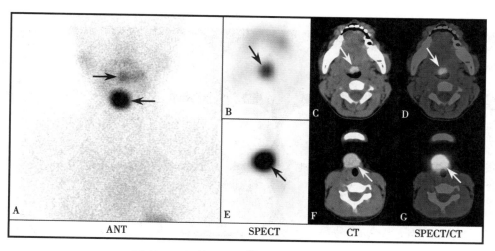

图 19-9　异位甲状腺 [99m]TcO$_4^-$ 甲状腺显像

A. 平面显像（前位）；B~G. 断层显像。

患儿，女性，6 岁。颈前肿物。[99m]TcO$_4^-$ 甲状腺显像示：甲状腺床未见甲状腺组织；舌根部（图 A、B~D）、颈前（图 A、E~G）两枚高密度结节，显像剂摄取增高，提示异位甲状腺（迷走甲状腺）。

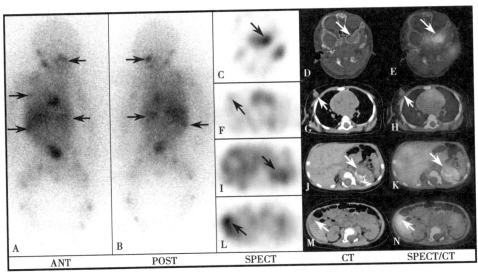

图 19-10　神经母细胞瘤 ^{123}I-MIBG 显像

A~B. 平面显像；C~N. 断层显像。

患儿，男性，1 岁。左侧肾上腺神经母细胞瘤（图 A~B、I~K）伴多发骨/骨髓转移（图 A~B、C~E）、多发皮下转移（图 A、F~H）、多发肝脏转移（图 A~B、L~N），影像定义的危险因子（image-defined risk factor，IDRF）（－）（箭头示病灶）。

2. 嗜铬细胞瘤的定位诊断　小儿嗜铬细胞瘤约 30% 位于肾上腺外，常见于主动脉分叉部及主动脉旁。嗜铬细胞瘤 ^{131}I/^{123}I-MIBG 显像表现为病灶显像剂摄取增高。

3. 还可用于恶性嗜铬细胞瘤转移范围的确定和疗效观察等。

五、神经系统

（一）脑血流灌注显像

1. 癫痫灶的定位诊断　癫痫发作间期病灶区的血流低于正常，脑血流灌注显像表现为病灶区放射性分布减低（图 19-11），癫痫发作期病灶区的血流增加，原放射性分布减低区可见明显的放射性充填，脑血流灌注显像表现为病灶区放射性增浓。为了精准定位癫痫灶，发作期 SPECT 显像尤为重要，可借助诱发试验提高阳性率。

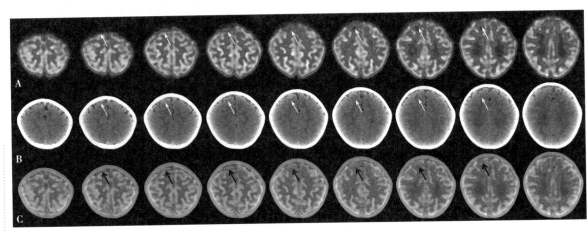

图 19-11　癫痫发作间期 ^{99m}Tc-ECD 脑血流灌注显像

A. SPECT 断层显像；B. CT 断层显像；C. SPECT/CT 融合显像。

患儿，男性，2 岁。癫痫失神发作。^{99m}Tc-ECD 脑血流灌注显像示：右侧额上回局部放射性分布减低，同机 CT 相应部位大脑皮质局限性增厚，与髓质分界不清（箭头示右侧额上回）。

2. **精神疾病**　常用于儿童孤独症、注意缺陷多动障碍（attention deficit hyperactivity disorder，ADHD）和抽动症的辅助诊断。

3. **脑死亡的判断**　脑血流灌注显像具有简便、安全、无创的特点，是评估脑死亡的一种重要的辅助方法。脑死亡脑血流灌注显像的典型表现是血流相颈内动脉以及大脑前、中动脉始终不显影，脑静态平面显像、脑 SPECT 显像示脑组织无放射性分布。

（二）^{18}F-FDG PET 脑显像

1. **癫痫灶的定位诊断**　^{18}F-FDG PET 脑代谢显像在癫痫灶的定位中具有重要意义。由于癫痫灶残留的神经元数量较正常脑组织少，发作间期摄取 ^{18}F-FDG 减少，PET 显像表现为病灶区代谢减低。发作期和发作后的短时间内由于局部脑葡萄糖代谢增加，病灶摄取 ^{18}F-FDG 增加，PET 显像上原有代谢减低区代谢增高。

2. 用于脑肿瘤的良恶性鉴别、分期分级、疗效评价、复发或残余肿瘤的定位等。

3. 用于脑生理与认知功能的研究等。

六、循环系统

（一）心肌灌注显像

1. **川崎病**　川崎病是一种急性自限性血管性疾病，好发于婴幼儿，常累及冠状动脉。心肌灌注显像广泛用于检测川崎病患儿的心肌缺血情况。通常表现为负荷心肌显像示室壁放射性分布稀疏、缺损，而静息显像示室壁放射性分布无异常。最常见于左心室前壁，其次为下壁、心尖、侧壁及后壁。

2. **心肌病的诊断与鉴别诊断**　扩张型心肌病心肌灌注显像的典型表现为心室腔扩大、心室壁变薄，室壁放射性分布不均匀，呈弥漫性放射性分布稀疏、缺损；缺血性心肌病心肌灌注显像的典型表现是室壁放射性分布不均匀，呈与冠状动脉供血区相匹配的节段性放射性分布稀疏、缺损。肥厚型心肌病以心肌的非对称性肥厚、心室腔变小为特征，心肌灌注显像主要表现为室壁增厚，室间隔及心尖部多见，增厚的心室壁放射性分布增高。

3. **心肌炎的辅助诊断**　心肌灌注显像是诊断小儿心肌炎的一种无创、经济的方法。病毒性心肌炎心肌灌注显像多表现为左心室壁节段性、多处小范围、程度不一的放射性分布稀疏、缺损，与冠状动脉血供分布不一致。

4. **先天性心脏病**　室间隔缺损、房室隔缺损、动脉导管未闭、法洛四联症、左冠状动脉异常起源肺动脉、完全性大动脉转位等先天性心脏病均可通过心肌灌注显像显示。

5. **心脏移植**　心肌灌注显像在心脏移植术前、术后均具有较大的价值。术前主要用于检测有无显著的冠状动脉狭窄，术后用于检测有无移植血管病变。

（二）^{18}F-FDG 心肌葡萄糖代谢显像

^{18}F-FDG 心肌葡萄糖代谢显像是临床评估心肌存活的"金标准"，对于判断心肌的活性、判断是否进行冠状动脉血运重建术及评估再灌注治疗效果均具有重要意义。

（三）平衡法门控心血池显像

平衡法门控心血池显像最常用于评价心室功能，特别是左心室功能的评价，包括负荷后心室功能、心室收缩协调性以及室壁运动等。

（四）心脏受体显像

心脏受体显像是一种无创显示心肌交感神经支配情况及评估心肌交感神经活动水平的方法，用于检测心肌交感神经功能的变化，以 ^{123}I-MIBG 显像应用最多。MIBG 是去甲肾上腺素（NE）的类似物，放射性标记的 MIBG 可反映 NE 在心肌中摄取、释放、再摄取及洗脱的动力学过程。^{123}I-MIBG 交感神经显像的标准评估参数是平面图像上心肌整体 MIBG 摄取量、心脏与纵隔的放射性计数比值（heart to mediastinum radioactivity counts ratio，HMR）、洗脱率（washout rate，WOR）以及 SPECT 图像的心肌区域 MIBG 摄取量，计算公式如下：

HMR=心脏放射性计数（H）/纵隔放射性计数（M）。

WOR=（HMR$_{15min}$–HMR$_{4h}$）÷HMR$_{15min}$×100%。

早期（15分钟）HMR代表心肌肾上腺素能神经末梢的解剖分布，即神经支配。晚期（4小时）HMR提供有关交感神经肾上腺素能受体分布及摄取、储存、释放功能的综合信息，可更好地预测预后。HMR的正常值平均值为2.2±0.3，<1.6具有临床意义。WOR反映NE在交感神经末梢的储存情况，与交感神经张力有关。WOR增加表明交感神经活动增加，心肌对NE储存不良。正常WOR为（10±9）%，>27%则病死率增加。

七、呼吸系统

1. 肺栓塞的诊断与疗效评价 儿科核医学呼吸系统显像，主要包括肺通气显像与肺灌注显像，二者可联合诊断肺栓塞。肺通气/灌注显像"不匹配"是诊断肺栓塞的可靠依据，主要表现为肺灌注显像受累肺血管灌注区放射性分布稀疏、缺损，右肺下叶背段常见，而肺通气显像相应部位放射性分布正常。此外，在治疗前后进行多次肺灌注显像，可用于评价疗效。

2. 心脏及肺内右向左分流的诊断与定量分析 主要用于判断先天性肺动静脉血管畸形（图19-12）及获得性肝肺综合征（图19-13）中有无右向左分流的存在。当存在右向左分流时，肺灌注显像剂可进入体循环，表现为双肾、脑组织等肺外器官组织显影。在明确存在右向左分流后，可利用肺灌注影像对双肺和全身进行感兴趣区勾画，测定放射性计数，并通过下式计算右向左分流率，评估分流程度。

右向左分流率=［（全身放射性计数–双肺计数）/全身放射性计数］×100%。

正常值<5%；>10%，则具有临床意义。

八、造血与淋巴系统

（一）骨髓显像

1. 用于血液和造血系统疾病中全身造血骨髓分布情况、活性水平及功能状态的判断。

2. 用于血液和造血系统疾病的辅助诊断、疗效观察及随访。

3. 用于骨髓栓塞、原发性骨髓肿瘤及恶性肿瘤骨髓转移等的定位诊断。

4. 用于骨髓最佳穿刺及活检部位的确定等。

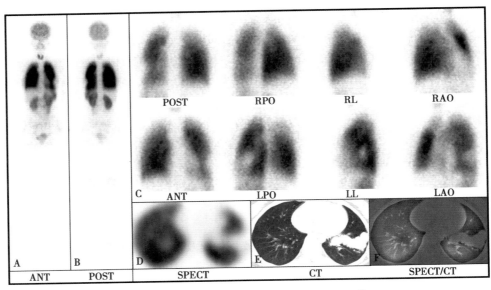

图 19-12 血管畸形 99mTc-MAA 肺灌注显像

A~C. 平面显像；D~F. 断层显像。

患儿，女性，9岁。左肺下叶血管畸形。99mTc-MAA 肺灌注显像示：左肺下叶外基底段放射性分布缺损；脑组织、甲状腺、双肾、脾脏、胰腺放射性分布增高，提示存在右向左分流，分流率为44.7%。

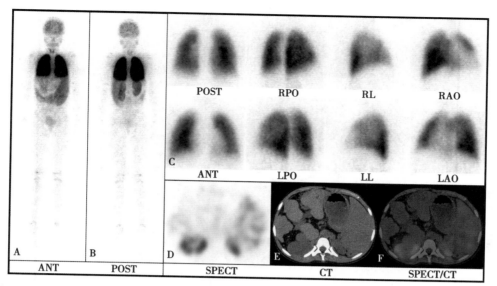

图 19-13 肝肺综合征 ^{99m}Tc-MAA 肺灌注显像

A~C. 平面显像；D~F. 断层显像。

患儿，女性，9 岁。肝肺综合征。^{99m}Tc-MAA 肺灌注显像示：脑组织、甲状腺、双肾、脾脏放射性分布增高，提示存在右向左分流，分流率为 25.4%。

（二）淋巴显像

用于淋巴水肿的诊断（图 19-14）；淋巴瘤及恶性肿瘤淋巴结转移的辅助诊断；乳糜外溢的定位诊断等。

（三）脾显像

左上腹肿物的鉴别诊断；脾内占位性病变的鉴别诊断；移植脾存活的监测等。

九、肿瘤与炎症

（一）炎症显像

1. 不明原因发热的辅助诊断 不明原因发热是儿科临床的疑难病症，早期、无创地确定不明原因发热的病因，可以避免不必要的有创性检查及避免长期应用抗生素治疗。

2. 用于骨髓炎的辅助诊断。

3. 用于感染性/炎性病灶的探测。

4. 用于儿童感染性/炎性疾病的辅助诊断及疗效评估等。

（二）^{18}F-FDG 肿瘤显像

^{18}F-FDG 肿瘤显像在儿科临床的应用范围很广，可大致概括为以下几个方面。

1. 不明原因发热、副肿瘤综合征、肿瘤标志物异常升高的肿瘤检测。

2. 已发现肿瘤转移而探查肿瘤的原发灶。

3. 肿瘤良、恶性的鉴别诊断。

4. 肿瘤的分期与治疗后再分期。

5. 肿瘤治疗过程中的疗效监测及治疗后的疗效评价。

6. 肿瘤治疗后残余与坏死或纤维化的鉴别。

7. 随访过程中监测肿瘤复发及转移。

8. 恶性肿瘤的预后评估及生物学特征评价。

9. 指导临床选择有价值的活检部位及介入治疗定位。

10. 放射治疗生物靶区的辅助勾画等。

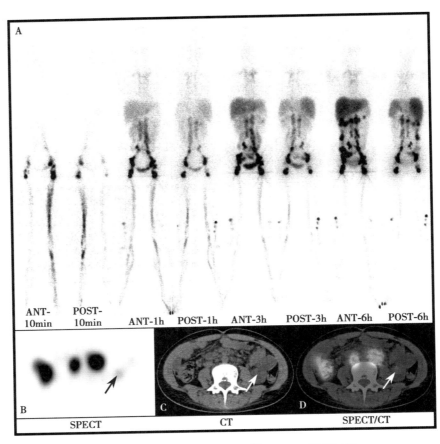

图 19-14　小肠淋巴管扩张症 ^{99m}Tc-DX 淋巴显像

A. 平面显像；B~D. 断层显像。

患儿，女性，15 岁。眼睑及双下肢水肿。^{99m}Tc-DX 淋巴显像示：双下肢淋巴回流正常。1 小时、3 小时小肠走行区放射性分布增高，6 小时结肠弥漫性放射性分布增高（图 A），6 小时断层显像示：小肠壁增厚水肿（图 B~D）（箭头示增厚肠壁）。

（三）生长抑素受体显像

主要用于神经内分泌肿瘤的诊断、疗效判断、预后评价等。

（杨吉刚）

本章目标测试

思考题

1. 儿科核医学检查特点及用药原则有哪些？
2. 骨显像在儿科骨良性疾病中的主要临床应用有哪些？
3. 肾动态显像在儿科肾脏疾病中的主要临床应用有哪些？
4. 儿科核医学在儿科消化系统疾病中的主要临床应用有哪些？

第三篇
临床治疗篇

第二十章 | 放射性核素治疗概论

教学目的与要求

【掌握】放射性核素靶向治疗的原理。

【熟悉】放射性核素治疗的特点。

【了解】常用的治疗性放射性药物。

1936 年 Lawrence 用 ^{32}P 治疗白血病、1942 年 Hertz 和 Roberts 用 ^{131}I 治疗甲亢,经过不断地探索研究,放射性核素治疗目前已成为临床主要的治疗手段之一,是近年来最活跃和发展最快的领域之一,也是核医学最主要的组成部分之一。分子生物学的发展促进分子核医学的发展,放射免疫显像、受体显像、反义显像和报告基因表达显像促使放射免疫治疗、受体介导放射性核素靶向治疗、放射反义治疗和基因转染介导核素靶向治疗的发展,在理论和技术上充实和丰富了核医学的内容,放射性核素靶向治疗已展示出独特的优势和广阔的发展前景。放射性核素血管内照射预防再狭窄和放射性粒子植入治疗肿瘤,这两项技术都是放射源植入治疗,与镭针插入治疗一脉相承,这说明科学技术的发展和进步是环环相扣、相互融通的。放射性核素靶向治疗的理论和实践不是一个学科能完全涵盖的,学科之间的交叉融合和各种技术的综合利用是核素治疗的主要发展趋势。

第一节 | 放射性核素治疗的原理与特点

一、放射性核素治疗的原理

放射性核素治疗的主要机制是利用载体或介入措施将放射性核素靶向运送到病变组织或细胞,或病变组织与细胞能主动摄取放射性核素,使放射性核素在病变部位大量聚集。放射性核素衰变过程中发射的带电粒子直接作用于生物大分子,如核酸和蛋白质等,使其化学键断裂,导致分子结构和功能的改变,起到抑制或杀伤病变细胞的作用;同时射线的作用可引起水分子的电离和激发,形成各种活泼的自由基,产生细胞毒性作用;此外,由于辐射作用引起病灶局部的神经体液失调、生物膜和血管壁通透性改变、某些物质氧化形成的过氧化物产生细胞毒性,从而导致辐射生物学效应——细胞死亡。

二、放射性核素治疗的特点

1. **高度靶向性** 放射性核素治疗以病变组织或细胞能高度特异性浓聚放射性药物为基础,荷载放射性核素的载体分子或放射性核素自身具有高度靶向性,能特异性地聚集在病变组织与细胞,所以达到治疗效果的同时又对邻近和其他组织器官产生较小的影响,如 ^{131}I 治疗甲状腺功能亢进症、分化型甲状腺癌,^{177}Lu-DOTA-TATE 治疗神经内分泌肿瘤等。

2. **持续低剂量率照射** 浓聚于病灶的放射性核素在衰变过程中发出的带电粒子对病灶进行持续、逐渐递减的低剂量率(low dose rate,LDR)照射。与外照射治疗相比,连续照射使病灶受到相当于低剂量超分割放射治疗,病变组织无时间进行修复,所以疗效好。由于放射性药物能高度集中在病变组织中且剂量率较低,病灶周围的剂量限制器官对放射性核素内照射有更好的耐受性。

3. 高吸收剂量　放射性核素治疗的吸收剂量取决于病灶摄取放射性核素的量和放射性核素在病灶内的有效半衰期,当病灶摄取的放射性核素剂量较大,且放射性核素在病灶内的有效半衰期较长时,病灶能够获得更高的吸收剂量,从而更有效地杀灭病变细胞或异常增殖组织。如 ^{131}I 治疗甲状腺功能亢进症,甲状腺的吸收剂量可高达 200~300Gy,这是内照射治疗效果好的主要原因之一。

第二节 | 常用的治疗用放射性核素及药物

一、治疗性放射性药物的设计

(一)具备理想的特性

1. **高度靶向性**　治疗性放射性药物应针对疾病(靶标)进行特异性治疗,在病灶部位高度聚集,具有高靶/非靶比值,可快速从非靶点组织中清除,并且能够在靶标中停留足够长的时间以提供有效的治疗。

2. **适宜的化学量**　非放射性部分用量小,因此它们通常没有药理作用。

3. **适宜的物理性状和 pH、无菌、无热原、无毒性。**

4. **较高的放射性比活度和放射化学纯度。**

5. **存在形式**　可以离子形式存在,例如 ^{131}I 或 ^{89}Sr,或放射性核素与载体分子(非放射性部分)如多肽、蛋白质、颗粒等以标记后形式存在。

6. **给药方式**　可以口服,动脉、静脉、瘤内或腔内给药。

(二)治疗性放射性药物设计的关键环节

1. **确定生物靶**　治疗性放射性药物开发的第一步是确定疾病的生物靶。生物靶(biological target)是指位于生物体内,能够被放射性药物识别并结合的结构。常见的生物靶为蛋白质、核酸、离子通道和受体等。理想情况下,生物靶不应在正常组织中表达。

2. **确定载体分子**　一旦确定了适当的生物靶,就应该确定将治疗用放射性核素携带到靶标的载体分子。放射性核素的靶向作用主要通过以下途径实现(图 20-1)。

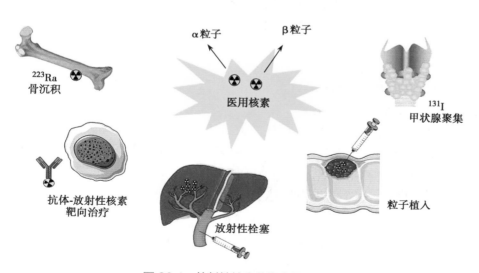

图 20-1　放射性核素的靶向作用途径

(1)放射性核素具有内在靶向性,在进入体内后,会在特定器官或肿瘤组织中自然蓄积,例如 ^{223}Ra 在骨组织中沉积,^{131}I 被甲状腺细胞主动摄取。

（2）利用靶向配体如小分子、多肽、抗体，通过连接体或螯合剂与放射性核素结合，将放射性核素靶向运输至器官或组织。

（3）利用介入手段将放射性核素靶向运输至器官或组织，如放射性微球栓塞治疗、^{125}I 粒子植入治疗等。

3. 选择合适的治疗用放射性核素 治疗用放射性核素的选择需要考虑核素的物理和生化性质。物理性质包括物理半衰期、衰变类型、射程、能量、生产方法、核素纯度、分解产物等；生化性质包括靶向能力、靶标结合力、体内稳定性和毒性。具备诊疗一体化能力的核素是近年来选择的趋势。

4. 选择放射性核素的标记方法 将放射性核素与载体分子连接在一起的过程称为放射性核素标记。所选放射性核素的化学性质在标记载体分子方面起着重要作用。非金属放射性核素如 ^{131}I 可以直接与载体分子结合。金属放射性核素通过与双功能螯合物（DTPA、DOTA、NOTE、DOTAGA 等）形成复合物与载体分子结合，核素与载体分子偶联，不会改变载体分子在靶标中的结合特性。

5. 诊疗一体化设计 用于治疗的药物同时也可用于诊断，被称为诊疗一体化药物。核素诊疗一体化（radiotheranostics）是诊断与治疗核素都标记在同一位点，包括同一螯合剂的相似位点，以使诊断与治疗药物完全靶向结合在同一靶标，诊断药物可以准确筛选出适宜治疗的患者及确定适当的治疗剂量。诊疗一体化设计是目前放射性药物发展的趋势。

二、选择或评价治疗用放射性核素的主要指标

1. 传能线密度（linear energy transfer，LET） 指直接电离粒子在其单位长度径迹上消耗的平均能量，常用单位为 keV/μm。LET 取决于两个因素：粒子所载能量的高低和粒子在组织内射程的长短。高 LET 的射线电离能力强，能有效杀伤病变细胞；低 LET 的射线电离能力弱，杀伤病变细胞的作用较弱。

2. 作用容积（volume of interaction） LET 仅是由粒子携带能量和组织内射程来描述射线的作用特性。实际情况是核素衰变可向 4π 空间的任一角度发送射线，射线粒子所携带的能量释放在以射线粒子最大射程为半径的球形空间内（作用容积）。以作用容积为指标对射线的作用进行评价，或进行几种射线间的比较，这样更能反映真实情况，更能准确描述射线杀伤病变细胞的概率。作用容积越小，射线杀伤病变细胞的效率越高。

3. 核素的半衰期（$T_{1/2}$） 放射性核素的物理半衰期应符合生物分布和清除放射性药物的时间。如果放射性核素的半衰期太短，放射性药物在达到靶标之前就开始衰变或不能在靶标组织停留必要的时间，将达不到必要的治疗效果。相反，半衰期太长，正常组织将受到不必要的照射。通常认为物理半衰期为 1~14 天的放射性核素适合放射性治疗。

4. 放射性核素衰变产物 理想情况下，治疗用放射性核素的衰变产物应为非放射性或低能量、短半衰期产物，以减少衰变产物导致的毒性。

5. 病灶的大小及生长状态 肿瘤治疗过程中，要获得最佳疗效，应根据肿瘤的大小、生长状态选择不同的核素，通常情况下，小肿瘤疗效优于大肿瘤，因此，对于早期肿瘤可以选择射程短、LET 高的核素，对于较大的肿瘤，可选择射程长、LET 高的核素。

6. 其他 选择治疗用放射性核素时还应考虑放射性核素获得是否可行、核素生产的成本、价格等因素。

三、常用治疗用放射性核素及其特点

根据衰变发出射线或粒子的不同，可将治疗用放射性核素分为三类（图 20-2）。

1. 发射 β 粒子的核素 发射 β 粒子的放射性核素的最大动能在 0.3~2.3MeV 之间，在软组织中的射程约为 0.5~12.0mm，LET 约为 0.2keV/μm。其中的一些核素已被广泛用于临床，如 ^{131}I、^{32}P、^{89}Sr、^{90}Y、^{177}Lu 等。

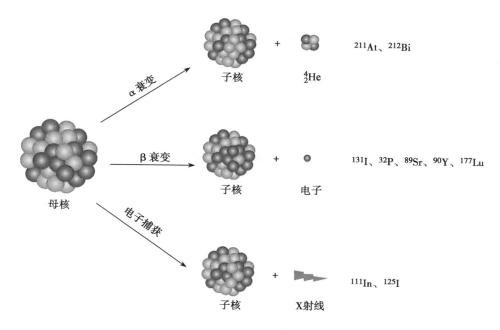

图 20-2　常用治疗用放射性核素

与细胞大小相比,β 粒子的有效距离可达约 10~1 000 个细胞直径的距离。此外,交叉效应也可在非靶区引起细胞毒性效应。这在异质性肿瘤的治疗中尤其具有优势。发射 β 粒子的放射性核素在治疗中等及较大肿瘤方面有优势,但核素的选择需要根据肿瘤的大小和位置而定。

2. **发射 α 粒子的核素**　α 粒子射程为 50~90μm,约为 10 个细胞直径的距离。其 LET 为 100~200keV/μm,约为 β 粒子的 400 倍。α 粒子在短距离内释放出巨大能量,使其在内照射治疗中有巨大的发展潜力。当 α 粒子穿过细胞核时释放能量为 1.0MeV,足以在多处打断 DNA,使 DNA 完全丧失自我修复的能力,而且 α 粒子的辐射杀伤效果不易受到组织缺氧的影响。α 粒子的作用容积比 β 粒子小,假设 ^{149}Tb 发射的 α 粒子的作用容积为 1,则 ^{131}I 和 ^{153}Sm 发射的 β 粒子的作用容积分别为 7 100 和 12 300。^{223}Ra 作为 α 粒子发射体已经被用于治疗去势抵抗性前列腺癌骨转移,^{225}Ac 和 ^{211}At 用于治疗已受到极大的关注,半衰期分别为 10 天和 7.2 小时,其中 ^{225}Ac-PSMA 用于治疗去势抵抗性前列腺癌骨转移已有临床应用报道,^{211}At 作为元素或化学复合物,已被用于动物实验模型研究。其他可能用于治疗的发射 α 粒子的核素还有 ^{212}Bi。

3. **发射俄歇电子或内转换电子的核素**　电子俘获衰变释放的俄歇电子,组织内的射程在纳米水平,只有当衰变位置靠近 DNA 时才产生治疗作用,其 LET 为 4~26keV/μm,在这样短的射程内释放所有能量,在放射性核素靶向治疗中具有潜在价值,但目前尚未用于临床治疗。表 20-1 列出了用于治疗的主要放射性核素。

表 20-1　用于治疗的主要放射性核素

放射性核素	半衰期	能量/MeV	γ 光子能量/keV	最大组织穿透射程/mm
β 粒子				
^{131}I	8 天	0.606	364	2.3
^{89}Sr	50.5 天	1.46	—	3
^{153}Sm	46.3 小时	0.64,0.71,0.81	103	3
^{177}Lu	6.7 天	0.497	208,113	1.7
^{90}Y	2.7 天	2.284	—	12

续表

放射性核素	半衰期	能量/MeV	γ 光子能量/keV	最大组织穿透射程/mm
^{188}Re	16.9 小时	2.118	155	11
^{161}Tb	6.9 天	0.154	26,45（X 射线）,49	12
α 粒子				
^{223}Ra	11.4 天	5.71,6.82,7.39,6.62	270	<100μm
^{225}Ac	10 天	5.8,6.3,7.1,8.4	218,440（来自子核）	
^{211}At	7.2 小时	5.87	77,79（X 射线）	
^{149}Tb	4.1 小时	3.97	165~800（多重发射）	
^{213}Bi	45.6 分钟	5.88	440	
^{227}Th	18.7 天	6.14,5.71,6.82,7.39,6.62	236	
^{212}Pb/^{212}Bi*	10.6 小时	8.78	238	0.6
俄歇电子				
^{111}In	2.8 天	0.007	245	<1μm
^{125}I	59.6 天	0.019	42	

*: ^{212}Pb 发射 β⁻粒子,但通常作为 α 粒子 ^{212}Bi 的体内发生器,用于靶向 α 治疗。

四、临床治疗性放射性药物

（一）未结合载体分子或与载体分子直接螯合的放射性核素

1. 碘[^{131}I]化钠溶液　甲状腺具有选择性摄取碘元素用以合成甲状腺激素的功能,功能亢进的甲状腺滤泡上皮细胞与分化型甲状腺癌细胞均保留了摄碘能力,为碘化钠（Na^{131}I）治疗甲状腺功能亢进症和分化型甲状腺癌提供了理论基础。^{131}I 的半衰期为 8 天,发射的 β 粒子在生物组织中平均射程为 1mm,最大射程为 2.3mm,最大能量为 606.31keV,射线的能量几乎全部沉积在甲状腺组织或转移病灶内,对周围正常组织和器官的影响极小。^{131}I 同时发射能量为 364keV 的 γ 光子,可以用于显像,所以 ^{131}I 是一个诊疗一体化核素。

2. 氯化锶[^{89}Sr]注射液　氯化锶（^{89}SrCl$_2$）注射液是目前临床上治疗恶性肿瘤骨转移应用较多的一种放射性药物。^{89}Sr 发射纯 β 粒子,能量为 1.46MeV,半衰期为 50.5 天,平均软组织射程为 2.4mm。^{89}SrCl$_2$ 的生物化学特性类似于钙,静脉注射后,迅速被血液清除并选择性地浓集于骨,作为磷酸锶沉积在骨中,骨转移灶聚集的浓度明显高于周围的正常骨（为正常骨 2~25 倍）。^{89}SrCl$_2$ 一旦进入骨转移灶不再像正常钙一样代谢更新,因此,注射后 90 天 ^{89}SrCl$_2$ 在骨转移灶内的滞留量仍可高达 20%~88%,可持久地维持疗效。

3. 氯化镭[^{223}Ra]注射液　氯化镭（^{223}RaCl$_2$）是第一个获批用于临床的 α 粒子类放射性药物,用于治疗去势抵抗性前列腺癌骨转移。^{223}RaCl$_2$ 主要释放具有高能量、高 LET 和低组织穿透性（作用区域直径约相当于 2~10 个肿瘤细胞大小）的 α 粒子,引起邻近的肿瘤细胞 DNA 双链断裂,从而产生对肿瘤靶区强效、对周围正常组织局限的细胞放射治疗效应。其半衰期为 11.4 天,α 粒子的平均能量为 5.64MeV,作用范围<100μm,对肿瘤周围正常骨组织和骨髓影响很小,且易于进行放射性防护。静脉注射后,^{223}RaCl$_2$ 被迅速地从血液中清除,40%~60% 被骨骼摄取,主要经消化系统排泄,仅极少量经肾脏排泄,因此肾功能损伤不会影响 ^{223}RaCl$_2$ 的临床应用。

4. 钐[^{153}Sm]-乙二胺四亚甲基膦酸　^{153}Sm 趋骨性极低,与骨组织不具备自然亲和力,但其与乙二胺四亚甲基膦酸（ethylenediamine tetramethylenephosphonic acid,EDTMP）螯合后可形成新的

复合物 ^{153}Sm-EDTMP，从而获得较高的趋骨性。^{153}Sm 可发射三种中等能量的 β 粒子（640、710 和 810keV），平均软组织射程为 0.6mm，物理半衰期为 46.3 小时。经静脉注入机体后 ^{153}Sm-EDTMP 能迅速与含羟基磷灰石的骨组织紧密结合，使骨转移灶能持续暴露于较高辐射剂量的 β 粒子下，达到局部控制或治疗的目的。由于 β 粒子射程短，对周围正常组织影响小，骨髓抑制不良反应较低，相对比较安全。此外，由于血中清除快，短期内可进行重复治疗。同时，^{153}Sm 发射能量为 103keV 的 γ 光子，可以进行显像。

（二）小分子药物

1. **^{131}I-间碘苄胍** ^{131}I-间碘苄胍（^{131}I-metaiodobenzylguanidine，^{131}I-MIBG）的化学结构与去甲肾上腺素相似，能被某些富肾上腺素能受体的肿瘤（如嗜铬细胞瘤、恶性嗜铬细胞瘤及其转移灶、神经母细胞瘤等）高度选择性摄取，同时也能被类癌及甲状腺髓样癌组织摄取。^{131}I 衰变发射 β 粒子，在所聚集的病变部位产生低剂量、持续内照射作用，能抑制和破坏肿瘤组织和细胞，达到治疗目的。

2. **^{177}Lu-PSMA-617** 前列腺特异性膜抗原（prostate specific membrane antigen，PSMA）是前列腺细胞的特异性肿瘤标志物，PSMA 在正常的前列腺组织中低表达，但在大多数前列腺癌组织中高表达，是诊断和治疗前列腺癌的理想靶标。^{177}Lu 标记的 PSMA 抑制剂（^{177}Lu-PSMA-617）已被美国食品与药品监督管理局（FDA）批准用于治疗 PSMA 阳性的转移性去势抵抗性前列腺癌（metastatic castration-resistant prostate cancer，mCRPC）。^{225}Ac-PSMA-617 或 ^{213}Bi-PSMA-617 治疗转移性去势抵抗性前列腺癌的初步临床研究取得了令人鼓舞的效果，有望未来在临床开展。

（三）多肽类药物

生长抑素（somatostatin，SST）属于环状多肽家族，生长抑素与生长抑素受体（somatostatin receptor，SSTR）结合可发挥其生物学效应。分化良好的神经内分泌肿瘤（neuroendocrine neoplasm，NEN）常表达 SSTR，将发射 β 粒子的 ^{90}Y、^{177}Lu 或发射 α 粒子的 ^{225}Ac 和 ^{213}Bi 等核素标记在 SST 八肽类似物上，制成放射性多肽药物。该类药物可与 SSTR 特异性结合，释放 α、β 粒子导致 DNA 链断裂，最终使细胞死亡，即肽受体放射性核素治疗（peptide receptor radionuclide therapy，PRRT）。FDA 已批准 ^{177}Lu 标记的生长抑素类似物（^{177}Lu-DOTA-［Tyr3］-octreotate，^{177}Lu-DOTA-TATE）用于不可切除或转移性、进展性、分化良好、SSTR 阳性的成人胃肠胰 NET 的治疗。此外，交感肾上腺系统来源的肿瘤及脑膜瘤也高表达 SSTR，乳腺癌、前列腺癌、淋巴瘤等也不同程度地表达 SSTR，以 SSTR 为靶点在肿瘤治疗领域应用前景广阔。

（四）抗体偶联核素药物

放射免疫治疗（radioimmunotherapy，RIT）是应用发射 α 或 β 粒子的放射性核素标记特异性抗体或抗体片段，其进入体内后能与肿瘤细胞表面特定抗原结合，使放射性核素在肿瘤组织内大量聚集并长时间滞留，通过放射性核素衰变过程中发射 α 或 β 粒子破坏或干扰肿瘤细胞的结构或功能，发挥抑制、杀伤或杀死肿瘤细胞的作用，达到治疗目的。

目前临床应用的核素偶联抗体主要为单克隆抗体（monoclonal antibody，McAb），其具有高度的特异性和亲和力。FDA 已经批准 ^{90}Y-ibritumomab tiuxetan（替伊莫单抗）和 ^{131}I-tositumomab（托西莫单抗）用于淋巴瘤的治疗。

（五）放射性微球

将放射性核素结合到特殊的载体上并制成微球，通过选择性动脉插管等方法，将载有放射性核素的微球注入肿瘤血管，可以使之滞留于肿瘤组织内，达到足够的剂量，杀死肿瘤细胞。目前临床应用的放射性微球主要是用玻璃、树脂等基质封装成直径数十微米的 ^{90}Y 微球，经选择性动脉插管注入肝癌供血动脉，使微球到达肿瘤血管微小动脉，不仅可阻塞肿瘤的营养血管，还可以释放 β 粒子杀伤肿瘤细胞，起到阻塞血管和内照射的双重治疗作用。

表 20-2 列出了目前获批上市的主要放射性治疗药物。

表 20-2 获批上市的放射性治疗药物及其治疗适应证

放射性药物	适应证
^{131}I	甲状腺功能亢进症、甲状腺癌
^{89}Sr	转移性骨肿瘤
^{153}Sm-EDTMP（^{153}Sm-乙二胺四亚甲基膦酸）	转移性骨肿瘤
^{223}Ra	骨转移性去势抵抗性前列腺癌
^{131}I-MIBG（^{131}I-间碘苄胍）	嗜铬细胞瘤、副神经节瘤、儿童的神经母细胞瘤
^{90}Y-ibritumomab tiuxetan（^{90}Y-替伊莫单抗）	非霍奇金淋巴瘤
^{90}Y-Resin sphere（^{90}Y-树脂微球）	结直肠癌肝转移
^{90}Y-GTMS（^{90}Y-玻璃微球）	原发性肝癌
^{177}Lu-PSMA-617（^{177}Lu-前列腺特异性膜抗原抑制剂）	PSMA 阳性转移性去势抵抗性前列腺癌
^{177}Lu-DOTA-TATE（^{177}Lu-生长抑素类似物）	胃胰肠神经内分泌瘤

五、治疗剂量估算与辐射评估

估算患者的治疗剂量需首先精确计算放射性药物在体内的吸收剂量，根据脏器吸收剂量限值可估算治疗剂量。因此，吸收剂量是核素内照射治疗评估的一个重要方面。但由于难以对人活体进行直接测量，因此人体研究多为剂量估算。

内照射剂量估算和核素衰变种类、衰变释放能量、人体器官的质量、核素在器官内的分布及器官的相对位置有关。主要的剂量估算方法为体积元 S 值法、剂量点核法和蒙特卡罗计算法。近年来，基于影像学如 SPECT、CT、MRI 等方法的个体化剂量估算得到了广泛应用，大致流程为：采集 CT 或 MRI 图像，勾画源器官和靶器官边界，计算相应部位的体积和质量；采集不同时相 SPECT 图像，勾画器官的感兴趣区（ROI），分别测得各器官的放射性活度；通过数学模型计算、绘制全身和各器官的时间-放射性曲线，再按相应模型，将器官、组织中累计放射性活度转换成内照射吸收剂量。

第三节 │ 放射性核素治疗进展

（一）新靶点

成纤维细胞活化蛋白（fibroblast activation protein，FAP）高表达于肿瘤微环境中的肿瘤相关成纤维细胞（cancer associated fibroblast，CAF），通过参与细胞外基质（extracellular matrix，ECM）重塑、肿瘤细胞增殖调节和肿瘤免疫抑制等过程促进肿瘤的生长和侵袭。FAP 在正常组织中不表达或低表达，但在 90% 以上的上皮性肿瘤中过度表达。因此，FAP 是一个极具吸引力的恶性肿瘤诊疗靶点。一系列放射性核素如 ^{177}Lu、^{90}Y、^{225}Ac 偶联的靶向 FAP 抑制剂（fibroblast activation protein inhibitor，FAPI）、多肽、抗体等放射性药物正在临床前及临床研究。其中，^{177}Lu-FAP-2286 已经进入临床Ⅲ期研究，并取得良好的效果。

此外，以胃泌素释放肽受体（gastrin-releasing peptide receptor，GRPR）、人类表皮生长因子受体 2（human epidermal growth factor receptor 2，HER2）、胆囊收缩素-2 受体（cholecystokinin-2 receptor，CCK2R）、CD20 等为靶点的放射性药物正在研发中。

（二）新型治疗核素

^{225}Ac（锕）、^{227}Th（钍）、^{149}Tb（铽）、^{211}At（砹）、^{213}Bi（铋）等新型 α 核素治疗药物正在临床前研究中。与 β 核素相比，α 核素具有能量高、透射距离短等优势，可提高对微小病灶的杀伤效应，减少骨髓不良反应，如 ^{225}Ac-PSMA-617 治疗前列腺癌、^{225}Ac-DOTA-TOC 治疗神经内分泌瘤等取得了良好的治疗效果。

（三）放射性药物联合其他治疗

放射性核素内放射治疗联合其他治疗取得良好效果,如放射性核素治疗联合聚 ADP 核糖聚合酶（poly ADP-ribose polymerase,PARP）抑制剂治疗、放射性核素治疗联合免疫检查点抑制剂的多项临床研究正在开展。

第四节 ｜ 患者管理

放射性治疗药物在带来治疗获益的同时,也可能对周围人员和环境造成一定的辐射危害。因此,需要依据国家现行法律法规,合理进行放射性核素使用场所的布局与屏蔽设计,加强职业人员、患者和公众的防护及必要的辐射防护教育和培训,加强放射性三废的管理,确保人员和环境的安全。

（田　蓉）

本章目标测试

思考题

1. 简述放射性核素靶向治疗的原理。
2. 放射性核素内照射治疗有何特点?
3. 选择或评价治疗用放射性核素的常用指标有哪些?
4. 什么是传能线密度?
5. 简述治疗用放射性核素的分类。

第二十一章 | ^{131}I 治疗甲状腺疾病

教学目的与要求

【掌握】甲亢及分化型甲状腺癌术后残留、转移灶的 ^{131}I 治疗适应证及临床应用。

【熟悉】^{131}I 治疗甲亢及甲状腺癌的方法。

【了解】^{131}I 治疗甲状腺癌后不良反应的处理；治疗病房管理与辐射防护措施。

功能亢进的甲状腺滤泡上皮细胞与分化型甲状腺癌细胞均保留了摄碘能力，为 ^{131}I 治疗甲状腺功能亢进症（简称甲亢）和分化型甲状腺癌奠定了理论基础。本章通过介绍 ^{131}I 治疗的基本原理、治疗目标、适应证、禁忌证、^{131}I 治疗剂量的计算、不良反应及处理、随访评估和注意事项等方面内容，建立对 ^{131}I 治疗甲状腺相关疾病的整体认识。

第一节 | 甲状腺功能亢进症

甲状腺毒症（thyrotoxicosis）是指血液循环中甲状腺激素过多，引起以交感神经兴奋性增高和代谢亢进为主要表现的一组临床综合征。其中，由于甲状腺腺体本身合成和分泌甲状腺激素过多而引起的甲状腺毒症称为甲状腺功能亢进症（hyperthyroidism，简称甲亢）。

一、病因、分类和临床表现

（一）以下几种情况均可引起甲状腺毒症

1. 营养因子过度刺激甲状腺，如碘致甲状腺功能亢进症（碘甲亢）。

2. 甲状腺激素合成和分泌的持续激活导致过量的甲状腺激素释放，如毒性弥漫性甲状腺肿［Graves 病（Graves disease，GD）］、毒性多结节性甲状腺肿（toxic multinodular goiter，TMNG）和甲状腺自主高功能腺瘤，其中甲状腺自主高功能腺瘤又称自主高功能甲状腺结节或毒性甲状腺腺瘤（toxic adenoma，TA）。

3. 由于自身免疫、感染、化学或物理性的损伤导致储存在甲状腺中的激素前体被过量释放，如亚急性甲状腺炎。

4. 甲状腺之外的甲状腺激素暴露，可以是内源性的（如甲状腺肿样卵巢瘤，也称卵巢甲状腺肿等），也可以是外源性的（如过量服用甲状腺片等）。

（二）甲亢的分类

1. **按发病部位** 甲亢可分为原发性甲亢和中枢性甲亢。原发性甲亢是指源于甲状腺腺体本身的病变，包括 GH、TMNG、TA 和碘甲亢等。中枢性甲亢又称为垂体性甲亢，是由垂体肿瘤引起的，其特点是分泌过多的促甲状腺激素（thyroid stimulating hormone，TSH），且血清游离三碘甲状腺原氨酸（free triiodothyronine，FT$_3$）、游离甲状腺素（free thyroxine，FT$_4$）水平升高。GH 最为常见，约占所有甲亢的 80%，多见于青年和中年女性。TA 和 TMNG 约占甲亢的 20%。

2. **按亢进程度** 原发性甲亢可分为临床甲亢和亚临床甲亢。临床甲亢的特点是血清 TSH 降低，FT$_3$、FT$_4$ 水平升高；亚临床甲亢仅有血清 TSH 降低，而 FT$_3$、FT$_4$ 水平正常。

（三）临床表现

1. 症状 大多数患者会出现一系列机体异常兴奋和代谢亢进的典型症状,如焦虑、情绪不稳、虚弱、震颤、心悸、怕热、多汗、体重减轻。便次增多、尿频、女性月经稀发或闭经、男性乳房发育和阴茎勃起功能障碍等症状也可发生,亦可伴发周期性瘫痪、近端肌肉进行性无力和萎缩,后者称为甲亢性肌病。少数老年患者高代谢的症状不典型,除虚弱和无力外,无其他症状,称为淡漠型甲亢(apathetic hyperthyroidism)。

2. 甲状腺触诊及查体 甲状腺大小、质地取决于甲亢的病因及病史。GH 患者有不同程度的甲状腺肿大,质地中等,无压痛;少数病例无甲状腺肿大;甲状腺上下极可触及震颤,闻及血管杂音;TMNG 可触及甲状腺结节性肿大,触及单个结节提示 TA 可能;病程长或食用含碘食物较多者甲状腺质地可转为坚韧。

患者皮肤通常温暖湿润,头发可稀少而纤细;心血管系统常表现为心动过速、心房颤动、脉压增大等;部分 GH 病例胫前皮肤可见黏液性水肿;震颤、近端肌无力和反射亢进亦较常见;并发甲状腺相关眼病的患者可见眼球突出、眶周和结膜水肿以及眼球运动受限。

二、诊断与鉴别诊断

（一）辅助检查

1. 血清学检查 血清促甲状腺激素(TSH)、血清总三碘甲状腺原氨酸(TT$_3$)、血清总甲状腺素(TT$_4$)、血清游离三碘甲状腺原氨酸(FT$_3$)和血清游离甲状腺素(FT$_4$)。

2. 甲状腺自身抗体 TSH 受体抗体(TRAb)、甲状腺过氧化物酶抗体(TPOAb)和甲状腺球蛋白抗体(TGAb)等。TRAb 是确定甲亢病因的首选诊断指标,虽然少部分自身免疫性格雷夫斯甲亢(GH)患者 TRAb 阴性,但 TRAb 阳性可确诊 GH。

3. 甲状腺摄碘功能测定 甲状腺功能亢进时,甲状腺摄 ^{131}I 率(radioactive iodine uptake,RAIU)增高,摄 ^{131}I 率高峰前移(如 GH、TMNG 等);而发生非甲亢型破坏性甲状腺毒症时 RAIU 降低,可用于鉴别诊断。RAIU 也可用于 ^{131}I 治疗甲亢时,计算 ^{131}I 治疗的剂量活度。

4. 甲状腺显像 用于甲状腺结节功能的评价,对 TMNG 和 TA 诊断意义较大,也可用于 ^{131}I 治疗甲亢前甲状腺质量的评估,计算 ^{131}I 治疗的剂量活度。

5. 超声检查 可以较准确显示甲状腺组织的形态、大小和血流变化等,了解有无甲状腺结节及颈部淋巴结肿大等情况。

6. 其他检查 血常规、肝肾功能和心电图等检查可用于评估患者的一般情况,判断是否伴有粒细胞减低、低钾血症及心功能异常等症状,必要时给予对症处理。

（二）诊断

1. 甲状腺毒症所致的高代谢症状(如心悸、多汗及易激动等)和相关体征。

2. 甲状腺弥漫性肿大(少数病例可无甲状腺肿大)。

3. 血清 TSH 水平降低,FT$_4$ 水平升高(但垂体性甲亢 TSH 升高)。

4. 血清 TRAb 阳性(是诊断 GH 的特异性指标)。

5. 浸润性突眼。

6. 胫前黏液性水肿。

7. RAIU 增高或核素显像提示甲状腺摄取功能明显增强。

GH 的诊断标准:以上 1、2、3 项为诊断必备条件,4、5、6、7 项为诊断辅助条件。

（三）鉴别诊断

1. 非甲亢型甲状腺毒症 甲亢和破坏性甲状腺毒症均有代谢亢进的表现、甲状腺肿和血清甲状腺激素水平升高。甲状腺炎是非甲亢型甲状腺毒症的主要病因,包括慢性淋巴细胞性甲状腺炎、亚急性甲状腺炎、无痛性甲状腺炎及产后甲状腺炎等。此类疾病表现为 FT$_4$ 一过性升高,RAIU 降低、

TRAb 阴性,且不伴浸润性突眼和胫前黏液性水肿。亚急性甲状腺炎的特征性表现为血清 FT_4 升高,但 RAIU 下降或甲状腺核素显像可见示踪剂摄取呈弥漫性减低,即"分离现象"。通过了解病史、检查甲状腺体征、检测血清 TRAb 和评估摄碘功能等可以鉴别。

2. **甲亢病因鉴别** 如伴浸润性突眼和胫前黏液性水肿,GH 可能性大;如有明显甲状腺单发或多发结节,则考虑 TA、TMNG 可能性大。TA 或 TMNG 除临床有甲亢表现外,触诊或超声可发现甲状腺有单结节或多结节。甲状腺核素显像,TA 可见"热结节",而周围的甲状腺组织为部分显影或不显影;TMNG 可见多发"热结节"或"冷、热结节"。甲状腺核素显像是鉴别诊断的重要依据。

3. **甲状腺功能正常的高甲状腺激素毒症** 多种原因可导致血清 TT_4 和 TT_3 浓度上升、TSH 浓度正常且不伴有甲状腺毒症的症状和体征。其中,最常见原因为雌激素导致的甲状腺素结合球蛋白(thyroxine-binding globulin,TBG)过量(如妊娠和口服避孕药)。

4. **垂体促甲状腺激素腺瘤** 部分垂体腺瘤分泌 TSH 导致甲亢,多伴视野缺损等垂体瘤压迫症状及溢乳等垂体激素分泌异常的表现。

5. **无甲亢的低 TSH 血症** 血清 TSH 降低,FT_3、FT_4 正常,除亚临床甲亢外,还需与中枢性甲状腺功能减退症、甲状腺炎恢复期、妊娠期生理性 TSH 减低鉴别。

6. **其他原因** 如人为摄入甲状腺激素(外源性)、卵巢甲状腺肿和功能性分化型甲状腺癌转移(内源性)导致的甲状腺激素过量。此外,甲状腺激素抵抗、严重全身性疾病、使用糖皮质激素可引起 FT_4 和/或 TSH 改变。

三、常见并发症

(一)甲状腺功能亢进性心脏病(甲亢心)

甲亢心是指甲亢发展到一定阶段造成的心脏损害,以心房颤动为典型表现,重者可造成心力衰竭。

(二)甲状腺毒性周期性瘫痪

甲状腺毒性周期性瘫痪(periodic paralysis,PP)是一种获得性低血钾性 PP,可出现全身性肌无力发作,常由剧烈运动或高碳水化合物负荷诱发,多见于亚洲青年男性患者。

(三)肌病

60%~80% 未经治疗的甲亢患者存在肌无力,伴或不伴肌肉萎缩和肌痛,多发生在 40 岁以后,发生的可能性与甲亢持续时间有关,但其严重程度与甲亢持续时间无关。

(四)Graves 眼病

Graves 眼病(Graves'ophthalmopathy,GO)是一种眶后组织的自身免疫性炎性疾病,发生于 20%~25% 的 GH 患者。临床症状包括:双侧眼球突出、眼球运动受限和眶周水肿。

(五)局部压迫症状

甲状腺增大可能压迫喉返神经,导致声带麻痹、发音障碍,甚至出现吸气期喘鸣。交感神经链受压也可能导致 Horner 综合征(表现为同侧瞳孔缩小、上眼睑下垂、眼球内陷、患侧额部无汗等)。

四、甲亢治疗方法的选择

甲亢治疗方法的选择应综合考虑患者甲状腺大小、病情轻重、病程长短、有无并发症、是否处在妊娠或哺乳期、生育计划、治疗费用和可利用的医疗资源等因素。^{131}I 治疗、抗甲状腺药物(antithyroid drug,ATD)治疗和手术治疗三种方法均相对安全,但各有利弊(表 21-1)。

表 21-1　甲亢不同治疗方法的利弊比较

治疗方法	利	弊
^{131}I	若以达到非甲亢状态为治疗目标,一次治愈率高、复发率低,治疗结果可预期;确切控制甲状腺毒症所需时间较短;无手术风险;无 ATD 治疗的潜在不良反应	可能在治疗后发生甲减,需终身接受甲状腺激素替代治疗;妊娠和哺乳期患者禁用
ATD	非甲状腺破坏性治疗;药源性甲减为可逆性;无手术风险和辐射暴露	治疗持续时间较长(一个疗程需 12~18 个月);部分患者因药物不良反应需停药;治疗后疾病复发比例较高
手术	迅速确切控制甲状腺毒症;无辐射暴露;无应用 ATD 治疗的潜在不良反应	可能在治疗后发生甲减,需终身接受甲状腺激素替代治疗;手术本身存在的潜在风险

第二节 ｜ ^{131}I 治疗甲状腺功能亢进症

一、^{131}I 治疗甲亢的原理、目标、适应证和禁忌证

(一) ^{131}I 治疗甲亢的基本原理

碘是合成甲状腺激素的原料之一,甲状腺滤泡上皮细胞通过钠碘转运体摄取 ^{131}I。甲亢患者 RAIU 多增高,^{131}I 在甲状腺内的有效半衰期为 3.5~4.5 天,一次治疗剂量的 ^{131}I 对甲状腺的持续作用时间可达 30~60 天。^{131}I 衰变释放的 β 粒子,在生物组织中射程约为 0.8mm。吸收进入甲状腺的 ^{131}I 衰变释放的能量几乎全被甲状腺组织吸收。β 粒子电离辐射能力较强,使甲状腺滤泡上皮细胞变性和坏死,甲状腺激素合成、分泌减少,甲状腺体积也随之减小,由此达到治疗目的。但是要注意 ^{131}I 治疗 GH 不是对因治疗。

(二) 治疗目标

通过 ^{131}I 治疗有效地控制患者的甲亢状态,即恢复正常的甲状腺功能,或经治疗发生甲减后通过补充甲状腺激素达到并维持正常甲状腺功能状态。儿童及青少年 GH,若适合 ^{131}I 治疗,要以甲减为治疗目标,如出现甲减及时行甲状腺激素替代治疗。

(三) 适应证

1. GH　^{131}I 可作为成人 GH 治疗的一线疗法,尤其适用于以下情况:对 ATD 出现不良反应;ATD 疗效差或多次复发;存在手术禁忌或手术风险高;有颈部手术或外照射史;病史较长;老年患者(尤其是伴发心血管疾病者);合并肝功能损伤;合并白细胞或血小板减少;合并骨骼肌周期性瘫痪;合并甲亢心房颤动者。儿童及青少年 GH 的 ^{131}I 治疗,目前甲巯咪唑药物治疗是首选,经 ATD 或手术治疗无效或复发者,可行 ^{131}I 治疗。

2. TA 和 TMNG 甲亢　^{131}I 治疗和手术治疗均是此类疾病的首选方法。对于结节较大、需要快速解决压迫梗阻症状的患者应首选手术治疗。

(四) 禁忌证

妊娠患者或育龄期女性计划 6 个月内孕育者。育龄期女性患者 ^{131}I 治疗前应注意排除妊娠。哺乳期女性如果进行 ^{131}I 治疗,应停止哺乳,并注意婴儿的防护。

二、治疗前准备

(一) 病情评估

采集病史、进行体格检查、测定血清甲状腺激素水平,评估一般状态,检测血常规和心电图,必要时可进行肝肾功能检查;应用超声评估甲状腺及颈部淋巴结情况,测定 RAIU;评估眼病情况。

(二) 沟通与知情同意告知

对甲亢患者,需让其充分了解 ^{131}I 及其他治疗方法的优缺点、治疗后可能发生的情况。若推荐 ^{131}I 治疗,应详细介绍其原理和方法,告知治疗操作过程,并签署知情同意书;治疗前要对患者进行辐射安全指导,并告知患者应遵循的相应辐射安全注意事项。

(三) 妊娠试验

对于育龄期女性,应在 ^{131}I 治疗前 48 小时内检测人绒毛膜促性腺激素(human chorionic gonado-tropin,HCG)水平,以除外妊娠。

(四) 低碘饮食

人体内稳定的碘与 ^{131}I 竞争进入甲状腺组织,所以 ^{131}I 治疗前应尽量避免外源性碘干扰,低碘饮食 1~2 周(避免食用富碘食物及海藻类保健品),避免应用含碘造影剂和药物(如胺碘酮等)。若近期摄入富碘食物,治疗时间应至少推迟 1 周;若近期使用过含碘造影剂,治疗时间应推迟 1~3 个月。

(五) β 肾上腺素能受体阻滞剂的应用

β 肾上腺素能受体阻滞剂具有降心率和收缩压、改善肌无力和肌肉震颤、改善情绪不稳定的作用。若无用药禁忌,宜在 ^{131}I 治疗前使用 β 肾上腺素能受体阻滞剂,尤其老年甲亢或静息状态下心率>90 次/分,或合并心血管等全身疾病者。^{131}I 治疗前应使用非选择性(如普萘洛尔等)或选择性 $β_1$ 受体阻滞剂(如美托洛尔等),且一直用至 ^{131}I 治疗后甲亢症状消失。普萘洛尔应用经验最多,高剂量普萘洛尔可阻止 FT_4 向 FT_3 转化。合并支气管哮喘者禁用普萘洛尔。

(六) ATD 预治疗

鉴于 ^{131}I 治疗后短期内甲亢症状可能加重,对重症、老年、血清 FT_4 明显升高(FT_4 大于正常上限 2~3 倍)及甲亢加重时并发症风险增高者,可先用 ATD 控制症状和体征,然后进行 ^{131}I 治疗。^{131}I 治疗前用甲巯咪唑预治疗 4~6 周,待甲状腺功能恢复正常或症状消退后逐渐减量,一般于 ^{131}I 治疗前 3~5 日停用。

三、治疗剂量的确定与修正

(一) 治疗剂量的确定

^{131}I 治疗甲亢的主要特点和优势是迅速有效地控制甲亢。确定 ^{131}I 治疗活度的方法分为固定剂量法和计算剂量法两大类。

1. **固定剂量法** 根据甲状腺的体积一次性给予固定剂量。对于甲状腺 I 度肿大患者,给予 185MBq(5mCi);甲状腺 II 度肿大患者,给予 370MBq(10mCi);甲状腺 III 度肿大患者,给予 555~1 110MBq(15~30mCi)。治疗 TMNG 的 ^{131}I 剂量可在治疗 GH 剂量基础上适当增加。治疗 TA 的 ^{131}I 剂量一般为 555~1 110MBq(15~30mCi)。

2. **计算剂量法** ^{131}I 治疗剂量可根据甲状腺质量和 RAIU 进行计算,通常每克甲状腺组织的剂量范围为 2.59~5.55MBq(70~150μCi)。临床常用的计算公式如下:

$$^{131}I \text{ 剂量(MBq 或 μCi)} = \frac{\text{计划量(MBq/g 或 μCi/g)} \times \text{甲状腺质量(g)}}{\text{甲状腺 24 小时最高摄} ^{131}I \text{ 率(\%)}} \times 100$$

这一公式是以 ^{131}I 有效半衰期为 5 天为前提设立的,如有效半衰期差异较大,应相应调整 ^{131}I 剂量。TMNG 应高于 GH 使用的剂量。

^{131}I 治疗 TA 的计算方法,是根据结节质量、^{131}I 摄取率和有效半衰期(T_{eff})等进行计算,使每克结节组织的吸收剂量达 200~300Gy。

$$^{131}I \text{ 剂量(kBq)} = \frac{\text{cGy/g} \times \text{结节质量(g)} \times 247}{T_{\text{eff}}(\text{天}) \times ^{131}I \text{ 摄取率(\%)}} \times 100$$

甲状腺结节质量(g)=$4/3\pi \times X \times Y^2$;$X$=1/2 结节长径;$Y$=1/2 结节短径。

^{131}I 治疗 TA 的简单估算法,是用常数 4、6、8、12 或 16MBq,乘以结节质量(g)再除以 24 小时 ^{131}I

摄取率,对应给予目标剂量分别为 100、150、200、300 或 400Gy。例如:患者结节质量 10g 且 24 小时 ^{131}I 摄取率是 30%,对应目标剂量 300Gy,则应给予 ^{131}I 剂量(MBq)=12×10÷30%=400,对应结节吸收剂量约为 300Gy。结节质量计算同上。

（二）^{131}I 剂量的修正

1. 增加 ^{131}I 剂量的因素 甲状腺体积较大及质地较硬者;年龄大、病程长及长期 ATD 治疗者;有效半衰期较短者;首次 ^{131}I 治疗效果差或者无效者;合并甲亢性心脏病及肝功能异常者。

2. 减少 ^{131}I 剂量的因素 病程短、甲状腺体积较小及质地较软者;未进行任何治疗或术后复发者;^{131}I 治疗后效果明显但未完全缓解者;有效半衰期较长者。

四、给药方法及注意事项

（一）单次剂量法

目前多采用,口服 ^{131}I 前应至少禁食 2 小时,服 ^{131}I 后适量饮水,2 小时后方可进食。嘱咐患者口服 ^{131}I 后不要揉压甲状腺,注意休息,避免感染、劳累和精神刺激。告知患者 ^{131}I 治疗产生疗效的大致时间,以及治疗后可能因一过性放射性甲状腺炎导致症状加重等问题。女性患者治疗后半年内不可怀孕,男性患者治疗后半年内应采取避孕措施。

（二）再次治疗

一般情况下 ^{131}I 治疗后 1~3 个月复查,如病情较重或临床变化较大时,应根据需要密切随诊。^{131}I 治疗 3~6 个月后确定为无明显疗效或加重者,可再次 ^{131}I 治疗。再次治疗时,对无效或加重的患者应适当增加 ^{131}I 剂量。^{131}I 多次治疗无效或复发的患者可考虑行手术治疗。

（三）综合治疗措施

病情严重的甲亢患者,可先行 ATD 预治疗,改善症状后再行 ^{131}I 治疗,^{131}I 治疗后 3~7 天继续应用 ATD 控制症状,直至 FT_4 趋向正常时逐渐减量停药。^{131}I 治疗前后,可用 β 肾上腺素能受体阻滞剂缓解甲亢本身及治疗后早期(1~2 周)因放射性甲状腺炎导致的高代谢症状和体征。在 ^{131}I 治疗前就有活动性突眼的患者,应请眼科协助评估眼病情况,应用糖皮质激素类药物以防止突眼加重,并于治疗后密切随访,及时发现并纠正甲状腺功能减退症。

五、^{131}I 治疗后早期治疗反应及处理

患者 ^{131}I 治疗后多无明显不适,部分患者 ^{131}I 治疗后短期出现乏力、头晕、食欲下降、恶心、呕吐、皮肤瘙痒和甲状腺局部肿痛等反应,建议观察并对症处理。

少数患者因放射性甲状腺炎出现颈部疼痛,可持续数周,可采用非甾体抗炎药或糖皮质激素缓解疼痛。

^{131}I 治疗甲亢一般不会影响血象,个别患者发生一过性白细胞降低,必要时可给予升白细胞的药物。

^{131}I 治疗本身极少诱发甲亢危象(thyroid storm)。甲亢危象是一种罕见但危及生命的内分泌急症,伴有多器官、多系统功能失代偿改变,病死率高达 10%。甲亢危象应以预防为主,可采取以下措施:严重甲亢患者应行 ATD 治疗预处理,^{131}I 治疗后继续 ATD 治疗控制症状直至症状缓解,必要时在充分与患者及家属沟通并告知利弊后,可不停用 ATD 治疗直接行 ^{131}I 治疗,以保证 ^{131}I 围治疗期安全。同时针对重症患者应协调内分泌等相关科室,加强其支持治疗,嘱咐其注意休息,防止感染、劳累和精神刺激,如有危象征兆,则应及时诊断和积极治疗。

六、^{131}I 治疗后的随访

（一）治疗后转归

GH 的自然转归或治疗转归均可致甲减的发生,^{131}I 治疗不存在既可纠正甲亢又不造成甲减的理

想处方剂量。治疗后 1 年内甲减发生率与 ^{131}I 治疗剂量相关,剂量越大,一次性缓解率越高,但早期甲减发生率也随之增高。

(二)疗效标准

^{131}I 治疗甲亢评价疗效的标准如下所示。

1. 完全缓解或临床治愈 一般是指随访半年以上,甲亢症状和体征完全消失,血清 TT_3、TT_4、FT_3、FT_4 恢复正常;也包括出现甲减症状和体征,通过补充甲状腺激素达正常者,称为"完全缓解或临床治愈"。其他类型的甲亢经治疗并随访半年以上满足上述界定者,可称之为"临床治愈"。

2. 部分缓解 甲亢症状减轻,体征部分消失,血清 FT_4 降低,但未恢复正常。

3. 复发 ^{131}I 治疗达完全缓解后,再次出现甲亢症状和体征,血清 FT_4 再次升高。

(三)^{131}I 治疗后随诊

口服 ^{131}I 后,一般在 2~4 周后逐渐显效,临床症状缓解,甲状腺体积缩小,随后症状逐渐消失。多数患者 ^{131}I 治疗后 4~8 周的血清 FT_4 趋于正常。^{131}I 治疗 GH 缓解率较高,但甲状腺体积过大、过硬或伴有结节者,需多次治疗才可完全缓解。

轻、中度 GH 且无严重合并症者,可在治疗后 4~8 周随诊,初步评价疗效。对于存在浸润性突眼者,治疗后 4 周尽早查血清 FT_4,避免早期发生甲状腺功能减退而致眼病加重。病情较重或临床变化较大者应根据需要密切观察,之后每 4~8 周进行甲状腺功能检查,持续半年,或直至患者发生甲减、行甲状腺激素替代治疗后达稳定状态。如确定已完全缓解,随访间隔时间可延长,建议至少每年随诊 1 次。

随诊内容包括症状和体征;实验室检查包括 TT_3、TT_4、FT_3、FT_4 及 TSH,必要时查 TRAb、TPOAb 及 TgAb;伴有并发症的 GH 患者,应注意评价相关疾病症状、体征的控制情况及检查指标变化。

^{131}I 治疗 3~6 个月后随诊证实症状和体征未完全缓解的甲亢患者,可再次行 ^{131}I 治疗,^{131}I 治疗剂量可适当增加。多次 ^{131}I 治疗无效或复发的甲亢患者,应建议手术治疗。对于 FT_4 正常、TSH 持续性受抑制的甲亢患者,则需密切监测,以防转变为临床型甲亢。

TA 结节可在 ^{131}I 治疗后 2~3 个月逐渐缩小,甲亢的症状和体征也随之逐渐改善。3~4 个月后甲状腺显像可能的改变是:热结节消失,被抑制的结节外甲状腺组织功能恢复;或结节变小,周围甲状腺组织功能未完全恢复。若为后者,这时可严密观察,如 6 个月后还未痊愈,结合临床症状、体征及相关的实验室检查结果,可考虑再次 ^{131}I 治疗。

七、特殊情况处理

GH 合并造血系统严重异常时,应慎用 ATD,且应多学科联合诊治,病情趋向平稳时,尽早选择足量 ^{131}I,以甲减为目标进行治疗。对于合并心房颤动的甲亢患者,应采用足量 ^{131}I,以甲减为目标进行治疗,达标后应尽快纠正甲减。甲亢合并骨骼肌功能异常时,应采用 ^{131}I 尽快控制,恢复甲状腺功能;治疗期间应严密监测,及时纠正肌病。甲亢合并肝功能损伤者,在辅以保肝治疗同时积极采用足量 ^{131}I,以甲减为目标进行治疗。^{131}I 治疗可诱发或加重 GO,但与 ^{131}I 用量无关。甲亢合并轻度 GO 患者,^{131}I 治疗同时应用糖皮质激素;中、重度活动性 GO 或威胁视力的活动性 GO 患者,建议首选 ATD 或手术治疗。

约 95% 的儿童和青少年甲亢与 GH 有关,甲巯咪唑仍是目前儿童及青少年甲亢的首选治疗药物。儿童及青少年 GH 患者,经 ATD 或手术治疗无效或复发,可行 ^{131}I 治疗,一次足量到位,以达到甲减为目标。治疗后定期监测甲状腺功能,如出现甲减,及时行甲状腺激素替代治疗。

此外,^{131}I 治疗前应使用超声评估患者甲状腺情况,对于甲亢合并结节,且经临床评估怀疑恶性者应首选手术治疗;若患者病情严重,且有硫脲类药物禁忌证或在术前无法控制病情,出于控制病情的考虑可先选择 ^{131}I 治疗控制甲亢,同时告知患者之后手术治疗的必要性。不能遵循放射性安全指导的患者不宜应用 ^{131}I 治疗。

第三节 | ^{131}I 治疗分化型甲状腺癌

一、甲状腺癌的流行病学与分化型甲状腺癌

（一）甲状腺癌的流行病学特征

甲状腺癌是内分泌系统和颈部最常见的恶性肿瘤,其发病率已位列恶性肿瘤前十位,在世界范围内呈逐年上升趋势。在我国,甲状腺癌以每年 20% 的速度持续增长,根据 2022 年全国肿瘤流行情况,我国甲状腺癌发病数为 46.61 万,发病率为 33.02/10 万,在所有恶性肿瘤中位居第三位,在男性恶性肿瘤中位居第七位,在女性恶性肿瘤中位居第三位。依地理位置、年龄和性别的不同,甲状腺癌的发病率也不同,主要表现为城市高于农村、发病高峰年龄组为 50~54 岁、男女发病比例约为 1:2.73。分化型甲状腺癌(differentiated thyroid cancer, DTC)占所有甲状腺癌病例数的 95% 以上,绝大多数预后较好,经规范综合治疗后可达到临床无瘤状态。甲状腺癌总体死亡率较低,但仍处于增长态势。2022 年我国甲状腺癌死亡率为 0.82/10 万,其中男性约为 0.60/10 万,女性约为 1.05/10 万,5 年生存率为 84.3%,与发达国家(98%)相比仍存在差距。

（二）甲状腺癌的危险因素

1. 家族史　约 5% 的患者有同种类型甲状腺癌家族史。家族性非髓样甲状腺癌最为常见,属常染色体显性遗传并伴有不完全显性。甲状腺癌也可见于某些基因缺陷者,如甲状腺髓样癌可见于多发性内分泌腺瘤病 2 型的患者中。家族性甲状腺癌通常比散发甲状腺癌预后差。

2. 辐射　射线辐射是目前唯一确定的甲状腺癌危险因素,如儿童时期颈部辐射暴露等。其中,儿童时期放射性检查、既往头颈部放射线接触史与甲状腺癌的发病呈正相关。

3. 碘摄入过量或不足　目前很多研究认为甲状腺癌发病率增高以及甲状腺乳头状癌的高发与碘营养状况关系密切。长期缺碘和居住在地方性甲状腺肿流行病区的人群患甲状腺滤泡癌的风险较高,而长期碘摄入过多的人群患甲状腺乳头状癌的风险增加。

4. 其他　肥胖者或代谢性疾病患者,高胰岛素血症或胰岛素抵抗有可能诱发甲状腺癌;过量摄取烟熏或腌制食品、奶酪、油脂、淀粉等均有可能增加甲状腺癌的发生风险,但仍有待于进一步研究。

（三）分化型甲状腺癌定义及组织学类型

甲状腺癌可分为多种类型,分化型甲状腺癌(DTC)包括甲状腺乳头状癌(papillary thyroid cancer, PTC)和甲状腺滤泡癌(follicular thyroid cancer, FTC)。此外,还有少见的甲状腺髓样癌、甲状腺未分化癌。其他,如鳞状细胞癌、黏液表皮样癌、黏液癌等罕见类型。

DTC 起源于甲状腺滤泡上皮细胞,在一定程度上保留了甲状腺滤泡上皮细胞的功能,如钠碘转运体(sodium-iodide symporter, NIS)及摄碘的能力、分泌甲状腺球蛋白(thyroglobulin, Tg)的能力、依赖于促甲状腺激素生长的能力等。大部分 DTC 进展缓慢,近似良性病程,10 年生存率高,但某些组织学亚型如 PTC 的高细胞型、柱状细胞型、鞋钉亚型、FTC 的广泛浸润型以及嗜酸细胞型(Hürthle 细胞癌)等易发生腺外侵犯、血管侵袭和远处转移,复发率高,预后相对较差。

二、DTC 的初始手术治疗与术后分期、危险度分层及动态风险评估

DTC 的初始治疗方案以规范化外科治疗为主,术后治疗、随访应实施多学科、个体化的管理。

（一）DTC 的手术治疗

手术治疗是 DTC 最主要和最有效的治疗方法。

（1）DTC 标准手术方式:主要为甲状腺全切或近全切除术、甲状腺单侧腺叶(加峡部)切除术,应综合考虑多种因素进行个体化选择。①对于病灶最大径 <1cm 且无高危因素的 DTC,推荐行单侧腺叶(加峡部)切除术;②对于最大径 >4cm 的 DTC,应选择甲状腺全切术;③对于双侧甲状腺多发病灶,或肉眼可见肿瘤侵犯周围组织或器官(广泛甲状腺外侵犯),或肿瘤未能完全切除,或术中有残留,或淋

巴结转移（N_1）且任一转移淋巴结最大径≥3cm，或存在远处转移，或各种风险分层属于高危的患者，无论肿瘤大小，也推荐甲状腺全切术；④对临床可疑的转移淋巴结，尤其细针穿刺活检证实的转移淋巴结，推荐行淋巴结清扫术；⑤针对 DTC 复发或转移病灶，首选手术治疗。

（2）颈部淋巴结转移：是 DTC 患者（尤其是>55 岁者）复发率增高和生存率降低的危险因素。20%~90% 的 DTC 患者在确诊时已存在颈部淋巴结转移，多发生于颈部中央区；28%~33% 的颈部淋巴结转移在术前影像学和术中检查时未被发现，而是在预防性清扫后获得诊断，并因此改变了 DTC 的分期和术后处理方案。

（二）DTC 术后 TNM 分期

DTC 的术后分期有助于提供患者预后信息，指导个体化治疗和疾病监测方案，也便于医师交流。目前最常用的 DTC 术后分期是由美国癌症联合委员会（American Joint Committee on Cancer, AJCC）与国际抗癌联盟（Union for International Cancer Control, UICC）联合制定的分化型甲状腺癌（DTC）TNM 分期（第 8 版）（表 21-2），为临床决策和预后判断尤其是死亡风险提供准确的参考依据。

表 21-2　分化型甲状腺癌（DTC）TNM 分期（第 8 版）

基础指标	定义	分期	不同年龄的分期标准	
			<55 岁	≥55 岁
T_x	原发肿瘤无法评估			
T_0	无原发肿瘤证据			
T_1	肿瘤最大径≤2cm，局限于甲状腺内	Ⅰ期	任何 T，任何 N，M_0	T_1，$N_{0/x}$，M_0；T_2，$N_{0/x}$，M_0
T_{1a}	肿瘤最大径≤1cm，局限于甲状腺内			
T_{1b}	肿瘤最大径>1cm 但≤2cm，局限于甲状腺内			
T_2	肿瘤最大径>2cm 但≤4cm，局限于甲状腺内			
T_3	肿瘤最大径>4cm 且局限于甲状腺内，或肉眼可见甲状腺外侵犯累及带状肌	Ⅱ期	任何 T，任何 N，M_1	T_1，N_1，M_0；T_2，N_1，M_0；T_3，N_0，M_0；T_3，N_1，M_0
T_{3a}	肿瘤最大径>4cm，局限于甲状腺内			
T_{3b}	任何大小肿瘤，伴肉眼可见甲状腺外侵犯累及带状肌（包括胸骨舌骨肌、胸骨甲状肌、甲状舌骨肌、肩胛舌骨肌）			
T_4	肉眼可见甲状腺外侵犯超出带状肌			
T_{4a}	任何大小的肿瘤，伴肉眼可见甲状腺外侵犯累及皮下软组织、喉、气管、食管或喉返神经	Ⅲ期	无	T_{4a}，N_0，M_0；T_{4a}，N_1，M_0
T_{4b}	任何大小的肿瘤，伴肉眼可见甲状腺外侵犯累及椎前筋膜，或包绕颈动脉或纵隔血管	ⅣA 期	无	T_{4b}，N_0，M_0；T_{4b}，N_1，M_0
N_x	区域淋巴结无法评估			
N_0	无淋巴结转移证据			
N_{0a}	一个或更多细胞学或组织学确诊的良性淋巴结			
N_{0b}	无区域淋巴结转移的放射学或临床证据			
N_1	区域淋巴结转移	ⅣB 期	无	任何 T，任何 N，M_1
N_{1a}	Ⅵ和Ⅶ区淋巴结转移（气管前淋巴结、气管旁淋巴结、喉前/Deiph 淋巴结、上纵隔淋巴结），可为单侧或双侧病变			

基础指标	定义	分期	不同年龄的分期标准	
			<55 岁	≥55 岁
N_{1b}	转移至单侧、双侧,或对侧颈侧淋巴结(I 、Ⅱ、Ⅲ、Ⅳ、Ⅴ区)或咽后淋巴结			
M_0	无远处转移			
M_1	远处转移			

(三)DTC 复发危险度分层

DTC 相关死亡率较低,术后的复发风险评估尤为重要。2015 版美国甲状腺协会(American Thyroid Association,ATA)指南对复发危险度低危、中危、高危进一步完善及细化,复发风险评估更为准确(表 21-3),对治疗起到指导作用。如 BRAF^{V600E} 突变对极低风险患者的复发风险影响很小,但在伴有甲状腺外侵犯和多灶性甲状腺乳头状微小癌患者中复发率却高达 20%。中华医学会核医学分会也发布了《^{131}I 治疗分化型甲状腺癌指南(2014 版)》和《^{131}I 治疗分化型甲状腺癌指南(2021 版)》。

表 21-3　分化型甲状腺癌(DTC)复发危险度分层

复发危险度分层 (复发风险度)	符合条件
低危	PTC(符合以下全部条件者): 无局部或远处转移 所有肉眼可见的肿瘤均被彻底清除 无肿瘤侵及腺外组织 原发灶非侵袭性病理亚型(如高细胞型、鞋钉型或柱状细胞型等) 如果给予放射性碘(RAI)治疗,治疗后显像无甲状腺外碘摄取 无血管侵袭 cN_0 或≤5 个 pN_1 微小淋巴结转移(最大直径<2mm) 　　腺内型、包裹性滤泡变异甲状腺乳头状癌(FV-PTC) 　　腺内型、分化良好的侵及包膜的 FTC,无或仅有少量(<4 处)血管侵袭 　　腺内型、微小乳头状癌(papillary thyroid microcarcinoma,PTMC),单灶或多灶,无论 BRAF 是否突变
中危(所有 DTC)	符合以下任何条件之一者: 原发灶向甲状腺外微小侵袭 首次 RAI 治疗后显像提示颈部摄碘灶 侵袭性病理亚型 伴血管侵袭的 PTC cN_1 或>5 个微小淋巴结(最大径均<3cm)pN_1 伴有腺外侵袭和 BRAF^{V600E} 突变(如果检测 BRAF)的多灶性 PTMC
高危(所有 DTC)	符合以下任何条件之一者: 原发灶向甲状腺外肉眼侵袭 原发灶未能完整切除 有远处转移 术后血清 Tg 提示有远处转移 pN_1 中任何一个转移淋巴结最大径≥3cm 伴广泛血管侵袭(>4 处)的 FTC

注:BRAF 为 B-Raf 原癌基因丝/苏氨酸蛋白激酶,cN 为临床 N 分期,pN 为病理 N 分期。

（四）动态风险评估

1. **动态风险评估**　包括围手术期、^{131}I 治疗前及 DTC 术后 ^{131}I 治疗反应的评估。DTC 患者均应行术后 TNM 分期和复发危险度低、中及高危分层，预测患者预后，指导个体化的术后治疗和管理。均应将 DTC 术后患者对不同治疗的反应和疾病的临床变化纳入实时、动态风险分层评估系统，从而指导患者后续治疗和随访。

2. **初始治疗后的临床转归**　可总结为 4 种反应，即："疗效满意"（excellent response, ER）、"疗效不确切"（indeterminate response, IDR）、"生化疗效不佳"（biochemical incomplete response, BIR）和"结构性疗效不佳"（structural incomplete response, SIR）。其中，"疗效满意"是指临床、血清学及影像学无疾病存在的证据；"疗效不确切"是指血清学或影像学存在非特异性改变，但不能明确其良恶性；"生化疗效不佳"是指血清 Tg 水平或 TgAb 水平呈异常上升趋势，但无明确病灶存在；"结构性疗效不佳"则是指影像学检查可见明确的局部或远处转移灶存在。不同的疗效反应对应不同的临床预后及后续治疗方案，具体疗效评估结果及管理措施如下（表 21-4）。

表 21-4　分化型甲状腺癌（DTC）不同疗效反应的预后及管理

疗效反应	定义	临床转归	管理措施
疗效满意（ER）	血清学：抑制性 Tg<0.2μg/L 或刺激性 Tg<1μg/L（TgAb 阴性） 影像学：阴性	1%~4% 复发；小于 1% 发生疾病特异性死亡	降低随诊频率和 TSH 抑制程度
疗效不确切（IDR）	血清学：0.2μg/L≤抑制性 Tg<1μg/L 或 1μg/L≤ 刺激性 Tg<10μg/L，TgAb 稳定或下降 影像学：无影像学证实的结构或功能性疾病存在证据；治疗后 Dx-WBS 示甲状腺床区微弱显影	15%~20% 随访期间可转变为 SIR；其他病情稳定或好转；小于 1% 发生疾病特异性死亡	持续动态监测影像学与血清学指标
生化疗效不佳（BIR）	血清学：抑制性 Tg≥1μg/L，或刺激性 Tg≥10μg/L 或 TgAb 呈上升趋势 影像学：阴性	30% 及以上自发缓解；20% 经干预后缓解；20% 转变为 SIR；小于 1% 发生疾病特异性死亡	若 Tg 水平稳定或下降，应在 TSH 抑制状态下长期随访；若 Tg/TgAb 呈上升趋势，必要时采用 ^{18}F-FDG PET/CT 等影像检测寻找潜在病灶
结构性疗效不佳（SIR）	血清学：Tg 或 TgAb 呈任何水平 影像学：可证实的结构或功能性疾病存在证据	50%~80% 经后期干预，病情仍持续；局部转移患者的疾病特异性病死率高达 11%，远处转移高达 50%	根据病灶大小、位置、生长速度、摄碘性能等决定下一步治疗或随诊方案

注：Dx-WBS 为诊断性 ^{131}I 全身显像，^{18}F-FDG 为脱氧葡萄糖。

三、分化型甲状腺癌 ^{131}I 治疗的临床意义

（一）治疗原理

甲状腺激素的合成离不开碘和酪氨酸。绝大部分 DTC 细胞表达 NIS，具备摄碘能力。^{131}I 治疗的方法是口服 ^{131}I 溶液，^{131}I 经消化系统进入血液循环，靶向定位并吸收进入残余甲状腺细胞及甲状腺肿瘤细胞中，通过衰变发射 β 粒子辐射引起靶细胞水肿、变性、坏死，从而将残余甲状腺及癌灶消灭，达到治疗肿瘤复发及转移灶的目的。β 粒子在组织内平均射程不足 1mm，能量几乎全部释放于残余甲状腺组织或转移病灶内，对周围正常组织和器官的影响极小。清甲治疗、辅助治疗和清灶治疗不是依次递进关系，而要根据患者 TNM 分期、术中所见、术后血清学及影像学评估、复发风险分层具体情况，采取相应或联合治疗措施。整个治疗过程要基于 TNM 分期、复发风险分层和实时动态疗效评估来进行三重风险整合决策 ^{131}I 治疗。

（二）治疗方法

^{131}I 治疗是 DTC 术后综合治疗的主要措施之一,根据治疗目的可分为以下三种情况。

1. 清甲治疗 采用 ^{131}I 清除术后残余的甲状腺组织。

2. 辅助治疗 采用 ^{131}I 清除影像学无法证实的术后可能存在的转移及残留病灶。

3. 清灶治疗 采用 ^{131}I 治疗术后已知存在的且无法手术切除的 DTC 转移灶。

（三）临床意义

1. 清甲治疗 有利于检查 DTC 术后患者血清 Tg 的动态变化,从而进行病情监测,并提高 ^{131}I 全身显像诊断 DTC 转移灶的灵敏度,有利于术后再分期。

2. 辅助治疗 除包含清甲治疗的意义之外,还有利于清除影像学无法证实的潜在、隐匿性 DTC 病灶,提高无病生存（disease-free survival,DFS）率。

3. 清灶治疗 可以治疗手术无法切除的转移灶,提高 DFS 率。

DTC 患者术后选择以上哪种治疗方式,需根据 TNM 分期、术中所见、术后血清学及影像学等进行实时动态评估,综合分析。^{131}I 治疗前准确全面评估是实施恰当 ^{131}I 治疗的基础。

四、分化型甲状腺癌 ^{131}I 治疗的适应证与禁忌证

（一）适应证

1. 清甲治疗适应证

（1）为了便于长期随访及甲状腺癌复发转移监测,且本人有意愿的低危 DTC 患者。

（2）复发风险为中危及高危的患者。

（3）甲状腺大部切除术后,术后评估有补充全切的临床需求,但不愿或不宜再次手术者。

2. 清灶治疗适应证

（1）DTC 术后存在远处转移灶且有摄碘功能者。

（2）有局部复发或持续性病灶及局部转移性病灶者。

3. 辅助治疗适应证

（1）术后无确切残留或转移灶但怀疑存在局部或远处转移、复发的患者,尤其对于复发风险为高危的患者。

（2）术后治疗前血清刺激性 Tg（preablative stimulated Tg,ps-Tg）>10μg/L,但影像学为阴性或临床可疑肿瘤残留的患者。

（二）禁忌证

妊娠期、哺乳期女性;计划 6 个月内妊娠者;手术切口未完全愈合者;无法遵从放射防护要求者。

五、^{131}I 治疗前准备

（一）甲状腺全切或近全切除术

DTC 患者 ^{131}I 治疗前须行甲状腺全切或近全切除术,若残余过多的甲状腺组织,则需多次 ^{131}I 治疗才能将残余甲状腺清除,造成反复的放射性暴露,增加辐射损伤风险。此外,在甲状腺癌转移灶和大量残余甲状腺并存时,由于转移灶摄碘能力明显低于甲状腺组织,残余的甲状腺组织会摄取大部分甚至全部 ^{131}I,从而影响转移灶的 ^{131}I 治疗。

（二）TSH 准备

升高 TSH 后可显著增加残余甲状腺滤泡上皮或 DTC 细胞 NIS 蛋白对 ^{131}I 的摄取。因此,^{131}I 治疗前需使血清 TSH 的水平升高至 30mU/L 以上,主要包括以下两种方法。

1. 升高内源性 TSH 在临床较为常用,术后不服左旋甲状腺素（levothyroxine,L-T_4）2 周或术后服用 L-T_4 后停服 2 周,若 TSH 未达治疗标准,可酌情将停药时间延长至 4 周。

2. 给予外源性重组人促甲状腺激素（recombinant human TSH,rhTSH） 患者无需停服甲状腺激

素,给予患者每日肌内注射 rhTSH 0.9mg,连续 2 天。该方法可以避免停用甲状腺激素后出现甲减所带来的不适和促进甲状腺癌细胞生长的可能,尤其适用于老年 DTC 患者、不能耐受甲状腺功能减退患者和停用甲状腺激素后 TSH 无法达标者。

(三) 低碘准备

1. **机制**　^{131}I 的疗效取决于进入残留甲状腺组织和 DTC 细胞内的 ^{131}I 剂量。为了减少体内稳定碘与 ^{131}I 的竞争,提高 ^{131}I 治疗的疗效,在 ^{131}I 治疗前 1~2 周应保持低碘饮食(<50μg/d)。

2. **措施**　通常包括:服用无碘盐、禁食高碘食物(如海产品等)2 周以上;禁用碘伏、碘酒等含碘外用药物 4 周以上;治疗前 4~8 周避免含碘造影剂应用(如增强 CT);禁服胺碘酮等含碘药物 6 个月以上等。

(四) ^{131}I 治疗前检查评估

1. **评估内容**　在行 ^{131}I 治疗前除获得患者的临床病理特征信息外,还应完善必要的血清学及影像学检查项目。^{131}I 治疗前检查项目主要包括血常规、血清甲状腺激素、TSH、Tg、TgAb 水平、肝肾功能、电解质、心电图、胸部 CT、颈部超声、甲状旁腺激素等,育龄期妇女还包括血清人绒毛膜促性腺激素(human chorionic gonadotropin,HCG)检查,以除外妊娠。有些患者必要时行诊断性 ^{131}I 全身显像、SPECT/CT 和 ^{18}F-FDG PET/CT 等。

2. **诊断性 ^{131}I 全身显像**(diagnostic WBS,Dx-WBS)**的作用**

(1)在 ^{131}I 治疗前探查术后甲状腺残留及可疑转移灶的摄碘能力。

(2)辅助 ^{131}I 治疗决策及个体治疗剂量。

(3)预估体内碘负荷对清甲治疗的影响。同时进行 SPECT/CT 融合显像对摄碘病灶诊断有增益作用。

(4)Dx-WBS 的应用目前存在争议。但多项大样本回顾性研究提示 Dx-WBS 并未影响患者的清甲成功率及预后。连续动态监测 Tg 水平更有利于鉴别残留甲状腺及远处转移。

(5)^{18}F-FDG PET/CT 检查主要用于血清 Tg 高,但 ^{131}I 全身显像阴性,怀疑甲状腺癌远处转移的患者。

(五) 医患沟通、充分告知、患者放射防护宣教与签署知情同意书

实施 ^{131}I 治疗前,应向患者介绍治疗目的、实施过程、治疗前后注意事项、治疗后可能出现的不良反应及应对措施等。并进行辐射安全防护指导。签署知情同意书。

(六) 治疗的注意事项

^{131}I 治疗前、后患者还应注意以下几个方面。

1. ^{131}I 治疗前空腹 2 小时;服 ^{131}I 治疗后 2 小时方可进食,适量多饮水;治疗后遵医嘱口服糖皮质激素预防 ^{131}I 治疗导致甲状腺炎,减轻少数患者因甲状腺炎引起的颈部肿胀及疼痛,保护唾液腺、泪腺;舌下含服维生素 C 保护唾液腺、腮腺;^{131}I 治疗后第 3 天开始遵医嘱剂量口服甲状腺素,开始 TSH 抑制治疗。

2. ^{131}I 治疗后 2~4 周内患者仍应保持低碘饮食,以确保 ^{131}I 进入残余甲状腺或转移病灶并发挥治疗作用。

3. 多饮水、勤排便,保持大便通畅,如厕后多次冲洗马桶,便后勤洗手,使体内多余的 ^{131}I 尽快排出并排入污水系统,以减少对自身及周围人群的辐射损害。

4. 出院后患者注意生活隔离,建议 ^{131}I 治疗后 3 周以内与周围人群保持 1 米以上的距离,限制与儿童和孕妇密切接触。

5. ^{131}I 治疗后女性患者 6 个月内避免妊娠,男性 6 个月内应避孕。

6. ^{131}I 治疗后遵医嘱定期随诊血清学 TSH、Tg、TgAb 水平及颈部超声等影像学检查,及时调整甲状腺素剂量,监测病情,及时应对病情变化。

六、^{131}I 治疗方法

（一）清甲治疗

^{131}I 清甲治疗剂量一般为 1.11~3.70GBq（30~100mCi）。关于清甲治疗处方剂量，一直存在争议。清甲效果与残留甲状腺组织多少有关。处方剂量的确定应结合患者临床病理特征、复发风险和实时动态评估的具体情况等，遵循个体化治疗原则。

（二）辅助治疗

辅助治疗针对可疑存在的微小病灶，而不是针对影像学已证实的结构性病变或远处转移。主要适用于术后无确切残留或转移灶但怀疑可能存在局部或远处转移、复发的患者，尤其对于复发风险中、高危的患者或高血清 Tg 水平（ps-Tg>10μg/L）但影像学为阴性或临床可疑肿瘤残留的患者，推荐辅助治疗。辅助治疗的推荐剂量为 3.70~5.55GBq（100~150mCi），具体处方剂量取决于存在的危险因素。

（三）清灶治疗

1. 首次清灶治疗 应在 ^{131}I 清甲治疗后至少 3 个月进行。^{131}I 清灶治疗即采用 ^{131}I 清除 DTC 无法手术切除的局部淋巴结转移或肺、骨、脑等远处转移病灶。这些病灶可以是首次 ^{131}I 治疗前已确诊的转移病灶，也可以是 ^{131}I 治疗后随访过程中发现的新病灶。^{131}I 清灶疗效受到多重因素的影响，其中病灶的摄碘能力是关键因素。具有摄碘能力的 DTC 复发或转移病灶经 ^{131}I 治疗，病情得到缓解，甚至清除病灶。^{131}I 治疗是分化型甲状腺癌全切或次全切术后转移的一线治疗手段。

（1）局部复发或颈部淋巴结转移灶的治疗：颈部复发及转移灶 ^{131}I 治疗剂量为 3.70~5.55GBq（100~150mCi）。较大的颈部淋巴结转移灶（>2cm）若有手术指征首先推荐手术治疗；若转移淋巴结不具摄 ^{131}I 功能，也首先推荐手术治疗，若无手术指征，可选局部损毁性治疗。

（2）肺部转移灶治疗：肺转移灶首先推荐 ^{131}I 治疗，可获得较好的疗效。通常转移灶摄碘、年龄较小、结节较小并且仅有肺转移患者的 ^{131}I 治疗效果与预后最佳。弥漫性微小肺转移 ^{131}I 治疗可获得较高的完全缓解率；较大结节肺转移 ^{131}I 治疗也可获益，但完全缓解率不高，预后不佳。对于单发的较大的肺部转移灶，优先考虑手术治疗。肺转移的首次 ^{131}I 治疗剂量为 5.55~7.40GBq（150~200mCi），对于 70 岁以上患者，尤其伴有广泛肺转移患者，一般不建议给予 150mCi 以上的治疗剂量。

（3）骨转移灶治疗：虽然 DTC 骨转移灶 ^{131}I 治疗难以治愈，但 ^{131}I 治疗可明显降低血清 Tg 水平，缓解疼痛，改善患者生活质量和延长生存期，对摄碘的骨转移灶宜进行 ^{131}I 治疗。DTC 骨转移灶治疗剂量为 5.55~7.40GBq（150~200mCi）。对于孤立、有症状的骨转移灶，建议首选手术治疗，或外照射治疗及核素内照射治疗。骨转移骨痛患者可用 ^{89}Sr-氯化锶、^{153}Sm-EDTMP 或 ^{223}Ra-氯化镭核素内照射治疗，减轻患者的疼痛，提高生活质量。

（4）脑转移灶治疗：无论中枢神经系统甲状腺癌转移灶是否摄碘，都应首先考虑外科手术或外放射治疗。作为手术或外放射治疗后的辅助措施，^{131}I 治疗剂量一般为 3.7~7.40GBq（100~200mCi），但治疗前必须联合应用包括糖皮质激素在内的综合治疗，以预防或减轻脑水肿。

2. 再次清灶治疗 时间间隔一般为 6~12 个月，可视具体情况酌情适当缩短时间。一般在 ^{131}I 治疗后的全身碘显像（post-therapy WBS，Rx-WBS）发现转移灶具有摄碘能力者，可继续进行 ^{131}I 治疗。

七、随访及疗效评价

（一）^{131}I 治疗后随访

1. 临床意义 手术及 ^{131}I 治疗后终身随访、动态管理对 DTC 患者意义重大。尽管大多数 DTC 患者预后良好，但仍有约 30% 的患者出现复发或转移，其中 2/3 发生于术后 10 年内。对 DTC 患者进行长期随访、动态管理有以下作用。

（1）对临床完全缓解者进行监控,以便早期发现肿瘤复发和转移。

（2）对复发或带瘤生存者动态观察病情和疗效,以便及时调整治疗方案。

（3）监控 TSH 水平,保证抑制治疗效果,同时对某些伴发疾病(如心脏疾病、其他恶性肿瘤等)病情进行动态观察。

2. 随访内容

（1）定期监测常规项目:血清学 TSH、Tg、TgAb 等水平变化及影像学检查如颈部超声、Dx-WBS、胸部 CT 甚至 PET/CT 等指标,及时评估疾病进展,以便进行 DTC 再分期,及时修订治疗及随诊方案。

（2）清甲治疗

1）治疗后 1 个月:复查血常规、甲状腺激素、TSH、Tg、TgAb 水平,及时了解治疗后不良反应及 Tg 变化。之后每间隔 1 个月复查甲状腺激素、TSH、Tg、TgAb 水平,调整甲状腺激素剂量,直至将 TSH 控制至相应的抑制水平。必要时加做颈部超声,监测可疑转移淋巴结的变化。

2）清甲治疗后 6 个月:可停用甲状腺激素药物 2~4 周或应用重组人促甲状腺激素,检测血清 TSH、刺激性 Tg 及 TgAb 并行 Dx-WBS,以评估清甲是否成功,若残余甲状腺未完全清除甚至发现可疑复发或转移病灶,应在重新评估患者病情后制订后续 ^{131}I 治疗策略。

3）对于成功清甲后随访中血清刺激性 Tg≥10μg/L 或 Tg/TgAb 逐渐升高,但影像学检查未发现病灶的患者,可经验性给予 5.55~7.40GBq（150~200mCi）的 ^{131}I 治疗。

4）若 Rx-WBS(治疗后 7~9 天)发现 DTC 病灶或血清 Tg 水平减低,表明治疗有效,可重复行 ^{131}I 治疗,直至病灶缓解或无反应,此后以 TSH 抑制治疗为主。

5）若 Rx-WBS 阴性,可采用 ^{18}F-FDG PET/CT 检查以辅助探测不摄碘的可疑复发及转移灶,并及时调整治疗方案。

（3）清灶治疗

1）治疗后 1~3 个月:应常规随诊,需根据转移病灶情况完善胸部 CT、全身骨显像等检查,进行疗效评估。

2）清灶治疗 6 个月后:采用 DTC 疗效反应评估体系(见表 21-4)进行综合判断,若清灶治疗有效,可重复清灶治疗;若清灶治疗无效,应在重新评估患者病情后决定是否继续 ^{131}I 治疗。

（二）^{131}I 治疗效果评价

1. 肿瘤完全缓解的指标 DTC 患者经手术和 ^{131}I 治疗完全去除甲状腺后,肿瘤完全缓解的指标如下。

（1）没有肿瘤存在的临床证据。

（2）没有肿瘤存在的影像学证据。

（3）清甲治疗后 ^{131}I 全身显像没有发现甲状腺床和床外组织摄取 ^{131}I。

（4）在无 TgAb 干扰的前提下,甲状腺激素抑制治疗状态下血清 Tg<0.2μg/L 或 TSH 刺激状态下(TSH>30mU/L)Tg<1μg/L。

2. 清灶治疗疗效评价与后续诊疗管理 依据患者对前次 ^{131}I 清灶治疗反应进行疗效评价及后续管理(见表 21-4)。具体如下所示。

（1）ER:无需再次 ^{131}I 治疗,持续 TSH 抑制治疗,随访频率 6~12 个月。

（2）IDR:TSH 抑制治疗 + 持续动态监测,随访频率 3~6 个月。

（3）BIR:Tg/TgAb 稳定或下降者,TSH 抑制治疗 + 持续动态监测,随访频率 3~6 个月;Tg/TgAb 上升,考虑行 ^{18}F-FDG PET/CT 检查,以明确不摄碘的结构性病灶。

（4）SIR:判断结构性病变与上次 ^{131}I 治疗前的变化。①血清 Tg 水平明显下降,影像学显示摄碘病灶缩小者,可再次行 ^{131}I 治疗。再次治疗应基于患者血清学及影像学获益的前提,直至病灶不再对 ^{131}I 治疗有反应。②摄碘功能较好的肺部微小转移灶,有望通过 ^{131}I 治疗达到 ER 状态,可考虑在 6~12 个月后再次 ^{131}I 治疗。③Tg/TgAb 持续下降的大转移病灶者,密切随诊治疗效果直至 Tg/TgAb 不再下降时进行评估,若治疗前 Dx-WBS 显示病灶摄碘,可考虑再次行 ^{131}I 治疗。④血清学及影像学未见明显改善,甚至出现病情进展者,根据情况归为 ^{131}I 难治性分化型甲状腺癌(radioactive iodine refractory DTC,RAIR-DTC),需慎重决策再行 ^{131}I 治疗,应多学科团队协作(multidisciplinary team,MDT)决策后续治疗。

八、促甲状腺激素抑制治疗

(一)治疗原理

1. TSH 对甲状腺细胞的生长有正向促进作用,DTC 细胞并未完全丧失正常甲状腺细胞的分化特征,仍可表达 TSH 受体,因此,TSH 也可以刺激 DTC 细胞的生长,成为肿瘤进展、复发和转移的基础。

2. TSH 抑制治疗一方面可以补充术后造成的甲状腺激素缺乏,另一方面可以抑制 DTC 细胞生长,是 DTC 术后管理的重要环节之一。

(二)治疗药物

TSH 抑制治疗用药首选 L-T$_4$ 口服制剂,早餐前 30~60 分钟(最好 60 分钟)以上空腹顿服 L-T$_4$ 最有利维持稳定的 TSH 水平,特殊情况下不能保证晨间空腹服药者,也可选择睡前顿服。

(三)TSH 抑制治疗目标

DTC ^{131}I 治疗前后,应结合患者的初始复发风险、TSH 抑制治疗不良反应风险和治疗反应分层设定 TSH 抑制治疗目标。抑制治疗目标见表 21-5、表 21-6。

表 21-5　DTC 术后初治期(手术和/或 ^{131}I 规范治疗结束后 1 年内)TSH 抑制治疗目标

单位:mU/L

TSH 抑制目标	DTC 的初始复发风险分层				
	高危	中危	低危		
			低值 Tg	检测不到 Tg	腺叶切除
无需进行 TSH 抑制治疗不良反应风险分层	<0.1	0.1~0.5	0.1~0.5	0.5~2.0	0.5~2.0

注:DTC 为分化型甲状腺癌,Tg 为甲状腺球蛋白,TSH 为促甲状腺激素。

表 21-6　DTC 术后随访期(手术和/或 ^{131}I 规范治疗结束后 1 年后)TSH 抑制治疗目标

单位:mU/L

TSH 抑制治疗不良反应风险	DTC 的治疗反应分层			
	疗效满意	疗效不确切	生化疗效不佳	结构性疗效不佳
无风险或未知风险	0.5~2.0*	0.1~0.5	<0.1	<0.1
低风险	0.5~2.0*	0.1~0.5	0.1~0.5	<0.1
中风险	0.5~2.0*	0.5~2.0	0.1~0.5	<0.1
高风险	0.5~2.0*	0.5~2.0	0.5~2.0	0.1~0.5

*:0.5mU/L 代表 TSH 的正常参考范围下限,根据检测试剂盒的具体情况可为 0.3~0.5mU/L。

(四)TSH 抑制治疗不良反应及风险

1. 低风险指绝经、心动过速、骨量减少;中风险指年龄>60 岁、骨质疏松;高风险指心房颤动。TSH 治疗不良反应风险较高者,应在可耐受的情况下,尽量接近或达到 TSH 抑制治疗目标。

2. 初始复发风险为低危的 DTC 患者,如果治疗反应良好,持续 5~10 年 TSH 抑制治疗后,可转为甲状腺激素替代治疗,即 TSH 不超过正常上限即可。

3. 初始复发风险为高危的 DTC 患者,如果治疗反应良好,可将 TSH 控制于 0.1~0.5mU/L 持续 5 年,再按表 21-6 调整 TSH 抑制治疗目标。

九、^{131}I 难治性分化型甲状腺癌的治疗

(一) ^{131}I 难治性分化型甲状腺癌定义

^{131}I 难治性分化型甲状腺癌(RAIR-DTC)是指:①转移灶首次 ^{131}I 治疗后全身显像中表现为不摄碘;②原本摄碘的功能性转移灶丧失摄碘能力;③部分转移灶摄碘、部分转移灶不摄碘,且可被 ^{18}F-FDG PET/CT、CT 或 MRI 等其他影像学手段显示;④摄碘转移灶在多次 ^{131}I 治疗后虽然保持摄碘能力,但仍在 1 年内出现病情进展。

(二) ^{131}I 难治性分化型甲状腺癌多学科诊治

1. 部分负荷小、无症状、惰性临床表现、疾病稳定、短期内无周围软组织被侵袭风险的病灶,TSH 抑制治疗不良反应风险评估的前提下,抑制治疗应达到 TSH<0.1mU/L 的目标。

2. 进展期、有局部症状(侵犯呼吸道、消化道或压迫中枢神经、伴有局部疼痛)的 RAIR-DTC 患者,若存在手术指征可手术切除;若无手术指征,可采取局部治疗,包括立体定向放疗及放射性粒子植入治疗等。

3. 常规治疗无效的进展期 RAIR-DTC,可选择靶向药物治疗。

4. RAIR-DTC 诱导分化治疗,RAIR-DTC 发生的主要原因为其摄碘能力下降。探索恢复 RAIR-DTC 摄碘能力,对重新启动有效的 ^{131}I 治疗具有重要意义。目前 RAIR-DTC 的再分化治疗仍处在基础与临床研究阶段,尚未获批适应证。

十、核素治疗病房管理与辐射防护措施

(一) ^{131}I 治疗 DTC 不良反应及处置

1. **放射性甲状腺炎** 通常出现在清甲治疗后 1~10 天,主要症状为颈部疼痛、肿胀,多为轻度、短暂,且逐渐减轻。极少数出现严重、持久疼痛、喉头水肿。处理措施:服 ^{131}I 后即口服泼尼松龙 10mg,3 次/日,口服 7 天;后改为 5mg,3 次/日,再口服 3 天后停药。

2. **胃肠道不良反应** 为 ^{131}I 治疗后最常见的不良反应,多在服药 6 小时后发生,1~2 天达高峰,多持续 3~5 天。预防及处理措施:口服 ^{131}I 溶液治疗前需空腹 2~4 个小时,服 ^{131}I 后 2 小时方可进食;给予胃肠道动力药和胃黏膜保护剂或制酸剂;少食多餐、清淡饮食,必要时禁食、输液。

3. **血液系统不良反应** 以白细胞降低为主,多为轻度降低。处理措施:注意保暖,防治感染;^{131}I 治疗前 1~2 天口服醋酸泼尼松片 30mg/d;必要时应用升白细胞及血小板药物。

4. **生殖系统不良反应** 服用 ^{131}I 后适量多饮水,增加排尿,保证排便;^{131}I 治疗后 6 个月内注意避孕。

5. **唾液腺损伤、味觉异常和口腔黏膜炎** 其中,腮腺炎最常见。处理措施:服 ^{131}I 后含服维生素 C 0.1g,5 次/日,连服 7 天;多饮水;局部唾液腺按摩有助于预防和减轻症状;盐水漱口、戒烟、更换牙膏。

6. **泪腺损伤** 包括溢泪症、畏光和眼干燥症,症状常轻微,可自行缓解。处理措施:局部抗炎;口服糖皮质激素。

7. **放射性肺炎和肺纤维化** 发生概率很低,见于广泛肺转移多次治疗后。处理措施:控制老年患者 ^{131}I 用量;预防性应用糖皮质激素;对症治疗。

(二) 病房管理与辐射防护

DTC 患者术后残余甲状腺组织较少,对 ^{131}I 摄取多低于 10%,^{131}I 在服药后 1~5 天内会大量排出体外,对周围环境及医务人员、周边人群可造成辐射。^{131}I 治疗病房必须做好辐射防护与管理工作,尽可能避免或减少周围环境及人员的辐射暴露。

1. **病房设置与管理** 核素治疗应在医院较为僻静、远离人群密集的地方,并设有单独出入口,墙

体及门窗必须严格按照辐射防护要求设置,没有铅玻璃的窗户应高于175cm以上。除具备普通病房的基本条件外,必须配备电子门禁系统(禁止患者随意出入)、高清电视监控系统(便于医护人员对隔离患者进行实时监控)、中央抽风机、高出楼顶的通风排气口、辐射剂量监测仪以及与病房规模相匹配的衰变池等,同时必须设置各种辐射警示标志。

2. 患者围治疗期管理

（1）服用 ^{131}I 后患者的唾液、汗液、呕吐物、尿液、粪便中均具有放射性,必须在病房内配备生活垃圾、排泄物处理设施,医护人员应指导患者在指定区域存放具有放射性污染的废弃物。

（2）放射性垃圾、换洗的被服等需放置至少10个半衰期,经检测符合环境卫生标准后方可当做一般垃圾处理。

（3）患者排泄物中含有大量 ^{131}I,应嘱患者如厕后冲洗便器2~3遍。放射性污水排入衰变池储存,经检测放射性浓度达到国家标准后才可排放到医院公共污水池,进一步稀释后自然排放至下水系统。

3. 医护人员管理

（1）所有医护相关人员:必须参加辐射安全与防护培训,通过专业考核,经体检合格后,依照相关法规取得上岗资质者方可上岗。

（2）医护相关人员:要能熟练掌握核医学基本理论知识和操作,执行国家有关放射防护的法律法规,严格执行医院放射防护的各项规章制度。定期组织辐射事故应急预案培训与演练,一旦发生放射性泄漏或污染,应立即按应急预案进行登记、处置,并按有关程序上报有关部门。

（3）医护相关人员的防护管理:必须加强辐射防护意识,工作时必须佩戴个人辐射剂量监测计,在查房、治疗、护理前应穿戴防护用具,同时要佩戴口罩、帽子,以防接触或吸入放射性物质。此外,还应加强业务能力,工作中熟练操作,尽量减少与患者接触的时间,减少辐射累积剂量。

4. 放射防护宣教 医护人员还应做好对患者及家属辐射防护的宣教工作。基于患者对放射性缺乏正确认识,应在患者入院时就开始健康和辐射宣教工作。将病房的管理制度、疾病相关知识、^{131}I 治疗原理、辐射防护知识、低碘饮食指导、^{131}I 治疗前后注意事项、可能出现的并发症及相关处置办法等告知患者及家属,消除其顾虑和紧张感,以便患者更好地配合治疗。在患者治疗后出院前,再次告知相关注意事项及复查安排,做到定期随诊,及时监测患者病情变化。

（三）患者出院后管理

遵循《临床核医学患者防护要求》(WS 533—2017)规定,^{131}I 治疗的 DTC 患者出院时体内放射性活度应≤400MBq。为避免患者出院后短时间内对周围敏感人群的辐射,DTC 患者出院前必须接受辐射防护指导,获知注意事项。

（赵新明）

思考题

1. 简述抗甲状腺药物、手术及 ^{131}I 三种方法治疗甲亢的利弊。
2. 简述甲状腺癌术后复发危险分层的标准与 ^{131}I 治疗的建议。
3. 简述 ^{131}I 治疗甲状腺癌的适应证、禁忌证及注意事项。

本章目标测试

第二十二章 | 放射性核素治疗恶性肿瘤骨转移

教学目的和要求

【掌握】放射性核素治疗恶性肿瘤骨转移的原理、适应证及禁忌证。

【熟悉】放射性核素治疗恶性肿瘤骨转移常用的放射性药物及疗效评价标准。

【了解】恶性肿瘤骨转移的综合治疗策略。

骨转移是恶性肿瘤导致的严重生物学事件,是由肿瘤细胞和骨组织微环境相互作用、多步骤形成的动态过程,包括肿瘤细胞的运动、迁移、种植等过程,多种细胞因子、黏附分子和酶也参与其中。研究表明,人体各组织器官的恶性肿瘤发展至晚期,约有 20%~70% 会发生骨转移,常见的有乳腺癌(47%~85%)、前列腺癌(33%~85%)、肺癌(32%~60%)等,表现为成骨性、溶骨性或混合性。骨转移一旦发生,患者的 5 年生存率会显著降低,且骨转移是肿瘤致残和致死的主要原因。骨转移可致骨相关事件(skeletal related event,SRE),是指在恶性肿瘤骨转移或骨病患者中,由于疾病进展带来的一系列骨骼并发症,主要有:①痛(50%~90%);②病理性骨折(5%~40%);③高钙血症(10%~20%);④脊柱不稳和脊髓、神经根压迫症状(<10%);⑤骨髓抑制(<10%)。SRE 严重影响患者的生活质量和预后。

恶性肿瘤骨转移的治疗是综合性的,包括化学治疗、骨修复治疗、外放射治疗、手术治疗、放射性核素内照射治疗和中医治疗等,根据患者的具体情况选择合适的治疗方法。放射性核素内照射治疗具有靶向性好、疗效佳、副作用小和使用方法简单的优势,已成为恶性肿瘤骨转移的有效治疗方法。本章重点介绍恶性肿瘤骨转移的放射性核素治疗。

第一节 | 常用放射性药物

一、原理

恶性肿瘤骨转移灶的代谢增加,表现为骨质破坏增加、成骨细胞修复作用活跃,从而浓聚大量具有亲骨特性的放射性药物。放射性核素衰变产生的 β/α 粒子可对肿瘤细胞产生辐射损伤,继而实现缓解骨痛、提高生活质量的目的。

对骨痛的缓解机制可能与下列因素有关:①辐射对肿瘤细胞的直接杀伤作用,使病灶缩小、局部骨皮质张力减低;②辐射生物效应产生的自由基,改变了神经末梢的去极化速度,延缓或阻断了痛感在轴索的传导;③抑制了肿瘤致痛性化学物质的产生和分泌,如缓激肽和前列腺素等。

二、放射性药物

用于治疗恶性肿瘤骨转移的放射性药物,理想情况下需具备以下条件:①合适的有效半衰期;②合适的射线能量及软组织穿透距离;③能靶向浓聚于骨转移灶;④能迅速从软组织和正常骨组织中清除,与正常骨组织相比,具有较高的摄取比值;⑤发射可探测的 γ 光子用于显像,从而可视化地评估放射性药物在体内及病灶内的分布、聚积情况,部分放射性药物不具备该条件。

用于治疗恶性肿瘤骨转移的放射性药物有 $^{89}SrCl_2$、$^{223}RaCl_2$、^{153}Sm-EDTMP、^{177}Lu-EDTMP、^{186}Re-HEDP 和 ^{188}Re-HEDP 等,临床常用的有 $^{89}SrCl_2$、$^{223}RaCl_2$ 和 ^{153}Sm-EDTMP。$^{89}SrCl_2$ 和 $^{223}RaCl_2$ 以离子的形式参与骨代谢发挥作用,直接在骨转换加速的部位与骨矿物质羟基磷灰石形成复合物,沉积在骨转移部位;^{153}Sm-EDTMP、^{177}Lu-EDTMP、^{186}Re-HEDP 和 ^{188}Re-HEDP 的配体 EDTMP 和 HEDP 均属磷酸盐类物质,介导核素 ^{153}Sm、^{177}Lu、^{186}Re 和 ^{188}Re 定位于成骨代谢活跃的转移灶,从而发挥治疗作用。^{99m}Tc-MDP 全身骨显像可用于评估上述放射性药物在体内的分布、聚积情况。

1. $^{89}SrCl_2$　$^{89}SrCl_2$ 是目前临床上治疗恶性肿瘤骨转移应用较多的一种放射性药物。^{89}Sr 发射纯 β 粒子,能量为 1.46MeV,物理半衰期为 50.5 天,平均软组织射程为 2~4mm。$^{89}SrCl_2$ 的生物化学特性类似于钙,其在骨内的聚集与局部骨血流量和骨代谢活跃程度密切相关,在骨转移灶的聚集量是正常骨的 2~25 倍,对正常骨组织影响非常小,静脉注射后 90 天仍可在骨转移灶内滞留高达 10%~88%,疗效持久。未被吸收的 $^{89}SrCl_2$,90% 通过肾脏排泄,少量由粪便排泄。

2. $^{223}RaCl_2$　^{223}Ra 主要释放具有高传能线密度、低组织穿透性的 α 粒子,能量为 5.64MeV,物理半衰期为 11.4 天,平均软组织射程 <100μm,相当于 2~10 个肿瘤细胞大小,对肿瘤周围正常骨组织和骨髓影响很小,易于进行放射防护。传能线密度(linear energy transfer,LET)为带电粒子穿过物质时,沿着它的径迹由于碰撞而损失能量的线速率,常以 keV/μm 表示。α 粒子的 LET 值高达 100keV/μm,β 粒子的 LET 值仅为 0.2keV/μm,α 粒子在单位路径长度上释放的能量是 β 粒子的 400~500 倍。不仅可以造成肿瘤细胞 DNA 双链不可修复的损伤,发挥抗肿瘤作用,而且 α 粒子还可以杀死对 β 粒子或化疗药物抵抗的肿瘤细胞。静脉注射 $^{223}RaCl_2$ 后,药物的 40%~60% 被骨骼摄取,其余从血液中被快速清除,主要经消化系统排泄,极少量经肾脏排泄,因此临床应用基本不受限于肾功能的基础水平。

目前,用于治疗的 α 粒子放射性核素主要有:锕[^{225}Ac]、铋[^{213}Bi]、砹[^{211}At]、镭[^{223}Ra]和铅[^{212}Pb]等,其中,^{223}Ra 已在美国和中国获批用于前列腺癌骨转移的治疗。

3. ^{153}Sm-EDTMP　^{153}Sm 发射三种能量的 β 粒子(810keV、710keV、640keV)和能量为 103keV 的 γ 光子,物理半衰期为 46.3 小时,平均软组织射程为 0.6mm,对肿瘤病灶周围正常骨组织和骨髓影响较小,骨髓毒性低,相对比较安全。静脉注射 ^{153}Sm-EDTMP 后,3 小时骨吸收达峰,6 小时骨吸收完成,5 天内骨摄取量稳定,病灶和正常骨的放射性摄取比可达(4∶1)~(17∶1)。通过泌尿系统快速从血液中清除,短期内可进行重复治疗。

4. ^{177}Lu-EDTMP　^{177}Lu 发射三种能量的 β 粒子(479keV、384keV、176keV)和两种能量的 γ 光子(208keV、113keV),物理半衰期为 6.7 天,平均软组织射程为 0.23mm。^{177}Lu-EDTMP 的药理特性与 ^{153}Sm-EDTMP 相似,静脉注射后主要被骨骼摄取,通过泌尿系统快速从血液中清除,24 小时后血液滞留量 <1%。与 ^{153}Sm-EDTMP 相比,其能量更低,射程更短,因而骨髓毒性也更低。目前尚未在临床广泛应用,但临床应用前景广阔。

5. ^{186}Re-HEDP 和 ^{188}Re-HEDP　^{186}Re 发射两种能量的 β 粒子(1.07MeV、0.93MeV)和一种能量为 137keV 的 γ 光子,物理半衰期为 90.6 小时,平均软组织射程 1.1mm。^{188}Re 发射两种能量的 β 粒子(2.11MeV、1.97MeV)和一种能量为 155keV 的 γ 光子,物理半衰期为 16.9 小时,平均软组织射程 3.1mm。^{186}Re-HEDP 和 ^{188}Re-HEDP 的化学特性和生物学分布在人体内相似,静脉注射后迅速聚集于骨,其在骨转移病灶的浓聚量可高于正常骨 5~20 倍。未被骨吸收的 ^{186}Re-HEDP 和 ^{188}Re-HEDP 通过泌尿系统快速从血液中清除。^{186}Re-HEDP 在体内不稳定,血液清除时间相对较长,且 ^{186}Re 由反应堆生产,运输和储存不便,而 ^{188}Re 可从 ^{188}W-^{188}Re 发生器获得,^{188}W 的半衰期为 69.4 天,使用和运输较方便,所以 ^{188}Re-HEDP 更便于临床推广应用。初步临床研究表明:^{188}Re-HEDP 不仅可以缓解骨痛,而且可以使部分患者的碱性磷酸酶降低。

上述治疗性放射性药物的主要特点见表 22-1。

表 22-1 治疗骨转移常用的放射性药物特点

放射性药物	半衰期	治疗射线	射线最大能量/MeV	平均软组织射程/mm	γ射线能量/MeV	推荐剂量
$^{89}SrCl_2$	50.5d	β	1.46	2~4	—	3~5mCi
$^{223}RaCl_2$	11.4d	α	5.64	<0.1	—	0.001 49mCi/kg
$^{153}Sm\text{-}EDTMP$	46.3h	β	0.81 0.71 0.64	0.6	0.103	0.5~1.0mCi/kg
$^{188}Re\text{-}HEDP$	16.9h	β	2.11 1.97	3.1	0.155	0.4~0.6mCi/kg
$^{186}Re\text{-}HEDP$	90.6h	β	1.07 0.93	1.1	0.137	35mCi
$^{177}Lu\text{-}EDTMP$	6.7d	β	0.479 0.384 0.176	0.23	0.208 0.113	100mCi (暂无固定推荐剂量)

注:1mCi=37MBq。

第二节 | 临床应用

一、适应证和禁忌证

(一)适应证

1. 恶性肿瘤骨转移灶,伴骨显像异常放射性浓聚。

2. 骨转移伴骨痛,伴骨显像异常放射性浓聚。

3. 不能手术切除或术后有残留的原发性骨肿瘤,伴骨显像异常放射性浓聚。

4. 实验室检查指标 一般情况,白细胞≥$3.5×10^9$/L,血红蛋白≥90g/L,血小板≥$80×10^9$/L。如低于以上标准,可在治疗前一周进行干预,使用粒细胞集落刺激因子等药物促进骨髓增生和功能恢复。在没有合并慢性弥散性血管内凝血(disseminated intravascular coagulation,DIC),即一种在严重原发病基础之上,以机体广泛的微血栓形成,伴随继发性纤维蛋白溶亢进为特征的获得性全身性血栓-出血综合征的情况下,权衡利弊,血细胞计数的下限可放宽至:白细胞总数>$2.4×10^9$/L,血小板>$60×10^9$/L。

(二)禁忌证

1. 核医学显像显示病灶无放射性浓聚或呈放射性"冷区"的溶骨性病变。

2. 严重骨髓功能障碍。

3. 严重肝、肾功能损害。

4. 妊娠和哺乳期。

5. 有显著的脊髓压迫及膀胱功能障碍无法实现控尿。

6. 患者出现超级骨显像(super bone scan),即全身骨骼放射性呈均匀性、对称性的异常浓聚,显像非常清晰,软组织活性很低,双肾不显影或显影极淡,一般提示广泛的骨髓浸润,骨髓贮备状况差。患者出现脊柱破坏伴病理性骨折或截瘫、晚期经历过多次放化疗效果差,以及预期寿命短于8~12周的患者应慎用。

二、治疗前准备及注意事项

(一)治疗前准备

1. 详细记录患者治疗前后的基本信息,包括性别、年龄、身高、体重、诊断信息、骨痛分级、身体一

NOTES

般情况等。

2. 停用化疗或放疗2~4周。

3. 治疗前1周完善血液学检查,行骨显像及X射线检查,必要时行PET/CT明确原发病灶和分期,如果有广泛内脏转移,建议系统治疗为主。

4. 为进一步指导放射性药物使用,有条件时可测定患者对放射性药物的骨摄取率。

5. 充分告知患者治疗前后注意事项。签署治疗知情同意书。

（二）注意事项

1. 治疗应在核医学科医师指导下进行,在有专门防护条件的活性室注射放射性药物。

2. 治疗过程中,医务人员应按防护要求注意自身的辐射防护,注意用药器材的回收保管。

3. 治疗目标是缓解疼痛、控制病情进一步发展,需告知患者该治疗为姑息治疗,有可能使病灶缩小,但并不能完全治愈癌肿。

4. 治疗后可能发生的"闪烁现象",需向患者做好解释工作。

5. 疼痛缓解可能发生在用药后1周,有的甚至需要4周才能缓解,疼痛未减轻前止痛药物不减量。

三、治疗方法

1. $^{89}SrCl_2$　静脉注射。临床推荐剂量范围为111~185MBq（3~5mCi）,148MBq（4mCi）是最常用的剂量,过大剂量不但加重经济负担和毒副作用,且疗效不会随剂量增加而明显提高。重复注射必须间隔3个月以上,对于第一次注射疗效不佳的患者,一般不进行再次注射。

2. $^{223}RaCl_2$　静脉注射。推荐剂量为0.001 49mCi/kg,每4周一次,6次为一疗程,药物需缓慢注射,每次注射时间大于1分钟。

3. ^{153}Sm-EDTMP　静脉注射。推荐剂量范围为18.5~37MBq/kg（0.5~1mCi/kg）;固定剂量法,每次给予患者1 110~2 220MBq（30~60mCi）,或可依据患者对^{153}Sm-EDTMP的骨摄取率计算治疗用剂量。

4. ^{186}Re-HEDP 和 ^{188}Re-HEDP　静脉注射。推荐剂量分别为1 295MBq 和14.8~22.2MBq/kg（35mCi 和0.4~0.6mCi/kg）。

5. ^{177}Lu-EDTMP　静脉注射。参考剂量为3.7GBq（100mCi）,暂无固定推荐剂量。

四、疗效的评价标准和随访观察指标

（一）骨痛反应的评价标准

Ⅰ级:所有部位的骨痛完全消失。

Ⅱ级:25%以上部位的骨痛消失或骨痛明显减轻,必要时服用少量止痛药物。

Ⅲ级:骨痛减轻不明显或无任何改善,甚至骨痛加重。

（二）疗效评价标准

Ⅰ级（显效）:X射线平片检查或骨显像证实所有部位的转移灶出现钙化或消失（图22-1、图22-2）。

Ⅱ级（有效）:X射线平片检查证实转移灶的体积减小或钙化大于50%,或骨显像显示转移灶数目减少50%以上（图22-3）。

Ⅲ级（好转）:X射线平片检查证实转移灶的体积减小或钙化大于25%,或骨显像证实转移灶数目减少25%以上。

Ⅳ级（无效）:X射线平片检查证实转移灶的体积

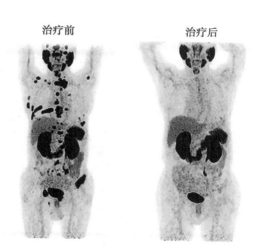

图22-1　前列腺癌多发骨转移
^{68}Ga-PSMA PET 显像提示1次 ^{177}Lu-PSMA 联合2次 $^{223}RaCl_2$ 治疗后骨转移灶基本消退。

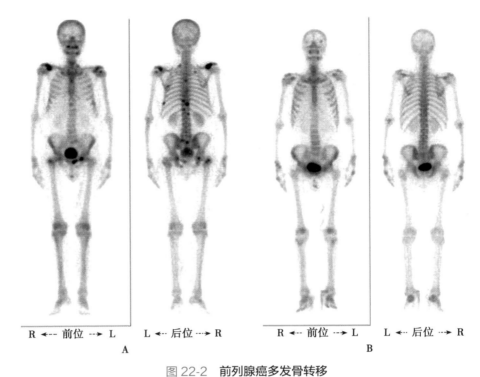

R ←-- 前位 --→ L　　L ←-- 后位 --→ R　　R ←-- 前位 --→ L　　L ←-- 后位 --→ R

A　　　　　　　　　　　　　　　　　　B

图 22-2　前列腺癌多发骨转移

A. 术前全身骨显像示多发前列腺癌骨转移；B. ^{153}Sm 和 ^{89}Sr 治疗后全身骨显像示多发性骨转移基本消退。

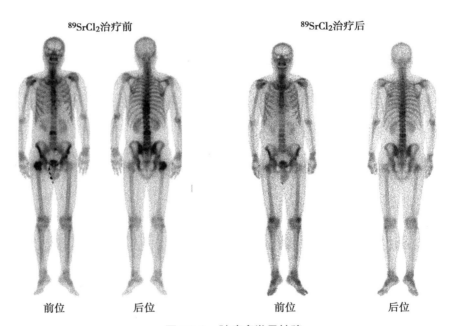

^{89}SrCl$_2$治疗前　　　　　　　　　　　^{89}SrCl$_2$治疗后

前位　　　　　后位　　　　　　　　前位　　　　　后位

图 22-3　肺癌多发骨转移

^{99m}Tc-MDP SPECT 显像提示 ^{89}SrCl$_2$ 治疗后骨转移灶明显缩小、减少。

减小或钙化小于 25% 或无变化，或骨显像显示转移灶数目减少小于 25% 或无变化，或骨转移灶增多。

（三）一般情况

观察和记录患者食欲、睡眠和生活质量的变化，并和治疗前比较。

（四）血象检查

治疗后 1 个月内每周一次，2~3 个月每 2 周一次，以后每个月一次。

（五）生化检查

治疗后 1 个月查一次。

（六）X 射线平片检查或骨显像

3~6 个月一次。治疗后骨显像提示病灶部位放射性摄取减低或消失,是治疗有效的指标;部分患者在治疗后早期会出现闪烁现象(flare phenomenon),即治疗一段时间后,骨显像提示病灶部位放射性摄取增加或在原放射性不摄取的病灶部位出现新的放射性摄取,且没有出现新发骨转移灶的现象,通常预示有好的疗效。

五、疗效观察及影响疗效的因素

（一）疗效观察

恶性肿瘤骨转移疼痛缓解率约为 60%~92%,10%~30% 患者可出现骨转移灶消失、数量减少或病灶缩小;或者与基线相比,碱性磷酸酶逐渐下降。常用放射性治疗药物在缓解疼痛的效果上无显著性差异,但多项临床研究结果证明,发射 α 粒子的放射性药物 $^{223}RaCl_2$,治疗效果好于发射 β 粒子的放射性药物。文献报道,不同药物对骨痛缓解的时间不同,半衰期较长的药物疼痛缓解时间较长,时间跨度亦较大:$^{89}SrCl_2$ 平均约为 3~6 个月,最长可达 1 年以上;^{153}Sm-EDTMP 约为 4~35 周;^{186}Re-HEDP 约为 3 周~12 个月;^{188}Re-HEDP 平均约为 7.5 周。

（二）影响疗效的因素

1. 原发肿瘤的类型和骨转移灶的表现形式对疗效有直接影响。原发肿瘤为乳腺癌和前列腺癌的疗效最好,肺癌和鼻咽癌次之。骨转移表现为散发性局灶型小病灶、病灶在中轴骨时,疗效较好。巨块型骨转移灶,或转移灶位于四肢或骨盆等部位时,疗效较差。

2. 已形成病理性骨折,或除骨转移以外,还有其他多脏器转移的患者止痛效果差。

3. 长期应用止痛药物,药物成瘾的患者,骨痛缓解效果较差。

4. 骨显像病灶大于 3cm 者常伴有周围软组织侵犯,骨痛缓解效果较差。

5. 有广泛软组织转移者,骨痛缓解效果较差。

六、不良反应

1. 大多数患者在用药后短期内无不良反应,部分患者可有以下症状和体征,给予对症处理。
（1）恶心、呕吐。
（2）腹泻或便秘。
（3）蛋白尿、血尿。
（4）皮肤红斑或皮疹。
（5）脱发。
（6）发热或寒战。
（7）过敏所致的支气管痉挛。

2. 早期副作用　治疗后少数患者发生骨痛加重,持续 2~5 天。

3. 后期副作用　治疗 4~6 周后部分患者出现暂时性骨髓抑制,可能出现白细胞、血小板计数一过性下降,经对症处理后恢复,发生不可逆骨髓抑制极为罕见。

七、重复治疗指征

1. 骨痛未完全消失或有复发者。

2. 首次治疗反应好,效果明显,白细胞不低于 3.5×10^9/L,血小板不低于 80×10^9/L,可重复治疗。

3. 重复治疗间隔时间应根据治疗性放射性药物的半衰期、骨髓功能恢复、病情的发展和患者的身体状况而定。首次治疗有效者,多数重复治疗效果也较好。

第三节 | 恶性肿瘤骨转移的临床综合治疗

恶性肿瘤骨转移是一种全身性疾病,原发肿瘤不同,其生物学行为也不同,应采取积极的综合治疗,综合治疗优于单一治疗。骨修复治疗和中医治疗可作为基础治疗,肿瘤骨转移明确诊断时就可应用。多发性骨转移患者,在治疗原发肿瘤的基础上,首选上述放射性核素内照射治疗,对于特定肿瘤,可使用放射性核素标记的配体或肽受体靶向治疗,如对于前列腺癌患者,可使用 ^{177}Lu 标记的前列腺特异性膜抗原(prostate specific membrane antigen,PSMA)类似物,如 ^{177}Lu-PSMA-I&T、^{177}Lu-PSMA-617 等行放射性配体治疗(peptide radioligand therapy,PRLT);对于神经内分泌肿瘤患者,可使用 ^{177}Lu 标记的生长抑素类似物(somatostatin analog,SSA),如 ^{177}Lu-DOTA-TATE、^{177}Lu-DOTA-TOC 等行放射性肽受体放射性核素治疗(peptide receptor radionuclide therapy,PRRT)。对于部分转移灶累及神经根或周围软组织,可加局部外放射治疗。对于恶性肿瘤骨转移灶比较集中的患者,尤其是集中于负重骨时,首选外放射治疗。对于骨转移灶出现病理性骨折的患者,应在手术治疗的基础上联合其他治疗。对于骨转移局部伴脊髓压迫的患者,为减轻脊髓压迫、防止截瘫发生,可选择手术治疗或外放射治疗。

(王 峰)

本章目标测试

思考题
1. 简述治疗恶性肿瘤骨转移常用的放射性药物及其特性。
2. 简述放射性核素治疗恶性肿瘤骨转移的原理、适应证及禁忌证。
3. 简述恶性肿瘤骨转移治疗方法的选择。

第二十三章 | 放射性粒子植入治疗

教学目的与要求

【掌握】放射性粒子植入治疗的临床应用。

【熟悉】放射性粒子植入治疗的原理、技术流程及适应证。

【了解】治疗计划及验证方法。

第一节 | 治疗原理与植入技术

将放射性核素吸附在银棒上并用钛金属壳密封成放射性微粒源,按治疗计划将粒子植入肿瘤内,可持续有效地杀灭肿瘤细胞,适用于中晚期或不能手术的肿瘤。放射性粒子植入治疗属于近距离放射治疗(brachytherapy)的范畴。2002 年起中国医师和学者将 CT 引导技术引入粒子植入治疗领域,拓宽了放射性粒子治疗的临床应用范围,丰富和发展了近距离放疗,逐步累积了大量的临床治疗病例和成果。前列腺癌粒子植入治疗在美国已经成为早期前列腺癌的标准根治治疗手段之一。

一、放射性粒子的特性

目前临床常用的永久性植入粒子主要包括 ^{125}I 和 ^{103}Pd,大小为 4.5mm × 0.8mm,包壳为钛合金包鞘,其内是放射性核素吸附的银棒。粒子外观:焊接后的两个焊端光滑不漏穿,无毛刺,无变形。本章以最常用的 ^{125}I 放射性粒子为例,介绍放射性粒子植入治疗的原理及临床应用。

^{125}I 粒子的半衰期为 59.6 天,通过轨道电子俘获的衰变方式,主要发射释放能量为 27keV 光子,由于其能量低,穿透距离较短,根据反平方定律,较大的距离,放射剂量下降迅速,80% 被 1cm 内组织吸收;^{125}I 粒子的铅半价层仅为 0.025mm 厚度,铅对 ^{125}I 有较好的吸收,用 0.1mm 的铅防护可以使放射性减少到 1%,从而极大地减少对相关人员的辐射剂量,因此不需要特殊防护。^{125}I 粒子适用于对放射反应低度或中度敏感的局限性肿瘤进行永久性组织间植入治疗(图 23-1)。

二、治疗原理

(一)近距离放射治疗

将含有放射性核素(如 ^{125}I 和 ^{103}Pd 等)的微型封闭粒子源,按制订的放射性粒子治疗计划系统(treatment planning system,TPS),通过影像引导等方法直接植入到肿瘤病灶靶区、受浸润或沿淋巴途径扩散的组织中,从而达到近距离内照射治疗的目的。

(二)低剂量率放射治疗

1. 碘[^{125}I]粒子 利用放射性粒子持续释放的低剂量率 γ 光子,在肿瘤靶区及受浸润区域持续不间断地积累损伤效应,使肿瘤靶区获得高剂量的照射治疗。

2. 钯[^{103}Pd]粒子 半衰期仅为 17 天,^{103}Pd 通过电子俘获的衰变方式,内转换过程中外层电子填充内层空位而发射能量为 20~30keV 的特征 X 射线。其初始剂量率为 18~20cGy/h,^{103}Pd 粒子的铅半价层更小,仅为 0.008mm 厚度,临床应用时易于防护且剂量局限。适合于治疗生长快速的肿瘤。由于其半衰期较短,目前在临床粒子植入治疗中发挥越来越重要的作用(表 23-1)。

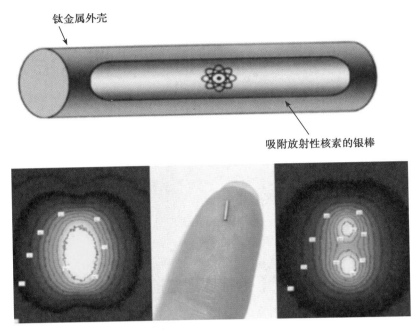

钛金属外壳

吸附放射性核素的银棒

图 23-1 ^{125}I 粒子及其放射性剂量分布图

表 23-1 放射性粒子特点

比较项目	^{125}I	^{103}Pd
衰变模型	e$^-$电子俘获	e$^-$电子俘获
平均能量/keV	27	21
空气比释动能转换/（U/mCi）	1.270	1.293
剂量率常数/[cGy/（h·u）]	0.88	0.74
初始剂量率/（cGy/h）	7.7	18~20
半衰期/天	59.6	17
相对生物效能（RBE）	1.4	1.9

注：1mCi=37MBq。

（三）治疗的特点

1. 辐射治疗效应显著 它不仅使肿瘤细胞停滞于静止期，还能不断地杀伤肿瘤干细胞，使其失去增殖能力，尤其是处于敏感期的肿瘤细胞，因辐射效应而遭到最大限度的毁灭性杀伤。

2. 对氧的依赖性很小 不仅对增殖周期各时相的肿瘤病变细胞有效，而且能克服乏氧肿瘤细胞对射线的抗拒性。

（四）对周围危及器官照射剂量很低

植入粒子的病灶靶区周围（正常组织）不受或仅受到轻微的辐射损伤。相比于"分次治疗时间短"的外照射放射治疗，具有较高的局部控制疗效和很低的毒副作用。

三、治疗技术

（一）影像植入引导

1. 引导方式 包括 CT 引导、超声引导、内镜引导、治疗中模板或 3D 打印模板引导等，也可采用 PET/CT、PET/MR 以及新型靶向显像等协助靶区的确定和引导粒子植入（图 23-2）。

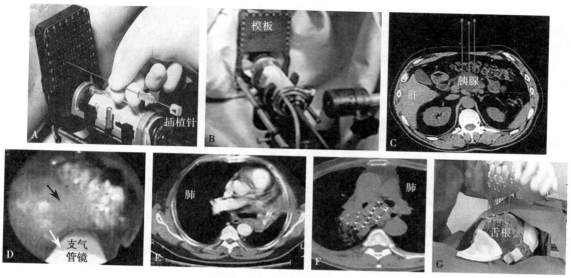

图 23-2　影像和模板引导放射性粒子植入治疗

A、B. 模板和直肠超声引导粒子植入前列腺癌;C. CT 引导粒子植入胰腺癌;D. 支气管镜引导粒子植入中央型肺癌;E. 植入粒子的术中 CT 位置验证;F. 植入后剂量学验证;G. 模板引导粒子植入舌根癌。

2. 引导方法特点

（1）CT 引导:技术优势是图像清晰,有利于 TPS 采集用于植入治疗前计划和治疗后剂量学验证的图像数据。

（2）超声引导:优势是无创、费用低和简便,还能引导避开管腔结构（如血管和胰管等）,防止放射性粒子随血迁移而造成的正常组织损伤或出现其他严重并发症。

（3）3D 打印模板辅助 CT 引导:国内一些医院采用该技术,3D 共面或非共面打印模板协助 CT 引导粒子植入治疗具有精确靶向的特点。

（二）制订治疗计划

放射性粒子植入治疗计划系统（TPS）早期主要根据巴黎系统布源原则进行设计,后出现裂解图等计算方法和模型。TPS 是放射性粒子治疗的核心环节和必要的工具。术前根据患者病情,制订放射性粒子植入治疗计划,术中进行实时位置校正和处方剂量优化,术后进行放射剂量学验证和疗效随访等治疗质量的评估。20 世纪 90 年代,美国研究开发了治疗前列腺癌的计划系统,获得美国 FDA 认证并进入临床使用,确保了放射性粒子治疗的精度和剂量评估。我国 2003 年先后研制出国产的放射性粒子植入 TPS,并逐渐进入临床应用。

1. 应用的必要性　由于需要了解照射靶点/靶组织的放射敏感性以及正常组织对射线的耐受能力,还要考虑放射性剂量限值、剂量的均整性和安全可行性。因此,放射性粒子植入前必须制订放射治疗计划。

2. 治疗计划的内容　定义肿瘤靶体积,勾画肿瘤的计划靶区与周围危及器官（organs at risk,OAR）,确定处方剂量。重建肿瘤和正常组织的立体模型,确保在三维空间上能够"区分"肿瘤与正常组织。

3. 粒子植入方案　计算肿瘤靶组织的体积和肿瘤匹配周边剂量,根据轮廓和横断面设计放射性粒子在靶组织内的空间分布和植入路径,提供粒子的数量与活度评估。通过剂量-体积直方图（DVH）和等剂量分布图等工具,进行质量保证与控制的优化、剂量学验证和治疗质量评价。

（三）植入操作技术

1. 麻醉定位　治疗前麻醉及使用镇静剂,固定植入体位及重要器官。

2. 影像引导　常规应用 CT、超声或 MR 等显示肿瘤靶区的位置,模板固定肿瘤在体表的位置。

3. **粒子分布** 依据 TPS 方案在治疗中确保安全的情况下,尽量采用多点和多层面的方式植入进针。根据吸收剂量分布选用均匀分布或周缘密集、中心稀疏的布源方法,植入中应依照 TPS 方案,检验核对靶区位置、引导针穿刺的路径、植入粒子的位置和数目,保证植入的治疗质量。

4. **处方剂量的优化**

(1)目标:使放射剂量分布能满足临床治疗的要求。

(2)原则:在计划靶区(planning target volume,PTV)表面产生均匀剂量,限制 PTV 以内超高剂量范围,在 PTV 以外达到较为陡峭的剂量跌落。

(3)要求:①正确勾画实际肿瘤靶区,重建核算植入针及粒子数,及时纠正热区及冷区,使剂量分布均匀;通过调整处方剂量和周缘匹配剂量等,保护正常组织及器官,提高有效放射治疗剂量的覆盖率及适形度。②如果靶区中央有周围 OAR 或血管存在,可以靶区中央稀疏排布,周缘粒子密集排布。③治疗中要比照 TPS 方案,检验核对靶区位置、引导针穿刺的路径和植入粒子的位置数目,实时校正和调整粒子的位置分布。

(四)质量控制与剂量学验证

1. **质量控制** 植入后以影像学数据信息为基础,通过粒子分布、粒子植入定位确认、剂量重建等,评估个体化治疗计划设计和实施的质量,检验与植入前的治疗计划相符程度。

2. **剂量学验证** 植入后以影像学数据信息为基础,通过粒子分布、粒子植入定位确认、剂量学分布重建等,评估个体化治疗计划设计和实施的质量,验证与植入前的治疗计划相符程度。

(1)必要性:由于粒子植入过程中存在技术误差、体位变化和粒子移位等影响因素,导致粒子治疗后肿瘤实际接受剂量与术前或术中计划发生变化,因此,粒子治疗后需要明确肿瘤和周围危险器官实际所接受的剂量。

(2)剂量学验证:需要重新扫描 CT 或 MRI。计算机软件需要具有识别各层面粒子的功能,既不能多计算粒子也不能丢失粒子(图 23-3、图 23-4)。

(3)剂量分布特点:许多患者的靶区处方剂量常明显高于调强适形放疗(IMRT),另外,本疗法对 OAR 的照射损伤效应很小,因此,治疗的增益比能显著提高。

3. **纠正和补足** 植入后需要重新扫描 CT 等影像,TPS 计算机软件需要识别定位各层面粒子和构建剂量分布,如发现有稀疏或遗漏要进行必要的补充,要达到预期的治疗处方剂量。如果需配合外照射治疗,应在第一个半衰期内给予外照射的相应生物学处方剂量。

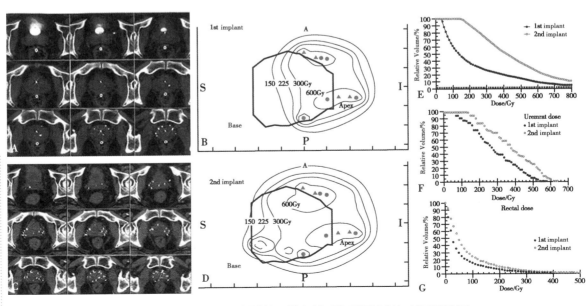

图 23-3 前列腺癌放射性粒子植入前后的质量控制与剂量学验证

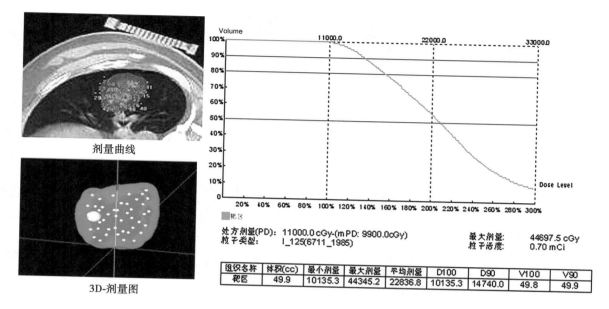

剂量曲线

3D-剂量图

处方剂量（PD）：11000.0 cGy-(mPD: 9900.0cGy)　　　　最大剂量：　　44697.5 cGy
粒子类型：　I_125(6711_1985)　　　　　　　　　　　　粒子活度：　　0.70 mCi

组织名称	体积(cc)	最小剂量	最大剂量	平均剂量	D100	D90	V100	V90
靶区	49.9	10135.3	44345.2	22836.8	10135.3	14740.0	49.8	49.9

图 23-4　非小细胞肺癌放射性粒子治疗的剂量学验证
D_{100} 101.35Gy、D_{90} 147.40Gy、V_{100}（100%）、V_{90}（100%）的平均剂量是 228.36Gy。

四、放射防护与注意事项

虽然放射性粒子植入的放射剂量很低,但也要遵循相关的国家及卫生等行业法规原则和标准。治疗场所要符合国家环保和职业卫生标准,应配备测量放射源活度的剂量仪和必要的辐射防护监测仪表,剂量仪应该定期检测或校准。核医学科要承担粒子放射源的全程管理、检验、辐射监测和治疗质量保证的工作,尤其是放射防护的环节管理。另外,患者航空旅行时须注意,低水平的放射可被机场或国际边境出入境的检测系统检出而触发检测仪器警报。因此,粒子植入后 3~4 个月内旅行的患者需携带证明文件,详细说明治疗日期、放射性核素的种类和剂量、治疗机构以及主治医生的联系信息。

第二节 │ 临床应用

一、治疗前列腺癌

（一）概述

前列腺癌是男性生殖系最常见的恶性肿瘤,发病率随年龄而增长,发病率和病死率的高峰大约在 70~80 岁年龄组。例如,2020 年美国约有 19.2 万人被确诊,其中 3.3 万（17.2%）死于前列腺癌。随着诊断方法的不断改进提高,前列腺癌得以早期诊断。前列腺癌的治疗方法包括:经尿道前列腺切除术、根治性前列腺切除术、外照射放疗、内分泌治疗和综合治疗等。经直肠超声引导和经会阴放射性粒子植入疗法的长期随访效果理想,在美国已经成为早期前列腺癌的标准治疗手段之一。我国在近些年也累积了大量的临床治疗经验。

（二）适应证与禁忌证

1. 适应证

（1）单纯放射性粒子治疗低危组患者。

（2）联合外照射治疗中危组患者。

（3）外照射和雄激素阻断治疗联合放射性粒子植入治疗高危组患者,对靶区肿瘤及受侵组织,累积补充治疗处方剂量（表 23-2）。

表 23-2 ABS 推荐采用 NCCN 标准

危险程度	Gleason 评分	PSA/（ng/ml）	分期
低危	≤6	<10	T_1/T_{2a}
中危	7	>10	T_{2b}/T_{2c}
高危	8~10	>20	T_{3a}/T_{3b}

2. 禁忌证

（1）预期寿命小于 5 年或肿瘤远处转移。

（2）经尿道前列腺电切术后前列腺缺损较大或愈合较差、术后无直肠。

（3）不能耐受或不接受手术或外照射放疗，或不能耐受全身或腰部麻醉。

（4）糖尿病、严重的心肺疾病或恶病质。

（三）治疗技术

1. 粒子植入设备 包括超声引导下和 CT 引导下粒子植入术，目前临床较多应用超声引导。其他仪器设备要求：前列腺固定架、模板、步进器、放射性粒子 TPS、植入器、粒子植入针和放射剂量检测设备等。

2. 患者治疗前评估 除了常规的内容，还要考虑下列情况。

（1）前列腺的大小影响患者摆位和操作技术的实施，当患者前列腺大于 60g，耻骨弓存在干扰，需要先进行 3~4 个月的内分泌药物治疗。

（2）是否有盆腔放疗史如直肠癌放疗，如果有可能会增加粒子植入术后不良反应的风险。同时要考虑靶向治疗组织的"晚期毒性反应"。

（3）是否有经尿道切除术（TURP）史，如果有 TURP 且术后缺损较大，会引起处方照射剂量的不能耐受，从而影响粒子植入治疗的效果。

3. 植入前准备 术前充分告知患者或家属，并嘱其签署治疗知情同意书。此外，患者术前需准备：术前 24 小时进流食，术前 3 小时可以进水；术前 2 周停服抗凝类药，可继续服用抗高血压及心脏病类药；术前肠道准备，旨在保证术中无肠内容物流出，以防污染伤口。

4. 粒子植入过程

（1）放射性粒子及活度：^{125}I 粒子活度是 0.23~0.43mCi，^{103}Pd 粒子活度是 1.0~2.0mCi。已证实 ^{125}I 和 ^{103}Pd 粒子植入治疗的长期随访结果均非常理想。

（2）处方剂量的推荐：前列腺受照 90% 体积的最小剂量，也即等剂量线覆盖 90% 前列腺靶体积的剂量。许多研究表明，这种标准剂量和前列腺 V_{100}（被 100% 处方剂量覆盖靶体积的百分比）与临床预后相关。

（3）患者麻醉后取膀胱截石位，体位固定并留置导尿管，便于术中超声识别尿道，防止穿刺针穿入尿道以及粒子种植在尿道上。

（4）安装固定架、模板和步进器。通常依靠会阴定位模板，可以确保放射源放置更精准，放射剂量分布更好、更均匀。

（5）连接直肠 B 超探头或 CT 定位，获取图像，传入 TPS，以便实施植入方案；先于尿道两侧穿入两支固定针固定前列腺。

（6）根据治疗计划和穿刺针位置图提供的方案，进行超声横断或纵断面监视下的植入针穿刺，保证每支针不能穿出前列腺包膜。

（7）植入粒子期间术中超声实时监控显像，实施术中的治疗计划。

5. 粒子植入后

（1）探测是否有粒子丢失，清点手术器械后结束手术；术后 24 小时要进行盆腔平片或 CT 扫描，进行剂量学验证与质量评估（图 23-5）。

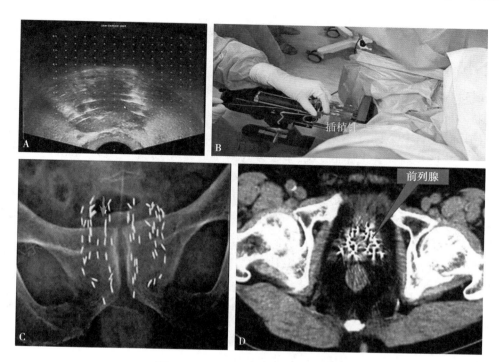

图 23-5　前列腺癌放射性粒子植入

A. 超声影像；B. 超声影像和模板引导粒子植入；C. 粒子植入后 X 射线显像；D. 粒子植入后 CT 验证显像。

（2）粒子植入术后剂量评估：美国近距离治疗协会（American Brachytherapy Society，ABS）推荐以 CT 为基础的术后剂量评估应在粒子植入后进行，术后剂量评估包括剂量-体积直方图等。CT 和其他影像融合 2D 和 3D 等剂量曲线可提供粒子植入治疗详细的术后剂量评估参数。

6. 注意事项　嘱咐患者术后 15 天内注意观察尿液，确认是否有粒子排出；术后 15 天内应避免夫妻生活；术后 2 个月内不要与妊娠妇女或儿童紧密接触。植入术后可以预防性使用抗炎药物。

（四）疗效与治疗反应

1. 疗效　前列腺粒子治疗用于早期局限性前列腺癌患者，低危组患者可以单纯治疗，中危组患者通常要联合外照射放疗或抗雄激素治疗。经直肠超声引导放射性粒子植入疗法的 10~15 年 PSA 生化控制率高，其治愈率与根治手术基本相当。与外照射放疗相比，对周围正常组织的损伤发生率明显减低。因此美国国立综合癌症网络（NCCN）、ABS 和美国放射肿瘤学会（ASTRO）等推荐其为标准治疗方式。外科根治术、外照射治疗和放射性粒子植入治疗，随访 5 年结果显示：Gleason 评分<7 者，三者治疗效果无明显差异（图 23-6）。

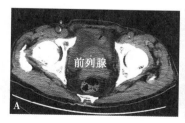
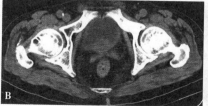
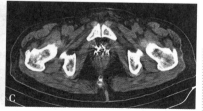

图 23-6　前列腺癌放射性粒子植入疗效

A. 治疗前；B. 治疗后 2 年靶区明显缩小；C. 治疗后 2 年靶区粒子重新排布。

2. 治疗反应　本疗法的优势是微创。植入后可以出现尿潴留、尿道刺激、尿道梗阻症状或会阴部肿胀，但多为轻微。少数出现放射性直肠炎，急性尿潴留不常见。上述反应多数情况下经对症处理后可缓解。极少数粒子迁移到其他器官,一般也不会引起相关的并发症。

二、治疗非小细胞肺癌

(一)概述

1. **现状** 虽然外科手术是治疗非小细胞肺癌(NSCLC)公认的首选治疗方法,但是临床就诊患者中80%确诊时已属中晚期,手术完全切除的可能性很小,外照射放疗对小细胞肺癌局部治疗及早期NSCLC有一定的疗效。中晚期肿瘤或身体虚弱患者不适合采用盲目化疗。因此许多有根治手术的禁忌证或无法耐受手术和外放疗的NSCLC患者,可选择应用放射性粒子植入治疗。

2. **疗法特点** 因为放射性粒子植入疗法具有靶区高剂量、周围低剂量的特点,粒子植入后长期持续释放低剂量率的γ光子,对肿瘤细胞杀伤使其对氧的依赖性减小,进而部分克服了肿瘤乏氧细胞的放射抗拒性。再加之肿瘤局部获得的足够高的治疗剂量,致使肿瘤细胞因辐射效应遭到最大限度的毁灭性杀伤,取得较好的控制效果。对周围OAR的影响却很小,能够显著减低治疗后的并发症,如放射性肺炎或肺纤维化等。

(二)适应证与禁忌证

1. **适应证**

(1)非手术或放疗适应证,或不能耐受手术或放疗。

(2)放化疗或手术失败、复发,不能再次手术或放疗。

(3)有胸腔穿刺植入路径,且可达到治疗处方剂量。

(4)患者一般情况可,评估患者健康状况和体能状态的评分系统(Karnofsky Performance Status,KPS)评分>60、预期生存时间>6个月。

2. **禁忌证** 严重的恶病质;肿瘤已经全身广泛转移;严重心脑肺肾功能障碍。

(三)治疗技术

1. **术前准备工作** 改善患者心肺功能,术前常规化验出凝血时间。术前充分告知患者或家属,并签署组织间粒子植入治疗知情同意书。

2. **治疗计划的设计与实施** 根据放射物理学的要求,治疗前,TPS根据CT肺窗勾画PTV,根据纵隔窗勾画肺门、纵隔转移瘤和OAR区域。放射性粒子植入时需要严格的剂量学保证,要使近放射源处剂量最高,而周围正常组织剂量明显减低。否则会造成肿瘤周围正常肺组织、心脏、脊髓的放射性损伤,将无法取得满意的治疗效果。

3. **放射剂量学验证** 术后CT扫描,将影像导入3D-TPS进行术后剂量评估。对于靶区和OAR的勾画,建议将术前靶区直接拷贝至术后CT,减少靶区勾画误差。对比植入治疗前导入TPS的靶区等影像数据,旨在减少靶区勾画的误差。计划验证即从术后CT影像中定位出粒子的实际位置,进行剂量学验证,验证治疗是否符合治疗计划"优化排布"的方案。根据"剂量-体积直方图"得出靶区及OAR的实际"处方剂量分布"情况,从而评估治疗的有效性以及预估疗效。

4. **补种与优化** 如发现有稀疏或遗漏,立即补植粒子,以期与植入前的治疗计划相符。

(四)疗效与治疗反应

粒子植入治疗的疗效通常与肿瘤的大小、局部接受的放射处方剂量等因素相关,临床一般通过术前、术后的影像学检查观察病灶变化。本疗法的局部控制效果明显有效。因放射性粒子植入治疗具有"低剂量率持续近距离放射治疗"的特点,与其他疗法(如外照射放疗等)相比,治疗的毒副损伤效应很小(图23-7、图23-8)。

三、治疗胰腺癌

(一)概述

胰腺癌是预后最差的恶性肿瘤之一,因发病隐匿、病情进展迅速,确诊时多属晚期,多失去外科

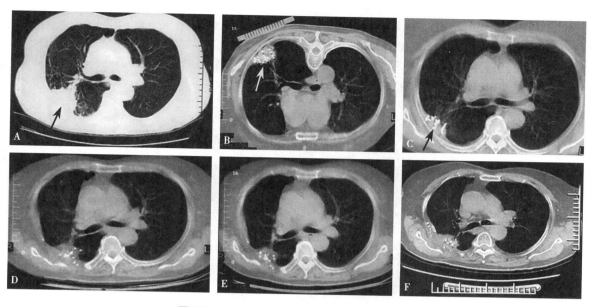

图 23-7　周围型肺癌患者 ¹²⁵I 粒子植入治疗

A. 右肺腺癌植入前 CT;B. 植入中;C. 植入 12 个月 CT 显示完全缓解(CR);D. 植入 30 个月 CT 显示 CR;E. 植入 42 个月 CT 显示 CR;F. 植入 8 年,原发病灶无复发,但有胸壁转移。原发病灶无复发,且无放射性肺炎或肺纤维化。

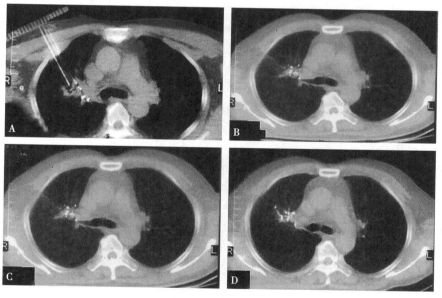

图 23-8　中央型肺癌患者 ¹²⁵I 粒子植入治疗

A. 植入 CT 及定位;B. 植入 6 个月 CT 显示 CR;C. 植入 26 个月 CT 显示 CR;D. 植入 46 个月 CT 显示 CR。

手术的机会,即使手术,其病死率也较高且治愈率很低,确诊后患者生存 1 年者不到 10%,5 年生存率<1%,近些年来国内外的临床治疗效果并未取得实质性的进步。胰腺癌的生物学特性差,对射线也不够敏感,外照射放疗的效果差。放射性粒子对增殖周期各时相的肿瘤细胞均有效,并能克服乏氧肿瘤细胞对射线的抗拒性,因此具有局部控制和止痛的效果。

(二)适应证和禁忌证

1. 适应证

(1)病理诊断为胰腺恶性肿瘤。

(2)拒绝手术或手术禁忌,手术或外照射放疗后残存或复发。

（3）分期较晚、局部淋巴结和远处转移，为提高生存质量、减轻疼痛。

（4）一般情况可以，KPS≥70分；且预计生存期大于3个月。

2. 禁忌证 肿瘤已经全身广泛转移；严重的恶病质。如果合并黄疸要先放置"胆道支架"或外引流，待黄疸消退后再考虑粒子植入治疗。

（三）治疗技术

1. 术前

（1）患者于手术前3天行仰卧位上腹部强化CT扫描，影像数据传入TPS。在TPS勾画肿瘤靶区体积（gross target volume，GTV）和胃、十二指肠、空肠、结肠等邻近OAR。

（2）根据病灶位置及与周围重要脏器的关系，设计进针路线，穿刺路径要避开下列结构：腹腔大动脉及其一级分支、门静脉主干。可选择的穿刺路径包括肝、胃、小肠和结肠。在TPS上模拟粒子空间分布，确定粒子间距及排布方式。

（3）设定处方剂量（110~160Gy）和粒子活度（0.4~0.6mCi），将选定的粒子活度及处方剂量输入TPS，计算粒子数目、GTV及OAR的照射剂量，得出剂量-体积直方图（DVH）及逐层等剂量分布图，获得D_{90}、D_{100}、V_{90}、V_{100}、V_{150}和邻近危及器官受量等参数。

（4）治疗计划设计时，应该使得靶区在三维方向上的放射性剂量分布更加均匀，能最大限度地减少周围正常组织的放射剂量分布，而且可以精确显示粒子种植的部位。

2. 术中

（1）根据术前TPS，逐层植入放射性粒子，大范围继续CT扫描显像，观察放射性粒子的分布情况，并与TPS方案对比，必要时补充植入。

（2）手术植入时要求外科开腹充分暴露肿瘤部位。内镜微创技术的应用可明显减少患者的损伤，也扩大了该疗法的应用范围。

3. 术后 依据植入术后的CT扫描影像，参考治疗前导入TPS的强化CT影像数据，再次勾画靶区"拾取"粒子，进行术后验证。国内有的医院采用3D打印共面模板辅助放射性粒子植入，治疗前后粒子放射剂量学分布的吻合度较高。

（四）疗效与治疗反应

1. 疗效判定 主要包括超声、CT、MRI和血清CA19-9、CEA等肿瘤标记物以及患者疼痛缓解的程度等。病灶大小的变化通常用以影像学资料进行评估。本疗法对胰腺癌疼痛治疗的总有效率达80%左右，显著高于其他治疗方法（图23-9）。

2. 治疗反应 有胰瘘，可出腹膜刺激征和进行性腹痛，应用抑制胰酶分泌药物等对症处理即可。

四、治疗头颈部肿瘤

（一）概述

头颈部恶性肿瘤虽然只占全身恶性肿瘤的10%，但肿瘤局部控制率及生存率较低，例如局部区域晚期喉癌患者的5年总生存率大约为40%。主要原因是手术后或者放疗后短期内即出现局部复发。传统的头颈部肿瘤治疗包括手术、放疗和化疗等，尤其是不可避免出现较重的合并症和副作用，对患者的生存质量具有显著的影响。对于无法手术切除、术后和/或外照射放疗后复发的患者，CT引导^{125}I粒子植入治疗对延缓肿瘤发展和缓解症状等具有较好的局部控制效果，明显减少周围正常组织的损伤副作用。

（二）适应证与禁忌证

1. 适应证

（1）拒绝手术或禁忌，拒绝或不适合外照射放疗。

（2）经病理证实残存或复发，且有合适穿刺植入路径。

（3）对保留颌面部器官功能或美容有特殊要求。

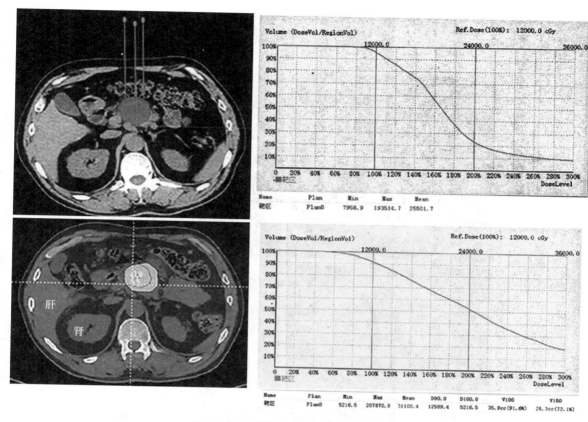

图 23-9　胰腺癌患者 ^{125}I 粒子植入治疗

（4）一般情况可以，KPS≥70 分；且预计生存期大于 6 个月。

2. 禁忌证

（1）肿瘤侵犯大血管。

（2）肿瘤直径>5cm。

（3）有颅底侵犯。

（4）有远处转移。

（5）气管隆嵴、鼻中隔和咽旁间隙受侵。

（6）有麻醉禁忌证。

（7）有穿刺禁忌证。

（三）治疗技术

受头颈部解剖特点和图像引导条件所限，CT 引导下的粒子植入是主要的近距离放疗方式。按 TPS，在 CT 等影像引导下应用相关手术器械和进行微创手术下植入放射性粒子。植入时须避开血管、神经及其他 OAR；尽量选择沿肿物长轴进针，可减少穿刺次数；选择距体表较深部位进针，防止进针部位浅，植入粒子后造成皮肤损伤；若肿瘤距 OAR 或皮肤较近，可以适当选择较低活度的放射性粒子；植入后要进行剂量学验证及治疗质量评价。

（四）疗效与治疗反应

1. 疗效　基于计算机三维 TPS 指导的常规 CT 引导和 CT 辅助 3D 个体化打印模板引导粒子植入疗法，具有近距离、小范围、定位准确、剂量分布更适形和低剂量率持续放疗的特点。对肿瘤病灶的局部控制效果好。另外，由于 ^{125}I 粒子具有放射剂量随距离的增加而陡降的放射物理学特点，靶区肿瘤放射性粒子周围局部处方剂量高，而靶区周围正常组织剂量低，因此，对周围器官的损伤较小。可避免出现严重的毒副作用，能够较好克服手术和放化疗对周围正常组织损伤的缺点，提高患者的生存质量。对于部分不能手术或不接受手术、有外照射放疗史的头颈部肿瘤的复发患者,仍具有肯定的疗效,是一种非常重要的挽救性治疗方法(图 23-10)。

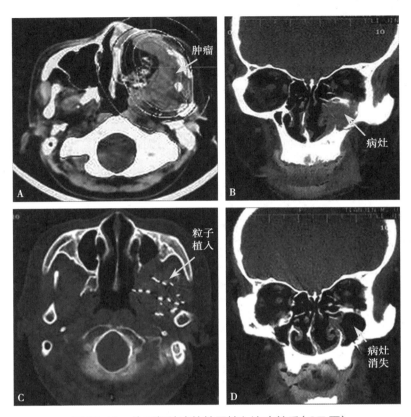

图 23-10　头颈部肿瘤的粒子植入治疗前后(CT 图)

A. 术前肿瘤靶区(横断面);B. 术前肿瘤靶区(冠状面);C. 术后 CT 验证;D. 术后 3 个月病灶基本消失。

2. 治疗反应　并发症包括皮肤或黏膜溃疡、局部伤口感染和骨坏死等,较少见。轻度一般不需要处理,中度者通过保守治疗多可治愈,重度者(即症状持续 6 个月以上)需要手术切除坏死组织。

综上所述,放射性粒子植入治疗包括实体肿瘤经皮影像(超声、CT、MRI 等)引导下植入、经内镜(包括腹腔镜、胸腔镜、自然管道内镜等)植入、空腔脏器粒子支架植入、手术直视下植入以及数字减影血管造影(digital subtraction angiography,DSA)引导下植入等。放射性粒子治疗属于持续释放低剂量率的 γ 光子的近距离放疗,杀伤肿瘤细胞时对氧的依赖性很小,部分克服了肿瘤乏氧细胞对放射线的抗拒性。肿瘤靶区获得足够高的治疗剂量后,肿瘤细胞因辐射效应遭到毁灭性杀伤,从而取得很好的临床控制效果。另外,对 OAR 的影响很小,与外照射放疗相比,毒副损伤效应很小。可以提高治疗增益比和显著降低损伤毒副作用,在一定程度上也可提高患者的生存时间和生存质量。对于那些无法手术且不能耐受放化疗的患者,或者化疗失败且无法手术的患者,该疗法在缩小肿瘤体积和减少复发方面具有重要的临床意义(图 23-11、图 23-12)。该方法可以提高治疗增益比,并显著降低 OAR 等放射损伤毒副作用,在一定程度上提高患者的生存时间和生存质量。

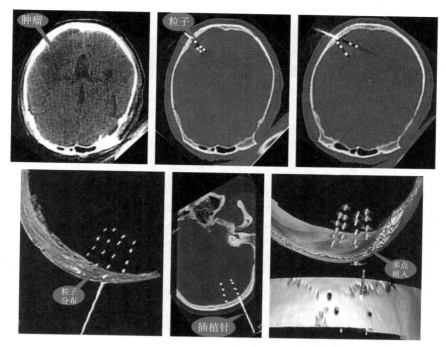

图 23-11　脑转移瘤放射性粒子植入治疗

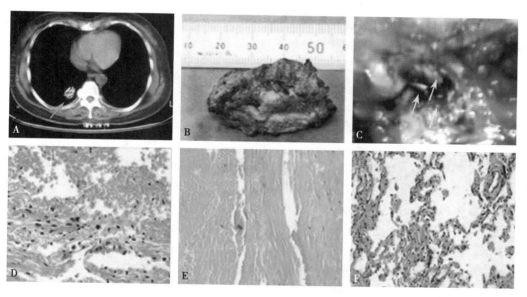

图 23-12　放射性粒子植入治疗效果与术后病理特点

A. 放射性粒子植入治疗肺癌术后 6 个月 CT 显示 CR；B. 切除的病变组织；C. 术中肿物切除；D. 病理证实肿瘤细胞坏死；E. 病理证实肿瘤周围组织变性和纤维化；F. 病理证实邻近肺泡正常。

（李小东）

思考题

1. 放射性粒子植入治疗的基本原理是什么？
2. 前列腺癌放射性粒子植入治疗的适应证是什么？

本章目标测试

第二十四章 | 其他放射性核素治疗

教学目的与要求

【掌握】神经内分泌肿瘤及前列腺癌的核素治疗；放射性核素敷贴治疗临床应用。

【熟悉】钇-90［^{90}Y］微球治疗肝脏肿瘤；^{131}I-MIBG 治疗原理及适应证。

【了解】放射免疫治疗、基因靶向治疗及硼中子俘获治疗。

第一节 | 肽受体放射性核素治疗

核医学诊疗一体化应用不同诊疗核素探针将显像诊断与内照射治疗相结合，从而达到可视化诊断与精准治疗的目的，在肿瘤的诊断、分级与分期、治疗、疗效监测及预后判断等过程中起着重要作用。肽受体放射性核素治疗（peptide receptor radionuclide therapy，PRRT）的原理是许多肿瘤过度表达特定的细胞表面受体，通过使用放射性核素标记配体作为运输工具将放射性核素引导至肿瘤细胞，受体-配体复合物通过内化使放射性核素在肿瘤细胞中滞留，从而达到杀伤肿瘤的目的，近年来已成为核医学及肿瘤学研究的热点。

一、神经内分泌肿瘤的诊疗一体化

（一）原理

神经内分泌肿瘤（neuroendocrine neoplasm，NEN）是一种起源于肽能神经元和神经内分泌细胞，具有神经内分泌功能并表达神经内分泌标志物的少见肿瘤，可发生于全身各处，以肺及胃肠胰 NEN（GEP-NEN）最常见。近年来，NEN 在世界范围内的发病率一直在不断增加。约 80% 以上的 NEN 表达生长抑素受体（somatostatin receptor，SSTR）。因此，生长抑素类似物可用于症状缓解和治疗。在许多可选的治疗中，PRRT 已被证明是非常有前景的治疗手段。放射性核素镥-177［^{177}Lu］标记的一种生长抑素类似物 ^{177}Lu-DOTA-TATE，其通过与肿瘤表达的生长抑素受体结合发挥作用。DOTA-TATE 与受体结合后，将 ^{177}Lu 带入细胞，利用 ^{177}Lu 发射的 β$^-$粒子杀伤肿瘤细胞，实现对 GEP-NEN 的靶向治疗。

（二）适应证

1. PRRT 适用于成人无法切除或转移性、进展的分化良好（G$_1$ 和 G$_2$）且生长抑素受体表达阳性的 GEP-NEN 以及部分 G$_3$ 患者。潜在的受试者应接受 SSTR-PET 扫描或 SSTR-SPECT（^{111}In-戊四肽）扫描，以证明其充分表达 SSTR。通常情况下，在 ^{111}In-戊四肽显像中，病灶 SSTR 表达大于肝脏背景摄取被认为符合 PRRT 要求。基于 ^{68}Ga 的 SSTR-PET 上，SSTR 表达的必要水平还没有明确的定义，但病变的摄取应与肝脏背景摄取相一致。

2. 患者应由多学科团队进行评估，包括具有 NEN 医疗管理专业知识的癌症专家、核医学医生或适当的授权用户，以决定个体患者进行 PRRT 的适当性和时机。

3. 应在 PRRT 治疗前（通常在每个周期前 2 周）进行实验室检查，包括血尿素氮、肌酐、白蛋白、碱性磷酸酶、天冬氨酸转氨酶、丙氨酸转氨酶、总胆红素、白细胞、血红蛋白和血小板计数。表 24-1 中提供的阈值应作为一般治疗合格指南。

NOTES

表 24-1　PRRT 治疗的推荐实验室阈值

实验室检查	可接受值
血红蛋白	>80g/L
白细胞计数（WBC）	$>2 \times 10^9$/L
血小板计数（PLT）	$>70 \times 10^9$/L
估计肾小球滤过率（eGFR）	>50ml/min
总胆红素	≤3× 正常值上限
血清白蛋白	>30g/L

（三）禁忌证

1. 妊娠及哺乳期。如确有必要，需在妊娠结束或停止哺乳后再行治疗，治疗后 2.5 个月可重新开始哺乳，且需避孕 6 个月。

2. 骨髓抑制（3 级和 4 级血小板减少和中性粒细胞减少）且 8 周内不能恢复。

3. 肾功能不全或不符合 PRRT 治疗推荐实验室阈值。

（四）治疗方法

在最后一次长效 SSA 治疗后至少间隔 4 周才能进行 PRRT 治疗，以防止干扰 SSTR 结合。^{177}Lu-DOTA-TATE 治疗：每（8±1）周给药活度为 7.4GBq（200mCi），共 4~5 个周期（根据患者的具体情况进行调整）。再加上乳酸氨基酸注射液和止吐药，每次治疗通常持续 5~8 小时（图 24-1）。在启动 PRRT 之前，每个治疗机构必须确保其《辐射安全许可证》中已包括使用 ^{177}Lu 的许可，并且还需要获得《放射诊疗许可证》和《放射性药品使用许可证》。给药结束后 24 小时完成一次 SPECT 显像（中能准直器），明确全身 ^{177}Lu-DOTA-TATE 分布情况。

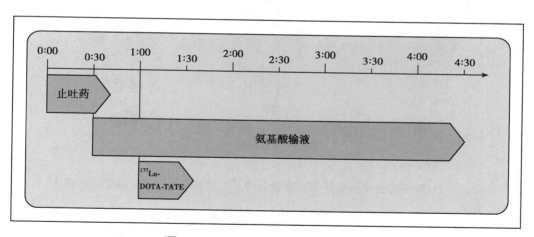

图 24-1　^{177}Lu-DOTA-TATE 治疗神经内分泌肿瘤流程图

双手分别建立 A、B 静脉通道，A 通道用于给予止吐药、静脉滴注氨基酸及生理盐水。B 通道用于 ^{177}Lu-DOTA-TATE 注射。图为在 PRRT 期间使用止吐药、氨基酸和 ^{177}Lu-DOTA-TATE 的时间线。在氨基酸输注过程中，可根据需要重复使用止吐药。

（五）疗效评价

疗效评价应在 PRRT 完成后的 1、3、6 和 12 个月进行。检查项目包括：血常规、血清肌酐、肝功能及影像学检查（增强 CT 或增强 MRI 或 SSTR-PET 扫描）。病例举例如图 24-2、图 24-3。

（六）不良反应和并发症

少部分患者有可能出现呕吐、骨髓抑制或肾毒性。

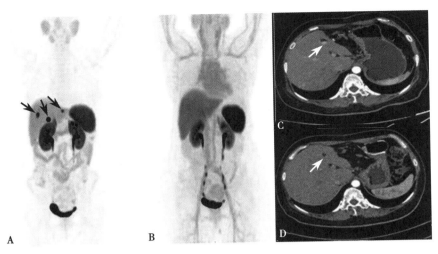

图 24-2　神经内分泌肿瘤肝转移患者1经 ^{177}Lu-DOTA-TATE 治疗后靶病灶完全缓解

A. 治疗前 ^{68}Ga-DOTA-TATE 成像,肝脏多发转移灶(箭头示);B. 治疗 3 个周期后 ^{68}Ga-DOTA-TATE 成像,肝脏转移灶基本消失;C. 治疗前增强 CT 示肝左叶病变;D. 治疗后复查增强 CT 示病变基本消失。

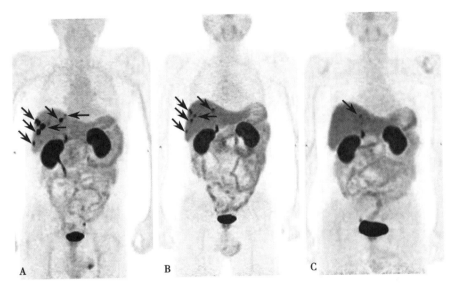

图 24-3　神经内分泌肿瘤肝转移患者 2 经 ^{177}Lu-DOTA-TATE 治疗后靶病灶缓解

图 A、B、C 分别为治疗前、治疗后 2 个周期及 4 个周期的 ^{68}Ga-DOTA-TATE PET/CT 显像(箭头所指为病灶)。

二、前列腺癌的诊疗一体化

前列腺癌是老年男性常见恶性肿瘤,具有较高的发病率和病死率。因早期前列腺癌缺乏特异性临床症状、规律体检意识弱及常规检测手段不足等因素,国人在确诊前列腺癌时多数已为中晚期。雄激素剥夺治疗(androgen deprivation therapy,ADT)是治疗前列腺癌,尤其是中晚期前列腺癌的重要手段。该方法治疗前列腺癌初期疗效确切,可以显著降低患者 PSA 水平,但经过 2~3 年治疗,患者逐渐对 ADT 产生耐受而进展为去势抵抗性前列腺癌(castration-resistant prostate cancer,CRPC)。CRPC 是几乎所有前列腺癌患者病情进展的最终转归和最常见的死因,也是临床治疗面临的最棘手的问题之一。CRPC 患者病灶的精准定位(局部复发和远处转移,寡转移灶和多发转移灶),对其治疗方案的选择至关重要,目前 CRPC 患者的精准有效治疗仍然是临床面临的难点。传统影像学检查对 CRPC 患者,尤其是低 PSA 水平 CRPC 患者的低检出率,阻碍了此类患者获得精准诊断和合理治疗的机会。

前列腺特异性膜抗原(prostate specific membrane antigen,PSMA)是由前列腺上皮细胞分泌的一种Ⅱ型跨膜糖蛋白,在几乎所有的前列腺癌细胞表面过度表达,是前列腺癌诊断和治疗的理想靶点。^{68}Ga 或 ^{18}F 标记的 PSMA-PET 显像在前列腺癌精准诊断中展现出较好的应用前景。以 ^{177}Lu-PSMA 为代表的新型放射性配体治疗(radioligand therapy,RLT)解决了常规治疗手段对转移性 CRPC 患者疗效欠佳的难题,得到了临床广泛的认可。

(一)原理

^{177}Lu 生物稳定性好,半衰期为 6.7 天,可以发射 β 粒子及 γ 光子,其中 β 粒子用于肿瘤治疗,射程仅为 2mm,对骨髓抑制反应较轻;发射的 γ 光子可用于 SPECT 显像,评估肿瘤对放射性药物的摄取情况。目前主要包括基于两种低分子量的 PSMA 配体,分别称为 PSMA-617 和 PSMA-I&T。用 ^{177}Lu 进行放射性标记,这两种放射性配体具有相似的生物分布和剂量学特征。2022 年 3 月 23 日美国食品与药品监督管理局(FDA)批准 ^{177}Lu-PSMA-617 用于前列腺癌的治疗。

(二)适应证

^{177}Lu-PSMA 放射性配体治疗(^{177}Lu-PSMA-RLT)主要用于转移性 CRPC 患者,且肿瘤组织及转移灶在 PSMA-PET 显像中存在明显放射性摄取。对于即将采取 ^{177}Lu-PSMA-RLT 的 CRPC 患者,每个治疗周期前 1 周内需进行常规血液学检查、肝肾功能检查及心电图检查,至少应包括血小板(platelet,PLT)、肌酐(creatinine,Cr)、估算的肾小球滤过率(estimated glomerular filtration rate,eGFR)、天冬氨酸转氨酶(aspartate aminotransferase,AST)、丙氨酸转氨酶(alanine aminotransferase,ALT)、碱性磷酸酶(alkaline phosphatase,ALP)、乳酸脱氢酶(lactate dehydrogenase,LDH)、总胆红素、白蛋白、PSA 和 C 反应蛋白(C-reactive protein,CRP)。

(三)禁忌证

1. 预期寿命小于 6 个月,除非主要目的是减轻与疾病相关的症状。

2. 有严重的心脑血管疾病。

3. 难治性尿路梗阻或肾积水为相对禁忌证。

(四)治疗方法

目前 ^{177}Lu-PSMA-RLT 一般采用固定计量法,每周期给予 7.4GBq(200mCi)剂量,共 4~6 个周期,每周期间隔 6~8 周。

给药前可肌内注射盐酸异丙嗪和静脉滴注 20mg 地塞米松以防止过敏反应。根据文献报道,注射皮质类固醇后 48 小时内最常见的不良反应是轻微呕吐和恶心,可使用昂丹司琼止吐。

^{177}Lu-PSMA-RLT 给药方式为缓慢(约 15 分钟)静脉注射。建议患者在使用 ^{177}Lu-PSMA 前后补充 1.0~1.5 L 水,并尽可能频繁地排尿。

(五)疗效评价

疗效评估包括治疗前后 PSA 响应情况、治疗前后影像检查所见病灶数目及活性变化情况,如图 24-4 所示。最近发表的大量前瞻性和回溯性研究表明,^{177}Lu-PSMA-617 和 ^{177}Lu-PSMA-I&T 治疗显著降低了 PSA,延长了放射学无进展生存期(RPFS)和总生存期(OS)。

(六)不良反应和并发症

现有的回顾性观察数据证明了 ^{177}Lu-PSMA-RLT 良好的安全性,重复治疗多达 6 个周期并未导致严重的不良反应。

其常见的不良反应及并发症如下所示。

1. **血液毒性** 部分患者会发生贫血、血小板减少症和白细胞减少症。

2. **唾液腺辐射损伤** 部分患者会暂时性、轻中度口干,仅少数会发展为慢性口干。

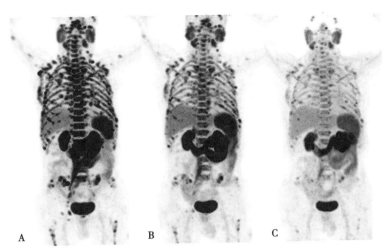

图 24-4   转移性 CRPC 患者 ^{68}Ga-PSMA-11 PET/CT 显像的 MIP 图

A、B、C 分别为接受 ^{177}Lu-PSMA-617 治疗前、治疗 2 个周期及治疗 4 个周期后的情况。

3. **肾功能损害**   有研究发现在年龄>65 岁的患者、高血压患者和既往肾脏疾病患者中,肾功能损害显著。

三、其他诊疗一体化药物治疗

(一) 以成纤维细胞活化蛋白为靶点的诊疗一体化

成纤维细胞活化蛋白(fibroblast activation protein,FAP)在 90% 以上的上皮性癌间质中高表达,而在健康成人组织中很少表达,是肿瘤成像和治疗的理想靶点。成纤维细胞活化蛋白抑制剂(fibroblast activation protein inhibitor,FAPI)可以靶向 FAP,能够选择性地富集在肿瘤组织中,是一种有效的肿瘤靶向试剂,可以结合各种放射性同位素如 ^{68}Ga/^{177}Lu 等,展现出应用于癌症诊疗的巨大潜能。

目前 FAPI 在肿瘤治疗上的应用大致可分为两类:一类是在 FAPI 上进行放射性核素标记用于放疗;另一类是通过化学合成在 FAPI 上偶联化疗药物进行化疗。FAPI 化疗药物偶联物在靶向化疗上有很好的疗效,已有学者将高毒性的微管抑制剂与高亲和力 FAP 小分子配体偶联,选择性地将药物传递给含 FAP 的实体肿瘤,结果显示肿瘤被完全消灭。同时也证明了靶向肿瘤间质具有显著促进根除肿瘤组织的潜力。

(二) 以整合素 $\alpha_v\beta_3$ 为靶点的诊疗一体化

整合素是一种能够介导细胞和细胞之间、细胞和基质之间相互作用的细胞黏附分子,参与肿瘤血管生成、增殖、侵袭和转移等过程。整合素 $\alpha_v\beta_3$ 在正常上皮细胞低表达,而在很多肿瘤细胞中表达上调。精氨酸-甘氨酸-天冬氨酸(Arg-Gly-Asp,RGD)环肽序列可以靶向整合素 $\alpha_v\beta_3$,目前各种以放射性示踪剂为基础的 RGD 已用于以 $\alpha_v\beta_3$ 为靶点的肿瘤诊断和治疗。

(三) 其他多肽受体介导的放射性核素靶向治疗

包括胃泌素释放肽(gastrin-releasing peptide,GRP)受体靶向多肽、神经降压素(neurotensin,NT)受体靶向多肽、胆囊收缩素-2(cholecystokinin-2,CCK-2)受体靶向多肽、胰高血糖素样肽-1(glucagon-like peptide-1,GLP-1)受体靶向多肽等,均取得较好的试验效果。此外有研究表明不同放射性核素的联合或多受体靶向多肽的联合治疗均在一定程度上提高了治疗效果。

四、其他治疗用放射性核素

(一) 锕-225 [^{225}Ac]

^{225}Ac 半衰期为 10 天,能发射 4 种不同能量的 α 粒子,能量范围为 5.8~8.4Mev,射程为 47~85μm。

²²⁵Ac 可标记单抗类、PSMA 和奥曲肽类等多种药物分子,靶向放射性治疗胰腺癌(图 24-5)、前列腺癌、神经内分泌肿瘤和白血病等。不足之处是半衰期较长,且同时产生多种 α 粒子,可能会导致较严重的副作用(如肾毒性)。

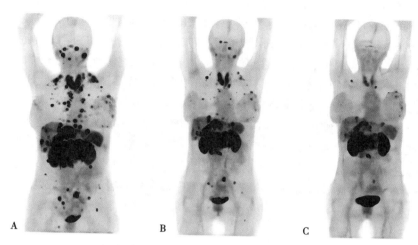

图 24-5　**多重耐药神经内分泌肿瘤 ⁶⁸Ga-DOTA-TOC PET/CT 图像**

在使用 16MBq(第一周期)和 42MBq(第二周期)²²⁵Ac-DOTA-TOC 的两个治疗周期后出现部分反应。A. 治疗前(2011 年 10 月);B. 首次使用 16MBq ²²⁵Ac-DOTA-TOC 治疗 4 个月后(2012 年 2 月);C. 42MBq ²²⁵Ac-DOTA-TOC 第二次治疗 3 个月后(2012 年 5 月)。

(二)铼-188 [¹⁸⁸Re]

¹⁸⁸Re 是 β⁻衰变核素,半衰期约为 16.9 小时,化学性质十分活泼,可以形成许多稳定的络合物,也可以通过直接或间接的方法标记多肽、核酸和抗体等生物大分子。¹⁸⁸Re 治疗适应证有黑色素瘤、肝细胞癌、前列腺癌、肺癌等。¹⁸⁸Re 的 β 粒子最大能量为 2.118MeV,这样高能的 β 粒子在软组织的最大射程为 11mm,平均穿透深度为 3.1mm,适合内照射治疗,含铅的有机玻璃作为防护材料即可,一般不需要特殊防护,因此可缩短患者在核医学科病房的住院时间。

(三)铜-64 [⁶⁴Cu]/铜-67 [⁶⁷Cu]

⁶⁴Cu 同时发射 β⁺ 粒子和 β⁻粒子,⁶⁴Cu 有较好的正电子发射效率,可以用于 PET 成像。⁶⁷Cu 能释放出 β 粒子,可用于肿瘤治疗。⁶⁴Cu/⁶⁷Cu 使用了同一个金属元素,实现真正意义上的诊疗一体化。目前仍处于临床及实验研究阶段,主要用于神经母细胞瘤、乳腺癌和前列腺癌的治疗。

(四)钍-227 [²²⁷Th]、砹-211 [²¹¹At]、铋-213 [²¹³Bi] 等其他 α 粒子核素

半衰期分别为 18.7 天、7.2 小时、45.6 分钟,对前列腺癌、淋巴瘤、结直肠癌等肿瘤的治疗有临床价值。现正在研发阶段。

第二节 ｜ 放射性核素敷贴治疗

将放射性核素制成敷贴器(applicator)治疗某些疾病是核医学治疗的传统项目之一。一般选择产生纯 β 粒子的核素制成敷贴器,用于体表的直接照射治疗,即放射性核素敷贴治疗。敷贴器使用方便、造价低廉,可应用于一些皮肤病的治疗。

一、原理

利用半衰期足够长且产生足够能量 β 粒子的核素作为照射源紧贴于病变部位,通过 β 粒子产生的电离辐射生物效应,破坏细胞遗传物质 DNA 及部分细胞膜、细胞器,导致病变局部组织细胞出现形

态学及功能学改变,从而达到治疗目的。β 粒子敷贴器正是根据这一原理而设计的。

二、β 粒子敷贴器

临床上用于制作 β 粒子敷贴器的核素应具备以下特性:纯 β 粒子发生体,射线能量高,在组织内有足够的穿透力能满足治疗的需求;有足够长的半衰期,可较长时间使用;易于制备成所需形状;易于防护。符合要求的核素有 ^{32}P、^{90}Sr-^{90}Y、^{106}Ru-^{106}Rh 等,临床常用的是 ^{32}P 或 ^{90}Sr-^{90}Y 敷贴器。

^{32}P 半衰期为 14.3 天,发射纯 β 粒子,在组织中射程约为 4mm,最大能量约为 1 711keV,组织最大射程为 8mm,易获得,敷贴器制作方法简单,易操作,可根据临床需要制成形状、大小、放射强度不同的敷贴器。因为 ^{32}P 半衰期较短,要保证每日敷贴剂量不变,必须按 ^{32}P 的衰变率(4.7%/日)进行校正。

^{90}Sr 半衰期为 28.5 年,发射纯 β 粒子,能量较低,射程较短。但 ^{90}Sr 衰变不断产生 ^{90}Y,^{90}Y 半衰期 2.7 天,发射 β 粒子能量 2 260keV,组织最大射程为 12.9mm。^{90}Sr 半衰期长,故要求每年进行一次衰减校正。这种敷贴器是公共敷贴器,根据临床需要由专业厂家制成。根据临床不同要求,可制成形状、大小和放射强度各异的不同敷贴器,如皮肤敷贴器、眼部敷贴器和耳鼻喉科专用敷贴器等。

三、适应证

局限性的慢性湿疹、银屑病、神经性皮炎;毛细血管瘤、瘢痕疙瘩和鲜红斑痣等;口腔黏膜和女阴白斑;角膜和结膜非特异性炎症、溃疡、翼状胬肉、角膜移植后新生血管等;浅表鸡眼、寻常疣和腋臭等。

四、禁忌证

过敏性皮炎如日光性皮炎和夏令湿疹等;广泛性神经性皮炎和湿疹等;各种开放性皮肤损伤和感染等。

五、治疗方法

(一) 毛细血管瘤的敷贴治疗

根据不同年龄给予不同的剂量:一个疗程总剂量,乳儿 12~15Gy;1~6 岁,15~18Gy;7~17 岁,15~20Gy;成人 20~25Gy。可以一次给予大剂量,也可分次(每日一次,连续 10 天),如一次未愈,间隔 3~6 个月行二次治疗。

(二) 局限性慢性湿疹、银屑病、扁平苔藓、神经性皮炎的敷贴治疗

1. 一次大剂量法 敷贴器持续地放在病灶部位,一次完成疗程总剂量(5~10Gy),如无效,可再给予 4~6Gy。注意事项:必须准时取下敷贴器,否则可发生过量照射或其他意外。

2. 分次敷贴法 每次给予 1~3Gy,总剂量 6~15Gy 为一疗程。在一个疗程中,开始剂量可偏高,视反应调整剂量。

(三) 瘢痕疙瘩的敷贴治疗

一般认为手术切除有效,但复发率高,结合敷贴可取得满意效果。治疗总剂量为 20Gy,每周 2 次法或每周 1 次法。根据病情可重复治疗。

六、临床应用

(一) 皮肤毛细血管瘤

该病一般的疗法是化疗、电凝固、冷冻法和手术切除等,但疗效不佳且常留下瘢痕。敷贴治疗与其他治疗手段相比方法简便,但疗效与年龄及病理类型有关,这是因为血管瘤组织的血管内皮细胞对射线的敏感性随年龄的增长而降低。若病例符合适应证,且处方剂量合适,则患者的局部反应轻微,疗效满意且不留瘢痕。

1. 适应证 尤其适用于幼儿,特别是面积不大的粟粒状、点状或面积不大且略高出皮肤表面

1~2mm 的皮内型毛细血管瘤,应该早期治疗。

2. 疗效评价　一般一个疗程即可治愈。一岁以下儿童治愈率可达 70%~80%。成人及其他类型的毛细血管瘤疗效稍差,海绵状毛细血管瘤或皮下型毛细血管瘤则不适合敷贴治疗。

大部分患者于照射后 2~3 天出现血管颜色加深(充血)、局部发热、刺痛或蚁行感,几天后可减轻。疗程结束或结束后数月可出现薄片状脱屑(持续 1~3 个月),血管瘤颜色变淡,即干性皮炎。最佳者 3~6 个月后血管瘤消失,且不留下痕迹。若治疗后出现充血、水肿和灼痛、渗出和水疱形成则提示产生湿性皮炎,应及时处理,使其不发生感染或扩大,治疗后除保持较长时期的色素沉着外也可不留痕迹(图 24-6、图 24-7)。

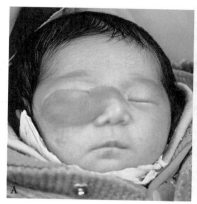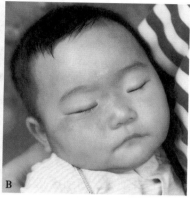

图 24-6　右颌面部血管瘤敷贴治疗
A. 治疗前;B. 治疗后。

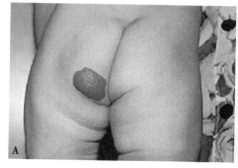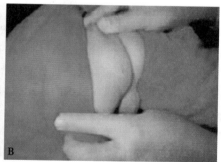

图 24-7　左臀部血管瘤敷贴治疗
A. 治疗前;B. 治疗后。

(二)局限性慢性湿疹、银屑病、扁平苔藓及神经性皮炎

疗效和反应取决于处方剂量和患者对射线的敏感性,治疗期间局部痒感可能加剧,撤除 2~5 天可减轻,一周后明显好转或消失,近期治愈率可达 70%~80%,有效率为 98%~100%。治疗结束后,一般无全身和血象反应,少数患者治疗结束后可发生干性皮炎,个别可能出现湿性皮炎。

七、注意事项

毛细血管瘤好发于面部,因此治疗中一定要掌握好处方剂量,尽量避免皮肤后遗症的出现。实践表明以略保守为宜,决不可出现湿性红斑,否则会造成皮肤萎缩;如经一个疗程治疗未愈者,3~6 个月后可行第二个疗程。受照局部减少摩擦,保持皮肤的卫生。治疗开始到治疗后 2 周患处禁用热水烫洗、搔抓,避免感染和损伤;患处有红肿、破损或感染时,应终止敷贴治疗,并采用抗感染等对症处理。需要强调的是,在治疗前要与患者交代好可能出现的情况,并嘱其在知情同意书上签字,知情同意书必须写明治疗过程中可能出现的反应和有关副作用。

总的来说,近些年来随着一些新型医疗技术发展和在皮肤病领域的应用,如光动力疗法、冷冻疗法等,放射性核素敷贴治疗已不作为一些常见皮肤病的一线治疗,在临床中的应用逐渐减少。但作为核医学领域一种经典的治疗方法,其治疗原理和思路是巧妙利用核素进行临床疾病治疗的典范。也许在不久的将来,随着新型治疗性核素的研发,更为有效、便利、安全的敷贴治疗又会在临床中大放异彩。

第三节 | 放射性核素介入治疗

一、钇-90 [^{90}Y]微球肝脏肿瘤治疗

原发性肝癌(primary hepatic carcinoma,PHC)是世界范围内最常见的恶性肿瘤之一,其发病率呈逐年升高的趋势。肝癌也是我国的最常见恶性肿瘤之一,据最新的统计数据,肝癌发病率居男性恶性肿瘤第 2 位,死亡率居第 2 位,仅次于肺癌。由于肝癌发病隐匿,确诊时多已是中晚期,不仅失去手术机会且预后较差。因此,对于手术无法切除的患者,消融治疗、肝动脉化疗栓塞治疗(TACE)、放射治疗等局部治疗以及靶向治疗、免疫治疗等全身治疗被用于改善患者预后。钇-90 [^{90}Y]经动脉放射栓塞(transarterial radioembolization,TARE)是近 20 年来在欧美国家应用广泛的治疗中晚期肝癌患者的微创方法。^{90}Y 微球通过肝动脉给药到达靶组织,其发射的高能量 β 粒子杀伤局部肝癌细胞,从而达到内照射的作用。越来越多的临床实践证实 TARE 不仅可以取得与肝动脉灌注化疗栓塞治疗类似的效果,其不良反应还明显小于 TACE。

(一) 原理

肝脏具有肝动脉和门静脉双重血供,正常肝组织的血供只有 20% 来自肝动脉,其余 80% 来自门静脉,而肝癌绝大部分血供来自肝动脉。利用肝癌这一特点,将带有放射性 ^{90}Y 的玻璃或树脂微球经动脉注入肿瘤组织,放射性微球因无法通过肿瘤的毛细血管床而聚集在肿瘤组织。这使得肿瘤局部区域剂量高达 100~150Gy,对肿瘤组织产生强大的靶向损伤作用,且可通过"旁观者效应"对肿瘤组织周边进行肿瘤灶的清除,由于射线在组织内的穿透力只有 2.5mm,故对正常肝脏组织的损伤非常小。

(二) 常用药物及治疗原理

1. ^{90}Y 微球 由放射性核素 ^{90}Y 和微球载体组成,目前常用的 ^{90}Y 微球有两种类型:玻璃微球和树脂微球。这两种微球在组成、直径大小和放射性活度规格等方面有所差异。①玻璃微球的直径约为 20~30μm,放射性核素直接融合在玻璃基质中,每个微球加载约 2 500Bq 的剂量,剂量规格种类较多;②树脂微球的直径约为 20~60μm,放射性核素附着在树脂微球的表面,每个微球加载 50Bq 的剂量,且只有一种规格。

2. 治疗机制的特点 玻璃微球具有稳定性好、球化好、化学惰性、无毒性等特点。经过高通量中子轰击后理化性能不变。它的比重较大,容易沉积,但单位微球所带放射性活度高,所需的微球数量少,因此产生肿瘤血管的栓塞作用较小,同时可以降低因反流导致的异位栓塞的发生率。

3. 不足之处 玻璃本身不能在体内降解,有永久栓塞的作用。而树脂微球比玻璃微球轻,球化好,易制成注射用的悬浮液,使用方便。然而,^{90}Y 通过离子交换吸附在树脂微球上,容易在血液中洗脱,产生游离的 ^{90}Y。此外,单位树脂微球的放射性活度低,因此每次使用的微球数量较多,容易发生反流,导致异位栓塞,增加非靶组织放射性损伤的发生率。

(三) 适应证

1. 确诊为不可手术切除的原发性或转移性肝癌,以肝脏肿瘤为主。

2. 年龄≥18 岁。

3. 体力状况评分 ECOG≤2。

4. 预计生存期超过 3 个月。

5. 实验室指标需满足：血红蛋白≥90g/L、绝对中性粒细胞>1.5×10⁹/L、血小板≥80×10⁹/L、血清丙氨酸转氨酶（ALT）和天冬氨酸转氨酶（AST）<5 倍正常值上限（ULN）、总胆红素<3×ULN、血肌酐<1.5×ULN，凝血酶原时间（PT）或国际标准化比值（INR）、活化部分凝血活酶时间（APTT）<1.5×ULN。

6. 可以完成肝动脉造影和选择性插管的患者。

（四）禁忌证

1. 肝功能严重障碍，Child-Pugh 分级为 C 级。

2. 无法纠正的凝血功能障碍。

3. 肾功能障碍，肌酐>176.8μmol/L 或者肌酐清除率<30ml/min。

4. 合并活动性肝炎或严重感染。

5. 肿瘤弥漫或远处广泛转移，预期生存期<3 个月。

6. ECOG 评分>2 分、恶病质或多脏器功能衰竭。

7. 肝动脉血管解剖结构异常，或存在严重的不可纠正的肝动脉-门静脉瘘、肝动脉-肝静脉分流。

8. 门静脉主干癌栓、栓塞，侧支血管形成少，且不能进行"旨在恢复向肝血流"门静脉支架复通治疗门静脉主干阻塞。

9. 不可纠正的肝动脉-胃肠道动脉分流。

10. 严重碘对比剂过敏。

11. 肺分流百分数（lung shunt fraction，LSF）超过安全阈值（>20%），或单次肺部辐射剂量超过 30Gy，或累计肺部辐射剂量超过 50Gy。

12. 其他，包括妊娠或哺乳期等。

（五）治疗方法

1. 术前评估　①实验室检查：包括血清肿瘤标志物，如甲胎蛋白（AFP）或癌胚抗原（CEA）等，肝功能、血常规、凝血功能和肌酐等；②影像学检查：包括增强 CT、MRI 检查，必要时可行 PET 检查，除外肝外转移灶，评估肝脏转移灶；③肝动脉 ⁹⁹ᵐTc-大颗粒聚合人血清白蛋白（⁹⁹ᵐTc-MAA）显像（LSF 测定）：主要用于测算肝-肺分流情况。临床中 LSF>20% 的患者禁用 ⁹⁰Y-SIRT 治疗，LSF>10% 时禁用 ⁹⁰Y 玻璃微球。需注意的是 LSF 在 10%~20% 的患者可使用 ⁹⁰Y 树脂微球，但建议降低规定的活性。

2. 治疗计划制订和放射性活度计算

（1）肝肿瘤、非瘤肝组织及肺的吸收剂量与治疗效果和并发症密切相关，有文献报道，正常肝组织对电离辐射的耐受量为 70~80Gy，肝功能正常患者剩余正常肝脏的体积>30% 是安全的，但对伴有慢性肝病及前期接受过化疗的患者，肝脏对电离辐射的耐受量不超过 70Gy，非肝组织耐受上限是 80Gy，超过这一剂量易导致放射性肝炎的发生。治疗时推荐在全肝吸收剂量安全范围内尽可能提高处方剂量。

（2）计划 TARE 治疗剂量还需依据 ⁹⁹ᵐTc-MAA 显像、增强 CT 或 MRI 图像以及治疗目的、肝功能储备情况等综合考虑。

（3）目前针对 ⁹⁰Y 微球治疗有多种处方剂量计算方法，其中玻璃微球剂量计算方法较为固定，而树脂微球算法较多，包括经验法和基于 MIRD 的剂量计算法，现各推荐一种算法供大家参考。

1）经验法：基于体表面积（body surface area，BSA）的剂量计划方法。基于 BSA 的剂量计划方法是一种半经验方法，已在许多临床试验中安全地使用过。活度由以下公式确定：放射性活度（GBq）=［体表面积（m²）-0.2］+（肿瘤体积/总肝体积）。

2）分割 MIRD 的剂量法：首先，通过公式 LSF= 肺的计数/（肺的计数 + 肝脏的计数）算出肝肺分流比；其次，根据公式计算肿瘤与正常肝脏比值（target to normal tissue ratio，TNR），TNR=（肿瘤放射性计数/肿瘤质量）/（正常肝脏放射性计数/正常肝脏质量）；最后，利用公式计算放射性活度，放射性活度

（GBq）={ 正常肝脏吸收剂量（Gy）×［TNR×肿瘤质量（kg）+正常肝脏质量（kg）］}/［50（Gy·kg⁻¹·GBq⁻¹）×（1–肺分流百分数）]，算出处方剂量。

3. **利用 ⁹⁹ᵐTc-MAA SPECT、增强 CT 或 MRI 影像技术辅助治疗计划的制订** 将放射性示踪剂在肿瘤和正常肝脏中的摄取进行区分。它分别提供了每单位肿瘤质量和每单位正常肝脏质量的平均活度，可以用来估算输送到肿瘤的平均剂量和输送到正常肝脏的平均剂量。因此更具科学性和准确性。两种微球均可应用，并在许多使用树脂微球的研究中得到验证，包括多个Ⅲ期临床试验。因此，该方法在实际应用中虽然相对烦琐困难，但鉴于其特有的科学性，该方法被推荐为大多数树脂微球治疗剂量计算的首选方法。

4. **微球注入** 放射性微球注射前先行肝动脉造影，并完成靶血管的挑选，确认导管位置无误后，将 ⁹⁰Y 微球从动脉导管推注入肝癌病灶及其周围毛细血管床，在注入放射性微球过程中需注意注射的速度与压力，避免放射性微球反流及异位栓塞。注射完毕拔出导管，创口包扎固定并压迫止血。

5. **术后影像学检查** 术后影像学检查主要包括 ⁹⁰Y 微球 SPECT/CT 韧致辐射显像和 PET/CT 显像，其临床意义如下：①评价经肝动脉注射后，⁹⁰Y 微球在肝内实际分布情况与注射前 ⁹⁹ᵐTc-MAA 显像肝内分布结果是否一致；②明确有无 ⁹⁰Y 微球肝外分布，如果有肝外分布（如胃、胆囊），需要与相关临床科室沟通以便采取必要的干预措施；③辐射剂量学计划验证。

（六）疗效评价

TARE 治疗术后需进行实验室检查和影像学检查评价疗效及安全性。实验室检查主要包括肝功能及肿瘤标志物。影像学评估包括 CT、MRI 及 PET/CT 显像，推荐术后每 3 个月进行一次影像学评估。术后疗效评价可根据实体瘤治疗效果评价标准的修订标准（mRECIST）评估肝癌治疗效果（图 24-8）。

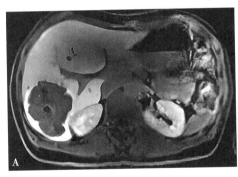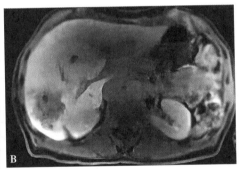

图 24-8 ⁹⁰Y 微球放射介入治疗前后肝癌 MR 显像
A. 治疗前；B. 治疗后 3 个月病灶明显缩小，血供明显减少。

（七）不良反应和并发症

1. **不良反应** ⁹⁰Y 微球治疗的不良反应也称放射性栓塞后综合征（postradioemblization syndrome，PRS），包括疲劳、发热、恶心、呕吐和腹痛，以及一过性的生化指标（主要为肝功能）异常。多数症状较轻微，并可在数日内消失，少部分患者的症状可持续 2 周左右。临床针对这些不良反应主要以对症治疗为主。

2. **并发症** 其发生主要与病例的选择、血管解剖变异、术者的操作熟练程度以及放射性剂量计算是否准确有关。主要包括：异位栓塞所引起的组织器官放射性损伤（上消化道放射性损伤、放射性胰腺炎、放射性胆囊炎、放射性肺炎）、出血以及放射性肝病等。

二、血管内放射性支架介入治疗

心血管疾病是全球三大主要死亡原因之一，其中，阻塞性血管疾病占相当比重。目前，由于血管狭窄行经皮腔内冠状动脉成形术（percutaneous transluminal coronary angioplasty，PTCA）患者越来越多。早期血管内支架虽然可以发挥机械性支撑作用，但是不能抑制血管组织细胞增殖和内膜增生，其至可以刺激增殖导致支架内再狭窄,术后再狭窄(restenosis,RS)发生率较高,严重影响其远期疗效。既往研究认为血管平滑肌细胞(vascular smooth muscle cell,SMC)增殖所致的内膜增生在 RS 中起重要作用。早期冠状动脉内支架不能抑制 SMC 增生反应,而当时的药物涂层支架、机械治疗和基因转导治疗技术又不太成熟,往往难以获得理想的疗效。所以带有放射性核素的支架曾被用来进行血管内近距离放射治疗(intravascular radionuclide brachytherapy)以抑制细胞和新生内膜的增殖,从而减少再狭窄的发生率。下面就血管内放射性支架介入治疗做介绍。

(一)原理

将放射性支架置于血管腔内,所发射的射线对病灶部位进行集中照射,在局部产生足够的电离辐射效应。当细胞暴露于射线时,DNA 突变、染色体畸变,核酸及蛋白质合成受损,细胞增殖、分裂能力下降或消失,最终抑制细胞增殖甚至导致细胞死亡,而这种作用对增殖旺盛的细胞更显著。电离辐射还能明显抑制细胞迁移及细胞外基质的合成,也能促进细胞凋亡,因此,可达到杀伤靶细胞、减少细胞外基质合成、减慢平滑肌细胞迁移以及抑制血管壁重构的目的,从而预防 PTCA 术后再狭窄的发生,且对邻近血管和组织基本不产生影响或影响甚微。

(二)适应证和禁忌证

1. **适应证**　目前血管内放射性支架介入治疗主要用于药物洗脱支架初始治疗失败后复发支架内再狭窄的患者。

2. **禁忌证**　多支冠状动脉病变;近期(72 小时)内发生的心肌梗死;LVEF<30%;没有保护的左主干病变;有既往胸部放射治疗史。

(三)核素的种类及特点

1. **治疗放射源**　制备血管内放射性支架主要应用发射 β 粒子和 γ 光子的放射性核素。β 粒子和 γ 光子(^{90}Sr 或 ^{32}P 源)放疗在预防支架内再狭窄复发方面的作用相似。

2. **发射 β 粒子的核素**　钇-90(^{90}Y)、磷-32(^{32}P)和锶-90(^{90}Sr)等的射线穿透力较弱,近距离生物效应好。在组织中 5mm 以外有 99% 的射线被吸收,对周围非靶组织损伤小。虽然放射源活性高,但达到血管壁所需照射剂量时间短(通常为 3 分钟)。相对于动脉壁受到的照射剂量,全身暴露量很低。对工作人员的照射少,防护简单而不需要使用大量的铅防护措施。

3. **发射 γ 光子的核素**　以 ^{192}Ir 为主,其穿透力强,对残留有偏心狭窄的病变及大血管病变的疗效优于 β 粒子。内照射治疗的生物效应较大,对周围非靶(正常)组织损伤明显。治疗时辐射危害影响较大,工作人员需特殊防护。

(四)治疗方法

1. **血管内导入术**　将放射源导入靶血管内进行快速照射,然后取出放射源。导入系统包括引导管、隔离导管、推进导丝和位于推进导丝末端的放射源胶囊。

2. **放射性液体球囊**　在导入系统基础上,在导管头端设计一个球囊,然后将液态放射源导入球囊,球囊膨胀后,膨胀球囊使放射性核素均匀地贴在靶血管壁上。

3. **涂膜技术**　制成具有不同放射活性,但物理性质与普通支架没有区别且具有极低放射性的支架,植入血管后发挥长期治疗作用,对人体放射污染极其微小。常用的有:①普通金属架的直接激发;②^{32}P 直接植入金属架;③^{32}P 直接植入钛线;④^{198}Au 支架。

(五)疗效评价

目前,因为冠状动脉的"长病变"更易复发再狭窄,FDA 批准了放射性核素 γ 光子和 β 粒子的低剂量近距离放疗,临床用于支架内再狭窄的辅助治疗,可显著减少再狭窄复发。血管内放射性治疗短期内并发症少且安全性较高,具有较好的应用前景(图 24-9)。血管扩张前后进行内照射能抑制血管内膜增生,血管成形术后 48 小时为血管平滑肌细胞的增殖高峰期,此时照射效果更好,但是由于在较短时间内施行两次创伤性治疗,在临床实践中效果并不理想。对于多支冠状动脉病变、最近(72 小时内)发生的心肌梗死、LVEF<30% 和没有保护的左主干病变的患者要慎用本疗法。

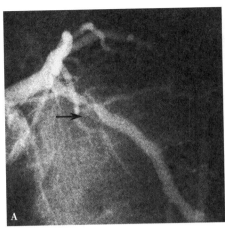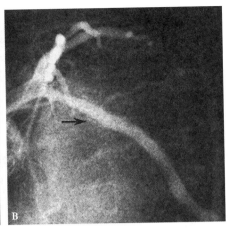

图 24-9　血管内放射性核素近距离放射治疗
A. 治疗前；B. 治疗后。

（六）不良反应和并发症

边缘效应，是指受照射区域边缘即支架两端与组织交界处管腔内径减少，出现再狭窄；血栓形成和阻塞；内皮化延迟和动脉瘤形成。

第四节 │ 放射免疫治疗

放射免疫治疗（radioimmunotherapy，RIT）是应用放射性核素标记特异性抗体靶向治疗肿瘤的方法，能使肿瘤区域内获得高照射剂量，降低周围正常组织损伤。

一、原理

利用发射 α 或 β 粒子的放射性核素标记特异性抗体，其进入体内后能与肿瘤细胞表面特定抗原进行结合，使放射性核素在肿瘤组织内大量聚集并长时间滞留，通过放射性核素衰变过程中发射 α 或 β 粒子破坏或干扰肿瘤细胞的结构或功能，发挥抑制、杀伤或杀死肿瘤细胞的作用，达到治疗目的。

现阶段主要应用的抗体类型为单克隆抗体（monoclonal antibody，McAb），其具有高度的特异性和亲和力。FDA 已经批准 ^{90}Y-ibritumomab tiuxetan（替伊莫单抗）和 ^{131}I-tositumomab（托西莫单抗）用于淋巴瘤的治疗。国内批准上市的有 ^{131}I-肿瘤细胞核人鼠嵌合单克隆抗体注射液和 ^{131}I-美妥昔单抗注射液。

二、适应证

RIT 主要适用于肿瘤复发、术后残留的较小病灶、转移形成的亚临床微小病灶和全身较广泛转移的患者。^{131}I-美妥昔单抗注射液适用于不能手术切除或术后复发的原发性肝癌及不适宜做动脉导管化学栓塞（transcatheter arterial chemoembolization，TACE）或经 TACE 治疗后无效、复发的晚期肝癌患者。^{131}I-肿瘤细胞核人鼠嵌合单克隆抗体注射液适用于放化疗不能控制或复发的晚期肺癌。

三、禁忌证

（一）一般禁忌证

对药品以及成分过敏；冷抗体皮试阳性或人类鼠抗体（human anti-mouse antibody，HAMA）反应阳性；妊娠或哺乳期；肝肾功能严重障碍。

（二）特殊禁忌证

1. 心肌损害或有充血性心力衰竭。

2. 未成年及 80 岁以上。

3. 使用 ^{131}I 标记的抗体时，不能耐受甲状腺封闭药物、碘过敏或抗 TNT 抗体反应阳性。

4. 造血功能不良。

5. 有明显胸腹水，或者肿块表面红、肿、热、痛伴有白细胞 $>10 \times 10^9$/L。

6. 各种急性或慢性炎症。

四、优势及发展前景

放射免疫治疗是一种利用放射性同位素来治疗肿瘤和其他疾病的方法。它的临床应用价值在于可以精确定位到病变部位，同时最大限度地减少对正常组织的损害。相比于传统的放疗和化疗，放射免疫治疗能够提供更加有针对性和有效的治疗方案，减少了治疗过程中对患者的不利影响。它特别适用于某些无法手术切除或对其他治疗方法无效的肿瘤，如转移性肿瘤和复发性肿瘤。

然而，放射免疫治疗也存在一些不足之处。首先，由于放射性同位素具有辐射性，患者在接受治疗过程中可能会受到放射线的伤害，导致一些不良反应。其次，放射免疫治疗的成本较高，需要昂贵的设备和药物支持，使得该疗法并不是所有患者都能够承担得起的。此外，放射免疫治疗的疗效和安全性还需要更多的临床试验和研究来验证和完善。

总的来说，放射免疫治疗作为一种新兴的肿瘤治疗方法，具有明显的临床应用价值。然而，其不足之处也需要关注和解决，以期能够更好地为患者提供有效的治疗选择。未来，随着技术的不断发展和研究的深入，相信放射免疫治疗将会在肿瘤治疗领域取得更加显著的成就。

第五节 ｜ 基因靶向治疗

基因靶向治疗是指将特定的遗传物质转入细胞，达到预防或治疗疾病的疗法。将基因治疗与放射性核素内照射治疗相结合，基因介导放射性核素进行治疗，形成的"交叉火力"可以克服单纯基因治疗的不足，从而明显提高疗效。该疗法包括：放射性反义治疗和基因转染介导核素治疗。

一、放射性反义治疗

反义治疗即应用较短的寡核苷酸序列与引发疾病的高表达基因 DNA 或 mRNA 序列特异性结合，从而使其得到抑制。

（一）原理

反义寡聚核苷酸（antisense oligomerization nucleotide，ASON）作用方式可能有：①反义 DNA 与 mRNA 结合形成互补双链阻断核糖体与 mRNA 的结合，从而抑制 mRNA 翻译成蛋白质；②反义 DNA 能与靶细胞形成一种三链核酸，它通过作用于控制基因的转录子、增强子和启动子区，对基因的转录进行调控；③反义核酸与 mRNA 的结合可阻挡 mRNA 向细胞质的运输；④反义核酸与 mRNA 结合后使 mRNA 更易被核酸酶识别而降解，从而显著缩短 mRNA 的生物半衰期。上述几种作用途径都可表现为对基因表达的特异性抑制或调节。

（二）放射性反义治疗方法分类

1. **转录抑制（transcriptional arrest）** 在转录水平有多种反义策略可供选择，如干扰多腺苷酸化（polyadenylation）、戴帽作用和内含子黏接（intron splicing）。常用的方法是进入细胞核的单链 DNA 与特异靶基因序列形成三螺旋结构，抑制 pre-mRNA 合成。

2. **翻译抑制（translational arrest）** 单链反义 DNA 在细胞质内与靶 mRNA 结合，阻止翻译。翻译水平的抑制作用依赖于核糖核酸酶 H（RNase H），RNase H 能识别 DNA/mRNA 双螺旋结构，并降解 mRNA。这样反义 DNA 作为一种催化剂,从双螺旋释放出来后又开始新一轮的循环。

3. 放射性反义治疗　利用放射性核素标记与肿瘤细胞 DNA 或 mRNA 中某些序列互补的 ASON,通过 ASON 与靶序列形成特异结合物抑制癌基因的过度表达,又利用核素衰变发射的射线产生电离辐射生物效应杀伤癌细胞,发挥反义治疗和内照射治疗的双重作用。

二、基因转染介导核素治疗

通过基因转染使靶细胞增强或获得表达某种蛋白质的能力,利用其表达产物介导放射性核素治疗。基因转染可使肿瘤细胞过度表达某种抗原、受体或酶,利用放射性核素标记的相应单克隆抗体、配体或底物,可进行放射性核素靶向治疗。以下仅介绍钠碘转运体(NIS)基因转染介导 ^{131}I 治疗。

(一)原理及方法

1. ^{131}I 治疗分化型甲状腺癌(DTC)已被广泛应用于临床,疗效显著。因 DTC 细胞表达 NIS,NIS 可逆浓度主动摄取血浆中的 ^{131}I,使 DTC 病灶浓聚大量的 ^{131}I,^{131}I 通过发射 β 粒子发挥治疗作用。

2. ^{131}I 发射的 β 粒子组织内射程为 1~2mm,体外培养的单层细胞只接受了 ^{131}I 辐射能量的很小部分(<4%),经理论计算,如在体内病灶大于 0.5mm,则可吸收 90% 以上的 ^{131}I β 粒子的辐射能量,所以对体内较大病灶的疗效可能更显著。另外病灶内的肿瘤细胞受到来自四周“交叉火力”(crossfire)的照射,所以如病灶内有部分不表达 NIS 的肿瘤细胞同样可被杀死。

3. 荷瘤动物体内实验显示,转染 NIS 基因肿瘤 ^{131}I 摄取率为 11%~17% ID/g,而每克正常甲状腺组织 ^{131}I 摄取率约为 1% ID,每克 DTC 组织 ^{131}I 摄取率小于 1% ID。Robert B 等经计算后推测,NIS 基因转染的肿瘤细胞过度表达 NIS 能特异性地浓聚大量 ^{131}I,使肿瘤病灶接受的辐射剂量可高达 500Gy,远高于肿瘤细胞所需的致死剂量或外照射可能给予的辐射剂量。

基于以上原理,如将 NIS 基因转染不同的肿瘤细胞,使其表达 NIS,具备浓聚 ^{131}I 的能力,这样 ^{131}I 治疗 DTC 的模式和方法,就可被用于治疗各种非甲状腺恶性肿瘤。

(二)优势及发展前景

^{131}I 是临床应用最广泛的治疗用同位素,供应方便,价格低。理论分析和实验结果都说明,NIS 基因转染肿瘤细胞介导的 ^{131}I 靶向内放疗可能成为高效低毒治疗各种非甲状腺恶性肿瘤的新方法。这一领域的研究也为核素靶向治疗开辟了全新的思路、建立了全新的模式,极可能获突破性进展。

第六节 │ 硼中子俘获治疗及重离子治疗

一、硼中子俘获治疗

硼中子俘获治疗(boron neutron capture therapy,BNCT)是 1936 年由美国物理学家 Locher 提出的一种新型靶向治疗概念:如果能利用 ^{10}B 选择性地聚集在肿瘤细胞中,使用热中子束照射肿瘤组织,那么将产生足以杀死肿瘤细胞的辐射剂量。BNCT 的有效性依赖于 ^{10}B 在细胞内定位及较高的硼浓度,因此只有包含了 ^{10}B 的细胞能被破坏,任何不包含 ^{10}B 的细胞都免于高 LET 的辐射。目前,在临床中广泛应用的硼携带剂分别是硼苯丙氨酸(boronophenylalanine,BPA)和硼卡钠(sodium borocaptate,BSH),属于第二代制剂,在神经胶质细胞瘤及黑色素瘤等恶性肿瘤的治疗中取得了较好的效果。

第三代硼携带剂尚处于研究阶段,低分子量或高分子量的稳定硼递送剂与一种肿瘤靶向组分(硼载体)通过水解性稳定连接联系在一起。使用电穿孔、聚焦超声治疗(focused ultrasound surgery,FUS)及脉冲高强度聚焦超声(high intensity focused ultrasound,HIFU)运送硼化合物至肿瘤细胞取得了较为满意的效果。在不同肿瘤中发现,电穿孔明显增加了肿瘤中绝对和相对硼浓度,促进了更优化的硼的微观分布以及硼在体内和体外实验中的滞留。FUS 能促进硼复合物通过血脑屏障进入肿瘤,因此有研究提出了将大量硼复合物与 FUS 联合使用来促进硼递送至肿瘤中效率的策略。

二、重离子治疗

重离子是一类原子量较大的原子核或离子,如碳、氖、硅等。重离子放疗是利用质子或重离子射线治疗肿瘤的一种手段。治疗时,重离子射线在加速器中被加速到光速的 70% 时引出并射入人体,通过调节高剂量射线治疗区域的大小与肿瘤的深度,使射线直射肿瘤病灶,射线在射程中的能量变化过程被称为"布拉格峰"的能量释放轨迹,类似于"立体定向爆破",即射线在到达肿瘤病灶前释放能量较少,而到达病灶的瞬间时可释放大量能量,杀灭肿瘤细胞,随后能量迅速减弱,从而达到杀灭肿瘤又不产生明显放射性毒副作用的高治疗增益比的目的。重离子疗法的射线对癌细胞杀伤力比 X 射线强,其较强的定位能力使其他正常组织大幅度减少放射照射剂量。临床应用中,碳离子是迄今最佳的治疗用重离子,重离子治疗与碳离子治疗具有相似的概念。

重离子治疗的适应证较为广泛,几乎涵盖了光子放射治疗的所有疾病类型,在降低正常组织不良反应方面具有一定的优势,更加适合于儿童肿瘤的治疗。碳离子由于其独特的物理学和放射生物学优势,对常规光子放射不敏感肿瘤、乏氧肿瘤、复发肿瘤的再程放疗及某些特殊部位肿瘤治疗具有明显的优势。随着治疗中心的增加和临床试验的开展,碳离子作为一种很有前景的放射治疗技术,其适应证将越来越多。

第七节 | ^{131}I-MIBG 治疗

一、^{131}I-MIBG 及其治疗原理

^{131}I-MIBG 的化学结构与去甲肾上腺素相似,因此能被肾上腺髓质和交感神经分布丰富的组织器官摄取。^{131}I-MIBG 被摄取的机制尚未完全明确,首先可能是通过主动摄取被摄取,其次通过基于浓度差而产生的弥散作用被摄取。^{131}I-MIBG 与肾上腺素能神经递质的受体有特异结合力也是 ^{131}I-MIBG 被浓聚的可能机制。

静脉输入 ^{131}I-MIBG,输入量的 1/3 分布在肝脏,其他组织分布量很少。正常肾上腺分布很少,但单位重量的肾上腺髓质摄取 ^{131}I-MIBG 很高。肝和膀胱是体内受辐射剂量最大的器官,因此肝和膀胱是 ^{131}I-MIBG 治疗的剂量限制器官。

^{131}I-MIBG 能被某些富肾上腺素能受体的肿瘤(如嗜铬细胞瘤及其转移灶、神经母细胞瘤等)高度选择性摄取,同时也能被类癌及甲状腺髓样癌组织摄取。^{131}I 衰变发射 β 粒子,在所聚集的病变部位产生低剂量、持续内照射放疗的作用,能抑制和破坏肿瘤组织和细胞,达到治疗目的。

二、适应证与禁忌证

(一)适应证

1. 嗜铬细胞瘤不能手术切除的患者;曾进行化疗或放疗无效者;预期可以存活 1 年以上的患者;广泛骨转移所致剧烈疼痛者。
2. Ⅲ期或Ⅳ期的神经母细胞瘤。
3. 不能手术切除的家族性恶性无功能的副神经节瘤。
4. 示踪剂量的 ^{131}I-MIBG 显像证实病灶摄取放射性药物的其他神经内分泌肿瘤,如甲状腺髓样癌、类癌等。

(二)禁忌证

妊娠及哺乳期患者;预期存活不超 3 个月者(难于处理的骨痛患者除外);肾功能衰竭短期需要透析者。

三、临床应用

(一) 嗜铬细胞瘤的 ^{131}I-MIBG 治疗

嗜铬细胞瘤对外照射治疗和化疗均不敏感,两者联合治疗总有效率约 57%,所以只有当肿瘤不摄取 ^{131}I-MIBG 或当用 ^{131}I-MIBG 治疗失败后才考虑用放疗或化疗。95% 以上的嗜铬细胞瘤病灶能摄取 ^{131}I-MIBG,用 ^{131}I-MIBG 治疗嗜铬细胞瘤的目的如下:①缓解症状,改善患者生活质量;②抑制肿瘤分泌儿茶酚胺类物质的功能,延长生存期;③控制肿瘤的发展,改善患者预后;④通过重复 ^{131}I-MIBG 治疗达到肿瘤完全消退的目的,但应注意权衡缩小肿瘤体积与多次 ^{131}I-MIBG 治疗潜在的毒副作用之间的利弊。虽然根治肿瘤是追求的目标,但对大多数患者来说通过治疗有效控制肿瘤是更易实现的目标。多次 ^{131}I-MIBG 治疗后,肿瘤体积明显缩小,肿瘤细胞摄取 ^{131}I-MIBG 的量也明显降低(图 24-10)。

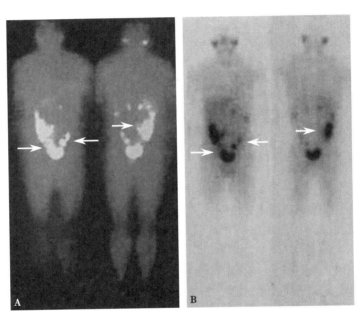

图 24-10　恶性嗜铬细胞瘤多次 ^{131}I-MIBG 治疗后显像示病灶范围缩小、病灶数量减少

A. 第 1 次 ^{131}I-MIBG 治疗后显像;B. 第 6 次 ^{131}I-MIBG 治疗后显像。

(二) 其他肿瘤的 ^{131}I-MIBG 治疗

Ⅲ期或Ⅳ期的神经母细胞瘤、不能手术切除的家族性恶性无功能的副神经节瘤及部分摄取 ^{131}I-MIBG 的神经内分泌肿瘤均可尝试 ^{131}I-MIBG 治疗。传统的观点是将 ^{131}I-MIBG 治疗作为一种手术和化疗的补充手段,只有当其他方法治疗效果差后才采用。而将 ^{131}I-MIBG 作为一线治疗方法的设想可基于如下理由:诊断确定后,就用 ^{131}I-MIBG 治疗,可明显缩小肿瘤体积,有利于手术全部切除病灶。治疗剂量的 ^{131}I-MIBG 显像,将比示踪剂量提供更多更确切的肿瘤大小、位置、是否转移及转移部位等信息,对今后的治疗和随访方案的制订有帮助。^{131}I-MIBG 治疗对患者的毒副作用较小,不影响或能改善术前患者的身体状况,有利于手术治疗。

作为传统的治疗方法,^{131}I-MIBG 过去曾是一种特异性和灵敏度均高的放射性治疗药品,但目前由于其市场用量小,诊断使用该药物的单位已经很少,而开展治疗用的该项目几乎停止。未来 ^{131}I-MIBG 治疗使用的前景还要视放射性药物政策及其他放射性药物研发情况而定。

第八节 | 放射性核素示踪干细胞治疗应用

干细胞应用相关研究近年来发展迅速,干细胞治疗在部分遗传性疾病及癌症中取得了良好成绩,有望突破原始的治疗手段,成为治愈疾病的新疗法。在干细胞治疗过程中,放射性核素示踪技术能在不损伤组织和器官的前提下观察和示踪干细胞的功能和活性,有效地检测其动向、分化状态及作用机制。目前,分子成像技术临床主要应用于外源性干细胞示踪,即体外培养干细胞后使用放射性药物进行标记,再注入体内。具体如下。

一、神经系统疾病

神经干细胞(neural stem cell,NSC)具有无限增殖分化、维持自我更新及多向分化的能力,其可以分化成为神经系统的三大谱系细胞:神经元、星形胶质细胞和少突胶质细胞。成年人脑内的 NSC 大多数处于静息状态,当神经系统出现病变如脑出血、脑梗死、脑外伤、阿尔茨海默病、帕金森病时可观察到内源性 NSC 的激活、增殖、迁移及分化,以及在病变组织区域的分布,利用标记的神经干细胞能够充分显示出不同病变的干细胞聚集部位,深入了解其生理变化,充分利用同源 NSC 的再生特性修复病变部位,并避免排异免疫反应等不良问题。

放射性核素标记神经干细胞在脑外伤、脑缺氧及神经退行性疾病(如阿尔茨海默病、帕金森病)等脑部疾病中应用较多。核医学的分子显像的主要方法包括代谢显像、抗体显像、受体显像、反义显像及报告基因显像,目前研究表明,NSC 表面存在相对应的受体,因而受体显像最有望成为实现干细胞活体示踪方法的显像技术。此外报告基因显像如单纯疱疹病毒、胸腺嘧啶核苷激酶、多巴胺 D_2 受体及 NIS 等研究较为热门。其中大部分应用尚在动物实验阶段,有研究者成功应用 BrdU 标记了能够表达多巴胺 D_2 受体的神经干细胞,通过外伤动物移植干细胞后不同时间点的 ^{11}C-NMSP 及 ^{18}F-FDG PET 成像,评价干细胞的存活情况,研究结果提示 PET 受体显像技术能够实现神经干细胞移植物脑内活体监测,建立了一种无创监测神经干细胞活性的方法。

二、心血管疾病

近年来,大量临床和动物研究表明心脏干细胞移植能够明确改善心功能,在治疗心肌梗死中取得了较大进展。目前心脏干细胞移植大部分使用骨髓间充质干细胞,此外研究者发现心外膜干细胞 W_1 也能分化出新的心脏干细胞,适用于治疗。在评价干细胞植入、分布、存活、迁徙及分化成为成熟的心脏干细胞过程中,放射性核素示踪技术起到了非常重要的作用。放射性核素示踪技术是一种非侵袭性的显像方式,能够提供心脏灌流情况、心肌收缩性以及心肌存活状态等信息。

现阶段核素示踪的主要方式为放射物直接标记或报告基因标记,常用的直接标记示踪剂主要有 ^{18}F-FDG、铟-羟基喹啉(^{111}In-oxine)、^{99m}Tc-HMPAO 等,其标记方法均为将示踪剂与待标记的干细胞共同孵育,研究表明 ^{18}F-FDG 标记干细胞的方法很好地反映了干细胞的分布和定量,但存在衰减快及非特异性摄取等问题。^{111}In-oxine 由于半衰期较长,能够检测移植后 1 周的干细胞,研究发现不同途径注射的干细胞在心肌内的聚集程度不同,其中心肌注射能起到较好的滞留效果。^{99m}Tc-HMPAO 半衰期较短,可用于动脉导管心肌灌注显像,能反映心脏干细胞向梗死细胞迁移的动态过程,注射后显像证实,左心室梗死后移植入骨髓干细胞能明显改善心肌再生、左心室再灌注及心肌收缩性能。

报告基因标记主要是在体外通过载体将报告基因转移入移植干细胞,体外检测报告基因表达率后注入体内,通过静脉注射特异性核素标记的报告探针对移植干细胞进行定性及定量分析。常用的示踪剂为 ^{99m}Tc、^{18}F-无环鸟嘧啶核苷衍生物(4-^{18}F-3-hydroxymethylbutyl-guanine,^{18}F-FHBG)等。成像信号与干细胞存活数量及质量相关,报告基因显像生物特异性更强,可重复性较好,无核素衰减的限制,能更多地提供亚细胞功能状态的信息。

放射性核素治疗是核医学的主要组成部分之一,有悠久的历史和丰富的内容,有成熟、经典的 ^{131}I

治疗甲亢、甲状腺癌及 ^{89}Sr 治疗骨转移瘤等项目,也有近年来发展的肽受体放射性核素治疗、受体介导靶向治疗等。核素治疗学的全部内容应该包括所有采用放射性核素的治疗项目。本章主要介绍了肽受体放射性核素治疗、放射性核素敷贴治疗、放射性核素介入治疗等。简要介绍了基因靶向治疗、硼中子俘获治疗及重离子治疗、放射性核素示踪干细胞等治疗方式。认真学习和领会本章内容,对核素治疗学的进一步扩展应用非常有益。

（王瑞民）

本章目标测试

思考题

1. ^{177}Lu-DOTA-TATE 治疗神经内分泌肿瘤的原理、适应证及方法是什么?

2. 简述 ^{68}Ga/^{177}Lu-PSMA 诊疗一体化的原理及适应证。

3. 简述几种 β 粒子敷贴治疗的适应证及原理。

第二十五章 | 儿科疾病的核素治疗

教学目的与要求

【掌握】^{131}I 治疗儿童 Graves 病、放射性核素敷贴治疗。
【了解】放射性核素治疗肾上腺素能肿瘤。

儿科核医学在疾病治疗中的应用主要包括：^{131}I 治疗儿童 Graves 病（Graves disease，GD），GD 是一种自身免疫性疾病，也称为毒性弥漫性甲状腺肿（toxic diffuse goiter），以促甲状腺激素受体抗体导致甲状腺过度兴奋（Graves 甲状腺功能亢进）、眼部异常（Graves 眼病）和极罕见的局限性皮肤病（胫前黏液水肿）为特征；^{131}I 治疗儿童非毒性甲状腺肿；^{131}I 治疗儿童分化型甲状腺癌；^{131}I-MIBG 治疗神经母细胞瘤；放射性核素敷贴治疗小儿皮肤毛细血管瘤、瘢痕疙瘩等。

第一节 | 儿童甲状腺疾病 ^{131}I 治疗

一、^{131}I 治疗儿童 Graves 病

（一）适应证与禁忌证

1. 适应证

（1）对抗甲状腺药物（antithyroid drugs，ATD）过敏，或 ATD 疗效差，或用抗 ATD 治疗后复发，或甲状腺肿大明显的儿童 Graves 病患儿。

（2）儿童 Graves 病伴白细胞或血小板减少。

（3）儿童 Graves 病伴肝功能损害。

2. 禁忌证

（1）急性心肌坏死患儿。

（2）严重肝肾功能不全者。

（二）方法

确定 ^{131}I 治疗剂量的方法很多，目前国内外采用的计量方法主要有三种：计算剂量法、固定剂量法和半固定剂量法。

1. 计算剂量法 根据甲状腺重量和甲状腺摄碘率进行计算。

每克甲状腺组织推荐剂量为 1.85~7.40MBq（50~200μCi）。总剂量为 111~555MBq（3~15mCi）。

$$剂量（Bq 或 μCi）= \frac{计划量（Bq 或 μCi/g 甲状腺组织）× 甲状腺重量（g）}{甲状腺最高（或 24 小时）摄 ^{131}I 率（\%）} × 100\%$$

2. 固定剂量法 给予固定剂量的 ^{131}I 111~555MBq（3~15mCi），简单方便，一次治愈率高，甲减发生率也高。

3. 半固定剂量法 是基于甲状腺重量的固定剂量法。较小甲状腺（30g 以内）用 185MBq（5mCi），中等大小甲状腺（30~50g）用 370MBq（10mCi），较大甲状腺（50g 以上）用 555MBq（15mCi）。

固定剂量法和半固定剂量法的优点是简单方便，治愈率高，缺点是早发甲减发生率较高。计算剂

量法必需的参数是甲状腺重量和甲状腺最高(或24小时)摄碘率,早发甲减的发生率较低,但其一次治疗的治愈率也较低。

4. 剂量的修正

(1)应考虑增加剂量的因素

1)甲状腺较大和质地较硬者。

2)病程较长、长期ATD治疗效果不佳者。

3)有效半衰期较短者。

4)首次治疗疗效差或无效的患儿。

(2)应考虑减少剂量的因素

1)病程短、年龄轻、甲状腺较小的患儿。

2)未进行任何治疗或术后复发的患儿。

3)前一次治疗后疗效明显,但未痊愈者。

4)有效半衰期较长者。儿童剂量应较成人剂量适当减少。

(三)注意事项与随访

1. 治疗前准备 治疗前禁食高碘食物;完成甲状腺激素、血常规、肝肾功能、甲状腺摄^{131}I率测定、^{99m}TcO$_4^-$甲状腺显像等检查以行治疗前评估;停用ATD至少3天;签订知情同意书。

2. 空腹口服^{131}I,服用^{131}I 2小时后可以进食。

3. 治疗后注意事项 ^{131}I治疗后应休息4~6周,防止感染和避免精神刺激,切勿挤压甲状腺,2~4周内避免与婴幼儿及孕妇密切接触。甲亢未治愈前应低碘饮食。

4. 定期随访 ^{131}I治疗后应每6~8周随访复查一次。随访和检查的内容包括症状、体征、血清甲状腺激素、TSH、血常规等。^{131}I治疗3~6个月后未痊愈或疗效差的患儿根据病情需要可再次行^{131}I治疗。

二、^{131}I治疗儿童非毒性甲状腺肿

(一)适应证与禁忌证

1. 适应证

(1)确诊为非毒性甲状腺肿,甲状腺明显肿大,内科治疗效果差,有手术高危因素,拒绝手术或术后复发者。

(2)非毒性甲状腺肿患儿,为美容的目的要求^{131}I治疗者。

2. 禁忌证 怀疑有甲状腺恶性病变者。

(二)方法

患者的准备和计算^{131}I剂量的方法与^{131}I治疗Graves病相同。每克甲状腺组织计划给予的^{131}I剂量为2.96~4.44MBq(0.08~0.12mCi),根据患儿的其他具体情况酌情增减。如病情需要,半年后可考虑重复治疗。

(三)注意事项与随访

1. 治疗前准备 完成甲状腺激素、血常规、肝肾功能、甲状腺摄^{131}I率测定、颈部超声、^{99m}TcO$_4^-$甲状腺显像等检查以行治疗前评估;签订知情同意书。

2. 疗效 80%的患者经治疗后颈部压迫症状得以改善,甲状腺体积明显缩小。影响疗效的因素有甲状腺体积、病程长短和给予的^{131}I剂量。甲状腺体积缩小的程度与^{131}I用量有关,年龄偏小及病程短者效果好。

3. 少数患者在治疗后早期出现放射性甲状腺炎,症状轻微,一般不需要特殊处理。^{131}I治疗后的主要并发症是甲减,需要给予外源性甲状腺激素替代治疗。

4. 定期随访与^{131}I治疗Graves病相同。

三、^{131}I 治疗儿童分化型甲状腺癌

（一）适应证与禁忌证

1. 适应证

（1）对患儿进行危险度分层，所有分化型甲状腺癌（differentiated thyroid carcinoma，DTC）患者术后残留甲状腺组织摄 ^{131}I 率大于 1%，甲状腺显像甲状腺床区有残留甲状腺组织显影，应使用 ^{131}I 去除残留甲状腺组织。

（2）残留甲状腺组织已被完全清除的 DTC 患儿，复发灶或转移灶不能手术切除，且病灶摄取 ^{131}I 者。

2. 禁忌证

（1）术后创口未愈合者。

（2）WBC 在 3.0×10^9/L 以下者。

（3）肝、肾功能严重损害者。

（二）方法

1. ^{131}I 消除 DTC 术后残留甲状腺组织（清甲） 消除剂量 Na^{131}I 口服 3.7GBq（100mCi）/1.73m^2。^{131}I 口服后 3~7 天行全身显像。

2. ^{131}I 治疗 DTC 转移灶（清灶） 甲状腺床区复发或颈部淋巴结转移者 Na^{131}I 口服 5.55GBq（150mCi）/1.73m^2。骨转移者 Na^{131}I 口服 7.4GBq（200mCi）/1.73m^2。肺转移者 Na^{131}I 口服 2.96GBq（80mCi）/1.73m^2。^{131}I 口服后 3~7 天行全身显像。

（三）注意事项与随访

1. 治疗前准备　停用甲状腺素药物，升高 TSH 水平，使 TSH>30mU/L；给 ^{131}I 前低碘饮食 1~2 周；完成甲状腺激素、TSH、TgAb、血常规、肝肾功能、颈部超声、胸部 CT、心电图、^{99m}TcO$_4^-$甲状腺显像等检查以行治疗前评估；签订知情同意书。

2. 残留甲状腺组织较多的患儿，可给泼尼松 10mg，每日三次，以减轻局部反应。嘱患儿多饮水，勤排小便，减少对膀胱的照射。每天至少排大便一次，减少对肠道的照射。服 ^{131}I 后，即刻嘱咐患儿含化维生素 C，促进唾液分泌，减轻辐射对唾液腺的损伤。

3. 定期随访　^{131}I 治疗后 1 年内，每 1~2 个月随访一次。在第一次治疗后 6~12 个月应停服甲状腺制剂 3~4 周，评价疗效。1 年以后每 3~6 个月随访一次。

第二节 | 肾上腺素能肿瘤 ^{131}I-MIBG 治疗

一、适应证与禁忌证

（一）适应证

1. 恶性神经母细胞瘤。

2. 不能手术切除的嗜铬细胞瘤。

3. 手术后残余肿瘤病灶及术后预防性治疗。

4. 转移性嗜铬细胞瘤。

5. 能摄取 ^{131}I-MIBG 的其他神经内分泌肿瘤，如甲状腺髓样癌、类癌等。

（二）禁忌证

白细胞低于 4×10^9/L，红细胞低于 25×10^{12}/L，血小板低于 9×10^{12}/L 者不宜使用 ^{131}I-MIBG 治疗。

二、方法

1. 治疗前准备

（1）停用影响 ^{131}I-MIBG 摄取的药物，如利血平、可卡因、钙通道阻滞剂、三环类抗抑郁药物、胰岛素、生物碱、γ 神经元阻滞剂等 7 天以上。

（2）治疗前 3 天开始服用复方碘溶液封闭甲状腺，每日三次，每次 10 滴，持续到治疗后 2 周。

（3）在治疗前测定 24 小时尿儿茶酚胺，以便疗效判断。

（4）在治疗前行肝肾功能以及血常规检查。

（5）治疗前行 ^{123}I-MIBG 或 ^{131}I-MIBG 全身显像以明确原发肿瘤、转移瘤情况。

（6）签订知情同意书。

2. 治疗方法

（1）静脉缓慢滴注 ^{131}I-MIBG 3.7~7.4GBq（100~200mCi）。^{131}I-MIBG 溶液注入 250ml 生理盐水中，90~120 分钟滴注完毕，滴注过程中严密监测脉率、血压和心电图，每 5 分钟 1 次，给药后 24 小时内每小时监测 1 次。

（2）治疗 1 周后行 ^{131}I-MIBG 全身显像。

三、注意事项与随访

患者应多饮水，及时排空小便。治疗后在放射性核素治疗病房观察 5~7 天。重复治疗视病情发展和患儿的身体状况而定，一般在第一次治疗 3~5 个月后进行，剂量确定原则与第一次相同。

定期随访：治疗后 1~3 个月随访 1 次，评估治疗效果，确定后续的随访与治疗策略。

第三节 │ 放射性核素敷贴治疗

一、适应证与禁忌证

（一）适应证

1. 皮肤毛细血管瘤、瘢痕疙瘩、慢性湿疹、鲜红斑痣、局限性神经性皮炎和银屑病等。

2. 口腔黏膜和女阴白斑。

3. 角膜和结膜非特异性炎症、溃疡、翼状胬肉、角膜移植后新生血管、腋臭等。

（二）禁忌证

1. 过敏性疾病如日光性皮炎、复合性湿疹等。

2. 广泛性神经性皮炎、湿疹等。

3. 各种开放性皮肤损伤与感染。

二、方法

1. **一次大剂量法** 将敷贴器持续放在病灶部位，一次完成疗程总剂量，此法简便，患儿易于接受。

根据患儿不同年龄给予不同的剂量，血管瘤一疗程总剂量通常为：婴儿，10~12Gy；1~6 岁，15~18Gy；7~17 岁，15~20Gy。

2. **分次敷贴治疗法** 将总剂量分成多次给予，每次敷贴给予较小的剂量，在一个疗程中，开始剂量可偏高，以后可根据治疗反应调整剂量。该方法适用于比较隐蔽和不易观察的皮肤病变和婴幼儿。

瘢痕疙瘩一疗程总剂量通常为 15~20Gy，分次给予，每次 2~3Gy，每日一次或隔日一次。根据病情可重复治疗。

三、注意事项与随访

1. 治疗应先采用小剂量进行试探性治疗,以观察病变对射线的反应,及时调整照射剂量,以免照射剂量过小达不到治疗目的,或剂量过大造成湿性皮炎。

2. 由于 β 粒子的治疗效果是缓慢出现的,一个疗程结束后,皮肤的直接照射作用虽已停止,但 β 粒子引起的生物效应还将持续 2~3 个月。如经一疗程治疗未愈,则间隔 2~3 月行第二疗程治疗。一般 1~3 个疗程可痊愈。治疗过程中注意保护正常皮肤。

3. 患处局部减少摩擦,保持皮肤清洁和卫生。

4. 治疗后期,嘱患儿家长监督患儿,保护患处,禁用热水烫洗、搔抓,避免感染和损伤。

5. 患处有红肿、破损或感染时,停止治疗,采用抗感染等措施对症处理。

6. 治疗结束后,应向患儿家长讲清治疗后患处可能出现的反应,并定期随访。

(陈　跃)

思考题

1. ^{131}I 治疗儿童 Grave 病的适应证、禁忌证及治疗方法是什么?
2. ^{131}I 治疗儿童分化型甲状腺癌的适应证、禁忌证及治疗方法是什么?
3. 儿童放射性核素敷贴治疗时的注意事项有哪些?

本章目标测试

推荐阅读

［1］ 王荣福,安锐.核医学［M］.9版.北京:人民卫生出版社,2018.

［2］ 安锐,黄钢,田梅.核医学［M］.4版.北京:人民卫生出版社,2024.

［3］ 王治国.临床检验质量控制技术［M］.3版.北京:人民卫生出版社,2014.

［4］ 滕卫平,单忠艳.甲状腺学［M］.沈阳:辽宁科学技术出版社,2021.

［5］ 黄钢,李亚明,李方.核医学［M］.2版.北京:人民卫生出版社,2021.

［6］ 中华医学会核医学分会体外分析学组.核医学体外分析实验室管理规范［J］.中华核医学与分子影像杂志,2015,35(4):327-334.

［7］ 中华医学会核医学分会.^{131}I治疗格雷夫斯甲亢指南(2021版)［J］.中华核医学与分子影像杂志,2021,41(4):242-253.

［8］ 中华医学会核医学分会.^{131}I治疗分化型甲状腺癌指南(2021版)［J］.中华核医学与分子影像杂志,2021,41(4):218-241.

［9］ 叶雨萌,周学素,田启威,等.成纤维细胞活化蛋白抑制剂在肿瘤诊疗中的研究进展［J］.上海师范大学学报(自然科学版),2022,51(4):436-442.

［10］ 中国临床肿瘤学会核医学专家委员会,北京市核医学质量控制和改进中心.钇-90(^{90}Y)微球选择性内放射治疗原发性和转移性肝癌的中国专家共识［J］.中华肝脏病杂志,2021,29(7):648-658.

［11］ WEISSLEDER R,ROSS B D,REHEMTULLA A,et al. Molecular imaging: principles and practice［M］. New Haven: PMPH USA,2010.

［12］ CAMPENNÌ A,AVRAM A M,VERBURG F A,et al. The EANM guideline on radioiodine therapy of benign thyroid disease［J］. European Journal of Nuclear Medicine and Molecular Imaging,2023,50(11):3324-3348.

［13］ MORGENSTERN A,APOSTOLIDIS C,KRATOCHWIL C,et al. An overview of targeted alpha therapy with ^{225}Actinium and ^{213}Bismuth［J］. Current Radiopharmaceuticals,2018,11(3):200-208.